U0188468

医学实验室ISO 15189认可指导丛书

总主编
周庭银 ｜ 胡继红

临床微生物检验标准化操作程序
（第2版）

Standard Operating Procedures
for Clinical Microbiology

主编
周庭银 胡继红 吴文娟 徐英春 李艳君
主审
王华梁

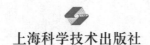

上海科学技术出版社

图书在版编目（CIP）数据

临床微生物检验标准化操作程序 / 周庭银等主编 ；
周庭银，胡继红总主编. -- 2版. -- 上海 ：上海科学技
术出版社，2024.3
（医学实验室ISO15189认可指导丛书）
ISBN 978-7-5478-6510-1

Ⅰ. ①临… Ⅱ. ①周… ②胡… Ⅲ. ①病原微生物－
医学检验－技术操作规程 Ⅳ. ①R446.5-65

中国国家版本馆CIP数据核字(2024)第027543号

临床微生物检验标准化操作程序(第2版)
主编　周庭银　胡继红　吴文娟　徐英春　李艳君
主审　王华梁

上海世纪出版(集团)有限公司　出版、发行
上 海 科 学 技 术 出 版 社
(上海市闵行区号景路 159 弄 A 座 9F - 10F)
邮政编码 201101　www.sstp.cn
山东韵杰文化科技有限公司印刷
开本 787×1092　1/16　印张 47.25
字数 950 千字
2019 年 9 月第 1 版
2024 年 3 月第 2 版　2024 年 3 月第 1 次印刷
ISBN 978 - 7 - 5478 - 6510 - 1/R · 2945
定价：168.00 元

本书如有缺页、错装或坏损等严重质量问题,请向印刷厂联系调换

内容提要

　　"医学实验室 ISO 15189 认可指导丛书"以 CNAS‐CL02：2023《医学实验室质量和能力认可准则》、CNAS‐CL02‐A001：2023《医学实验室质量和能力认可准则的应用要求》为指导，由全国医学检验各专业领域专家共同编写，对开展 ISO 15189 医学实验室认可有重要的指导意义和实用价值。

　　本书共 2 篇 20 章。第一篇为质量和能力要求，主要介绍微生物室组织和管理、资源要求和实验室风险管理等方面的操作程序。第二篇为微生物检验标准操作规程，内容涉及仪器性能验证及与不同仪器比对、各种染色方法、常用鉴别试剂配制及生化试验、血清学试验、微生物相关抗体抗原检测、各种标本的涂片镜检与培养、常见病原菌检验、抗菌药物敏感试验、分枝杆菌分离鉴定、厌氧菌检验、临床真菌检验等。附录部分不仅收录了实验室管理、仪器和设备及质量控制等方面常用的记录表格，方便读者直接引用，而且列举了典型不符合案例分析与整改，以及微生物室申请 ISO 15189 认可相关问题解答，有利于读者借鉴和参考，指导作用突出。

　　本书内容全面，编排格式规范，言简意赅，指导性强，既可作为正在准备或已经通过 ISO 15189 认可的医院临床微生物实验室的参考书，又可作为基层医院微生物室常规工作的管理规范和操作手册，还可作为临床微生物专业学习的培训教材。

总主编简介

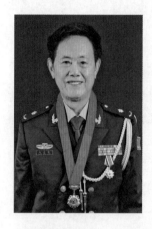

　　周庭银　海军军医大学第二附属医院(上海长征医院)实验诊断科主任技师。

　　从事临床微生物检验及科研工作 40 余年,在临床微生物鉴定方面积累了丰富的经验,尤其是对疑难菌、少见菌株鉴定的研究有独到之处。在国内首次发现卫星状链球菌、星座链球菌、霍氏格里蒙菌、拟态弧菌等多株新菌株。近年来,先后帮助国内多家医院鉴定 40 余株疑难菌株。首次研究发现,将瑞氏染色用于血培养阳性报警培养物中,可解决血培养瓶内有细菌生长,但革兰染色看不到细菌,转种任何平板无细菌生长的难题,可确保血培养一级报告的准确性。研制新型双向显色血培养瓶、多功能体液显色培养瓶、尿培养快速培养基、抗酸杆菌消化液,以及一种既适用于细菌培养又适用于结核分枝杆菌和抗酸杆菌培养的痰标本液化留置容器。主办国家医学继续教育"疑难菌株分离与鉴定"学习班 25 期(培训 3 100 余人);2013 年发起成立上海疑难菌读片会,已成功举办 16 期。

　　获国家实用新型专利 5 项、发明专利 1 项。作为第一主编编写临床微生物学专著 14 部,《临床微生物学诊断与图解》获华东地区科技出版社优秀科技图书一等奖。总主编"医学实验室 ISO 15189 认可指导丛书"(第 1 版、第 2 版),参编著作 3 部,作为第一作者于核心期刊发表论文 40 余篇。

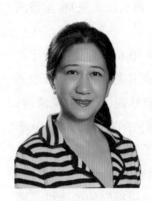

胡继红 国家卫生健康委员会临床检验中心微生物室主任技师。负责全国临床机构及疾病预防控制中心微生物室间质量评价等项目,推进临床微生物检验标准化、质量控制、实验室生物安全、专业技术培训等工作。研究方向:临床微生物检验质量控制及病原诊断和药敏方法学研究、病原微生物基因诊断标准化研究、细菌感染所致RNA 氧化及作用机制研究。

现学术任职:中国医疗保健国际交流促进会临床微生物与感染分会副主任委员,中国医院协会临床微生物实验室管理专业委员会副主任委员,国家病原微生物实验室生物安全专家委员会委员,中华医学会检验分会临床微生物学组顾问,中华医学会微生物与免疫学分会临床微生物学组委员,国家认证认可监督管理委员会实验室技术委员会医学专业委员会委员,全国医用临床检验实验室和体外诊断系统标准化技术委员会(TC136)委员,中国医药生物技术协会理事、实验室生物安全专业委员会常委,北京市医学检验质量控制和改进中心专业委员会委员,《中国抗生素杂志》编委、《医学参考报·微生物与免疫学频道》编委等。

主持并完成 3 项临床检验行业标准;负责国家高技术研究发展计划(863 计划)课题、国家"十二五"重大传染病防治专项分课题等研究项目。

主编简介

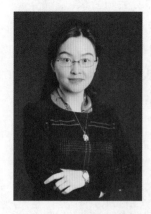 　　**吴文娟**　主任技师、教授、博士研究生导师,同济大学附属东方医院南院医学检验科主任。中国合格评定国家认可委员会(CNAS)ISO 15189 医学实验室认可主任评审员,国家卫生健康委员会临床抗微生物药物敏感性折点研究和标准制定专家委员会专家委员,全国卫生产业企业协会实验医学认证认可专家委员会副主任委员,中国女医师协会检验医学分会副主任委员,中国医学装备协会基因检测分会常委,上海市微生物学会临床微生物学专业委员会主任委员,上海市医学会分子诊断分会副主任委员,上海市医学会检验医学分会微生物学组组长。

　　长期从事临床检验和实验室管理工作,承担国家科技重大专项 2 项、国家自然科学基金项目 4 项、省市级课题及人才计划 20 余项,发表论文 140 余篇,主编专著 6 部,参与编制 GB/T 43278—2023《医学实验室风险管理在医学实验室的应用》、T/CECS 662-2020《医学生物安全二级实验室建筑技术标准》、WS/T 807—2022《临床微生物培养、鉴定和药敏检测系统的性能验证》、GB/T 42060—2022《医学实验室样品采集、运送、接收和处理的要求》等国家标准和行业标准。

　　入选上海市优秀学术技术带头人、上海市卫生健康委员会优秀学科带头人、上海市公共卫生重点学科负责人,荣获全国卫生健康系统新冠肺炎疫情防控工作先进个人、中国女医师协会五洲女子科技奖等荣誉和奖项。

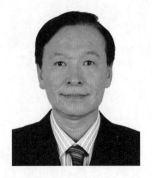

徐英春　研究员、教授、博士研究生导师。北京协和医学院临床检验诊断学系主任。科研方向：临床病原菌实验室诊断、耐药机制及其分子流行病学。

现学术任职：国家卫生健康委员会抗菌药物临床应用与细菌耐药评价专家委员会委员兼办公室主任，国家卫生健康委员会全国细菌耐药监测网质量管理中心负责人，中国医学装备学会检验医学分会会长，中国医师协会检验医师分会常委，北京医学会微生物与免疫学分会主任委员，欧洲临床抗菌药物敏感试验委员会华人抗菌药物敏感试验委员会主任委员，世界华人医师协会世界华人检验与病理医师协会副会长。

主持国家高技术研究发展计划（863 计划）课题、科技部基础资源专项、科技部重大专项任务课题、国家自然科学基金项目、首都发展科研专项基金重点攻关项目等 20 余项。发表论文200 余篇，其中被 SCI 收录近百篇，主编图书 20 余部。个人及所在团队曾获国家科学技术进步奖二等奖，北京市科学技术奖二等奖，中华医学科学技术奖二、三等奖，华夏医学科学技术奖三等奖。

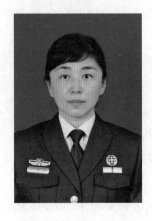

李艳君　主任医师、医学博士、硕士研究生导师，解放军总医院第六医学中心检验科副主任，中国合格评定国家认可委员会技术评审员，美国梅奥诊所访问学者。兼任中国中西医结合学会检验医学分会委员、北京医学会检验医学分会青年委员、中国微生物学会医学微生物学与免疫学专业委员会委员等。

先后承担国家自然科学基金面上项目、国家科技重大专项子任务及军队后勤重点项目等科研课题。近年于核心期刊发表论文 20 余篇，影响因子累计 50 余分。

作者名单

主　编

周庭银　胡继红　吴文娟　徐英春　李艳君

主　审

王华梁

副主编

孟　灵　兰州大学第二医院

石　毅　上海市浦东新区浦南医院

于佳远　黑龙江中医药大学附属第二医院

王　勤　上海市奉贤区中医医院

解范迪　上海市虹口区江湾医院

李　丽　上海交通大学医学院附属瑞金医院北院

刘　洋　南昌大学第一附属医院

胡海清　海军军医大学第二附属医院（上海长征医院）

王敬华　上海市临床检验中心

陈定强　南方医科大学珠江医院

编　委

付　盼　复旦大学附属儿科医院

余佳杰　同济大学附属皮肤病医院

朱均昊　复旦大学附属华山医院

刘耀婷　海军军医大学第二附属医院（上海长征医院）

刘淑芬　上海市浦东新区周浦医院

张　微　西安交通大学医学院附属三二〇一医院

管仲莹　辽宁中医药大学

公衍文　山东大学第二医院
唐群力　上海市奉贤区中心医院
杜　鹃　海军军医大学第二附属医院（上海长征医院）
陈　蓉　上海市临床检验中心
沈国银　上海市第一人民医院嘉定分院
陈丽惠　福建医科大学附属协和医院平潭分院
杨乐园　上海市宝山区中西医结合医院
强琬婷　海军军医大学第二附属医院（上海长征医院）

参　编

王莉莉　上海市疾病预防控制中心
周　元　上海临港医学检验实验室有限公司
易　康　南京诺因生物科技有限公司
戴运华　上海深笃医疗科技有限公司
杨慧娟　上海迪安医学检验所有限公司
胡　娜　上海迪安医学检验所有限公司
高　吟　无锡市中医医院
辛晓阳　杭州师范大学附属医院
黄翠云　海军军医大学第二附属医院（上海长征医院）
郭　建　同济大学附属东方医院南院

丛书前言

　　ISO 15189是指导和引领医学实验室走向标准化、规范化的重要指南,是提升医院整体管理水平、服务质量及能力的重要途径,已成为全球范围内被广泛认可和采用的重要标准文件。特别是在5G时代,在国家智慧医疗建设高质量发展的新阶段,ISO 15189认可将对医疗机构临床实验室的质量和能力提出更高的要求。国内越来越多医学实验室以申请ISO 15189实验室认可为契机,提升医学实验室规范化管理水平,提高检验结果准确性和有效性。

　　随着ISO 15189:2022《医学实验室质量和能力的要求》实施在即,"医学实验室ISO 15189认可指导丛书"第2版(6个分册)编写工作也在加快推进。为此,我们组织国内100余名医学检验专家,多次对CNAS-CL02:2023《医学实验室质量和能力认可准则》进行学习和理解,并通过线上和线下会议进行研讨,规范本套丛书各分册撰写方案和项目要素等。本套丛书充分遵循CNAS-CL02:2023的原则和要求,并在临床实际操作层面给予读者提示和指引,旨在帮助医学实验室管理人员提高质量管理能力,为各医学实验室质量管理体系的建立提供参考,对拟申请ISO 15189认可的医学实验室具有一定的指导意义和实用价值,可作为医学实验室规范化管理和标准化操作的实用性工具书和参考书。

　　丛书编写过程中,得到了多方的大力支持和无私帮助,100多位资深ISO 15189主任评审员、评审员和检验专家参与了丛书的编写,中国合格评定国家认可委员会领导给予了大力支持和关心,各分册主编和编者夜以继日地辛勤工作,在此谨向各位表示诚挚的谢意!此外,还要感谢海军军医大学附属第二医院(上海长征医院)张玲珍、上海健康医学院陈涵等,他们承担了本套丛书部分稿件整理、校对工作。

　　由于编者水平所限,丛书难免有欠缺和不足之处,欢迎专家和读者批评指正。

2023年11月

本书前言

随着 ISO 15189：2022《医学实验室质量和能力的要求》实施在即，"医学实验室 ISO 15189 认可指导丛书"的《临床微生物检验标准化操作程序》第 2 版编撰工作也在加快推进。ISO 15189 是指导医学实验室质量和能力建设的专用文件，国内越来越多医学实验室以申请 ISO 15189 实验室认可为契机，推动和促进医学实验室规范化管理水平的提升。

《临床微生物检验标准化操作程序》第 2 版修订前，编委专家们对 CNAS－CL02：2023《医学实验室质量和能力认可准则》进行研讨和学习，提炼更新内容，同时结合读者对上一版提出的反馈意见和修改建议，经多次集中讨论确定了最终的编写方案。

本书的编者来自全国各大医疗机构，包括海军军医大学附属第二医院、北京协和医学院、国家卫生健康委员会临床检验中心、同济大学附属东方医院、解放军总医院第六医学中心等，其中主编和副主编几乎均是来自已通过 ISO 15189 认可的实验室的微生物检验专家，同时也是中国合格评定国家认可委员会 ISO 15189 实验室认可微生物检验专业领域的资深主任评审员和技术评审员，其他编写者也均为多年从事临床微生物检验一线的工作人员。

《临床微生物检验标准化操作程序》第 2 版将 ISO 15189 标准中质量体系建立的要求，融会贯通地体现在微生物实验室的工作流程中，并依次介绍了组织和管理、质量管理、安全管理、检验操作程序、实验室记录表格、不符合项、微生物领域现场核查要点等内容。全书共涉及 400 余项标准操作规程和 50 余个质量和技术记录表格。本书对申请 ISO 15189 认可的医学实验室有较大的指导意义和实际应用价值，可作为各级医院微生物室标准化操作和规范化管理的实践手册，是业内人员必备的工具书和参考书。

本书在编写过程中得到了多方面的支持和帮助。上海市浦东新区周浦医院刘淑芬，上海市第一人民医院嘉定分院沈国银，海军军医大学附属第二医院张玲珍、胡海清、陈险峰、强琬婷，以及上海健康医学院陈涵等，承担了本书部分稿件整理、校对工作。在此谨向各位专家和同仁的辛勤劳动表示诚挚的谢意。

　　本书在上一版基础上进行了大幅度更新,内容更加实用,但即使在修订过程中进行了严格把关,欠缺和不足之处仍在所难免,敬请同道批评斧正(邮箱：zhouty2010@163.com)。

2023 年 11 月

目 录

第二篇
标准操作规程 / 087

第一篇

质量和能力要求

第一章
结构和管理要求

活动管理程序

×××医院检验科微生物组作业指导书	文件编号：××-JYK-××-××-××
版次/修改：第　　版/第　　次修改	生效日期：　　　　　第　　页　共　　页
编写人：	审核人：　　　　　批准人：

1. 目的

规范微生物实验室检验前、中、后的活动范围及活动内容，使实验室活动满足 ISO 15189、相关法律和法规、行业标准等要求，确保检验质量和能力。

2. 范围

适用于微生物实验室内和外部主要地点开展的检验前、中、后的全部实验室活动，不包括委托检验等外部实验室活动。

3. 职责

3.1·实验室主任依据要求，结合微生物实验室现状，规定实验室活动范围和执行标准。

3.2·微生物组长负责协助科主任组织微生物组的全部活动的管理。

3.3·微生物实验室所有人员应在规定范围内从事实验室活动并遵守质量标准及服务标准。

4. 程序

4.1·微生物实验室的活动范围

4.1.1　标本采集：指导检验申请、患者准备、患者识别，采集符合项目要求的标本。

4.1.2　标本运送：在满足生物安全要求的前提下，按照不同类型标本的保存运送要求，将标本运送到实验室。

4.1.3　标本检验：包括各类临床标本的显微镜检查、病原体分离培养及鉴定、药敏试验、血清学检测等。

4.1.4　结果解释：对微生物检验项目，如病原菌的致病性、药敏结果进行必要的解释和解读，为患者和临床医生提供诊疗建议。

4.1.5　其他活动：如提供报告查询服务，危重感染患者的附加药敏试验、危急值报告等。

4.2·要求的符合性包括但不限于以下内容

4.2.1　开展微生物检验工作及相关服务时，均应满足 ISO 15189、监管机构和认可机构的要求。

4.2.2　微生物实验室人员资质及能力需符合国家卫生行政管理部门及中国合格评定国家认可委员会(CNAS)认可的相关规定。

4.2.3　微生物实验室开展的项目、仪器设备及试剂耗材资质均应符合国家相关规定。

4.2.4　微生物实验室环境设施应符合 BSL-2 级生物安全实验室要求。

4.2.5　微生物实验室开展的全部检验项目均需符合临床微生物质量控制的国家标准、卫生行业标准、国家卫生健康委员会临床检验中心室间质评及相关政策和法规等要求。

4.2.6　微生物实验室检验项目的结果报告和解读须满足 ISO 15189、相关行业标准、专家共识等要求。

(李艳君)

咨询活动管理程序

×××医院检验科微生物组作业指导书		文件编号：××-JYK-××-××-××	
版次/修改：第　版/第　　次修改		生效日期：	第　页 共　页
编写人：	审核人：		批准人：

1. 目的

规范微生物实验室咨询活动，为临床和患者提供优质服务。

2. 范围

适用于微生物实验室咨询和沟通服务。

3. 职责

3.1·实验室主任负责任命咨询小组成员，指导咨询相关工作。

3.2·咨询小组负责日常的咨询和解释工作。

3.3·微生物实验室人员为临床及患者等提供适宜的沟通服务。

4. 程序

4.1·由实验室主任任命咨询小组成员，成员宜具有执业医师资质或中级职称以上资历。

4.2·咨询活动的形式包括口头、书面、电话、信函、微信等，以及在参与查房、会诊、病例讨论等活动中的咨询。

4.3·咨询活动的内容包括但不限于

4.3.1　对微生物检验项目的选择提供专业建议，包括项目的临床适应证、局限性等。

4.3.2　对微生物检测所需样品类型、检测频率及标本采集要求进行解释。

4.3.3　为微生物检验结果的解释提供专业建议，如涂片镜检结果的解释、致病菌和定植菌的判断、药敏结果的解读等。

4.3.4　对拟开展的微生物检验新技术、新方法、新项目的相关信息进行宣讲和说明。

4.3.5　对微生物检验前标本质量控制提供专业建议，如呼吸道标本的规范留取、血培养标本的规范采集、无菌标本的留取方式等。

4.3.6　参加多学科联合查房和会诊，协助医生制订诊疗方案，如疑难患者病原检测方法的选择、少见菌的抗生素选择、耐药菌的联合用药建议等。

4.4·咨询服务实行首问负责制，不得拒绝业务范围内的咨询。

4.5·对于面对面或电话咨询，应立即答复，否则应记录联系方式，尽快给予答复；对于书面、信函等方式的咨询，应在要求时限内尽快给予解答。

4.6·对于从咨询服务中获得的影响检验工作质量的重要信息应及时上报管理层。

4.7·必要时对咨询活动进行记录，记录内容包括：咨询者基本信息、咨询方式和时间、咨询内容、接受咨询人、提供咨询的时间和方式、提供咨询的内容等。

4.8·咨询小组成员应定期参加科内或外派培训。

4.9·定期针对对咨询活动采取相应措施的落实情况及效果进行动态跟踪。

（李艳君）

岗位职责管理程序

×××医院检验科微生物组作业指导书		文件编号：××-JYK-××-××-××	
版次/修改：第　　版/第　　次修改		生效日期：	第　　页 共　　页
编写人：		审核人：	批准人：

1. 目的

规范微生物实验室人员岗位职责的设置及管理。

2. 范围

适用于微生物实验室工作人员岗位设置、管理及考核。

3. 职责

3.1·微生物实验室负责人负责各岗位职责的设置管理并督导实施。

3.2·微生物实验室检验人员执行本程序。

4. 程序

根据质量管理体系职能分工和微生物实验室项目检测分别设定岗位，以下对相应的岗位职责进行描述。

4.1·微生物实验室负责人职责

4.1.1　在科主任的授权领导下，全面负责微生物室的临床、教学、科研及行政管理工作。

4.1.2　负责本组人员的专业岗位设置、工作安排、排班考勤等；指派组内各职能分工负责人，如质控管理员、设备及试剂耗材管理员、教学管理员、生物安全管理员等，并负责检查督促其职能工作落实情况。

4.1.3　负责制订微生物室年度工作计划及年度质量活动计划，并检查督促计划的实施。

4.1.4　负责微生物室新技术、新业务、新方法和新项目的调研、论证、引进和临床推广。

4.1.5　负责微生物室业务学习、继续教育计划的实施，定期对人员进行各类考核和能力评估，负责实习生、规培生、进修生及研究生的培训、带教和考核评价。

4.1.6　负责与临床科室、院内感染及其他部门的联系与沟通，定期征询临床科室的意见和建议，参与临床会诊及临床病例讨论，答复临床咨询。

4.1.7　开展相关科研工作，指导微生物组人员开展临床科研，申请科研课题，撰写科研论文。

4.1.8　负责汇总检查各项质量记录，检查组内每月室内质控小结，分析室间质评回报成绩。

4.1.9　不定期进行专业室内的人员沟通，定期参加科务会，参加科室值班或备班。

4.1.10　专业组组长外出前，应临时指定其他人员代理职务，代理人应熟悉本实验室质量体系，了解组长职责，具有协助组长完成组内事务的能力。

4.2·质量管理员职责

4.2.1　制订微生物实验室年度室间质评计划、实验室间比对计划和实验室内部比对计划。

4.2.2　按计划组织并实施室间质评活动、实验室间及室内比对活动，上报室间质评数据，分析比对数据，留存原始结果，形成比对报告。

4.2.3　制订微生物室室内质控方案，监督指导各检验项目的室内质控的实施及失控处理情况。

4.2.4 组织实施新设备、新项目及其他必要的性能验证活动。

4.2.5 每月总结、分析并向微生物组负责人汇报质控月总结情况。

4.2.6 其他与质量相关的实验室活动。

4.3·试剂管理员职责

4.3.1 负责微生物实验室试剂耗材的订购和出入库管理。定期检查试剂耗材的存量及有效期,规范处置过期试剂耗材。定期进行试剂耗材盘库,梳理汇总相关问题上报科室管理层。

4.3.2 督导相关人员进行新批号和新货号试剂耗材的性能验证、质量控制、平行试验等。督导实验室人员进行试剂耗材的核收、领用等试剂管理系统的规范操作。

4.3.3 每年对试剂供应商的服务进行评价,对试剂耗材及供应商的选择提供意见。配合各级监管部门对试剂耗材的检查和督导工作。负责其他与试剂耗材相关的实验室活动。

4.4·设备管理员职责

4.4.1 制订微生物实验室设备的年度检定、校准及维护保养计划并督导落实计划的实施。建立并及时维护设备档案,熟知组内设备状况。

4.4.2 督导实验室人员进行设备的日常清洁、维护保养并记录。督导实验室人员对新进仪器进行性能验证。

4.4.3 协调设备故障时的维修事宜,督导维修后必要的性能验证工作。负责其他与设备相关的实验室活动。

4.5·教学管理员职责

4.5.1 制订微生物组年度各项教学培训及培训计划并督导落实计划的实施。

4.5.2 组织实施轮转技师、规培人员、实习生和进修生的轮转管理、培训及考核工作。

4.5.3 对新入组人员进行入组教育和培训考核。协助教学管理组组长实施规培基地的运行工作。

4.5.4 管理微生物组人员技术档案,定期补充更新相关内容。

4.5.5 协助微生物负责人实施微生物组人员定期及必要时间节点的能力评估,如新员工半年内两次的能力评估及离岗半年以上返岗人员的能力评估。

4.5.6 负责其他与教学相关的实验室活动。

4.6·生物安全管理员职责

4.6.1 制订微生物组年度生物安全工作计划并督导落实计划的实施。

4.6.2 组织实施微生物组生物安全培训、演练和考核。

4.6.3 定期实施微生物组年度生物安全风险评估,形成生物安全风险评估报告。

4.6.4 负责微生物组生物安全设施性能的定期检查并记录。

4.6.5 定期检查微生物组全体人员生物安全相关规定的落实情况。

4.6.6 指导微生物组生物安全事件的处置及上报工作。负责其他与生物安全相关的实验室活动。

4.7·标本核收登记岗位职责

4.7.1 负责送检标本患者标识的核对,标本容器、标本量、送检项目适宜性的评价。

4.7.2 不合格标本予以拒收处置,电话通知临床或患者拒收原因,并做好记录。

4.7.3 确认送检标本合格后登记录入 LIS 系统,打印实验室内流转单。

4.7.4 核对无误的标本和流转单一一对应,转至标本接种岗。

4.7.5 按时填写该岗位的每日质量活动记录。

4.8·标本接种、涂片镜检岗位职责

4.8.1 根据标本类型选择适宜的培养基进行各类标本的接种。

4.8.2 血培养标本的上瓶、阴性瓶的卸载及结果报告,血培养阳性瓶的涂片、镜检、转种、初步药敏及一级报告。各类标本的涂片、染色、镜检及结果报告。

4.8.3 按规定频次进行染液的质控操作、结果的分析及失控处理。按时填写该岗位的每日质量活动记录。对该岗位所使用各种仪器、设备进行日常维护和保养,并记录。

4.9·菌种鉴定及药敏岗位职责

4.9.1 阅读平板,挑选待鉴定标本,对混合生长的菌落进行分纯。

4.9.2 选择适宜的方法进行菌种鉴定操作,如染色镜检、生化反应、质谱鉴定等。

4.9.3 对需提供药敏结果的标本进行药敏试验操作,包括 K-B 法、仪器法等。

4.9.4 按规定频次进行菌种鉴定、药敏试验的质控操作,以及结果的分析和失控处理。

4.9.5 进行菌种鉴定及药敏试验的结果报告。进行血培养初步药敏及鉴定结果的二级、三级报告。对菌种鉴定及药敏试验进行补充计价。

4.9.6 按时填写该岗位的每日质量活动记录。对该岗位所使用各种仪器设备进行日常维护保养并记录。

4.10·其他岗位职责

4.10.1 进行其他项目的检测,如呼吸道病原体核酸快速检测、G 实验、GM 实验、曲霉菌 IgG、艰难梭菌 A/B 毒素、GDH 检测和内毒素检测等。

4.10.2 进行自制培养基的配制及无菌物品的高压灭菌。协助其他岗位工作。按时填写该岗位的每日质量活动记录。对该岗位所使用各种仪器设备进行日常维护保养并记录。

参考文献

[1] 中国合格评定国家认可委员会.医学实验室质量和能力认可准则:CNAS-CL02:2023[S/OL].(2023-06-01)[2023-09-26].https://www.cnas.org.cn/rkgf/sysrk/jbzz/2023/06/911424.shtml.

[2] 中国合格评定国家认可委员会.医学实验室质量和能力认可准则的应用要求:CNAS-CL02-A001:2023[S/OL].(2023-08-01)[2023-09-26].https://www.cnas.org.cn/rkgf/sysrk/rkyyzz/2023/08/912141.shtml.

(李艳君)

质量体系管理程序

×××医院检验科微生物组作业指导书	文件编号：××-JYK-××-××-××
版次/修改：第　　版/第　　次修改	生效日期：　　　　　第　　页共　　页
编写人：	审核人：　　　　　批准人：

1. 目的

规范临床微生物实验室的质量活动,确保质量体系的有效运行。

2. 范围

适用于微生物实验室的质量管理。

3. 职责

3.1·微生物实验室负责人统筹安排质量体系运行的相关工作。

3.2·各职能组管理员各司其职,负责本监管领域的质量管理工作。

4. 程序

4.1·微生物实验室检验人员、环境设施、设备及试剂耗材等的质量和(或)数量应符合相关规定,满足微生物项目检测需求。

4.2·微生物检验方法如培养、鉴定、涂片镜检及结果报告等均应遵循相关法规、行业标准、本专业规范及相关指南等。

4.3·建立微生物实验室文件化的管理体系,并定期审核修订。质量管理文件中应规定微生物实验室日常质量控制方案、质量指标和目标、质量监督、定期(月度)质量小结和质量会议等相关内容。

4.4·通过质量指标监测、临床或患者投诉、不良事件报告、内部审核、外部检查等途径识别不符合项和潜在不符合项,实施改进或预防措施。

4.5·微生物组负责人同科室管理层共同指派质量体系职能小组管理员,如质量管理员、试剂管理员、设备管理员、教学管理员及生物安全管理员等,负责相关职能组工作。

4.6·质量体系各职能小组管理员在微生物组负责人的领导下,实施质量管理的相关工作,具体岗位职责见《岗位职责管理程序》。

4.7·微生物实验室负责人督促本组质量体系各职能组工作,定期向科室管理层报告本组质量体系运行情况,提出改进需求或建议。

参考文献

[1] 中国合格评定国家认可委员会.医学实验室质量和能力认可准则:CNAS-CL02:2023[S/OL].(2023-06-01)[2023-09-26].https://www.cnas.org.cn/rkgf/sysrk/jbzz/2023/06/911424.shtml.

[2] 中国合格评定国家认可委员会.医学实验室质量和能力认可准则的应用要求:CNAS-CL02-A001:2023[S/OL].(2023-08-01)[2023-09-26].https://www.cnas.org.cn/rkgf/sysrk/rkyyzz/2023/08/912141.shtml.

(李艳君)

质量目标管理程序

×××医院检验科微生物组作业指导书	文件编号：××-JYK-××-××-××
版次/修改：第　　版/第　　次修改	生效日期：　　　　　　第　页　共　　页
编写人：	审核人：　　　　　　批准人：

1. 目的

依据医院、科室的质量目标，制订微生物实验室层次和特色的质量目标，实现预期的质量方针。

2. 范围

适用于微生物实验室质量目标管理。

3. 职责

3.1·科室管理层制订科室的质量目标。

3.2·微生物组负责人实施本专业组质量目标适宜性评估，持续改进质量目标。

3.3·微生物组人员参与实施和记录质量指标，分析原因，采取改进措施。

4. 程序

4.1·在遵循科室质量目标的基础上，制订微生物专业组质量指标。

4.2·服务质量目标中的患者满意率、临床满意度应与科室一致。

4.3·微生物检验前质量指标的设定

4.3.1　送检标本不合格率 = 不合格标本数/标本总数×100%，该指标≤5%。送检标本不合格包括标本质量不合格、标本类型错误、标本量不适宜、标本标签错误、标本保存运送方式错误、标本容器选择错误等多种情况。

4.3.2　血培养污染率 = 血培养污染标本数/血培养标本总数×100%，该指标≤3%。

4.4·微生物检验中质量指标的设定

4.4.1　室内质控项目开展率 = 开展室内质控项目数/检验项目总数×100%，该指标≥90%。

4.4.2　室内质控项目符合率 = 室内质控符合数/室内质控总数×100%，该指标≥95%。

4.4.3　室间质评项目覆盖率 = 参加室间质评项目数/已有室间质评项目数×100%，该指标≥90%，申请认可的项目均应参加 CNAS 认可的能力验证提供者提供的室间质评。

4.4.4　室间质评项目不合格率 = 每年参加室间质评不合格项目数/参加室间质评项目总数×100%，该指标≤1.5%。

4.4.5　实验室间比对率 = 实验室间比对项目数/无室间质评计划项目数×100%，该指标≥90%，无室间质评计划的申请认可项目均应进行实验室间比对。

4.5·微生物检验后质量指标的设定

4.5.1　危急值通报率 = 已通报危急值/需通报危急值总数×100%，该指标应为 100%。

4.5.2　检验报告错误率 = 实验室发出的不正确报告数/报告总数×100%，该指标≤0.01%。

4.5.3 报告结果修改率＝修改结果的报告/发出报告总数×100％，该指标≤1％。

4.5.4 TAT达标率＝TAT达标报告数/发出报告总数×100％，该指标≥90％。

4.6· 定期评估质量指标的适宜性，必要时进行调整，确保质量体系有效运行与持续改进。

参考文献

[1] 中国合格评定国家认可委员会.医学实验室质量和能力认可准则：CNAS－CL02：2023[S/OL].(2023－06－01)[2023－09－26].https://www.cnas.org.cn/rkgf/sysrk/jbzz/2023/06/911424.shtml.

[2] 中国合格评定国家认可委员会.医学实验室质量和能力认可准则的应用要求：CNAS－CL02－A001：2023[S/OL].(2023－08－01)[2023－09－26].https://www.cnas.org.cn/rkgf/sysrk/rkyyzz/2023/08/912141.shtml.

[3] 国家卫生和计划生育委员会.临床实验室质量指标：WS/T 496—2017[S/OL].(2017－01－15)[2023－09－26].http://www.nhc.gov.cn/wjw/s9492/201702/93f8eb60e0f34fc896af74f13ac53562.shtml.

（李艳君）

血培养污染率评估管理程序

×××医院检验科微生物组作业指导书	文件编号：××-JYK-××-××-××
版次/修改：第　　版/第　　次修改	生效日期：　　　　第　页 共　页
编写人：	审核人：　　　　　批准人：

1. 目的
评估血培养污染率，进行血培养标本采集的检验前质量控制。

2. 范围
适用于微生物实验室对血培养污染率的评估管理。

3. 职责
3.1·微生物负责人与管理层协商制订血培养污染率指标。

3.2·微生物室质控管理员定期统计血培养污染率并反馈临床。

4. 程序
4.1·参考《全国临床检验操作规程》(第四版)，设定血培养污染率≤3％。

4.2·污染菌的判断：常见污染菌如凝固酶阴性葡萄球菌、棒状杆菌、芽孢杆菌、丙酸杆菌等，若单份血培养出现上述细菌，提示污染可能，如果不同部位采集标本的血培养培养出同一种菌，或者多次分离出同一种菌，且药敏结果相同，考虑为致病菌。

4.3·血培养污染率计算：血培养污染率＝血培养污染标本数/血培养标本总数×100％。

4.4·每月统计分析血培养污染率，包括全院总体污染率及各科室污染率，通过医院内网、微信群、护理部质控会等渠道向临床反馈。

4.5·对于血培养污染率＞3％的临床科室，要进行单独的沟通和反馈，必要时下科室培训血培养标本采集要点，查找问题。

4.6·定期向科室管理层反馈血培养污染率的监管情况，对于血培养污染率持续超标的科室，必要向医院管理部门反馈，共同协商解决相关问题。

4.7·每年度评估血培养污染率指标的适宜情况，必要时进行有依据的调整，如各科室各月份的污染率远低于3％，可将指标值调至更低，促进检验前质量控制不断提升。

参考文献

[1] 中国合格评定国家认可委员会.医学实验室质量和能力认可准则：CNAS-CL02：2023[S/OL].(2023-06-01)[2023-09-26].https://www.cnas.org.cn/rkgf/sysrk/jbzz/2023/06/911424.shtml.

[2] 中国合格评定国家认可委员会.医学实验室质量和能力认可准则的应用要求：CNAS-CL02-A001：2023[S/OL].(2023-08-01)[2023-09-26].https://www.cnas.org.cn/rkgf/sysrk/rkyyzz/2023/08/912141.shtml.

[3] 尚红,王毓三,申子瑜.全国临床检验操作规程[M].4版.北京：人民卫生出版社,2015.

(李艳君)

标本不合格率评估管理程序

×××医院检验科微生物组作业指导书	文件编号：××-JYK-××-××-××
版次/修改：第　　版/第　　次修改	生效日期：　　　　　第　页 共　页
编写人：	审核人：　　　　批准人：

1. 目的

评估微生物送检标本的标本不合格率，加强微生物项目检验前质量控制。

2. 范围

适用于微生物实验室对送检标本不合格率的评估和管理。

3. 职责

3.1·微生物负责人与管理层协商制订不合格标本的判定指标和判定标准。

3.2·微生物室质控管理员定期统计送检标本的不合格率，并反馈临床。

4. 程序

4.1·不合格标本为标本采集、保存及运送各环节产生的不适宜可能影响检验质量的标本，包括但不限于以下情况。

4.1.1　标本质量不合格：标本质量不符合检测要求的标本，如标本被污染、非无菌操作留取的需进行无菌检测的标本，鳞状上皮细胞超标的呼吸道标本等。

4.1.2　标本类型错误：采集的标本类型不适宜检测要求的标本，如开放留取的标本进行厌氧菌培养。

4.1.3　标本量不适宜：采集的标本量过多或过少，影响检测或对检验结果产生一定的影响。

4.1.4　标本标签错误：无标签或标识错误，或标签与检验申请单不相符。

4.1.5　标本保存、运送方式错误：标本留取后保存方式不当，或未使用必要的转运培养基送检的标本。

4.1.6　标本容器错误：主要发生在需无菌留取的标本以非无菌容器送检的情况。

4.2·标本不合格率＝不合格标本数/标本总数×100％，该指标≤5％。

4.3·质控管理员每个月统计送检标本的不合格率，包括全院总体不合格率及各科室不合格率，通过医院内网、微信群、护理部质控会等渠道向临床反馈。

4.4·标本不合格率＞5％的临床科室，要进行单独沟通反馈，必要时下科室培训标本采集及送检要点，查找问题。

4.5·定期向科室管理层反馈标本不合格率的监管情况，对于标本不合格率持续超标的科室，必要时向医院管理部门反馈，共同协商以解决相关问题。

4.6·每年度评估标本不合格率指标的适宜情况，必要时进行有依据的调整，如各科室各月份的标本不合格率远低于5％，可将指标值调至更低，促进检验前质量控制不断提升。

(李艳君)

报告结果修改率评估管理程序

×××医院检验科微生物组作业指导书		文件编号：××-JYK-××-××-××	
版次/修改：第　　版/第　　次修改		生效日期：	第　　页　共　　页
编写人：	审核人：		批准人：

1. 目的

规范微生物检测报告结果修改率的评估，加强微生物实验室检验后质量控制。

2. 范围

适用于微生物实验室对结果报告修改率的评估及管理。

3. 职责

3.1·微生物负责人与管理层协商制订报告修改率的判定标准。

3.2·微生物室质控管理员定期统计报告修改率，并报告管理层。

4. 程序

4.1·微生物检测报告的修改情况包括但不限于以下情况：

4.1.1　需人工填写结果的报告发生的结果录入错误。

4.1.2　需要补充必要备注信息的报告。

4.1.3　检验项目与报告结果不符的报告。

4.1.4　结果描述错误的报告。

4.1.5　临床需要补充鉴定及药敏结果的报告。

4.2·报告结果修改率＝修改结果的报告/发出报告总数×100％，该指标≤1％。

4.3·质控管理员每个月统计报告结果修改率，包括总体报告结果修改率、不同情况的修改率及不同人员的修改率。

4.4·微生物负责人对每个月报告修改情况进行深入分析，必要时向实验室管理层报告并协商解决方案。

4.5·对于引起报告修改率较高的某种情况应深入分析，必要时实施改进措施。

4.6·对于报告修改率较高的人员进行报告修改原因分析，必要时实施人员培训考核程序。

4.7·每年度评估报告修改率指标的适宜情况，必要时进行有依据的调整以促进检验后质量控制不断提升。

参考文献

［1］中国合格评定国家认可委员会.医学实验室质量和能力认可准则：CNAS-CL02：2023［S/OL］.(2023-06-01)［2023-09-26］.https://www.cnas.org.cn/rkgf/sysrk/jbzz/2023/06/911424.shtml.

［2］中国合格评定国家认可委员会.医学实验室质量和能力认可准则的应用要求：CNAS-CL02-A001：2023［S/OL］.(2023-08-01)［2023-09-26］.https://www.cnas.org.cn/rkgf/sysrk/rkyyzz/2023/08/912141.shtml.

［3］王辉,马筱玲,宁永忠,等.细菌与真菌涂片镜检和培养结果报告规范专家共识［J］.中华检验医学杂志,2017,40(1)：17-30.

［4］王辉,宁永忠,陈宏斌,等.常见细菌药物敏感性试验报告规范中国专家共识［J］.中华检验医学杂志,2016,39(1)：18-22.

(李艳君)

TAT 达标率评估管理程序

×××医院检验科微生物组作业指导书	文件编号：××-JYK-××-××-××
版次/修改：第　　版/第　　次修改	生效日期：　　　　　第　页　共　页
编写人：	审核人：　　　　　批准人：

1. 目的

规范微生物实验室检测周转时间(TAT)达标率的评估和管理，加强微生物实验室检验后质量控制。

2. 范围

适用于微生物实验室对 TAT 达标率的评估和管理。

3. 职责

3.1·微生物负责人与管理层协商制订报告 TAT 达标率判定标准。

3.2·微生物室质控管理员定期统计 TAT 达标率，并报告管理层。

4. 程序

4.1·依据相关文件及项目的实验室检测频率设定微生物检测项目的 TAT，包括但不限于：

4.1.1　通过涂片、革兰染色、镜检查细菌/真菌 TAT≤1 天。

4.1.2　通过涂片、染色查抗酸杆菌 TAT≤1 天。

4.1.3　真菌 β-(1,3)-D-葡聚糖检测≤1 天。

4.1.4　一般细菌培养+鉴定 TAT≤2 天。

4.1.5　一般细菌培养+鉴定+药敏 TAT≤3 天。

4.1.6　真菌培养(阴性结果)TAT≤7 天(特殊真菌除外)。

4.1.7　血培养(阴性结果)TAT≤5 天(特殊真菌除外)。

4.1.8　厌氧菌培养+鉴定 TAT≤4 天。

4.2·TAT 达标率＝TAT 达标报告数/发出报告总数×100%，该指标≥90%。

4.3·质控管理员每季度统计各项目的 TAT 达标率。

4.4·微生物负责人分析 TAT 达标率，对未达标报告进行原因分析，必要时向实验室管理层报告并协商解决方案。

4.5·每年度评估 TAT 达标率指标的适宜情况，必要时进行有依据的调整以促进检验后质量控制不断提升。

参考文献

[1] 中国合格评定国家认可委员会.医学实验室质量和能力认可准则：CNAS-CL02：2023[S/OL].(2023-06-01)[2023-09-26].https://www.cnas.org.cn/rkgf/sysrk/jbzz/2023/06/911424.shtml.

[2] 中国合格评定国家认可委员会.医学实验室质量和能力认可准则的应用要求：CNAS-CL02-A001：2023[S/OL].(2023-08-01)[2023-09-26].https://www.cnas.org.cn/rkgf/sysrk/rkyyzz/2023/08/912141.shtml.

[3] 尚红,王毓三,申子瑜.全国临床检验操作规程[M].4 版.北京：人民卫生出版社,2015.

(李艳君)

第二章
资 源 要 求

人员能力要求程序

×××医院检验科微生物组作业指导书		文件编号：××-JYK-××-××-××	
版次/修改：第　版/第　次修改		生效日期：	第　页　共　页
编写人：	审核人：		批准人：

1. 目的

规范微生物实验室各类人员能力要求并实施管理。

2. 范围

适用于微生物实验室人员能力要求的管理。

3. 职责

3.1·微生物组负责人与管理层共同规定微生物实验室人员的能力要求。

3.2·微生物组负责人负责组内人员能力的管理工作。

3.3·微生物组全体人员按照本文件要求实施人员能力管理。

3.4·科室其他专业组参与微生物夜班检验工作的人员也应满足本文件规定。

4. 程序

4.1·人员能力要求

4.1.1　科室应指派微生物组负责人，至少具有以下资格：中级技术职称，医学、医学检验专业背景，或相关专业背景经过医学检验培训，具备 3 年以上临床微生物工作经验。

4.1.2　授权签字人应具有中级及以上专业技术职称，从事申请认可授权签字领域专业技术工作至少 3 年。

4.1.3　所有专业技术人员应有本专业相关的教育经历。

4.1.4　所有从事微生物检验的人员应具备正常的颜色分辨能力。

4.1.5　特殊岗位：如基因扩增、性病检测、人类免疫缺陷病毒（HIV）检测、TB 检测等需要具备相应的岗位培训及上岗合格证。

4.1.6　夜班岗位：从事微生物检验的人员应具备夜班岗位微生物操作的相关技能，每年进行培训并通过考核和能力评估。

4.2·人员培训管理

4.2.1　科室和组室应制订培训计划，并对人员实施相关培训，确保人员持续具备其负责的实验室活动的能力。

4.2.2　人员培训的内容包括但不限于：质量体系相关内容的培训、专业能力培训、生物安全培训、师资能力的培训等。

4.3·人员能力评估

4.3.1　能力评估的时间和频率

4.3.1.1　微生物组人员每年定期进行能力评估并形成记录报告。

4.3.1.2　对新进岗位的员工，在最初 6 个月内应至少进行 2 次能力评估。

4.3.1.3　当职责变更或离岗 6 个月以上重新返岗时，应对员工进行再培训、考核和评估。

4.3.2 能力评估方法

4.3.2.1 通过试卷考核,评估人员对专业技术知识的掌握情况。

4.3.2.2 通过操作考核评估人员技术能力情况,包括标本的核收拒收、涂片镜检、接种培养、鉴定及药敏试验等。

4.3.2.3 通过抽检报告,评估人员结果报告的准确性、各要素的齐全性,以及描述性语言的规范性。

4.3.2.4 通过抽检质量记录,评估人员各类记录填写的准确性与及时性。

4.3.2.5 通过现场观察,评估人员仪器设备使用、质控、维护和简单故障排除的能力。

4.3.2.6 通过特定样本的留样再测,评估人员检测能力。

4.3.2.7 通过模拟沟通,评估人员临床沟通及解决问题的能力及临床经验储备情况。

4.3.3 实验室建立所有工作人员的技术档案,包括学历、任职资格、发表论文、研究成果、培训、能力评估记录等相关材料并随时更新。

参考文献

[1] 中国合格评定国家认可委员会.医学实验室质量和能力认可准则:CNAS-CL02:2023[S/OL].(2023-06-01)[2023-09-26].https://www.cnas.org.cn/rkgf/sysrk/jbzz/2023/06/911424.shtml.

[2] 中国合格评定国家认可委员会.医学实验室质量和能力认可准则的应用要求:CNAS-CL02-A001:2023[S/OL].(2023-08-01)[2023-09-26].https://www.cnas.org.cn/rkgf/sysrk/rkyyzz/2023/08/912141.shtml.

(李艳君)

人员授权管理程序

×××医院检验科微生物组作业指导书	文件编号：××-JYK-××-××-××
版次/修改：第　　版/第　　次修改	生效日期：　　　　　　　第　　页　共　　页
编写人：	审核人：　　　　　　批准人：

1. 目的
规定微生物实验室人员从事相关实验室活动的授权管理。

2. 范围
适用于微生物实验室人员在授权范围内开展实验室活动。

3. 职责
3.1 · 检验科主任授权人员从事特定的实验室活动。

3.2 · 微生物组长协助科主任进行组内人员授权管理。

3.3 · 所有人员在授权范围内从事相关实验室活动。

4. 程序
4.1 · 检验科主任授权人员从事特定的实验室活动，人员不得从事未经授权领域的活动。

4.2 · 新入职人员在取得专业资质前，经培训考核合格后可授权在高年资人员指导下进行标本核收、涂片染色、培养接种、鉴定及药敏试验等操作。

4.3 · 具备专业资质人员，经培训考核合格后可授权独立进行标本核收、涂片染色镜检、培养接种、菌种鉴定、药敏试验、血清学检测、分子生物学检测及结果报告等岗位的操作。

4.4 · 特殊岗位人员(HIV 筛查、PCR 检测等)经相关机构培训考核获得相应资质后，可授权从事该岗位工作。

4.5 · 对于仪器设备的使用，所有人员应在取得专业资质后，经培训考核合格后方可获得授权进行独立操作。

4.6 · 微生物结果报告人员须具有临床医学或检验医学专业资质，通过岗位培训和考核合格后予以授权。

4.7 · 微生物人员获得专业资质后，经信息系统培训考核合格，并获得岗位和仪器使用授权后，可授权使用实验室信息系统，对不同层次的人员设定不同的权限范围。

参考文献
[1] 中国合格评定国家认可委员会.医学实验室质量和能力认可准则：CNAS－CL02：2023[S/OL].(2023－06－01)[2023－09－26].https://www.cnas.org.cn/rkgf/sysrk/jbzz/2023/06/911424.shtml.

[2] 中国合格评定国家认可委员会.医学实验室质量和能力认可准则的应用要求：CNAS－CL02－A001：2023[S/OL].(2023－08－01)[2023－09－26].https://www.cnas.org.cn/rkgf/sysrk/rkyyzz/2023/08/912141.shtml.

(李艳君)

继续教育和专业发展程序

×××医院检验科微生物组作业指导书	文件编号：××-JYK-××-××-××	
版次/修改：第　　版/第　　次修改	生效日期：	第　　页　共　　页
编写人：	审核人：	批准人：

1. 目的

规范微生物人员继续教育计划和专业发展路径,使员工具有扎实的专业知识和操作技能。

2. 范围

适用于微生物组工作人员、新员工、实习、进修人员等。

3. 职责

3.1·实验室负责人和教学管理员制订人员的继续教育计划和专业发展规划。

3.2·微生物负责人实施员工的继续教育和专业发展任务。

3.3·微生物员工积极参加各种继续教育活动,落实和实现个人专业发展规划。

3.4·微生物组教学管理员对继续教育和专业发展等进行记录、资料归档管理。

4. 程序

4.1·继续教育目标：① 养成严谨、科学、好学的工作作风,树立患者与服务对象至上的服务理念;② 掌握临床微生物检验基本理论、基本技能和基本操作。

4.2·继续教育内容

4.2.1　基本理论：① 微生物项目涉及的生理学、病理学、药理学、医学统计学等的基础理论;② 微生物样本采集及各类样本中病原菌培养、鉴定、药敏等专业领域理论知识。

4.2.2　基本技能

4.2.2.1　染色仪、鉴定药敏仪、血培养仪和质谱仪等的检测原理、技术参数、操作、维护、校准、性能评价、显微镜复检规则、质量控制及临床应用。

4.2.2.2　执行 WS/T 807—2022《临床微生物培养、鉴定和药敏检测系统的性能验证》要求的质量控制程序。

4.2.2.3　微生物项目检验结果的报告解读和分析。

4.2.3　基本操作：各类临床感染来源标本的采集、运送、接收、处理、检测、报告、保存及质量控制等技术操作,以及实验室信息系统的操作和简单维护。

4.2.4　管理知识：实验室负责人接受管理相关知识的教育培训,各职能组成员接受质量体系管理知识的教育培训。

4.2.5　生物安全：生物安全相关法律、法规及各级文件要求的培训,以及职业暴露等生物安全事件的处置及演练。

4.3·继续教育实施

4.3.1　教学管理员每年年初制订继续教育计划,针对不同岗位、不同职称的人员,分别进行不同的专业知识、实践操作、质量控制及管理知识的培训。

4.3.2 人员应参与组内的教育培训和考核,应完成指定工作仪器/方法进行的培训和考核。

4.3.3 新进员工,包括未满半年的新职工,应完成微生物组所有的培训项目。

4.3.4 鼓励和要求员工,积极参加各类学术或继续教育活动,承担教学任务;申请国外知名机构进行脱产进修学习或学术交流。

4.3.5 微生物组主要培训内容及方式(包括但不限于以下内容)

继续教育内容	培 训 方 式
岗位职责	授课、SOP 文件学习
仪器检测原理	授课、SOP 文件学习
标本检验前质量控制	授课、SOP 文件学习、实践
质量控制和失控处理	授课、SOP 文件学习、实践
仪器维护和保养	授课、SOP 文件学习、实践
标本采集、接收与处理	授课、SOP 文件学习
报告分析解读	授课、讨论
典型病例分析	病例讨论
病原菌分布及耐药率分析	授课、讨论
检测技术的前沿进展	授课
典型病原的形态学分析	授课、SOP 文件
外出专业技术学习、进修培训	参加并在组内进行二次培训
专业学习班或继续教育	参加并在组内进行二次培训
组内业务学习活动	主讲或参与听课
专业中/英文献分享	主讲或点评或参与听课

4.4·专业发展规划

4.4.1 人员满足条件后可晋升为技师、主管技师、副主任技师、主任技师;可参加各类学术组织,任职组员、委员、常委、副主任委员、主任委员等。职务晋升途径包括技术人员、专业组长、职能组长、副主任、主任等。

4.4.2 人员积极从事教学和科研活动,积累学术业绩,获批硕士生导师、博士生导师等。

4.5·继续教育和专业发展活动的评估

4.5.1 每年评估继续教育的落实情况和效果评估,对授课项目的内容、授课人员的培训质量进行评估总结。

4.5.2 定期分析员工的学历/学位提升计划,针对存在问题提供改进方案。

4.5.3 定期分析员工的职称和人才提升计划,针对存在问题提供资源和改进方案。

参考文献

[1] 中国合格评定国家认可委员会.医学实验室质量和能力认可准则:CNAS‐CL02:2023[S/OL].(2023‐06‐01)[2023‐09‐26].https://www.cnas.org.cn/rkgf/sysrk/jbzz/2023/06/911424.shtml.

[2] 中国合格评定国家认可委员会.医学实验室质量和能力认可准则的应用要求:CNAS‐CL02‐A001:2023[S/OL].(2023‐08‐01)[2023‐09‐26].https://www.cnas.org.cn/rkgf/sysrk/rkyyzz/2023/08/912141.shtml.

(李艳君)

环境设施控制程序

×××医院检验科微生物组作业指导书	文件编号：××-JYK-××-××-××	
版次/修改：第　　版/第　　次修改	生效日期：	第　页　共　页
编写人：	审核人：	批准人：

1. 目的

规范微生物实验室环境及设施的控制要求,确保实验室设施功能有效。

2. 范围

适用于微生物实验室设施及环境控制的管理。

3. 职责

微生物组负责人制订环境设施控制要求,各岗位人员实施环境设施的监控和记录。

4. 程序

4.1·环境控制

4.1.1　实验室应区分污染区、缓冲区和清洁区,并进行明显标识。实验室入口处应粘贴 BLS-2 级实验室生物危险标识、具备责任人和联系方式等信息。

4.1.2　应配备独立的分枝杆菌实验室和真菌实验室,以满足生物安全要求及防止病原之间的交叉污染。

4.1.3　实验室每日进行空气消毒并记录,并定期进行消毒效果评价。

4.1.4　每日监测实验室温度、湿度并记录,失控时应进行评估以验证仪器设备效能和检测结果的可靠性。

4.2·设施控制

4.2.1　安装门禁系统并定期检测其效能,外来人员需经实验室人员获准后方可登记进入实验室。

4.2.2　菌种保存冰箱需双人双锁,冰箱存放区域需安装监控装置,定期检测监控装置的效能并记录。

4.2.3　培养箱、血培养仪及鉴定药敏仪等温度连续监测设备需配备 UPS,定期放电,检测其效能并记录。

4.2.4　每季度进行紫外灯效能监测并记录,及时更换失效的紫外灯。

4.2.5　定期检测安全设施效能,包括应急疏散指示灯、应急照明灯、紧急喷淋和洗眼装置等。

4.2.6　定期检测消防设施的效能并记录,定期更换灭火器。

4.2.7　每日记录冰箱或冷库温度,失控时应进行评估以验证存储物质的效能是否对检测结果造成影响并采取相应措施。

参考文献

[1] 中国合格评定国家认可委员会.医学实验室质量和能力认可准则：CNAS-CL02：2023[S/OL].(2023-06-01)[2023-09-26].https://www.cnas.org.cn/rkgf/sysrk/jbzz/2023/06/911424.shtml.

（李艳君）

环境设施管理程序

×××医院检验科微生物组作业指导书		文件编号：××-JYK-××-××-××	
版次/修改：第　　版/第　　次修改		生效日期：	第　　页 共　　页
编写人：		审核人：	批准人：

1. 目的

规范微生物实验室环境设施的管理。

2. 范围

适用于微生物实验室环境及设施的管理。

3. 职责

实验室负责人负责实验室的设施和环境符合相关要求,各岗位人员维持环境设施的有效性并记录。

4. 程序

4.1 · 微生物实验室环境设施要求

4.1.1　实验室需划分清洁区、缓冲区和污染区,并做好分区标识。

4.1.2　评估和确定工作空间的充分性和适宜性,分配开展工作的空间。如按功能分区:标本处理室、无菌室、涂片镜检室、鉴定药敏室、真菌室、结核室等。真菌室、结核室宜设置负压或定向气流,以确保生物安全。

4.1.3　实验室内照明宜充足,避免阳光直射及反射,如可能,可在实验室内不同区域设置照明控制,以满足不同试验的需要,应有可靠的电力供应和应急照明。

4.1.4　实验室配备适宜的通信系统,如安装电话以保证危急值报告及实验室与临床的实时沟通。

4.2 · 对环境设施的有效性进行监控,必要时采取相应措施,详见《环境设施控制程序》。

4.3 · 储存设施

4.3.1　实验室应具备存放试剂耗材的冰箱、冷库及常温库房;应具备适宜的条件存储检测前标本,应与检验后样本和菌株等分别存放,避免交叉污染。

4.3.2　应妥善保存各类文件记录,便于查阅且具备防止修改的措施。

4.3.3　危险品如无水乙醇等的储存应符合相关规定。

4.3.4　菌株保存应由专人负责,双人双锁,做好菌株使用、传代及销毁等记录。

4.3.5　微生物检测后的原始样本、长菌的培养基、污染的耗材等应高压处理后定点存放。

4.4 · 员工设施:至少应配备工作人员休息室、洗手间和衣柜等储存设施。

4.5 · 样品采集设施

4.5.1　应根据样本采集要求配备适宜的采集容器,无菌容器应按批号进行质量检测,包括无菌实验、渗漏性检测等,并记录。

4.5.2　由实验室提供的采集容器,如血培养瓶、无热原采样管等应按批号进行质量控制,并确保在有效期内发放使用。

4.5.3 由实验室提供的自制试剂或采样容器,如肉汤增菌液、无菌试管等应按规范要求配制或无菌化处理,并进行质量控制,在有效期内发放使用。

参考文献

[1] 中国合格评定国家认可委员会.医学实验室质量和能力认可准则:CNAS-CL02:2023[S/OL].(2023-06-01)[2023-09-26].https://www.cnas.org.cn/rkgf/sysrk/jbzz/2023/06/911424.shtml.

[2] 中国合格评定国家认可委员会.医学实验室质量和能力认可准则的应用要求:CNAS-CL02-A001:2023[S/OL].(2023-08-01)[2023-09-26].https://www.cnas.org.cn/rkgf/sysrk/rkyyzz/2023/08/912141.shtml.

(李艳君)

设备要求管理程序

×××医院检验科微生物组作业指导书		文件编号：××-JYK-××-××-××	
版次/修改：第　版/第　次修改		生效日期：	第　页 共　页
编写人：		审核人：	批准人：

1. 目的

规范微生物实验室仪器的配备要求及管理。

2. 范围

适用于微生物实验室仪器的配备及管理要求。

3. 职责

3.1·科主任负责审批微生物实验室仪器的采购申请，医院设备科负责采购。

3.2·微生物负责人负责仪器配置、评估、申请等管理工作。

4. 程序

4.1·微生物实验室应根据检测项目的需求配置所需的全部仪器。

4.2·生物安全柜的类型和安装应满足工作要求。

4.3·培养箱的数量和种类（如特殊温度范围和气体要求）、冰箱应满足存储需要。

4.4·无菌体液的显微镜检查需配备细胞离心机。

4.5·温度连续监控设备，如血培养仪、自动分离培养装置、培养箱、鉴定药敏仪等需配备 UPS。

4.6·仪器的采购遵照医院采购流程，由微生物实验室负责人提交采购申请，经科主任审核批准后，上报医院职能部门按流程招采。

4.7·选择仪器时，应进行充分市场调研，系统评估该仪器性能指标、性价比、售后服务等要素。

4.8·实验室应根据需要维护和更换设备以确保检验结果质量。

参考文献

[1] 中国合格评定国家认可委员会.医学实验室质量和能力认可准则：CNAS-CL02：2023[S/OL].(2023-06-01)[2023-09-26].https://www.cnas.org.cn/rkgf/sysrk/jbzz/2023/06/911424.shtml.

[2] 中国合格评定国家认可委员会.医学实验室质量和能力认可准则的应用要求：CNAS-CL02-A001：2023[S/OL].(2023-08-01)[2023-09-26].https://www.cnas.org.cn/rkgf/sysrk/rkyyzz/2023/08/912141.shtml.

（李艳君）

设备验收及使用管理程序

×××医院检验科微生物组作业指导书	文件编号：××-JYK-××-××-××
版次/修改：第　　版/第　　次修改	生效日期：　　　　第　　页共　　页
编写人：	审核人：　　　　　批准人：

1. 目的
规范微生物实验室仪器验收及使用程序,保证仪器的正常安全使用。

2. 范围
适用于微生物实验室仪器投入使用前的验收和使用过程中管理。

3. 职责
3.1·微生物室负责人负责仪器的验收和使用过程中的管理。

3.2·微生物组设备管理员负责建立仪器档案,编写仪器 SOP,制订设备检定、校准及维护保养计划,并督促计划的落实。

3.3·微生物实验室检验人员使用仪器,并进行日常维护保养、简单的故障排除等工作,做好记录。

4. 程序
4.1·仪器的验收及安装

4.1.1　按照科室仪器设备验收流程进行,微生物负责人核对无误后签字验收。

4.1.2　仪器使用前,应进行性能验证,以确保仪器能够达到可接受标准。

4.2·仪器的使用

4.2.1　微生物实验室仪器按功能分区放置,不得随意搬移、拆卸。

4.2.2　编写仪器标准操作规程,简易操作手册应方便人员获取。

4.2.3　人员经培训考核合格后,经实验室负责人授权方可操作仪器。

4.2.4　操作时应严格按照仪器标准操作规程操作,不得随意更改仪器设置或参数,必要时应设置权限。

4.2.5　按要求定期进行仪器的质量控制,操作完成后应做维护保养并记录。因使用寿命、损坏、故障导致仪器不能满足检测需要时,应按科室规定执行报废流程。

4.3·仪器的校准和性能验证

4.3.1　设备管理员制订仪器定期校准、检定计划并督导计划的实施。

4.3.2　通过检测质控数据、PT 试验等确定仪器状态。

4.3.3　设备校准和性能验证等应符合以下要求:

4.3.3.1　由具备资质的第三方检测机构进行检定和校准的设备至少包括生物安全柜、CO_2 浓度检测仪、离心机、压力灭菌器、游标卡尺、培养箱、温度计、移液器。

4.3.3.2　检定和校准的参数、量程范围、温度范围等应符合实验室日常检测需求。

4.3.3.3　微生物自动化鉴定仪、血培养仪的校准应满足制造商建议。

4.3.3.4　每 6 个月进行检定或校准的设备至少应包括浊度仪。

4.3.3.5 每12个月进行检定或校准的设备至少应包括：生物安全柜(高效过滤器、气流、负压等参数)、CO_2浓度检测仪、细胞离心机、压力灭菌器、游标卡尺、培养箱、温度计、移液器、微量滴定管或自动分配器。

4.3.3.6 校准合格的仪器粘贴校准标识，标明仪器状态及下次检定校准日期。

4.3.3.7 校准或检定不合格时应立即进行原因分析并采取相应措施。

4.3.3.8 设备投入使用前，应进行性能验证，血培养仪、鉴定药敏仪、质谱仪等主要设备的性能验证方法参考本书第五章。

4.3.3.9 如果设备故障影响了检测性能，在设备修复、校准后，应通过检测质控菌株或留样再测的方式进行性能验证。

4.4·设备的记录

4.4.1 实验室应建立仪器档案，包括但不限于以下内容：

4.4.1.1 仪器的基本信息，包括仪器序列号、品牌型号、制造商和供应商信息、验收及投入使用时间、放置地点、接收时的状态(如新设备、二手或翻新设备)等。

4.4.1.2 设备投入使用前的性能验证记录、制造商提供的仪器使用说明书、仪器的预防性维护计划、设备的维护保养及维修记录，以及设备性能记录，如性能验证报告、检定或校准证书等。

4.4.2 实验室应建立仪器的日常使用、维护保养及质量控制记录，此类设备至少包括：温度依赖设施(冰箱、培养箱、水浴箱、加热块等每日记录温度)、CO_2培养箱(每日记录CO_2浓度)、超净工作台(定期做无菌试验)、压力灭菌器(至少每个灭菌包外贴化学指示胶带，内置化学指示卡，定期进行生物监测)等。

4.5·仪器的标识

4.5.1 微生物室仪器均应有唯一标识，内容包括仪器名称、型号、序列号、仪器编号、厂商及代理商名称、启用日期及负责人等。

4.5.2 粘贴功能状态标识，包括仪器工作条件、运行状态、校验时间及下次校验时间等。

4.5.3 运行状态标识采用绿色、红色标识，绿色标识表示仪器处于正常状态，红色标识表示仪器处于停用状态。

4.6·仪器设备的不良事件报告

4.6.1 仪器设备使用人员或维修人员发现可能与仪器设备有关的不良事件时，应及时向科室管理层报告。

4.6.2 科室管理层经讨论核实后及时上报医院管理部门，涉及严重或普遍适用的仪器设备不良事件时，应同时通知生产厂家，并上报上级管理部门。

4.6.3 医工处应及时调查、分析、评价、处理各科室报告的仪器设备不良反应事件，并将结果及时反馈到科室，做好使用科室的改进工作。

参考文献 ....

[1] 中国合格评定国家认可委员会.医学实验室质量和能力认可准则：CNAS-CL02：2023[S/OL].(2023-06-01)[2023-09-26].https://www.cnas.org.cn/rkgf/sysrk/jbzz/2023/06/911424.shtml.

(李艳君)

设备维护与维修管理程序

×××医院检验科微生物组作业指导书		文件编号：××-JYK-××-××-××	
版次/修改：第　　版/第　　次修改		生效日期：	第　页　共　　页
编写人：	审核人：		批准人：

1. 目的
规范微生物实验室仪器维护与维修程序,保证仪器的正常安全使用。

2. 范围
适用于微生物实验室仪器的维护与维修过程中管理。

3. 职责
3.1·微生物室负责人监管设备维护与维修过程中的管理。

3.2·微生物组设备管理员负责制订定期维护保养计划,并督促计划的落实。

3.3·微生物实验室检验人员负责仪器的日常维护保养、简单的故障排除并记录。

4. 程序
4.1·设备管理员每年初根据制造商说明书制订仪器的预防性维护计划,督导计划实施并记录,设备至少包括：生物安全柜、CO_2培养箱、自动化鉴定仪、血培养仪、压力灭菌器、超净工作台、显微镜和离心机。

4.2·设备维护应在能够确保人员和环境安全的前提下进行,应有预防意外情况的紧急应对措施。

4.3·实验室发生故障的仪器应停止使用,立即加贴红色停用标识。评估仪器故障对检测结果的影响并采取相应措施。

4.4·实验室应在设备使用、维修或报废前去污染,并提供适于维修的空间和适当的个人防护设备。

4.5·实验室应有相应的备用仪器或备用检测措施,用来替代故障仪器。

4.6·设备发生故障后,应首先分析故障原因,如果设备故障可能影响了方法学性能,故障修复后,应对仪器进行性能验证,如采取检测质控菌株等方法对微生物鉴定和药敏设备进行性能验证,性能验证合格后方重新启用。

参考文献

[1] 中国合格评定国家认可委员会.医学实验室质量和能力认可准则：CNAS-CL02：2023[S/OL].(2023-06-01)[2023-09-26].https://www.cnas.org.cn/rkgf/sysrk/jbzz/2023/06/911424.shtml.

[2] 中国合格评定国家认可委员会.医学实验室质量和能力认可准则的应用要求：CNAS-CL02-A001：2023[S/OL].(2023-08-01)[2023-09-26].https://www.cnas.org.cn/rkgf/sysrk/rkyyzz/2023/08/912141.shtml.

(李艳君)

试剂和耗材接收及储存管理程序

×××医院检验科微生物组作业指导书	文件编号：××-JYK-××-××-××
版次/修改：第　　版/第　　次修改	生效日期：　　　　　　第　页　共　页
编写人：	审核人：　　　　　　批准人：

1. 目的

规范微生物实验室试剂和耗材接收及存储的管理,确保试剂接收和储存符合质量管理要求。

2. 范围

适用于微生物实验室试剂和耗材接收及存储的管理。

3. 职责

3.1·微生物负责人和管理层进行试剂和耗材的初步遴选调研,上报医院职能部门批准。

3.2·微生物组试剂管理员根据工作需要提出采购申请,微生物负责人审核确认后由科主任签字上报医院采购部门下达采购计划。

3.3·微生物试剂管理员负责试剂的验收入库、存储、库存统计、使用。

3.4·微生物组检验人员规范领用试剂,做好出库登记。

4. 程序

4.1·微生物试剂管理员定期根据试剂和耗材的库存情况提交采购申请,经微生物负责人和科主任审批后提交医院采购部门。

4.2·试剂和耗材到货后,由医院采购部门和科室联合接收,在清点合格后双方在厂家送货单上共同签字,留存送货单一份。

4.3·试剂合格状态：包装完整,货号清晰,在允许有效期内,按照试剂保存条件运输等。

4.4·拒收试剂包括但不限于以下情况：生产商变更、供应商变更、试剂外包装变更、试剂有变质迹象、使用有效期不适宜、采供试剂货号不一、采供数量规格不符、运输过程保存条件不适宜等。

4.5·试剂和耗材接收后执行入库操作,录入试剂和耗材信息,包括品名、数量、批号、有效期等,打印条码后粘贴于外包装。

4.6·应按照试剂和耗材的要求保存,并在有效期内使用,如耗材宜存放在干燥避光处;易燃、易挥发试剂应密封保存,专人专管;各种检测试剂、卡片等按要求冷藏或常温保存。

4.7·各种试剂和耗材应分类存放,标识清晰,易于领取。

4.8·每日监测试剂存储环境温度并记录,温度失控时应评估性能对检测结果的影响并采取适当措施。

4.9·试剂启用后应在包装上标注开启使用日期及开启后有效期,已开包试剂保存于适宜条件下并在规定时间内使用,必要时进行质量控制。

参考文献

[1] 中国合格评定国家认可委员会.医学实验室质量和能力认可准则：CNAS-CL02：2023[S/OL].(2023-06-01)[2023-09-26].https://www.cnas.org.cn/rkgf/sysrk/jbzz/2023/06/911424.shtml.

（李艳君）

试剂和耗材验收管理程序

×××医院检验科微生物组作业指导书		文件编号：××-JYK-××-××-××	
版次/修改：第　版/第　　次修改		生效日期：	第　页 共　页
编写人：	审核人：		批准人：

1. 目的

规范微生物实验室试剂和耗材的验收流程,确保试剂和耗材的质量满足检测要求。

2. 范围

适用于微生物实验室试剂和耗材的验收管理。

3. 职责

3.1·微生物室负责人负责试剂及耗材验收的管理工作。

3.2·微生物组试剂管理员指导并督促试剂及耗材的验收。

3.3·微生物组检验人员负责各岗位所用试剂及耗材的验收。

4. 程序

4.1·试剂和耗材使用前应进行必要的验证试验,以避免对检测质量的影响。

4.2·商品化培养基除对外观(平滑、水分适宜、无污染、适当的颜色和厚度,试管培养基湿度适宜)进行评价外,还应抽检进行生长试验、生长抑制试验和无菌试验等。

4.3·新批号、新货次的菌种鉴定卡片或药敏卡片等使用前应用标准菌株进行质量控制试验。

4.4·新批号、新货次的鉴定试剂,如β-内酰胺酶、杆菌肽、奥普托欣、X/V因子纸片等应使用阴性和阳性质控菌株进行质控试验。

4.5·新批号、新货次的药敏试验纸片使用前应以标准菌株进行质量控制试验。

4.6·新批号、新货次染色剂,如革兰染色液、抗酸染色液、乳酸酚棉蓝染色液等,应使用已知阳性和阴性的质控菌株进行验证。新批号、新货次直接抗原检测试剂(无论是否含内质控)应使用阴性和阳性外质控进行验证。

4.7·实验室自制培养基或自配试剂应按照标准操作规程进行,并有过程记录,至少应包括以下内容:培养基(试剂)名称和类型;配制日期和配制人员;培养基(试剂)配制的体积及分装体积;原剂的成分及其含量、制造商、批号;最初和最终 pH;无菌措施,如高压灭菌的时间和温度。

4.8·自制试剂应粘贴标签,包括名称、配制人员、储存条件、配制日期和失效期等。

4.9·自制培养基或试剂应通过质量控制和无菌试验验证后方可使用。

4.10·一次性定量接种环每批次应抽样验证。

4.11·新批号、新货次的无菌容器和吸管等耗材应进行无菌试验。

参考文献

[1] 中国合格评定国家认可委员会.医学实验室质量和能力认可准则：CNAS-CL02：2023[S/OL].(2023-06-01)[2023-09-26].https://www.cnas.org.cn/rkgf/sysrk/jbzz/2023/06/911424.shtml.

(李艳君)

试剂和耗材库存及使用管理程序

×××医院检验科微生物组作业指导书	文件编号：××-JYK-××-××-××
版次/修改：第　　版/第　　次修改	生效日期：　　　　　第　页 共　页
编写人：	审核人：　　　　批准人：

1. 目的

规范微生物实验室试剂和耗材的库存和使用流程。

2. 范围

适用于微生物实验室试剂和耗材的库存及使用管理。

3. 职责

3.1·微生物室负责人负责试剂和耗材库存及使用的管理工作。

3.2·微生物组试剂管理员负责试剂和耗材的库存查验工作。

3.3·微生物组检验人员规范使用试剂和耗材。

4. 程序

4.1·应使用试剂和耗材的库存管理系统进行试剂和耗材出入库登记及库存管理等，试剂管理员定期盘库，核对试剂库存、有效期及异常状态，并适时采取相应措施。

4.2·库存管理系统应能区分验收合格的和异常状态的试剂耗材，防止误用。

4.3·过期、失效的试剂应停止使用，及时处理并填写留存《试剂/耗材报废登记表》，不可与正常使用的试剂混放以防误用。

4.4·微生物所有人员应合理使用各种试剂和耗材，不可铺张浪费。

4.5·试剂和耗材的使用说明统一收集在文件夹中，便于查询查阅。

4.6·严格按照试剂使用说明书使用试剂，开启的试剂应在最小的包装上标注开启日期，已开包的当日没用完的试剂保存于合格条件下，在质控合格的情况下可继续使用。

4.7·由试剂或耗材直接引起的不良事件和事故，应按要求进行调查并向制造商和相应的监管部门报告。

参考文献

[1] 中国合格评定国家认可委员会.医学实验室质量和能力认可准则：CNAS-CL02：2023[S/OL].(2023-06-01)[2023-09-26].https://www.cnas.org.cn/rkgf/sysrk/jbzz/2023/06/911424.shtml.

[2] 中国合格评定国家认可委员会.医学实验室质量和能力认可准则的应用要求：CNAS-CL02-A001：2023[S/OL].(2023-08-01)[2023-09-26].https://www.cnas.org.cn/rkgf/sysrk/rkyyzz/2023/08/912141.shtml.

（李艳君）

第三章
检验过程管理

检验项目申请程序

×××医院检验科微生物组作业指导书	文件编号：××-JYK-××-××-××
版次/修改：第　　版/第　　次修改	生效日期：　　　　　第　页 共　页
编写人：	审核人：　　　　批准人：

1. 目的
规范临床微生物检验项目的申请。

2. 范围
适用于所有临床微生物检验项目的申请。

3. 职责
临床医师、检验医师申请微生物检验项目应遵守本程序。

4. 程序
4.1·临床申请检验项目，可参照医疗机构检验科《检验手册》中的微生物检测项目进行选择。

4.2·必要时需与患者签订"知情同意书"，如进行尚未完全明确临床意义的科研检验项目时，需与患者签订"知情同意书"。

4.3·登录临床医生检验申请系统申请微生物检验项目。

4.4·样本采集依检验项目的申请单，检验申请单或相应的电子申请单应留有空间以填写以下内容（但不限于）。

4.4.1　患者身份识别：患者姓名（不可得时使用等同信息）、性别和出生日期、详细住址或联系方式、唯一识别号（注意：唯一识别包括字母或数字标识，如住院号、病历号或医疗保险号）。

4.4.2　医师或依法有权申请检验或使用医疗信息人员的姓名或其他唯一识别号。

4.4.3　检验结果发送地址和联系信息，以及用于报告危急结果的紧急联系信息。

4.4.4　原始样品类型，以及原始解剖部位（如血培养的不同采集部位）。

4.4.5　申请的检验项目。

4.4.6　与患者和申请相关的临床信息。申请单应包括临床诊断，必要时说明感染类型和（或）目标微生物，宜提供抗菌药物使用信息。申请单上还可包含其他附加信息：申请单完成日期、原始样品采集日期和时间、样品采集者身份、实验室接收样品的日期和时间。

4.5·特殊情况下，如已送检标本需要补充药敏试验、分子鉴定等，医师可按需要口头申请检验，记录口头申请的检验要求、必要的患者信息、记录申请医师的姓名或工号。条件允许时，及时补齐所有微生物检验申请相关信息。

4.6·微生物检验申请医嘱提交后，信息传送至当班护士或检验人员，按照《标本采集手册》进行标本采集。

（胡靓　吴文娟）

标本条形码管理程序

×××医院检验科微生物组作业指导书		文件编号：××-JYK-××-××-××	
版次/修改：第　　版/第　　次修改		生效日期：	第　　页 共　　页
编写人：	审核人：		批准人：

1. 目的
规范微生物检验标本条形码(标签)管理程序。

2. 范围
适用于所有微生物检验标本的条形码管理。

3. 职责
临床各科室采集标本工作人员应遵守本程序。

4. 程序
4.1·登记或采样人员根据医师所开医嘱输入各临床科室患者管理系统,核对患者信息和检验申请信息。

4.2·微生物检验标本标识信息至少包括(但不限于)下列内容：患者姓名、患者唯一性标识、患者年龄、就诊病区和病房、标本类型、检验项目、标本采集日期和时间、急查标本相应的标识(适用时)等。

4.3·打印微生物检验项目条形码及检验标识,该条形码应具有唯一性,以确保其可追溯到被采集的患者、采集部位和不同检验目的(如需氧血培养或厌氧血培养)。务必核对信息系统中条码信息与打印出来的文字信息的一致性,预防信息传输错误。

4.4·在特殊情况下,患者的身份不会透露给实验室。此时需要采取充分的预防措施,以便在所有阶段通过其他方式维持样本的唯一标识。

4.5·采样前经双人核对患者基本信息、检验项目清单、标本容器及医嘱后,将条形码正确地贴在标本容器上,不可贴在标本容器盖上,不可覆盖容器上的条形码。

4.6·如有需要,标本容器上应贴上生物危害标志。

参考文献

[1] 中国合格评定国家认可委员会.医学实验室质量和能力认可准则：CNAS-CL02：2023[S/OL].(2023-06-01)[2023-09-26].https://www.cnas.org.cn/rkgf/sysrk/jbzz/2023/06/911424.shtml.

[2] 中国合格评定国家认可委员会.医学实验室质量和能力认可准则的应用要求：CNAS-CL02-A001：2023[S/OL].(2023-08-01)[2023-09-26].https://www.cnas.org.cn/rkgf/sysrk/rkyyzz/2023/08/912141.shtml.

[3] 国家卫生健康委员会.临床微生物学检验样本的采集和转运：WS/T 640—2018[S/OL].(2018-12-11)[2023-09-26].http://www.nhc.gov.cn/wjw/s9492/201812/f1c15b1b58bc45729f8f9afc164b7805.shtml.

(胡靓　吴文娟)

采样前患者识别程序

×××医院检验科微生物组作业指导书		文件编号：××-JYK-××-××-××	
版次/修改：第 版/第 次修改		生效日期：	第 页 共 页
编写人：	审核人：		批准人：

1. 目的

规范标本采集前患者确认的程序。

2. 范围

适用于所有申请微生物检验项目的患者。

3. 职责

临床各科室采集标本工作人员应遵守本程序。

4. 程序

4.1·样本采集前，采样人员必须核对患者信息、标本容器和微生物检验申请项目。

4.2·常规患者识别

4.2.1   在样品采集前，采样人员须核对患者姓名并使用唯一识别号来确认患者身份。

4.2.2   当患者无法陈述或提供所需的识别号时，可由认识患者且能负责的成年人（如亲属或看护人）来确认患者身份，采样人员记录确认患者身份的人员姓名。

4.3·急诊患者识别

4.3.1   在急诊情况下，应给不能确认身份的患者建立临时身份，直至患者身份明确。

4.3.2   对于不能立即确认身份的患者：① 按照医疗机构的规定为患者指定主标识码（临时的）；② 选择适用的申请单并记录主标识码；③ 通过手工或计算机生成必要的标签，先将标签填在申请单上，完成采集后贴在采集的样品上。临时主标识码应可追溯到患者身份，以确保患者和检验结果信息的正确识别和关联。

4.4·婴幼儿患者识别

4.4.1   家庭成员、监护人或经授权的医疗专业人员应提供儿童的相关信息，记录确认儿童身份的人员姓名及与儿童的关系。

4.4.2   如果患者是由医护人员确认，应在申请单上记录该医护人员的姓名及职务。

4.5·当出现任何与患者身份信息不符合时，都应向相关信息登记人员报告，并在采集前解决不匹配问题。

参考文献

[1] 中国合格评定国家认可委员会.医学实验室质量和能力认可准则：CNAS-CL02：2023[S/OL].(2023-06-01)[2023-09-26].https://www.cnas.org.cn/rkgf/sysrk/jbzz/2023/06/911424.shtml.

[2] 中国合格评定国家认可委员会.医学实验室质量和能力认可准则的应用要求：CNAS-CL02-A001：2023[S/OL].(2023-08-01)[2023-09-26].https://www.cnas.org.cn/rkgf/sysrk/rkyyzz/2023/08/912141.shtml.

[3] 国家卫生健康委员会.临床微生物学检验样本的采集和转运：WS/T 640—2018[S/OL].(2018-12-11)[2023-09-26].http://www.nhc.gov.cn/wjw/s9492/201812/f1c15b1b58bc45729f8f9afc164b7805.shtml.

（胡靓 吴文娟）

标本采集、运送、保存程序

×××医院检验科微生物组作业指导书		文件编号：××-JYK-××-××-××	
版次/修改：第　　版/第　　次修改		生效日期：	第　页 共　页
编写人：	审核人：		批准人：

1. 目的

规范标本采集程序,保证实验室检测前标本质量。

2. 范围

适用于所有微生物检验标本。

3. 职责

3.1·医护或检验登记人员负责指导患者正确留取标本。

3.2·标本运送人员负责收取和转运标本至检验科微生物室。

4. 程序

4.1·微生物标本的采集时机、部位、方法

4.1.1　在抗微生物药物治疗之前或者在起始治疗后立即采集标本,治疗中为评估治疗效果或治疗后为评估结局可以进行相应采样。

4.1.2　应当尽快在疾病初发时采集首份标本。

4.1.3　须避免感染部位周围及感染部位附近皮肤或黏膜定植菌群的污染。

4.1.4　对于有多种细菌定植的部位,宜选择合适的方法检验特定的病原菌,并防止非致病定植菌群的污染。

4.1.5　检测呼吸道病毒宜采用植绒拭子采集鼻咽标本。普通拭子标本不宜用于厌氧菌培养。

4.1.6　除了血液标本外,其他所有标本进行厌氧培养前均应进行革兰染色(粪便艰难梭菌培养除外)。

4.1.7　无菌体液(如胸腔积液、滑膜液、心包液和脑脊液)宜放入无菌管或含抗凝剂的无菌管送检(注意某些抗凝剂,如柠檬酸钠对一些细菌有抑制作用,如果使用,则需告知临床其中的影响),也可注入 10 mL 的样品到血培养瓶中进行增菌培养;怀疑细菌或真菌感染时,除了血液标本之外,所有无菌体液标本均宜进行革兰染色镜检。

4.1.8　外科手术标本,宜送液体或组织做涂片和培养,拭子标本仅用于特殊情况。

4.1.9　采集静脉血时,应首先采集血培养标本,再采集用于其他检验的标本。不宜送检或接收导尿管的管尖进行培养。真菌培养宜采集深部标本或组织标本。

4.1.10　做病毒血清学检验时,宜根据不同病毒选择不同的采集时间和抗体类型;发病早期通常检测病毒特异的 IgM 抗体;而对于恢复期患者,在疾病急性发作和发作后间隔2~4周采集双份血清,检测 IgG 抗体。

4.1.11　特殊情况下(如怀疑厌氧菌感染时)可以考虑床旁采样。

4.1.12　标本采集须符合生物安全规定。

4.2·临床常见标本的采集方法

4.2.1 血培养标本

4.2.1.1 适用指征：体温＞38℃或＜36℃；寒战；外周血白细胞增多（计数＞$10×10^9$/L，特别有"核左移"时）或减少（计数＜$4×10^9$/L）；呼吸频率＞20 次/min 或动脉血二氧化碳分压＜32 mmHg；心率＞90 次/min；皮肤、黏膜出血；昏迷；多器官功能障碍；血压降低；炎症反应参数如降钙素原升高（PCT）、C 反应蛋白升高（CRP）、β-（1,3）- D -葡聚糖（G 试验）升高等。

4.2.1.2 标本采集：于寒战或发热初起时采集及抗菌药物应用前采集最佳。成人每次应采集 2～3 套血培养，每套从不同穿刺点进行采集，2～5 天内无需重复采集，如疑为感染性心内膜炎时，应在 1～2 h 内，自 3 个部位采集 3 套血培养标本，每次间隔时间至少 3 h。儿童通常仅采集需氧瓶。有以下高危因素时应考虑采用厌氧瓶培养：其母产褥期患腹膜炎或慢性口腔炎或鼻窦炎、蜂窝组织炎、有腹腔感染的症状和体征、咬伤、接受类固醇治疗的粒细胞缺乏患儿。当考虑肺炎链球菌菌血症时，宜同时做脑脊液培养。成人每瓶血液采血量为 8～10 mL，或按照培养瓶说明书进行采集；婴幼儿及儿童采血量不应超过患者总血量的 1％，具体采血量参考培养瓶说明书。若采血量充足，注射器采集的血液先注入厌氧瓶，后注入需氧瓶，蝶形针采集的血液反之。若采血量不足，优先注入需氧瓶。血培养采样操作须执行无菌操作，以避免污染。

4.2.1.3 标本运送及保存：血培养瓶应在 2 h 内送至实验室孵育或上机，如不能及时送检，应将血培养瓶置于室温，切勿冷藏或冷冻。血培养瓶的运送应采用密封的塑料袋或硬质防漏的容器。

4.2.2 脑脊液标本

4.2.2.1 适用指征：正常情况下，脑脊液是绝对无菌的。在病理情况下，血脑屏障受到破坏，病原微生物及其产物进入脑脊液，引起中枢神经的破坏，出现未知原因引起的头痛、脑膜征象、颈部僵直、脑神经征象、发热、易受刺激等临床症状。此外，脑脊液常规和生化检查发现脑脊液白细胞增加、蛋白质增加且葡萄糖减少时，需要考虑脑脊液的培养。

4.2.2.2 标本采集：严格无菌操作，佩戴无菌手套，使用皮肤消毒剂对腰椎穿刺点及其周围 15 cm 区域的皮肤消毒，待消毒剂干燥后（约 1 min）再以 75％酒精擦拭 2 遍。麻醉采样部位，然后以一特制通管针，在第三、第四腰椎或第四、第五腰椎间隙插入带有管芯的空针，进针至蛛网膜间隙，拔去管芯针，收集脑脊液于无菌试管和（或）血培养瓶。腰椎穿刺采集的第一管脑脊液用于生化学检测，第二管用于微生物学检查，第三管可以用于细胞学、分子核酸检测等。脑脊液最小标本量要求，细菌≥1 mL，真菌≥2 mL，分枝杆菌≥5 mL，病毒≥2 mL。

4.2.2.3 标本运送及保存：标本采集后室温保存，切勿冷藏。采集后应尽快送检，一般不超过 1 h。放置过久，可引起性质发生改变，影响检验结果。培养脑膜炎奈瑟菌、流感嗜血杆菌等苛养菌时，标本需在保温条件下送检。

4.2.3 下呼吸道标本

4.2.3.1 适用指征：呼吸系统疾病外加咳嗽、咯血、呼吸困难、发热等症状。怀疑属于通风设备相关性肺炎，应定量培养支气管肺泡灌洗液及支气管毛刷。

4.2.3.2 标本采集

4.2.3.2.1　咳痰：向患者说明痰和唾液的区别；戴假牙的患者摘掉假牙；请患者用清水漱口；指导患者用力咳出深部痰，勿将唾液和鼻后分泌物当作痰送检；立即盖好盖子并拧紧，立即送检；最好选择晨起漱口后，咳出的深部痰送检。采集量≥1 mL。

4.2.3.2.2　诱导痰：当咳嗽无痰或少痰时，可采集诱导痰；患者先刷牙（口腔黏膜、舌头和牙龈），勿用牙膏；再用无菌水或生理盐水漱口；用超声雾化器，患者吸入 3% NaCl 3～5 mL（注意：有气道高反应者慎用高渗 NaCl 诱导）；用无菌螺帽宽口容器收集诱导痰标本。

4.2.3.2.3　下呼吸道肺泡灌洗液、支气管保护性毛刷、肺穿刺组织或手术取出肺组织呼吸道标本，均由临床医生经特殊操作获得。将抽吸物或洗出物放入痰采集器内，将刷出物放入含有 1 mL 无菌生理盐水或乳酸钠林格溶液中。支气管肺泡灌洗液应采集 10～20 mL 液体。

4.2.3.2.4　气管吸出物：仅当气管插管的患者出现肺炎症状时（如发热或浸润），可采集气管析出物标本。

4.2.3.3　标本运送及保存：下呼吸道标本须保存在无菌容器内，务必在 2 h 内送检，否则将导致苛养菌（如肺炎链球菌和流感嗜血杆菌等）死亡，降低其培养阳性率。如确实无法在 2 h 内送检，可将样本暂时保存在 4℃ 不超过 24 h。真菌和分枝杆菌诊断宜连续采集多份痰标本。

4.2.4　上呼吸道标本

4.2.4.1　适用指征：发热、咽部发红、疼痛、咳嗽、喉部有脓样分泌物等临床症状。直接视检、手术中或组织病理检查发现脓疡者。为了检查脑膜炎奈瑟菌带菌者，应采集鼻咽拭子。

4.2.4.2　标本采集

4.2.4.2.1　鼻咽拭子：请患者头部保持不动，去除鼻前孔中表面的分泌物；通过鼻腔轻缓插入拭子至鼻咽部；当遇到阻力后即到达后鼻咽，停留数秒吸取分泌物；轻轻旋转取出拭子。鼻咽拭子不推荐做普通细菌培养，特殊细菌除外，如百日咳鲍特菌、脑膜炎奈瑟菌。鼻咽拭子不能用于检验鼻窦炎的病原菌。

4.2.4.2.2　口咽拭子：患者坐位，头后倾，张大嘴，采样者用压舌板固定舌头，用涤纶或藻酸钙拭子越过舌根到咽后壁及扁桃体隐窝、侧壁等处；反复擦拭 3～5 次，收集黏膜细胞；轻取出拭子，避免触及舌头、悬垂体、口腔黏膜和唾液，拭子插回采样装置中或适宜的转运装置中。一般情况下，不单独选用咽拭子标本诊断上呼吸道感染，宜与鼻咽拭子或鼻咽吸取物联合检验以提高呼吸道感染的病原检出率。

4.2.4.3　标本运送及保存：上呼吸道标本用于病毒学检验的拭子，须将尾部弃去浸入病毒保存液中，旋紧管盖；用于细菌学检验的拭子，插回采样装置或适宜的转运装置中。标本应尽快送检。若怀疑百日咳鲍特菌感染，需提前通知实验室，准备特殊的转运培养基（Regan-Lowe）。

4.2.5　穿刺液标本

4.2.5.1　适用指征

4.2.5.1.1　胸腔积液：结核性胸膜炎、细菌性肺炎引起的胸膜炎伴有胸痛、发热，胸腔积液混浊、乳糜性、血性或脓性。

4.2.5.1.2　腹水：原发性或继发性腹膜炎伴有腹痛、呕吐、肌紧张、肠鸣音减弱或消失。

4.2.5.1.3　胆汁：急性胆囊炎、急性重症胆管炎、黄疸。

4.2.5.1.4 心包液：结核性、风湿性、化脓性、细菌性心包炎。

4.2.5.1.5 关节腔积液：化脓性关节炎、关节肿胀、关节周围肌肉发生保护性痉挛等。

4.2.5.2 标本采集：所有穿刺液标本均由临床医生经特殊操作获得，采样时须无菌操作。胸腔积液及腹水采集量应为 10 mL 以上，放入无菌容器或注入血培养瓶立即送检。对于诊断与慢性非卧床腹膜透析有关的腹膜炎时，采集量至少为 50 mL，有助于提高阳性检出率。

4.2.5.3 标本运送及保存：穿刺液标本采集后室温保存，切勿冷藏。采集后应在 2 h 内尽快送检。腹透液标本室温保存不超过 6 h。

4.2.6 生殖道分泌物标本

4.2.6.1 适用指征：男性有尿痛、尿频、尿急、尿道分泌物增多、会阴部疼痛、阴囊疼痛、性功能障碍、泌尿生殖器畸形和缺损。女性有阴道分泌物增多及性状异常、尿道口瘙痒、脓性分泌物流出、下腹疼痛、月经失调、阴道出血、外阴瘙痒、外阴或阴道疼痛、性功能障碍等。

4.2.6.2 标本采集：所有生殖道标本均由临床医生经特殊操作获得。男性泌尿道标本从尿道挤压分泌物，一根拭子采集后用于培养，另一根拭子用于涂片检查，若无分泌物，可将泌尿生殖道拭子插入尿道约 2 cm，轻轻旋转取出。女性生殖道标本使用阴道窥器轻轻按压子宫，打开窥器，使用藻酸钙、涤纶或棉拭子采集分泌物，或将拭子插入宫颈管 1～2 cm，转 2～3 圈采集分泌物，必要时停留 20～30 s 并转动取样。

4.2.6.3 标本运送及保存：生殖道分泌物标本采集后室温保存，2 h 内送检。室温保存不得超过 24 h。

4.2.7 尿液

4.2.7.1 适应指征：有典型的泌尿系统感染症状；肉眼脓尿或血尿；尿常规检查表现为白细胞或亚硝酸盐阳性；不明原因的发热，无其他局部症状；留置导尿管的患者出现发热；膀胱排空功能受损；泌尿系统疾病手术前。

4.2.7.2 标本采集

4.2.7.2.1 中段尿液：用肥皂水或清水清洗外阴后，分开阴唇（女性），缩回包皮（男性），开始排尿；排出几毫升后，不停止尿流，采集中段尿液 5～10 mL 置于专用无菌加盖容器中。

4.2.7.2.2 导尿管尿液标本：直接导尿管尿液弃去先流出的 15 mL 尿液，采集 5～10 mL 尿液；留置导尿管尿液夹住导尿管 10～20 min 后，用 75% 酒精消毒导管采集部位，用注射器无菌采集 5～10 mL 尿液，导尿管尿液标本采集后置无菌螺帽容器或硼酸转运管中。

4.2.7.2.3 用于分子诊断的清晨首次尿液：留取少于 30 mL 的清晨首次尿液，尿液采集到无菌容器或核酸扩增试验厂商提供的专用转运培养基内送检。

4.2.7.2.4 耻骨上膀胱穿刺尿液：使用皮肤消毒剂消毒脐部至耻骨区域，待消毒剂彻底挥发后，麻醉穿刺部位（耻骨上 2 cm 或 2 横指），从膀胱吸取约 20 mL 尿液，无菌操作将尿液转入无菌容器内送检。

4.2.7.2.5 婴幼儿尿液的收集：用肥皂和水清洗耻骨和会阴区，使之干燥，无粉末、油和护肤品等污染物，采用儿科尿液收集袋，移去胶条表面的隔离纸；对于女性儿童，拉紧会阴部皮肤，将胶条紧压于外生殖器四周的皮肤上，固定收集袋于直肠与阴道之间的位置，避免来自肛门区域的污染；对于男性儿童，将收集袋套于阴茎上，将胶条压紧于会阴部皮肤上，确保胶条牢固地粘于皮肤，胶条的粘贴无皱折；定时察看收集袋中的尿液（如每隔 15 min），将收集袋中的尿液倒入无菌容器,室温下立即送检。

4.2.7.3　标本运送及保存:所有尿液标本均须放置在不加防腐剂的无菌容器内,室温 2 h 内尽快送检,由于室温保存有利于病原菌和污染菌生长繁殖,如标本不能及时送检,需将尿液标本 2～8℃冷藏保存不超过 24 h。夏季标本保存时间应适当缩短送检时间。

4.2.8　粪便标本

4.2.8.1　适用指征:腹泻患者出现以下任何一种情况时建议采集粪便标本进行细菌培养,粪便涂片高倍镜视野白细胞＞5 个/LP;体温＞38.5℃,重症腹泻;血便或便中有脓液;未经抗菌药物治疗的持续性腹泻患者。来自疫区的患者,在感染急性期采集腹泻粪便标本,若排除一些病原体的携带状态,需要连续 3 份标本阴性,且两次采集标本间隔 48 h。

4.2.8.2　标本采集

4.2.8.2.1　粪便标本:患者在干燥清洁便盆(避免使用坐式或蹲式马桶)内自然排便,用无菌竹签挑取大便中异常的部分(有黏液、脓液和血液的部分)2～3 g;液体粪便取絮状物(2～3 mL),放入无菌便盒内送检。

4.2.8.2.2　十二指肠、结肠造口术或回肠造口术的内容物:用无菌竹签挑取大便中异常的部分(有黏液、脓液和血液的部分)2～3 g 放入无菌便盒内送检。

4.2.8.2.3　直肠拭子:用无菌拭子蘸取生理盐水湿润,由肛门插入 6～7 cm,轻轻在直肠内旋动取出大便少许,将拭子插入运输培养基加盖封口送检。

4.2.8.3　标本运送及保存:新鲜粪便标本应在采集后尽快送检,不应超过 2 h。如新鲜粪便是通过运输培养基送检,标本可在冰箱 4℃保存(用于艰难梭菌培养的标本除外),24 h 内送到实验室。

4.2.9　伤口、脓液标本

4.2.9.1　使用指征:软组织有急性化脓性炎症、化脓性疾病、脓肿、创伤感染等。

4.2.9.2　标本采集

4.2.9.2.1　封闭性脓肿:消毒局部皮肤或黏膜表面后,用无菌注射器抽取,用无菌手术刀切开粟粒状脓肿,适用无菌注射器和针头采集露出的标本。

4.2.9.2.2　开放性伤口用无菌生理盐水或 70％酒精彻底清创以去除表面细菌,用无菌拭子采集深部伤口或溃疡基底部分的分泌物,或剪取深部病损边缘的组织。

4.2.9.2.3　脓疱或水疱:酒精消毒挥发后,挑破脓疱,用拭子收集脓液;较大的脓疱消毒后宜直接用注射器抽取。陈旧的脓疱,去除损伤表面,用拭子擦拭损伤基底。

4.2.9.2.4　蜂窝织炎液化后宜先注射无菌生理盐水随后抽吸,可以获得足量的标本进行培养。若患者病情迅速进展,或蜂窝织炎没有液化则需要采集组织活检标本。

4.2.9.2.5　伤口标本:区分浅表伤口标本、深部伤口标本及外科手术伤口标本。宜从感染进展的前缘采集活检标本。活检标本和抽吸物(脓液、渗出液)优于拭子标本;浅表伤口标本不能进行厌氧培养。

4.2.9.2.6　烧伤伤口:清洁并清除烧伤创面,有液体渗出时,用拭子擦拭取样。烧伤的组织宜做定量培养,定量检验结果≥10^5 CFU/g 则可预示有可能进展为创伤相关脓毒症。

4.2.9.2.7　溃疡或褥疮:用无菌生理盐水或 75％酒精擦拭去除表面分泌物,尽可能采集抽吸物。

4.2.9.3　标本运送及保存：伤口、脓液标本采集量应尽可能多，采集后室温下尽快送检，不应超过 2 h。标本应注明采集部位，疑似为放线菌属、诺卡菌属感染时，在检查申请单上注明所需排除的放线菌属、诺卡菌属。

4.2.10　眼科标本

4.2.10.1　适用指征：眼部出现各种急慢性炎症。

4.2.10.2　标本采集

4.2.10.2.1　结膜囊分泌物：将植绒拭子用病原体保存液或无菌生理盐水预湿，由内眦部开始从内到外旋转轻拭下方结膜囊和下睑结膜表面（注意内眦部），采集后立即接种培养基或立即转运；接种后制备涂片，将拭子在载玻片上自内而外滚动涂成直径 1.0～1.5 cm 的近圆形。

4.2.10.2.2　角膜及结膜刮片：由眼科专业人员采集，角膜刮片推荐用 15 号手术刀片刮取溃疡基底部、溃疡进行缘或损伤部位，将刮取物直接接种于培养基；睑结膜刮片宜翻转上睑暴露睑结膜，固定后，垂直刮擦组织。将刮取物直接涂抹于载玻片上，尽量均匀涂开。

4.2.10.2.3　房水及玻璃体液：由眼科专业人员采集，将无菌注射器中的标本直接接种于培养基或液体增菌培养基，常规进行苛养菌、真菌及厌氧菌培养，同时直接制片或甩片制片。

4.2.10.3　标本运送及保存：眼结膜拭子、角膜刮片或角膜刮取物及玻璃体洗液、前房液拭子标本应置于无菌容器室温 15 min 内送检，眼结膜接种培养基标本室温 2 h 内送检。

4.2.11　耳标本

4.2.11.1　适用指征：耳部出现各种急慢性炎症。

4.2.11.2　标本采集

4.2.11.2.1　取中耳标本时，若鼓膜完整，先用肥皂水清洁耳道，再行鼓膜穿刺术用注射器抽取出中耳内液体；若鼓膜穿孔，通过耳镜用软杆的采样拭子收集液体（仅限于需氧培养）。

4.2.11.2.2　外耳道用湿润拭子将耳道的碎屑和硬皮除去，用一新拭子在外耳道用力旋转拭子取样。

4.2.11.3　标本运送及保存：标本应在采集后 2 h 内送检，室温保存不超过 24 h。

4.2.12　组织标本

4.2.12.1　适用指征：出现表浅皮肤或黏膜感染、深部组织感染等。

4.2.12.2　标本采集：根据不同的病变部位，采集相应的组织标本。对有炎症或坏死的组织，一般经注射器穿刺或手术活检采集标本。用于诊断幽门螺杆菌的组织通常需要在胃镜下取得。对大多数开放性伤口，采集前应先去除表面污染菌群。采集量＞1 g。置于无菌封闭容器中送检。

4.2.12.3　标本运送及保存：组织标本应保持湿润并在 15 min 内送到实验室，不可冷藏。室温保存不超过 1 h。疑为厌氧菌感染时，应将组织置于厌氧培养基内立即送检。胃活检标本仅用于幽门螺旋杆菌培养，需选用适当的培养基采集后 1 h 内送检。

4.2.13　留置针、导管标本

4.2.13.1　适用指征：怀疑导管相关血流感染又需要保留导管的患者。

4.2.13.2　标本采集：采用无菌操作，将最末端的导管约 5 cm，置于无菌容器送检。对怀疑导管相关血流感染需要保留导管的患者，可采集 2 份血液标本，1 份通过外周血采集，1 份通过导管采集。

4.2.13.3 标本运送及保存：标本应在采集后 2 h 内送检，室温保存不超过 24 h（表 1）。

表 1 微生物学实验室检验标本的采集、转运和储存

标本类型	转运装置和（或）最小体积	转运时间和温度	储存时间和温度	说　明
脓液	拭子转运系统	≤2 h，室温	≤24 h，室温	开放性脓液：取病灶部位的底部和脓肿部
	厌氧转运系统，≥1 mL			封闭性脓液：避免表面物污染，减少与感染无关的定植菌的干扰
血液	血培养瓶：每套含需氧瓶＋厌氧瓶，每瓶采血量8～10 mL	≤2 h，室温	≤2 h，室温或按产品说明书	成人每次采集血培养应两套、双侧、双瓶，细菌性心内膜炎血培养采集参考相关指南
骨髓	接种于血培养瓶			
脑脊液	无菌螺帽管；细菌，≥1 mL/管	不要冷藏；≤15 min，室温	≤1 h，室温	第一管不能用于微生物学检验
无菌部位体液，如腹水、胸腔积液、关节液、心包液等	无菌螺帽管，10 mL或更多；或接种于血培养瓶	≤2 h，室温	≤24 h，室温	
中耳	无菌管、拭子转运培养基或厌氧系统			不宜送检喉或鼻咽部的拭子标本用于诊断中耳炎
外耳道	拭子转运		≤24 h，2～8℃	用力旋转拭子
眼结膜	直接接种于培养基或拭子转运	拭子≤15 min，室温；培养基≤2 h，室温	≤24 h，室温	宜双侧同时分别采样
角膜刮片或角膜刮取物		≤15 min，室温		麻醉药对一些病原体有抑制作用
玻璃体洗液、前房液	直接接种于培养基或无菌螺帽管			
粪便	清洁、防漏宽口容器	未防腐：≤1 h，室温	≤24 h，2～8℃	普通培养：住院超过 3 天或入院诊断不是胃肠炎的患者出现腹泻宜进行艰难梭菌的检验
	无菌、防漏宽口容器，＞5 mL	≤1 h，室温；1～24 h，2～8℃；＞24 h，－20℃或更低	培养或核酸扩增试验：2 天，2～8℃。毒素检验：3 天，2～8℃，或－70℃更久	艰难梭菌：－20℃或以上冷冻易使细胞毒素活性快速丢失
胃液	无菌、防漏容器	≤15 min，室温或在采集 1 h 内应用碳酸氢钠中和胃液	≤15 min，2～8℃	用于检验分枝杆菌，标本立即处理，若转运时间＞1 h，应用碳酸氢钠中和

（续表）

标本类型	转运装置和（或）最小体积	转运时间和温度	储存时间和温度	说　明
胃黏膜组织活检	含转运培养基的无菌管	≤1 h,室温	≤24 h,2～8℃	用于幽门螺杆菌
羊水、子宫内膜组织和分泌物、后穹隆穿刺液	厌氧转运系统,≥1 mL	≤2 h,室温	≤24 h,室温	拒收用拭子采集的标本
宫颈分泌物、女性尿道分泌物、阴道分泌物、男性前列腺液、男性尿道分泌物	拭子转运	≤2 h,室温	≤24 h,室温	
BALF、支气管毛刷或洗液、支气管吸引物	无菌容器,>1 mL	≤2 h,室温	≤24 h,2～8℃	
咳痰、吸痰、诱导痰	无菌容器,>1 mL			鳞状上皮细胞<10/低倍视野
肺组织	无菌螺帽容器,2 mL 无菌生理盐水保持组织湿润	≤15 min,室温		送检组织量尽可能多
中段尿液、导尿管尿液、留置导尿管、婴幼儿尿袋尿	无菌、宽口容器,≥1 mL	未防腐:≤2 h,室温		使用留置导管的患者有临床症状时,可采集尿液标本
腹膜透析液	无菌容器,50 mL;5～10 mL 接种需氧和厌氧血培养瓶	≤2 h,室温	6 h,室温	若不能立即送检接种的血培养瓶置于 37℃孵育

参考文献

[1] 中国合格评定国家认可委员会.医学实验室质量和能力认可准则:CNAS-CL02:2023[S/OL].(2023-06-01)[2023-09-26].https://www.cnas.org.cn/rkgf/sysrk/jbzz/2023/06/911424.shtml.

[2] 中国合格评定国家认可委员会.医学实验室质量和能力认可准则的应用要求:CNAS-CL02-A001:2023[S/OL].(2023-08-01)[2023-09-26].https://www.cnas.org.cn/rkgf/sysrk/rkyyzz/2023/08/912141.shtml.

[3] 国家卫生健康委员会.临床微生物学检验样本的采集和转运:WS/T 640—2018[S/OL].(2018-12-11)[2023-09-26].http://www.nhc.gov.cn/wjw/s9492/201812/f1c15b1b58bc45729f8f9afc164b7805.shtml.

（胡靓　吴文娟）

标本接收、标识及信息录入程序

×××医院检验科微生物组作业指导书		文件编号：××-JYK-××-××-××	
版次/修改：第　版/第　次修改		生效日期：	第　页　共　页
编写人：		审核人：	批准人：

1. 目的

规范微生物标本接收、标本唯一检验标识及标本信息录入程序，保证实验室不误检、漏检。

2. 范围

适用于所有微生物检验标本。

3. 职责

微生物实验室接种或接收岗位工作人员应遵守本程序。

4. 程序

4.1·各种微生物标本送至接收处后，接收人员与标本运送人员应共同核对标本清单及标本信息，信息核对无误后，在接收记录上双方签名并注明接收日期和时间。

4.2·接收记录应包括患者的身份信息（姓名和住院号）、样品识别号（如条形码号）、样品采集日期和时间及样品采集者信息、实验室接收样品的日期和时间及样品接收人信息、接收的样品类型，体液样品至少包括样品类型及原始容器类型等信息，实体组织至少包括样品类型和样品采集方法等。

4.3·标本接收如发现信息不全，需联系采集部门以获得缺失的信息。如标本标记错误或无患者姓名，可重新采集标本，当标本不能重新采集时，才允许对标记错误的标本进行重新标记，重新标记的标本应在检验报告中明确标出，归属错误的标本不能重新标记。

4.4·及时处理送检标本，并尽快将所出现的问题通知相关科室。

4.5·所有微生物检测样本和相关记录均应有唯一标识，实验室可根据微生物检测项目或标本类别编写检验号。

4.6·微生物标本检验号可由"英文字母＋阿拉伯数字"组合而成。英文字母代表不同检验项目或标本类型，阿拉伯数字可以"年＋月＋日＋标本号"的方式编号。例如：20230102XJ001，其中 2023 表示年，01 表示月，02 表示日，XJ001 表示当日一般细菌培养标本流水号。

4.7·同一患者标本的标本容器、检验申请单、申请单附页、仪器上机编号及正式报告上的检验号应完全统一。

4.8·各类检测项目编号英文字母意义（供参考）

检 测 项 目	英文字母标识
一般细菌培养	XJ
真菌培养	ZJ
血培养	BL

（续表）

检 测 项 目	英文字母标识
一般细菌涂片（革兰染色）	G
抗酸染色	T
真菌荧光染色	YG

参考文献

［1］中国合格评定国家认可委员会.医学实验室质量和能力认可准则：CNAS－CL02：2023［S/OL］.（2023－06－01）［2023－09－26］.https://www.cnas.org.cn/rkgf/sysrk/jbzz/2023/06/911424.shtml.

［2］中国合格评定国家认可委员会.医学实验室质量和能力认可准则的应用要求：CNAS－CL02－A001：2023［S/OL］.（2023－08－01）［2023－09－26］.https://www.cnas.org.cn/rkgf/sysrk/rkyyzz/2023/08/912141.shtml.

［3］国家卫生健康委员会.临床微生物学检验样本的采集和转运：WS/T 640—2018［S/OL］.（2018－12－11）［2023－09－26］.http://www.nhc.gov.cn/wjw/s9492/201812/f1c15b1b58bc45729f8f9afc164b7805.shtml.

（胡靓　吴文娟）

标本拒收程序

×××医院检验科微生物组作业指导书		文件编号：××-JYK-××-××-××	
版次/修改：第　　版/第　　次修改	生效日期：	第　页 共　页	
编写人：	审核人：	批准人：	

1. 目的
规范微生物标本拒收程序。

2. 范围
适用于所有微生物检验标本。

3. 职责
微生物实验室接种或接收岗位工作人员应遵守本程序。

4. 程序

4.1·微生物实验室检验人员应根据各类标本的送检要求评估标本的合格性，具体参见《标本采集、运送、保存程序》。

4.2·检验人员必须严格执行标本的接收、拒收制度和标准，拒收所有可能导致错误结果的标本。

4.3·出现下述情况可拒收样本：

4.3.1　样品处理或运送不当；容器上无标签或标签错误；标签与检验申请单不相符；标签或检验申请单上无唯一标识。

4.3.2　使用不适当的抗凝剂；血液与抗凝剂比例不正确（加入量不够或过度）；培养基不正确；样品类型不正确。

4.3.3　样品混合或可能被污染，从而可能影响检测结果；缺乏必要的信息，不能确定样品或所申请的检验项目是否适合解答临床问题。

4.3.4　样品暴露于影响样品稳定性或完整性的极端温度；样品量不足；不恰当的容器；容器破坏或样品溶血；从样品（如尿液）采集到实验室接收的时间超过规定时限等。

4.4·常见的拒收标本处理方式（供参考）

拒 收 原 因	处 理 方 式
无标签	非损伤方法获得的标本（如痰、粪便等标本），重新送检 损伤方法获得的标本（如脑脊液、胸腔积液或组织等），于取样医师协商后再处理标本，并在申请单上注明问题所在，记录所采取的措施
送检延迟（超过规定时间）	联系送检者，说明拒收原因并要求重新送检
容器错误或标本泄露	联系送检者，说明拒收原因并要求重新送检
标本运送条件不合适（如厌氧条件送检的标本在需氧环境下送检）	联系送检者，阐明检测要求，指出不符合指出，并要求重新送检
同一天内同一检测条件的重复标本	联系送检者，告知该标本为重复送样
标本污染	联系送检者重新采样
标本量不足	联系送检者重新采样

4.5·所有拒收标本应在"不合格标本处理记录表"登记相关信息，信息至少包括：标本唯一标识、患者唯一标识（住院号）、标本采集人信息、标本采集时间、不合格原因描述、识别者信息、拒收时间等。

参考文献

［1］中国合格评定国家认可委员会.医学实验室质量和能力认可准则：CNAS‐CL02：2023［S/OL］.（2023‐06‐01）［2023‐09‐26］.https://www.cnas.org.cn/rkgf/sysrk/jbzz/2023/06/911424.shtml.

［2］中国合格评定国家认可委员会.医学实验室质量和能力认可准则的应用要求：CNAS‐CL02‐A001：2023［S/OL］.（2023‐08‐01）［2023‐09‐26］.https://www.cnas.org.cn/rkgf/sysrk/rkyyzz/2023/08/912141.shtml.

［3］国家卫生健康委员会.临床微生物学检验样本的采集和转运：WS/T 640—2018［S/OL］.（2018‐12‐11）［2023‐09‐26］.http://www.nhc.gov.cn/wjw/s9492/201812/f1c15b1b58bc45729f8f9afc164b7805.shtml.

（胡靓　吴文娟）

检验程序性能验证程序

×××医院检验科微生物组作业指导书		文件编号：××-JYK-××-××-××	
版次/修改：第　版/第　次修改		生效日期：	第　页 共　页
编写人：	审核人：		批准人：

1. 目的

规范检验程序的性能验证,确保微生物检验程序性能验证过程和报告正确合理。

2. 范围

微生物实验室开展临床检测服务的所有检验项目,都应在完成检验程序性能验证,符合预期性能和临床需求后,方可常规开展工作。

3. 职责

3.1·微生物检验人员应当遵循性能验证作业指导书,对不同检验程序进行验证并形成报告。

3.2·性能验证报告应由科室授权人员进行审核批准。

4. 程序

4.1·依据:中华人民共和国卫生行业标准《临床微生物培养、鉴定和药敏检测系统的性能验证》(WS/T 807—2022)。

4.2·性能验证的风险评估:临床实验室在使用微生物检测系统前,应评估错误结果给临床诊治带来的风险,以明确性能验证的必要性,不限于以下内容。

4.2.1　形态学检查未检测到标本中的可疑致病菌或者革兰阳性/阴性菌报告错误,会导致漏检或临床选用抗菌药物错误的风险。

4.2.2　分离培养基、血培养或培养条件不正确,会导致致病菌漏检,从而延误患者治疗。

4.2.3　仪器错误鉴定细菌、质谱仪器数据库未覆盖待测菌或自建数据库错误鉴定待测菌,会导致菌种鉴定错误,影响临床正确治疗。

4.2.4　药敏检测时,仪器错误报告 MIC、天然耐药的药物报告为敏感或者常规报告体外测试敏感而体内无效的药物,都可能误导临床选用抗菌药物和治疗方案。

4.2.5　感染免疫学或分子 POCT 检测方法,若未能检测到标本中的可疑病原体会延误治疗时机,而假阳性结果也会引向错误治疗方向。

4.3·性能验证的通用要求

4.3.1　性能验证应在检验程序常规应用之前完成。任何严重影响检验程序分析性能的情况发生后,应在检验程序重新启用前对受影响的性能进行验证。

4.3.2　微生物检验程序的性能验证,应由微生物实验室岗位人员完成,及时形成报告并由专业组负责人或授权人员审核确认。

4.3.3　只有当微生物检验程序的性能验证结果经过审核确认符合要求后,才能使用该系统进行相关微生物检测和发布临床报告,否则应及时查找原因重新进行性能验证。

4.3.4　检验程序验证后常规使用期间无需重复性能验证,可基于检验程序的稳定性,利用日常工作产生的检验、能力验证(PT)或室间质评、室内质控数据,定期对检验程序的分析性能进行评估。

4.4·细菌、真菌形态学检查的性能验证:应在手工染色或者自动化染色方法使用之前完成,包括革兰染色、抗酸染色、弱抗酸染色、墨汁染色、真菌钙荧光白染色、六胺银染色和乳酸酚棉蓝染色等。

4.4.1 实验室如有更换仪器厂家或试剂品牌,也应重新进行性能验证。

4.4.2 实验室常用染色方法性能验证的准备工作、实施方案和所使用的菌种及其性能特点等,应在体系文件内明确描述,便于岗位人员进行验证操作。

4.5·分离培养系统的性能验证:培养基、自动化接种仪器和全自动血培养系统等的性能验证,应在完成性能验证以后,方可用于临床检测和发布报告。

4.5.1 常用培养基性能验证所使用的菌株(包括标准菌株和临床分离株)、性能特点及其作用,应在体系文件内明确描述。

4.5.2 自动化接种仪的性能验证应包括不同的标本类型,明确不宜使用自动化接种仪进行接种的标本种类。

4.5.3 自动化接种仪进行性能验证时,应分别采用仪器法和手工法进行接种,并以手工接种法作为参照,比较其对标本分离的有效性。

4.6·全自动血培养系统的性能验证:应在新系统投入使用前,确保仪器状态良好时完成性能验证并形成报告。

4.6.1 当血培养系统的主要部件故障、系统整体更新或升级后,应重新评估。

4.6.2 全自动血培养系统配套使用的血培养瓶及相应的自动化监测设备,应对其是否能在规定时间内检出包括需氧菌、厌氧菌、苛养菌、酵母菌等临床常见微生物进行验证。

4.6.3 每种血培养瓶的验证菌株应包括标准菌株、质控菌株,以及经过确认鉴定的临床菌株。

4.7·细菌、真菌手工和自动化鉴定系统的性能验证:实验室应在检测系统使用前进行全面验证。对样品类型、试剂、数据库、分析软件和硬件等进行升级后,应进行部分验证。

4.7.1 每种鉴定板测试的菌株需要涵盖实验室最常分离的微生物。

4.7.2 鉴定系统验证所选择菌株应包括标准菌株、质控菌株,以及经质谱或分子测序等方法确认的能够覆盖80%以上临床常见菌谱的菌株。

4.7.3 对鉴定系统进行验证时,应包括系统的精密度验证和准确度验证。

4.7.4 血清学鉴定试剂的验证,优先选择标准菌株和质控菌株,应包括沙门菌属、志贺菌属、弧菌属等的血清学分型。本地区实验室常见的血清型菌株,每种至少选择1株。

4.8·对商品化药敏检测系统进行性能验证:在使用药敏检测系统前应进行全面验证。当增加药物稀释浓度时,或者对试剂、数据库、分析软件和硬件等进行升级时应进行部分验证。

4.8.1 每种药敏板所选用的质控菌株数不应超过菌株数量的50%。

4.8.2 验证时应尽可能选择临床菌株,应包括特殊或少见耐药表型的菌株。

4.8.3 在分析药敏检测系统的结果时,应至少包括分类一致性(CA),需要时进行药敏结果基本一致性(EA)分析。

4.9·感染免疫学试验的性能验证：主要包括定性项目（隐球菌荚膜多糖抗原检测、肺炎链球菌抗原检测、A群链球菌抗原检测、嗜肺军团菌抗原检测、曲霉半乳甘露聚糖检测、艰难梭菌毒素 A/B 检测等）和定量项目（真菌 G 试验和内毒素检测等）。

4.9.1　定性检测的验证应包括符合率、重复性、临界值、检出限和抗干扰能力验证。

4.9.2　符合率验证时应选取标准品或临床标本，包括阴性和阳性标本。

4.9.3　重复性验证时应选取标准品或临床标本，包括阴性、弱阳性及阳性标本。

4.9.4　临界值和检出限验证时，临界值标准品或临床标本阴性/阳性次数均应符合要求。

4.9.5　定量检测的验证包括正确度、线性区间、可报告范围验证、精密度验证和抗干扰能力。

4.9.6　正确度的验证应以室间质评结果为标准，线性区间和可报告区间可参考厂商说明书进行验证。

4.9.7　精密度验证时，应至少评估低值和高值样品的精密度，验证结果应不超过总允许误差的 1/3。

4.10·分子 POCT 系统的性能验证：应在进行验证前确保仪器状态正常，并且操作人员已过专业的操作培训和授权。

4.10.1　验证时若无法获得足量的阳性样品，可用人工制备模拟样品的方式替代。

4.10.2　如果弱阳性的标本不能获取时，可对阳性标本进行适当稀释制备。

4.10.3　对于多重病原体或基因型的核酸检测性能验证，应尽量覆盖具有临床代表性的病原体或基因型。

4.10.4　检出限验证，重复检测 5 次时，要求 100％检出。重复检测 20 次，要求≥17 次检出。

4.10.5　抗交叉反应检测重复 5 次的结果全部为阴性时，则符合交叉反应的要求。

参考文献

［1］中国合格评定国家认可委员会.医学实验室质量和能力认可准则：CNAS－CL02：2023［S/OL].（2023－06－01）［2023－09－26].https://www.cnas.org.cn/rkgf/sysrk/jbzz/2023/06/911424.shtml.

［2］中国合格评定国家认可委员会.医学实验室质量和能力认可准则的应用要求：CNAS－CL02－A001：2023［S/OL].（2023－08－01）［2023－09－26].https://www.cnas.org.cn/rkgf/sysrk/rkyyzz/2023/08/912141.shtml.

（郭建　吴文娟）

检验结果的可比性评审程序

×××医院检验科微生物组作业指导书	文件编号：××-JYK-××-××-××
版次/修改：第　　版/第　　次修改	生效日期：　　　　　第　页 共　页
编写人：	审核人：　　　　　批准人：

1. 目的

规范在微生物实验室使用多个相同或不同的检验程序、检测系统、检验方法时，检验结果间的可比性评审程序，确保检测结果的正确性和一致性。

2. 范围

适用于实验室不同检测系统、多套相同的检测系统、同一检测系统的多个分析模块和多地点或场所使用的检测系统。

3. 职责

微生物室管理人员应定期进行全面的检测系统间可比性评审。

4. 程序

4.1·临床微生物检验中，同一检验目的使用不同检验方法或不同检测系统较为常见的有：显微镜检查（手工和自动化系统）、一般细菌培养（手工和自动接种系统）、血培养（不同品牌设备）、微生物鉴定（手工生化、自动化生化鉴定仪、质谱鉴定仪、分子鉴定）、药敏试验（纸片法、肉汤稀释法、E-test）等。

4.2·日常工作中，不同检测系统或多套相同检测系统的检验结果可比性评审可通过以下方式：

4.2.1　定期比对检测系统间结果一致性，通常采用分割样品平行检测的方式，每年2次，至少5个代表性样品，结果一致性≥80%。

4.2.2　可利用能力验证或室间质评结果及日常工作产生的检验和质控数据，定期回顾性分析不同检测系统和方法的可比性。

4.2.3　无法进行比对实验的特殊标本类型，可采用临床评估对检验结果的可比性进行评审。

4.3·形态学检测项目的可比性验证，如革兰染色和抗酸染色，应进行岗位人员手工制片染色与自动化仪器之间的染色结果比对。

4.4·感染免疫学试验定量检测项目，包括GM试验、G试验和内毒素检测等，使用不同检测方法检测时，应进行人员与仪器操作的可比性验证。

4.5·抑菌圈测量、结果报告的可比性等受人员能力影响较大的检测过程，应按《人员比对程序》确保人员技术能力符合要求。

参考文献

[1] 中国合格评定国家认可委员会.医学实验室质量和能力认可准则：CNAS-CL02：2023［S/OL］.（2023-06-01）［2023-09-26］.https://www.cnas.org.cn/rkgf/sysrk/jbzz/2023/06/911424.shtml.

[2] 中国合格评定国家认可委员会.医学实验室质量和能力认可准则的应用要求：CNAS-CL02-A001：2023［S/OL］.（2023-08-01）［2023-09-26］.https://www.cnas.org.cn/rkgf/sysrk/rkyyzz/2023/08/912141.shtml.

（郭建　吴文娟）

能力验证活动管理程序

×××医院检验科微生物组作业指导书		文件编号：××-JYK-××-××-××	
版次/修改：第　版/第　次修改		生效日期：	第　页 共　页
编写人：		审核人：	批准人：

1. 目的

规范微生物实验室能力验证活动，确保检验质量。

2. 范围

适用于微生物实验室开展的所有临床检测项目的能力验证。

3. 职责

3.1·微生物实验室负责人，应协助科室质量主管完成能力验证活动计划的制订。

3.2·微生物检验人员均需熟知并遵守本程序，完成调查样品检测，如实上报结果，及时分析处置反馈成绩。

4. 程序

4.1·微生物实验室提供临床服务的每个项目每年至少参加2次能力验证活动。当使用不同型号设备、多台相同设备和（或）不同方法检测同一项目时，宜针对每一设备和方法参加不同的能力验证活动。

4.2·能力验证活动选择的顺序为：应优先选择参加获认可的能力验证提供者的能力验证计划（PT）；当未获认可提供者提供能力验证计划时，优先参加卫生系统权威机构（省部级）提供的实验室间比对（室间质评，EQA）；当没有可供利用的PT和EQA项目时，应至少每6个月进行一次性能评估。方法包括与参考实验室或其他实验室分割标本检测，与本实验室建立的方法分割标本检测，检测商品化质控品或参考物质，分析地方数据库或临床证实资料及其他适宜的和规定的方法。

4.2.1　国家卫生健康委员会或各省市卫生健康委员会的PT/EQA的计划制订、质评项目的确定，以及质控样品的接收、分发、检测、结果报送、结果回报后质评结果的分析及不合格项的处理，都应按照相应要求执行。

4.2.2　国家卫生健康委员会已开展的PT/EQA项目主要包括抗酸染色项目、临床微生物学（中级）和临床微生物学（高级）。

4.2.3　部分省市的PT/EQA项目也包括需氧菌检验、厌氧菌检验、真菌检验、涂片抗酸染色镜检、墨汁染色和细菌性阴道病细菌学检验（培养及鉴定）等，例如上海市临床检验中心提供的室间质评项目较为全面，各省市的实验室也可以根据需要进行申请（表1）。

4.3·能力验证活动样品的接收和验收：收到室间质量评价（PT/EQA）样品后，应按照要求及时保存，在规定的检测时间进行检测和上报结果。检测前，应确认相关项目的检测仪器和试剂状态良好。

4.4·能力验证活动样品必须按实验室常规工作进行，由进行常规工作的检验人员测试，必须使用实验室的常规检测方法和试剂，不得特殊对待。检测结果须在截止日期前上报。

表1 上海市临床检验中心临床微生物学专业室间质量评价服务计划清单

序号	室间质评项目名称	序号	室间质评项目名称
1	需氧菌检验	17	KOH 压片找真菌
2	厌氧菌检验	18	涂片抗酸染色镜检(不需浓缩的标本)
3	真菌检验	19	涂片革兰染色镜检(不需浓缩的标本)
4	支原体检验	20	涂片荧光染色镜检查抗酸杆菌(不需浓缩的标本)
5	细菌菌落计数	21	浓缩集菌涂片抗酸染色镜检(需浓缩的标本)
6	真菌菌落计数	22	浓缩集菌涂片革兰染色镜检(需浓缩的标本)
7	内毒素定量测定	23	浓缩集菌涂片荧光染色镜检查抗酸杆菌(需浓缩的标本)
8	真菌细胞壁 β-(1,3)-D-葡聚糖试验	24	墨汁染色
9	曲霉细胞壁半乳甘露聚糖试验	25	新型隐球菌荚膜抗原检测
10	病原微生物培养及鉴定(适用于质谱技术)	26	艰难梭菌毒素检测
11	病原微生物快速鉴定(适用于质谱技术)	27	沙眼衣原体抗原检测
12	细菌性阴道病细菌学检验(培养及鉴定)	28	军团菌尿抗原检测
13	病原体显色培养及快速鉴定	29	A 族链球菌抗原检测
14	MRSA 筛查/确认	30	B 族链球菌抗原检测
15	耐万古霉素肠球菌检测		
16	阴道直肠拭子 B 群链球菌筛查		

4.5·每次能力验证活动至少包含 5 个样品。若 3 次能力验证活动中有 2 次 PT 得分低于 80 分,则认为结果不满意。

4.6·能力验证活动样品的检测结果和反馈结果均据实记录,根据反馈结果分析能力验证的状态,如有不合格结果应先向负责人和主任报告,然后查找原因,撰写错误评估报告,制订纠正措施并培训员工,避免常规工作和能力验证活动再次发生同样错误。

4.7·能力验证活动结果发生不符合时应对各方面的测试过程进行评估,如笔误、质量控制记录、检测系统的性能,以及失控是否对患者检测结果造成影响等。

4.8·结果上报截止日期之前严禁与其他实验室交流能力验证或室间质评样品的检测结果。

4.9·结果上报截止日期之前严禁将调查样品送至其他单位代做。

参考文献

[1] 中国合格评定国家认可委员会.医学实验室质量和能力认可准则: CNAS - CL02: 2023[S/OL].(2023 - 06 - 01)[2023 - 09 - 26].https://www.cnas.org.cn/rkgf/sysrk/jbzz/2023/06/911424.shtml.

[2] 中国合格评定国家认可委员会.医学实验室质量和能力认可准则的应用要求: CNAS - CL02 - A001: 2023[S/OL].(2023 - 08 - 01)[2023 - 09 - 26].https://www.cnas.org.cn/rkgf/sysrk/rkyyzz/2023/08/912141.shtml.

(郭建 吴文娟)

人员比对程序

×××医院检验科微生物组作业指导书	文件编号：××-JYK-××-××-××
版次/修改：第　　版/第　　次修改	生效日期：　　　　　第　页　共　　页
编写人：　　　　　审核人：　　　　　批准人：	

1. 目的

规范微生物实验室岗位人员之间检验能力的比对方法,确保微生物室岗位人员检测结果的正确性和一致性。

2. 范围

适用于所有授权微生物检验岗位的技术人员,包括参与值夜班的非微生物实验室日常工作人员。

3. 职责

3.1·微生物室负责人应完成人员比对的策划、实施、结果判断和总结报告。

3.2·技术人员应当遵循岗位人员比对的要求,完成不同检验项目人员比对。

4. 程序

4.1·微生物室所有涉及多个人员手工操作的检验项目,均应根据质量管理的需要进行人员比对。

4.2·人员比对的项目,应至少包括形态学检测、血清学分型鉴定、分离培养结果的判读、抑菌圈的测量、感染免疫学试验、结果报告发布等。

4.3·应至少每6个月完成1次人员比对,一般为上、下半年各1次。若涉及比对项目的标本量不够,可酌情延长单项的比对时间。

4.4·检验人员的比对记录应由授权人员审核并签字,至少保留2年。

4.5·形态学检测项目的人员比对,应选取相应的质控菌株、临床分离菌株或临床标本制片后进行革兰染色、抗酸染色、真菌钙荧光白染色等,所有需要参与比对的岗位人员独立完成镜检并报告镜下所见及报告解释。需重点关注标本直接涂片镜检染色项目的人员比对。

4.6·血清学分型鉴定,需要对沙门菌属、志贺菌属和弧菌属等进行血清凝集试验操作和结果判读的比对。

4.7·分离培养结果的判断,所有参与比对的人员独立完成观察已接种培养基上的菌落生长情况(包括菌量、有无溶血)、不同选择性培养基上疑似病原菌落的挑选等操作,比较不同人员间判断结果的一致性和正确性。

4.8·质谱仪器鉴定的结果可能存在较大的人员操作差异,也需要进行人员比对。人员比对时的菌株选择,应包括临床常见的细菌、真菌和质控菌株等。

4.9·纸片法药敏试验抑菌圈测量人员比对,通过用游标卡尺测量某些药敏平板中指定抗菌药物的药敏纸片抑菌圈大小来完成。应尽可能覆盖实验室常见的药敏纸片,同时包括临床检测时存在判读灰区或有特殊耐药表型的药物种类进行比对。

4.10·感染免疫学试验定量检测项目,包括GM试验、G试验和内毒素检测等,需要对人员仪器操作、质控检测和临床标本结果判读进行比对。定性检测项目应包括强阳性、弱阳性和阴性样本,应重点关注弱阳性的检出人员比对的情况,以确保检验结果的正确性。

4.11·结果报告发布的人员比对,需包括不同岗位人员对指定标本的分离鉴定、药敏结果和特殊耐药机制等的检测。比对内容应包括痰液、肺泡灌洗液、粪便等不同有菌部位标本的病原菌分离培养后报告和特殊药敏机制的解释。

4.12·微生物室负责人应指定项目比对考核人员,人员比对的符合率为某一项目与所有其他参与比对人员的结果比较,正确率为比对人员对某一个项目的正确率。

4.13·人员比对可采用临床标本或留样再测样本,每项不少于5个样本,应包含阴性和阳性预期结果。符合率和正确率均在80%以上视为合格,特殊检测结果应满足100%的合格率。

4.14·人员比对不合格的岗位人员,需进行相关知识和技术操作培训后再次考核授权。

4.15·完成人员比对后,应由专业组负责人对比对结果进行分析评价,形成人员比对总结报告。

参考文献

[1] 中国合格评定国家认可委员会.医学实验室质量和能力认可准则:CNAS-CL02:2023[S/OL].(2023-06-01)[2023-09-26].https://www.cnas.org.cn/rkgf/sysrk/jbzz/2023/06/911424.shtml.

[2] 中国合格评定国家认可委员会.医学实验室质量和能力认可准则的应用要求:CNAS-CL02-A001:2023[S/OL].(2023-08-01)[2023-09-26].https://www.cnas.org.cn/rkgf/sysrk/rkyyzz/2023/08/912141.shtml.

(郭建　吴文娟)

室内质量控制管理程序

×××医院检验科微生物组作业指导书	文件编号：××-JYK-××-××-××	
版次/修改：第　　版/第　　次修改	生效日期：	第　　页 共　　页
编写人：	审核人：	批准人：

1. 目的

规范微生物实验室内部质量控制(IQC)，确保临床报告的质量。

2. 范围

适用于微生物实验室的所有检验项目的室内质控管理。

3. 职责

实验室所有检验和在培人员均需熟知并遵守本程序。

4. 程序

4.1·分析前质量控制

4.1.1　检验申请单：临床医生应按照《微生物检验项目申请程序》申请临床微生物检测。口头申请追加样本检验项目，必须在样本有效期内申请，并补正式的检验申请单。

4.1.2　生成微生物检验标本标签：护士应在核对医嘱、患者信息和检验申请信息后，按照《微生物检验标本条形码程序》生成申请单和微生物检验项目标签，并将微生物检验项目标签正确张贴于标本容器上。

4.1.3　样本采集手册：实验室应制订样本采集手册，指导正确采集和处理样本。

4.1.4　样本采集和运输：样本采集人员应按照《采样前患者识别程序》确认患者，按照《标本采集、运送、保存程序》采集样本，并在规定的时间和温度范围内，使用指定的运输培养基，安全运送到微生物室。

4.1.5　样本的接收：样本接收人员应严格按照《标本接收、标识及信息录入程序》《标本拒收程序》对样本接收或拒收，并记录。

4.1.6　微生物检验标本信息输入：微生物实验室接种岗位检验人员严格按照相关的微生物标本检验信息输入程序录入、核对患者信息和标本信息等资料。

4.1.7　样本储存：微生物实验室接种岗位检验人员按照相关的微生物标本检验前储存程序正确储存未能及时处理的标本。已经检验的样本应在保证其性质稳定的条件下，将样本以适当的方式保留到规定时间内，以便能在出具结果报告后可以复查，或做补充检验。

4.2·质量控制计划要求

4.2.1　各省市或地区质量控制计划内的所有检测项目，均需按照规定的质控频次和质控数量等进行室内质控检测并记录。

4.2.2　微生物室应指定监督员负责监督和审核检验过程的室内控制过程及记录。

4.2.3　微生物实验室可根据实际情况设置质控频次，部分不常用生化反应可以在试验前进行验证，质控或标本质控同时检测。

4.2.4　需要开展室内质控的生化反应试验包括氧化酶试验、过氧化氢酶试验、吲哚试验、血浆凝固酶试验、β-内酰胺酶试验、OPT 试验、Camp 试验和杆菌肽试验,选择合适的阳性和阴性检测质控菌株。

4.2.5　日质控:每个检测日应开展革兰染色、抗酸染色和真菌钙荧光白染色等室内质控,需要包括人工染色和自动染色仪器。同时,质谱鉴定系统也应使用质控菌株或经确认的临床菌株进行日质控检测并记录。

4.2.6　周质控:每周应进行 1 次 K-B 纸片法药敏试验,覆盖实验室常用的药敏纸片,质控检测通过才能发放临床标本的检测报告。所有质控 ATCC 菌株可溯源,并在规定的传代次数内进行质控检测。

4.2.7　月质控:每个月应开展细菌、真菌鉴定仪器质控,包括常规生化反应鉴定仪器和质谱等鉴定系统,以及微量稀释法药敏试验质控,并打印记录保存。

4.2.8　批次质控:免疫学试验的检测项目和分子 POCT 检测项目,若含有内质控,每一新批号/批次需检测阳性和阴性外质控并记录。若不含内质控,每工作日应检测阳性和阴性质控并记录。

4.2.9　质控频次:每检测日或分析批,应使用弱阳性和阴性质控物进行质控。

4.2.10　微生物实验室应尽可能使用购置的商品化质控品(表 1 示例)。质控品与日常标本应同样流程完成检测,及时记录分析。若发现失控,须立即查明原因,予以纠正,书写失控分析报告。

表 1　上海市临床检验中心微生物室内质控物清单

序号	室内质控类别	室内质控物名称
1	微生物质谱检验室内质控	流感嗜血杆菌、脆弱拟杆菌、白念球菌、黑曲霉
2	新型隐球菌荚膜抗原室内质控	阴性/阳性
3	真菌培养及鉴定室内质控	白念珠菌 ATCC90028 近平滑念珠菌 ATCC22019 克柔念珠菌 ATCC6258 热带念珠菌 ATCC750
4	苛氧菌培养及鉴定室内质控	杜克雷嗜血杆菌 ATCC33940 肺炎链球菌 ATCC49619 淋病奈瑟菌 ATCC49226 流感嗜血杆菌 ATCC49766 脑膜炎奈瑟菌 ATCC13102

4.3·分析中质量控制

4.3.1　试剂的质量控制:所有试剂用于检测标本前,必须做质控以验证试剂性能并记录质控结果,只有质控合格才可使用。可参考《临床微生物检验基本技术标准》(WS/T 805—2022),示例见表 2。

4.3.2　培养基的质量控制

4.3.2.1　培养基外观良好(平滑、水分适宜、无污染、适当的颜色和厚度,试管培养基湿度适宜),新批号及每一货次的商品或自配培养基应检测相应的性能,包括无菌试验、生长试验或与旧批号平行试验、生长抑制试验(适用时)、生化反应(适用时)等,应以质控菌株进行验证。

表 2 试剂的质量控制表

试验名称	技术要点及要求	质控示例
氧化酶试验	纸片法：取菌落至加有氧化酶试剂的滤纸片上，观察纸片颜色变化。平板法：将氧化酶试剂直接滴到平板中的菌落上，观察菌落颜色变化。在 $10\sim30$ s 或 $30\sim60$ s 出现蓝色至紫色变化者为阳性或弱阳性；60 s 内没有颜色变化为阴性	肠杆菌目细菌为阴性；弯曲菌、非发酵菌（除不动杆菌、嗜麦芽窄食单胞菌及个别假单胞菌外）为阳性。巴斯德菌为弱阳性
吲哚试验	挑取纯培养物接种于蛋白胨液体培养基，于 $35\sim37℃$ 培养 $1\sim2$ 天，沿管壁加入 Kovac 试剂 0.5 mL，在两种液面接触处出现红色为阳性，无色为阴性	普通变形杆菌、大肠埃希菌为阳性；奇异变形杆菌、沙门菌为阴性
脲酶试验	采用纸片法、琼脂或肉汤培养基法检测细菌产生的脲酶，若酚红指示剂由黄色变为红色为脲酶试验阳性	变形杆菌属、耶尔森菌属、幽门螺杆菌、新型隐球菌及格特隐球菌为阳性；布鲁杆菌显示快速阳性
双糖铁试验	用接种针挑取纯培养物，穿刺至双糖铁琼脂底部以上 5 mm 处，然后在斜面上蛇形划线，于 $35\sim37℃$ 培养 $18\sim24$ h，观察斜面和管底的颜色变化	大肠埃希菌：斜面黄色/底部黄色、产气。志贺菌：斜面红色/底部黄色。产硫化氢的沙门菌：斜面红色/底部黑色
动力试验	半固体法：用接种针挑取纯培养物，垂直穿刺入半固体培养基内，$35\sim37℃$ 培养 $18\sim24$ h。若穿刺线清晰未扩散为动力阴性；若穿刺线模糊或有扩散生长的痕迹，则动力阳性	大肠埃希菌、变形杆菌为阳性；志贺菌为阴性
	悬滴法：将细菌悬液滴于盖玻片中央，翻转，置于凹玻片的凹窝中央，直接放在显微镜下观察细菌形态和运动	
DNA 酶试验	将新鲜培养的待检菌涂抹至含有指示剂及 DNA 的培养基中，经 $22\sim25℃$ 培养 $24\sim72$ h 后观察培养基的颜色变化，或在不含有指示剂的培养基中加入 1 mol/L 盐酸后观察菌苔周围的晕圈。培养基改变颜色（或形成晕圈）为 DNA 酶试验阳性	金黄色葡萄球菌、卡他莫拉菌、沙雷菌和嗜麦芽窄食单胞菌为阳性；大肠埃希菌和表皮葡萄球菌为阴性
触酶试验	先取 $18\sim24$ h 培养的纯菌落至玻片，再添加 3% H_2O_2（鉴定厌氧菌时采用 15% H_2O_2），观察气泡的形成。立即见气泡为阳性，无气泡或 20 s 后形成少数气泡为阴性	葡萄球菌、微球菌及芽孢杆菌属为阳性；链球菌、肠球菌及梭状芽孢杆菌属为阴性
凝固酶试验	玻片法（检测结合型凝固酶）：将待检菌与生理盐水混匀，20 s 内无自凝，则取兔血浆（或 EDTA 抗凝的健康体检人群混合血浆）至菌液中，若 10 s 内出现凝集为阳性	金黄色葡萄球菌玻片法及试管法均为阳性；路邓葡萄球菌、施氏葡萄球菌玻片法阳性但试管法阴性；中间葡萄球菌玻片法及试管法均可阳性
	试管法（检测结合型及游离型凝固酶）：取单个菌落加入 EDTA 抗凝的经 $1:4$ 稀释的血浆管中，$35℃$ 4 h 或 $25℃$ 24 h 血浆凝固为阳性	
CAMP 试验	先将金黄色葡萄球菌 ATCC25923 直线接种至血平板中央，再将待检菌与此接种线垂直划线（不能触及金葡菌的接种线），置于 $35℃±2℃$ CO_2 孵箱中培养 24 h。在金葡菌与待检菌的交叉处出现明显箭头形或方形溶血增强现象为阳性	无乳链球菌为阳性，化脓链球菌为阴性。产单核细胞李斯特菌及马红球菌也为阳性

4.3.2.2 外观检查合格的培养基的标准：完整，琼脂附于平板底部，血平板应不透明、没有溶血情况，平板颜色好、湿润，无干裂、无污染、无浑浊或沉淀、无冻伤、无过热现象，琼脂厚度至少 3 mm。如发现与上述情况不符的培养基，应不予使用。

4.3.2.3 无菌试验时抽检培养基数量：100 块以内，随机抽检 5%；100 块以上可随机取 10 块平板或 10 支试管培养基进行无菌试验。$35℃$ 培养 24 h 后观察是否有细菌生长，无细菌生长为合格。

4.3.2.4 生长试验及生化反应:质控菌株于 35℃ 培养 24 h,用无菌生理盐水配制 0.5 McF 的细菌悬液。无菌生理盐水 1:100 稀释,每块平板接种 10 μL(浓度相当于 $10^3 \sim 10^4$ CFU/平板),培养 24~48 h。符合生长、生化试验质控标准者方可使用。失控必须记录失控情况并有相应的纠正措施。

4.3.2.5 培养基质量控制用质控菌株和判读标准可参考表 3。

表 3 培养基质控菌株和判读标准

培养基名称	质控菌株及判读标准
哥伦比亚血平板	质控菌株:金黄色葡萄球菌 ATCC25923;肺炎链球菌 ATCC49619;大肠埃希菌 ATCC25922;铜绿假单胞菌 ATCC27853 鉴定标准:生长,β溶血;生长,α溶血;生长;生长,β溶血,生姜味
3 号麦康凯平板	质控菌株:大肠埃希菌 ATCC25922;福氏志贺菌 ATCC12022;粪肠球菌 ATCC29212 鉴定标准:生长,粉红色菌落;生长,灰白;未生长
巧克力平板	质控菌株:流感嗜血杆菌 ATCC49247;金黄色葡萄球菌 ATCC25923 鉴定标准:生长;未生长(注:不加万古霉素的巧克力金黄色葡萄球菌生长)
沙氏平板	质控菌株:白念珠菌 ATCC90028;黑曲霉 ATCC16404 鉴定标准:乳白色菌落;白色菌丝体,黑色孢子
念珠菌显色平板	质控菌株:白念珠菌 ATCC90028;克柔念珠菌 ATCC34135 鉴定标准:生长,绿色菌落;生长,粉红色菌落
TCBS 平板	质控菌株:大肠埃希菌 ATCC25922;副溶血弧菌 ATCC17802 鉴定标准:部分抑制;生长,绿色菌落
XLD 平板	质控菌株:大肠埃希菌 ATCC25922;伤寒沙门菌 ATCC14028;粪肠球菌 ATCC29212 鉴定标准:生长,黄色菌落;细小、黑心、透明;未生长
淋球菌平板	质控菌株:淋病奈瑟菌 ATCC49226;表皮葡萄球菌 ATCC12228 鉴定标准:生长,灰白色,细小;抑制性生长
克氏双糖铁	质控菌株:大肠埃希菌 ATCC25922;鼠伤寒沙门菌;宋内志贺菌 ATCC2920 鉴定标准:A/A;K/A,产 H_2S;K/A
血培养瓶	质控菌株:大肠埃希菌 ATCC25922;脆弱拟杆菌 鉴定标准:需氧瓶生长;厌氧瓶生长
营养琼脂	质控菌株:金黄色葡萄球菌 ATCC25923;大肠埃希菌 ATCC25922 鉴定标准:生长;生长

4.3.3 药敏试验质量控制

4.3.3.1 药敏用标准菌株种类和数量应满足工作要求,保存其来源、传代等记录,并有证据表明标准菌株性能满足要求。

4.3.3.2 一般细菌药敏试验应以 CLSI M100 规定质控标准菌株连续检测 20~30 日,每一组药物/细菌超出参考范围(抑菌圈直径或 MIC)的频率应不超过(≤)1/20 或 3/30;也可采用替代质控方案,即连续 5 日,每日对每一组药物/细菌重复测定 3 次,每次单独制备接种物,15 个数据超出参考范围(抑菌圈直径或 MIC)的结果应不超过(≤)1 个,若失控结果为 2~3 个,则如前述,再进行 5 日,每日 3 次重复试验,30 个数据失控结果应不超过(≤)3 个。此后,应每周使用标准菌株进行质控。若检测频率小于每周 1 次,则每个检测日应进行质控。采用自动或半自动仪器检测 MIC 时,应按照制造商的要求进行质控。

4.3.3.3　真菌药敏试验:酵母菌真菌药敏试验主要参考当前版本的美国 CLSI M27、M44 文件,丝状真菌药敏试验主要参考 CLSI M38、M51 进行。质控菌株重悬在含 50% 甘油肉汤中冻存于 −70℃ 使用时,质控菌株接种于沙氏平板上,存放于 2~8℃,每周传代,连续传代不超过 3 次。至少每个月将冻存的质控菌株复苏 1 次备用。药敏试验前冻存的质控菌株应传代至少 2 次。质控菌株检测结果应符合 CLSI M60、M61 文件要求。

4.3.4　应贮存与诊断相配套的质控物,以便在染色、试剂、试验、鉴定系统和抗菌药物敏感性试验中使用。

4.3.5　自动化仪器鉴定和药敏试验质控应遵循厂商要求进行,使用材料和试剂批号、检测结果必须记录并保存。鉴定卡和药敏卡质控菌株应根据仪器品牌种类而定。

4.3.6　厌氧菌:应以有效的方法检测厌氧培养环境(如以亚甲蓝试条、厌氧菌或其他适当方法)。

4.3.7　分枝杆菌:荧光染色应在每次实验时以阴性和阳性质控验证。分枝杆菌培养和药敏试验质控菌株和频次遵循厂家试剂说明书要求。

4.3.8　真菌:直接染色(如抗酸染色、PAS 染色、吉姆萨染色、墨汁染色)检查患者样品时,应在实验当日做阴性和阳性质控(某些染色如吉姆萨染色,玻片本身作为阴性质控)。特殊培养或血清学试验的质量控制遵循厂家试剂说明书要求。

4.3.9　病毒:连续细胞传代时应定期监测支原体污染(宜监测阴性未传代的质控株,而不是培养支原体);应监测用于细胞生长培养液的动物血清的细胞毒性;应具备相应的细胞株用于病毒培养。

4.4·分析后质量控制

4.4.1　报告患者结果之前,应确认质控在可接受范围。

4.4.2　经双人双核后的报告单交报告发放人员分发到各病房或门诊患者,注意签收并记录;若采用电子化报告,应确保结果传输的准确性和仅授权人员获取信息。值夜班急诊时缺乏审核者的报告结果,应由微生物实验室负责人或指定人员在 24 h 内进行评估。

4.4.3　血培养阳性、脑脊液涂片培养阳性,按《危急值报告标准操作程序》1 h 内报告临床。有条件的实验室可开展快速质谱鉴定和直接药敏试验,发布口头或临时报告。

4.4.4　药敏报告岗位人员综合细菌鉴定和药敏结果形成最终报告,微生物实验室负责人或指定人员按照相关抗菌药物敏感试验标准操作规程核对药敏结果,尤其注意异常和少见结果,如万古霉素、多黏菌素耐药等。

4.4.5　发现需上报的传染性病原菌应严格按照《传染病报告标准操作程序》做好传报。

4.4.6　完成分析后的微生物标本,检验人员应按照《检验后标本保存和处理程序》安全妥善管理标本及平板,要求有明确标识以备复检。3~7 日后,由废弃物处理岗位人员按照《废弃物处理程序》处理。

4.4.7　遇到来自临床或患者对检验结果的抱怨,应按照相关程序解决。

4.4.8　发现检验流程、文书等错误时,应按照《质量改进程序》处理。

(郭建　吴文娟)

结果报告程序

×××医院检验科微生物组作业指导书	文件编号：××-JYK-××-××-××	
版次/修改：第　　版/第　　次修改	生效日期：	第　　页　共　　页
编写人：	审核人：	批准人：

1. 目的

规范结果报告程序，确保结果报告的准确性。

2. 范围

本程序适用于微生物实验室各类检验报告。

3. 职责

常规报告和急诊报告人员均应遵照本程序执行。

4. 程序

4.1·微生物实验室各岗位检验人员完成检测，实验室负责人或授权人员审核发布报告。夜值班急诊由当值人员审核报告，24 h内由实验室负责人或授权人员追加审核，若有错误须立即更正并实施纠正措施。

4.2·只有当质控结果符合要求时，才可发出临床报告，否则应重新测定。

4.3·一般细菌鉴定应报告到种，不能鉴定到种的细菌应尽可能鉴定到属。药敏试验报告应遵循当年或近一年的CLSI标准，报告单显示MIC、抑菌圈直径数值、判断折点，以及敏感(S)、中介(I)、耐药(R)等信息。多重耐药菌应特别提示关注。

4.4·阴性报告可按以下（但不限于）格式

4.4.1　分泌物、引流液等标本培养48 h未见可疑菌落，则报告"培养2日无菌生长"。

4.4.2　尿液标本细菌培养48 h无菌生长，则报告"接种×× μL培养48 h无菌生长"。

4.4.3　脑脊液、穿刺液等标本培养48～72 h未见可疑菌落，则报告"培养2日或3日无菌生长"；增菌培养置血培养仪内培养5天，仪器报阴后，报告"增菌培养5日无菌生长"。

4.4.4　痰液或咽拭子标本培养至48 h未检出可疑病原菌，则报告"仅有正常菌群生长"。

4.4.5　粪便或肛拭子等肠道标本培养至48 h未见可疑菌落，则根据申请项目报告"无×××菌生长"，如"无沙门菌、志贺菌生长"。

4.4.6　血培养：自动化仪器细菌培养一般设定周期为5日、真菌14日、分枝杆菌42日；手工法细菌培养一般周期设定为7日、真菌14日、分枝杆菌60日。阴性报告为"血培养经××日培养阴性"。可在72 h培养阴性后，发布初步报告，但应说明"培养3日阴性，标本将延长培养至××日，如为阴性可不重复报告"。如72 h后阳性，应按血培养阳性报告程序处理，与临床沟通并补发阳性报告。

4.4.7　拭子、分泌物、尿液、引流液等真菌标本培养：每日观察培养基，结果连续观察5日未见可疑菌落，则报告"未培养出酵母样真菌"。丝状真菌建议平板培养基孵育3周，怀疑双相型真菌（如组织胞浆菌）感染建议延长至4～6周。血液真菌培养，可结合临床培养2～4周。

4.4.8 分枝杆菌检验标本培养：每周观察1～2次培养基斜面,结果连续观察8周未发现有可疑菌落生长或仪器法培养42日仪器报阴后,报告"未培养出分枝杆菌"。

4.5·定性结果以"阴性"或"阳性"报告;定量或半定量项目,阳性结果应报告最高稀释度,阴性结果应报告最低稀释度。

4.6·报告内容应包括患者姓名、性别、年龄、送检项目、标本类型、样本号、结果、标本接收日期和报告日期、操作者和审核者的签名等。

4.7·微生物检验报告单应明确提示特殊信息,如多重耐药菌、标本采样不合格的让步检验和检测方法局限性等;病原体核酸检测报告需声明核酸检出不能代表活动性感染。

4.8·报告单应及时发出。门诊患者报告单由本人领取,病区报告单由临床医生在信息系统中自主阅读。

4.9·电话报告结果时,应先确认对方身份,核对患者姓名、病区床号、检测项目等情况,方可报告,并告知对方检测结果以最终报告为准。

4.10·当患者要求邮寄报告时,应由患者本人或家属填写地址及邮政编码等。

4.11·实验室工作人员应为患者的检测结果保密,不得提供给非相关人员。

4.12·检测结果的报告应准确、客观和及时,禁止虚假报告。

4.13·应规定检验后临床微生物样本保存时限,一般需要保存2～3日,并规定是否可追加检验及追加检验项目和时限。

4.14·应规定培养阳性培养基保存时限,以满足临床危重患者追加药敏试验或联合药敏试验需求,一般规定在报告发出一天后可高压消毒处理。

参考文献

[1] 中国合格评定国家认可委员会.医学实验室质量和能力认可准则：CNAS－CL02；2023[S/OL].(2023－06－01)[2023－09－26].https://www.cnas.org.cn/rkgf/sysrk/jbzz/2023/06/911424.shtml.

[2] 中国合格评定国家认可委员会.医学实验室质量和能力认可准则的应用要求：CNAS－CL02－A001；2023[S/OL].(2023－08－01)[2023－09－26].https://www.cnas.org.cn/rkgf/sysrk/rkyyzz/2023/08/912141.shtml.

（周庭银）

危急值报告程序

×××医院检验科微生物组作业指导书		文件编号：××-JYK-××-××-××	
版次/修改：第　　版/第　　次修改		生效日期：　　　　　第　　页 共　　页	
编写人：	审核人：		批准人：

1. 目的

规范危急值报告程序，及时报告结果。

2. 范围

适用于血培养阳性、脑脊液及无菌体液涂片和培养阳性等危急值的报告。

3. 职责

微生物检验人员应当及时判断并尽快报告危急值结果。

4. 程序

4.1·血液、脑脊液及无菌体液报阳后，实验人员记录报阳时间及生长曲线特点，并在报阳后及时进行革兰染色，应在1h内明确革兰染色结果并按危急值报告程序告知临床以下信息：患者姓名、阳性血培养瓶类型、瓶数、报警时间、涂片革兰染色特性及形态，询问患者目前感染情况和抗菌药物使用情况并记录，可向医师提出治疗建议。此外，还应记录报告时间、接收报告者信息和报告者信息。同时将阳性培养液传种至适当培养基。

4.2·革兰染色报告应包括：革兰染色特性（阳性、阴性、不定）；菌体形态，如球菌、球杆菌、杆菌、丝状、串珠状、酵母样（发芽或不发芽、圆形）等；菌体排列特点（成对、链状或栅栏状等）。如革兰染色不明确、不着色或无明确菌体情况时可根据生长曲线特点、培养液外观、临床诊断等选择瑞氏染色、抗酸染色、弱抗酸染色、亚甲蓝染色、酚棉蓝染色等，有利于对诺卡菌、放线菌、真菌等形态观察。不应只报告有细菌生长而不提供染色和形态学结果。

4.3·应建立初步报告和最终报告的审核制度，对最终报告和危急值报告不符的个案及时更正并分析原因，定期总结，持续改进。

4.4·信息系统（LIS）应有程序能及时发现危急值结果并发出预警。使用LIS传报危急值时，实验室应对LIS进行传输一致性验证，确保信息正确传达。

4.5·如实验室使用双系统报告，按照实验室实际情况进行规定，如发现危急值后先完成信息系统报告，×× min内如临床医生未在信息系统中接收，则电话通知。

参考文献

[1] 中国合格评定国家认可委员会.医学实验室质量和能力认可准则：CNAS-CL02：2023[S/OL].(2023-06-01)[2023-09-26].https://www.cnas.org.cn/rkgf/sysrk/jbzz/2023/06/911424.shtml.

[2] 中国合格评定国家认可委员会.医学实验室质量和能力认可准则的应用要求：CNAS-CL02-A001：2023[S/OL].(2023-08-01)[2023-09-26].https://www.cnas.org.cn/rkgf/sysrk/rkyyzz/2023/08/912141.shtml.

（周庭银）

分级报告程序

×××医院检验科微生物组作业指导书	文件编号：××-JYK-××-××-××	
版次/修改：第　版/第　次修改	生效日期：	第　页 共　页
编写人：	审核人：	批准人：

1. 目的

规范分级报告程序，及时、分级地向临床报告结果。

2. 范围

适用于血液、脑脊液和其他无菌体液标本的分级报告。

3. 职责

由微生物实验室授权检验人员进行分级报告。

4. 程序

4.1·一级报告：阳性报警血培养瓶应进行涂片革兰染色，将涂片染色结果通过 LIS 或电话等其他方式通知临床。

4.2·二级报告（补充报告）：报告快速鉴定结果（如质谱鉴定或分子生物学鉴定结果）和初步药敏试验结果（如血培养阳性肉汤直接药敏试验结果、分子生物学检测结果）；可采用电话和（或）LIS 报告，当鉴定与一级报告的涂片镜检结果不符时，需执行危急值报告流程，并进行更正说明。血培养阳性肉汤直接药敏试验应参照 CLSI 相关文件规范进行。对于多数快速生长的医院感染病原菌，如大肠埃希菌、金黄色葡萄球菌、铜绿假单胞菌等，一般接种适宜培养基 8 h 后进入对数生长期，这个时期的培养物（常表现为菌膜）可用于药物敏感试验。

4.3·三级报告（终报告）：报告患者基本信息（姓名、性别、病区、床位、临床诊断、抗菌药物使用情况等），标本信息（医嘱项目、标本采集时间、接收时间、采血量），检验结果信息（报阳血培养瓶信息、报阳时间、菌种名称和标准药敏试验结果等），提示信息（如特殊耐药菌、特殊致病菌、可疑污染菌、特殊生物安全风险等），实验室可根据自身能力备注诊断和评述（如用药建议、复查建议、方法学局限性等）。

4.4·当同一个血培养、脑脊液培养分级报告间的结果不一致时应及时反馈临床，进行原因分析，并进行记录，定期汇总并进行适当培训或采取其他措施消除类似风险。

参考文献

[1] 中国合格评定国家认可委员会.医学实验室质量和能力认可准则：CNAS-CL02：2023[S/OL].(2023-06-01)[2023-09-26].https://www.cnas.org.cn/rkgf/sysrk/jbzz/2023/06/911424.shtml.

[2] 中国合格评定国家认可委员会.医学实验室质量和能力认可准则的应用要求：CNAS-CL02-A001：2023[S/OL].(2023-08-01)[2023-09-26].https://www.cnas.org.cn/rkgf/sysrk/rkyyzz/2023/08/912141.shtml.

（周庭银）

传染病报告程序

×××医院检验科微生物组作业指导书		文件编号：××-JYK-××-××-××	
版次/修改：第 版/第 次修改		生效日期：	第 页 共 页
编写人：		审核人：	批准人：

1. 目的

规范传染病报告程序,为传染病暴发、流行提供及时和准确的信息。

2. 范围

适用于甲类和乙类法定传染病的报告。

3. 职责

微生物实验室检验人员为责任报告人。

4. 程序

4.1·如检测出可疑的甲类或乙类法定传染病病原体时,首先由微生物实验室负责人或指定人员复核,并联系临床医生,了解临床病情,了解患者资料及联系方式。

4.2·复核无误后,通过网络上报或填写传染病报告表(卡),在规定时限内上报,并登记在"传染病报告记录表"存档。

4.3·严格执行中国疾病预防控制中心(CDC)当前防控政策,甲类或某些特殊传染性疾病如猴痘、新型冠状病毒肺炎、肺炭疽、鼠疫等须立即向科主任和医务处(科)汇报,需由CDC复核并做出最终报告。

4.4·严禁私自播散、漏报、迟报、谎报疫情。

4.5·未经许可,不得随意扩大或泄露报告信息。

参考文献

[1] 中国合格评定国家认可委员会.医学实验室质量和能力认可准则：CNAS-CL02:2023[S/OL].(2023-06-01)[2023-09-26].https://www.cnas.org.cn/rkgf/sysrk/jbzz/2023/06/911424.shtml.

[2] 中国合格评定国家认可委员会.医学实验室质量和能力认可准则的应用要求：CNAS-CL02-A001:2023[S/OL].(2023-08-01)[2023-09-26].https://www.cnas.org.cn/rkgf/sysrk/rkyyzz/2023/08/912141.shtml.

(周庭银)

更改报告程序

×××医院检验科微生物组作业指导书	文件编号：××-JYK-××-××-××	
版次/修改：第　　版/第　　次修改	生效日期：	第　页 共　页
编写人：	审核人：	批准人：

1. 目的

规范更改报告的程序。

2. 范围

适用于微生物检验结果报告。

3. 职责

微生物实验室检验人员更改,实验室负责人审核。

4. 程序

4.1·实验室 LIS 系统应能设置拦截或警示不合理或不可能的结果,如天然耐药的药敏结果为敏感;在审核发布前主动修正结果。数据修改后,原始数据应能显示。

4.2·当发现已发出的检验报告有误需要更改时,首先查找错误原因,及时和临床医生沟通。应将原报告收回、注销,重新发出一份新的检验报告。新报告的编号与原报告一致,经原检验者、原审核者审核后方可报告。

4.3·当原始报告被修改后,应有关于修改的书面记录。

4.3.1　将修改后的报告清晰地标记为修订版,并包括参照原报告的日期和患者识别;在原始申请单或在 LIS 系统的备注栏中注明更改原因,如信息系统不能满足要求,需建立记录表格进行手工记录。

4.3.2　使用者知晓报告的修改。修改记录可显示修改时间和日期及修改人的姓名。修改后,记录中仍保留原始报告的条目。

4.3.3　已用于临床决策且被修改过的结果应保留在后续的累积报告中,并清晰标记为已修改。

4.3.4　总结和分析错误根源,制订相应措施并记录备案,培训和教育员工,杜绝错误再次发生。

参考文献

[1] 中国合格评定国家认可委员会.医学实验室质量和能力认可准则：CNAS－CL02：2023[S/OL].(2023－06－01)[2023－09－26].https://www.cnas.org.cn/rkgf/sysrk/jbzz/2023/06/911424.shtml.

[2] 中国合格评定国家认可委员会.医学实验室质量和能力认可准则的应用要求：CNAS－CL02－A001：2023[S/OL].(2023－08－01)[2023－09－26].https://www.cnas.org.cn/rkgf/sysrk/rkyyzz/2023/08/912141.shtml.

（周庭银）

细菌耐药监测与上报程序

×××医院检验科微生物组作业指导书		文件编号：××-JYK-××-××-××	
版次/修改：第　　版/第　　次修改		生效日期：	第　　页 共　　页
编写人：	审核人：		批准人：

1. 目的

规范细菌耐药监测数据上报程序。

2. 范围

适用于细菌耐药监测与上报。

3. 职责

微生物检验专业人员负责细菌耐药监测与上报结果。

4. 程序

4.1·统计耐药监测数据必须要做的前处理工作：在统计耐药监测数据前，应对监测中出现的问题数据进行全面复核和确认。数据审核需参考 CLSI 文件标准、抗菌药物抗菌谱、细菌耐药机制、已报道的细菌耐药性监测结果及文献资料等。重点审核的要素如下。

4.1.1　查看基本信息是否漏输，如住院号、年龄、性别、病房类型和标本类型等。

4.1.2　查看是否存在基本信息输入错误，如输入 WHONET 软件中不存在的标本类型、细菌名称、日期等。查看 WHONET 软件自动生成的一些重要信息是否丢失，如国家代码、实验室代码、标本代码和细菌类型等。

4.1.3　依据《常见细菌药物敏感性试验报告规范中国专家共识》，查看是否存在可能为重大药敏试验错误的结果；如出现万古霉素耐药葡萄球菌、肠球菌等，这些菌株是否按 CLSI 要求进行进一步的菌种鉴定和药敏试验，或以分子生物学技术进行耐药基因的确认。

4.1.4　一般情况下，重复菌株（同一患者在同种标本种类多次检出同一菌种的情况）需要"去重"。5 日内分离自同一患者相同部位的相同菌种且菌落形态一致的菌株不必重复进行药敏试验，但如出现菌落性状的改变，建议单独用该类菌落进行药敏试验。对于长疗程治疗患者分离出的金黄色葡萄球菌、肺炎克雷伯菌、容易产生诱导性耐药的铜绿假单胞菌，接受第三代头孢菌素治疗的患者分离出的易产生 AmpC 诱导性耐药的肠杆菌属、柠檬酸杆菌属和沙雷菌属，建议与临床沟通增加药敏试验频次。不同药敏结果的菌株不作为重复菌株，不能剔除。

4.2·应保存抗菌药物敏感性试验资料，包括患者的住院号（门诊就诊号）、性别、年龄、病区来源、标本种类、细菌名称、药敏试验结果，以及重要耐药细菌的标记如 MRSA、ESBL、CRO 等。

4.3·WHONET 软件是 WHO 独立开发的用于管理细菌药敏试验结果的数据库软件，是目前全球广泛使用的病原菌耐药监测的有力工具。使用 WHONET 软件，对数据进行必要的审核后，通过网络上报至省市或全国耐药监测网。

4.4·监测数据上报频次：国家耐药监测网数据上报频率为每季度一次。

4.5·依照各医疗机构医院感染管理要求，至少每年向临床医师报告流行病学分析结果。

（周庭银）

第四章
风 险 管 理

质量风险及改进机遇管理程序

×××医院检验科微生物组作业指导书		文件编号：××-JYK-××-××-××	
版次/修改：第　版/第　次修改		生效日期：	第　页 共　页
编写人：		审核人：	批准人：

1. 目的

明确微生物实验室质量管理体系的风险因素及风险的可接受度。

2. 范围

适用于微生物实验室检验前、中、后过程与质量有关的全部活动。

3. 职责

3.1·实验室负责人或微生物专业组组长组织策划质量风险评估工作。

3.2·微生物岗位人员具体实施本专业岗位的风险识别和评估。

4. 程序

4.1·风险评估的时机和计划

4.1.1　实验室重要岗位人员发生变更或大批量新员工上岗时、更换或新进检测系统时需进行风险评估。

4.1.2　实验室运行中发生事件、事故等时，或相关政策、法规、标准等发生改变时应重新进行风险评估。

4.1.3　风险评估包括风险分析和风险评价。实验室应制定风险评估计划，明确风险分析和风险评价的要求和范围，如技术和管理过程，检验前、中、后的具体环节，由特定的检测系统执行的一个或多个检验，由实验室开发的特殊检验或由实验室执行的所有检验。

4.2·检验过程风险因素分析

4.2.1　检验前：患者识别的准确性、样本信息的充足性和准确性、样本容器的适当性、血培养污染率、样本储存条件、正确的样本标签、检验申请的准确性和适合性；患者标本采集的准备、医嘱录入的正确性、检验医嘱的正确性、标本运输时间、标本完整性、标本数量、标本运输、样本采集的及时性、尿培养污染率等。

4.2.2　检验中：质控操作及失控分析的能力、检验中潜在不符合项的识别能力、质量管理的执行力；岗位轮转风险、自动读码错误标本处理的风险、检查异常结果"规则"的实施；仪器定期的校准及定期性能评估、仪器间的比对、仪器突发故障的风险；实验室暴露或事故、标本污染、检验标本保存期限及生物安全适宜性等。

4.2.3　检验后：包括报告时间、检验结果的数据传输、结果审核、结果发布、结果解释、与临床沟通、危急值报告、更正报告、结果报告的准确性、标本的归档保存等环节。

4.2.4　其他风险：LIS系统监测、医院内耐药性细菌的流行率等。

4.3·微生物实验室潜在导致重大风险的不符合主要如下（不限于）。

4.3.1　检验前阶段：① 未拒收标记不正确的样品；② 未拒收量不足、已不稳定或在不适当温度下运送/贮存的样品；③ 未拒绝类型或来源不适当的检测标本；④ 未能提供样品采集和运送符合要求的说明;⑤ 未能确保分子检测的单向工作流程;⑥ 丢失样品。

4.3.2　检验阶段:① 未能确保适当的周转时间;② 未能将患者样品交叉污染的风险降至最低;③ 未能对病原体检测反应的抑制进行识别和控制;④ 未能对微生物染色反应的适当性能进行控制;⑤ 未能确保培养基和微生物检测试剂和(或)系统中无微生物靶标;⑥ 未能对新批号和新货号试剂进行质量控制;⑦ 未能检测到药敏试验中抗菌药物纸片效价的损失。

4.3.3　检验后阶段:① 发布了与给定菌株或标本类型(如脑脊液)不适当的抗菌药物敏感性试验结果;② 未能确保及时通知危急试验结果("危急电话");③ 未能确保传递正确结果;④ 未能将数据录入不正确或转录错误的风险降至最低;⑤ 未能将错误解释实验结果的风险降至最低;⑥ 未能及时纠正错误结果并通知正确结果。

4.4·风险评价

4.4.1　对于每个识别出的危险情况,实验室应依据风险可接受性准则来决定是否需要降低风险。① 一般来说,如果风险被认为是可忽略的,则风险是可以接受的,没必要进一步降低风险;② 如果需要降低风险,则应开展风险控制活动;③ 如果风险水平被认为不可接受,并且不能降低到可接受水平,实验室应决定是否继续进行被评价的检验或服务。

4.4.2　实验室的风险可接受性准则对风险管理过程的有效性至关重要。风险可接受性准则应基于适用的国家或地区法规、适用的安全标准和相关的医学实践标准;同时,考虑普遍接受的当前技术水平和已知利益相关方的关注。

4.4.3　风险矩阵:常使用矩阵法应用可接受性准则,以显示危害发生概率和危害严重度的组合可接受或不可接受。此类图表可能特定于某一检验程序及其特定的预期用途,或者可能适用于具有相似特征和预期用途的一类检验程序。风险的可接受性可在矩阵中记录(表1)。

表 1　风险等级矩阵

风险矩阵图		总体危害概率				
		不太可能 (1)	极少 (2)	偶尔 (3)	很大可能 (4)	频繁 (5)
危害的严重程度	致命的(5)					
	严重的(4)					
	显著的(3)					
	微不足道的(2)					
	可忽略的(1)					

= 广泛可接受的风险
= 如果风险尽可能降低,则可接受风险
= 不可接受的风险

4.5·识别和应对改进机遇。实验室通过风险管理识别改进机遇外,还可通过包括内部审核、外部评审、客户的反馈、投诉、采取的纠正和预防措施、监督情况、员工反映、风险评估、实验室间比对、能力验证、检验结果质量的统计分析等质量管理体系运行环节识别许多改进机会。

4.5.1　发现任何潜在的不符合的来源,制定相应的计划和方案并实施,以寻找新的改进和提高的机会。

4.5.2 管理本身就存在风险,不恰当和不明确的管理体系会造成执行不到位、偏差的风险,通过风险管理程序的实行,主动识别管理程序的缺陷和不合理的风险,通过应对风险和改进机遇,进而完善管理体系达到实验室预期结果。

4.5.3 持续识别改进机会以保持实验室活动与认可要求、法律法规、行业标准的一致性,提供准确、快速的结果,提供高质量的服务和人文关怀,从而减轻患者的医疗成本和风险。

4.5.4 持续培训并增强人员风险意识,提高团队整体风险识别和分析的能力,进而科学实现风险控制和监督,整个过程最终实现了对实验室质量目标的持续改进,达成实验室目标和方针。

4.6·质量风险应对和改进措施。

4.6.1 提高微生物检验人员素质。

4.6.1.1 加强检验人员细菌基础知识的学习,掌握细菌形态学识别能力。

4.6.1.2 加强考核,应通过考核的方法,评估微生物检验人员的学习情况,考核应包括理论知识以及实践操作两方面,结果不达标者,应重新学习,直至考核合格为止。

4.6.2 严格检验操作流程。

4.6.2.1 规范检验前标本采集、运送储存等各个环节,保证标本检验前的准确性。

4.6.2.2 规范血培养报警阳性培养物涂片为革兰阴性杆菌,必须转种需氧琼脂平板和厌氧血平板才能保证厌氧菌不漏检。

4.6.2.3 检验人员应了解痢疾志贺菌属于肠内感染,应加做血清学实验,避免误报。

4.6.2.4 新购入的微生物鉴定仪,更换试剂、培养基供应商等均需做性能验证。

4.6.3 加强微生物检验质量控制。

4.6.3.1 加强微生物检验全过程质量保证措施,确定检验流程中的关键质量指标并进行风险控制。若出现某项检测项目质量指标不符合质量管理体系的既定目标时,应立即分析原因,采取纠正措施,以降低风险。

4.6.3.2 质量管理小组每年定期组织检验人员加强基础理论学习和基础技能培训,加强质量体系的风险识别与改进,提出相应风险控制措施,形成风险管理和持续改进报告,并提交管理层作为管理评审输入。

参考文献

[1] 中国合格评定国家认可委员会.医学实验室质量和能力认可准则:CNAS-CL02:2023[S/OL].(2023-06-01)[2023-09-26].https://www.cnas.org.cn/rkgf/sysrk/jbzz/2023/06/911424.shtml.

[2] 中国合格评定国家认可委员会.医学实验室质量和能力认可准则的应用要求:CNAS-CL02-A001:2023[S/OL].(2023-08-01)[2023-09-26].https://www.cnas.org.cn/rkgf/sysrk/rkyyzz/2023/08/912141.shtml.

(吴文娟　周庭银)

生物安全风险评估程序

×××医院检验科微生物组作业指导书	文件编号：××-JYK-××-××-××		
版次/修改：第　　版/第　　次修改	生效日期：		第　　页 共　　页
编写人：	审核人：		批准人：

1. 目的

规范生物安全风险评估程序，避免生物安全事故发生。

2. 范围

适用于微生物室。

3. 职责

实验室主任、安全管理小组对此项程序落实负责。

4. 程序

4.1·组织参与风险评估的人员

4.1.1　生物安全委员会指派实验室主任具体组织整个风险评估工作。安全主管组织参与风险评估人员学习相关的法律、法规及技术标准，协助评估人员收集相关致病性病原微生物危害程度的最新资料及为评估人员提供与评估内容相关的其他技术资料。

4.1.2　安全管理小组决定参加风险评估人员。风险评估应当由对致病性病原微生物的特性、设备和操作程序熟悉的人员来进行。

4.1.3　参加风险评估人员不仅需要具备专业技术的判断能力，而且要有很强的安全意识及责任心。

4.2·风险评估的内容

4.2.1　病原微生物特性：包括传染性、传播途径、感染剂量、致病性、在环境中的稳定性和对消毒剂的敏感性、治疗和预防措施等。

4.2.1.1　痰培养标本

4.2.1.1.1　结核分枝杆菌：人类对其有较高的易感性，最易受损的器官是肺，绝大多数由呼吸道入侵导致感染和发病，很少经消化道和接触感染。

4.2.1.1.2　肺炎链球菌：可引起大叶性肺炎或支气管炎。

4.2.1.1.3　卡他莫拉菌：是人和动物黏膜上的正常菌群，但可引起社区和医院感染。呼吸道感染的主要致病菌，可引起外伤感染、肺炎、菌血症和其他感染。

4.2.1.1.4　流感嗜血杆菌：常寄居于正常人呼吸道，当机体抵抗力下降时，可引起人类呼吸道感染。也可随血液入侵组织内部，引起脑膜炎、关节脓肿或其他部位的化脓感染。

4.2.1.1.5　溶血链球菌：可引起痈、蜂窝织炎、急性咽炎、丹毒、脓疱疮、猩红热、医源性伤口感染和产后感染等。

4.2.1.1.6　军团菌：易于侵犯患有慢性器质性疾病、免疫功能低下的患者。

4.2.1.2　粪便培养标本

4.2.1.2.1　志贺痢疾杆菌：引起细菌性痢疾，表现为腹痛、发热、大量水样便，1～2日后转为少量腹泻(有里急后重现象)，便中含有多量的血、黏液和白细胞。

4.2.1.2.2　伤寒沙门菌：主要通过污染的食品和水源经口感染，引起人类和动物的沙门菌病，患者可出现相应的临床症状或亚临床感染，主要有胃肠炎、菌血症、肠热症等。

4.2.1.2.3　霍乱弧菌：是烈性肠道传染病霍乱的病原菌。

4.2.1.3　血液及无菌体液标本

4.2.1.3.1　临床血液标本中可能存在的病原微生物主要为《人间传染的病原微生物目录》中危害程度分类为第三类和第四类的病原微生物，以及第二类病原微生物中的布鲁菌、结核分枝杆菌、HIV 等。

4.2.1.3.2　血液和无菌体液培养阳性时的病原微生物主要为《人间传染的病原微生物目录》中危害程度分类为第三类和第四类的细菌和真菌，以及第二类病原微生物的布鲁菌。

注意：布鲁菌的分离纯化、生化鉴定、涂片、显微观察等初步检测活动，可在 BSL-2 实验室操作。

4.2.2　人员因素：实验人员违规操作或者操作技能不熟练，有可能会导致带菌样本的泄露、实验设备的损坏，增加职业暴露的风险。

4.2.3　实验室操作：微生物室实验操作均在生物安全柜内进行。培养完成的带菌样本通过高压灭菌后集中处理。整个过程中若操作不当可能会存在病原菌的泄露感染，引起环境污染等风险。

4.2.4　环境因素：实验室应具备相应的设施和文件供操作人员使用，保障操作人员的安全。若硬件设施达不到要求，标识不清晰，造成设备混用，引起交叉污染，增加感染的风险。

4.3·风险评估过程

4.3.1　安全管理小组记录风险评估过程，风险评估报告应注明评估时间、编审人员和所依据的法规、标准、研究报告、权威资料、数据等。

4.3.2　生物风险评估依据：《病原微生物实验室生物安全管理条例》《病原微生物实验室生物安全通用准则》《人间传染的病原微生物目录》《医疗废物管理条例》等。

4.3.3　风险评价：根据临床检验过程中各种感染性材料（包括原始标本、培养物、医疗废物）和实验活动的特点，对风险涉及事件发生的可能性及其后果的严重性进行分析，并据此确定风险等级，一般包括低、中、高和极高四个风险等级。

4.3.4　风险评估的过程不仅适用于微生物室设施和设备常规运行时，而且适用于对微生物室设施和设备进行清洁、维护或关停期间。

4.3.5　实验室根据风险评估报告建立安全管理体系，制订安全管理程序和操作规程，并监控其所要求的活动，以确保相关要求及时并有效地得以实施。如普通微生物实验室一旦识别到标本中存在高致病病原体，应立刻停止并在生物安全保障条件下转运至高等级生物安全实验室进行检测。

4.3.6　一般情况下，安全管理小组每年组织一次风险评估或对风险评估报告复审。在重大公共卫生事件等应急状态下应启动附加风险评估。

参考文献

[1] 中国合格评定国家认可委员会.医学实验室质量和能力认可准则：CNAS-CL02：2023[S/OL].(2023-06-01)[2023-09-26].https://www.cnas.org.cn/rkgf/sysrk/jbzz/2023/06/911424.shtml.

（吴文娟　周庭银）

BSL－2 级实验室生物安全管理程序

×××医院检验科微生物组作业指导书		文件编号：××-JYK-××-××-××	
版次/修改：第　　版/第　　次修改		生效日期：	第　页 共　页
编写人：	审核人：		批准人：

1. 目的

规范二级生物安全实验室的所有操作程序,确保员工和环境的安全。

2. 范围

适用于实验室人员生物安全的规范化操作及实习生、进修生和新实验人员的培训。

3. 职责

3.1·生物安全管理小组：编写操作程序,监督操作程序的执行。

3.2·实验人员：严格执行操作程序,指导实习生、进修生和新实验人员的学习。

4. 程序

4.1·实验室工作区设计

4.1.1　实验室门应带门禁锁并可自动关闭,门上应有可视窗。实验室应通风,如使用窗户自然通风,应有防虫纱窗,防止节肢动物和啮齿动物进入。每个实验室应设洗手池,宜设置在靠近出口处；必须设置洗眼设施及紧急喷淋装置。

4.1.2　实验室的墙壁、天花板和地面应平整、易清洁、不渗水、耐化学品和消毒剂的腐蚀。地面应防滑,不得铺设地毯。实验台面应防水,耐腐蚀,耐热。实验室中的橱柜和实验台应牢固。橱柜、实验台彼此之间应保持一定距离,以便于清洁。

4.1.3　在实验室门口处应设挂衣装置,个人便装与实验室工作服分开放置。应有足够的存储空间摆放物品以方便使用。在实验室工作区域外还应当有供长期使用的存储空间。

4.1.4　实验室所在的建筑内应配备高压蒸汽灭菌器,并按期检查和验证,以保证符合要求。

4.1.5　实验室内应配备生物安全柜,有可靠的电力供应、适宜的工作照明和应急照明。必要时,重要设备如培养箱、生物安全柜、冰箱等应设备用电源。实验室出口应有在黑暗中可明确辨认的标识。

4.2·进入规定

4.2.1　在处理危险度 2 级或更高危险度级别的微生物时,在实验室门上应标有国际通用的生物危害警告标志。只有经批准的人员方可进入实验室工作区域。

4.2.2　实验室的门应保持关闭。儿童不应被批准或允许进入实验室工作区域。与实验室工作无关的物品不得带入实验室。

4.2.3　实验室人员须严格按照清洁区、半污染区、污染区进入,污染区、半污染区、清洁区退出,不可逆向而行。

4.3·工作行为要求

4.3.1　按规定执行手卫生(包括洗手等)、淋浴(适用时)等个人日常清洁和消毒。实验区内应束裹长发。不应饮食、抽烟、处理隐形眼镜、使用化妆品,不应存放食品、个人物品、服装等。

4.3.2　不应使用具有潜在污染和(或)火险的物品,不得将装饰品附着在光源、照明装置或实验设备。正确选择和使用个体防护装备,如手套、护目镜、防护服、口罩、帽子、鞋等。

4.3.3　接触危险性材料时应佩戴手套。手套污染、破损后应更换手套;操作完成、离开实验间前应摘手套并洗手。严格遵守洗手规程。不应清洗或重复使用一次性手套。

4.3.4　可能发生病原微生物或其他有害物质进溅时,应佩戴防护眼镜或面屏,或在遮挡面部的挡板后操作。存在空气传播风险或可能产生气溶胶时,应在生物安全柜中操作。

4.3.5　特殊情况需穿防护服时,应在离开实验区前按程序脱卸。工作用鞋要防水、防滑、耐扎、舒适,不可露脚趾。

4.3.6　安全使用移液管,应使用机械移液装置,严禁口吸。

4.3.7　配备降低锐器损伤风险的装置并建立操作规程。在使用锐器时应注意:① 不应弯曲、截断、破坏针头等锐器,不应从一次性注射器上取下针头或回套针帽。必要时,使用专用的工具操作;② 使用后锐器应置于锐器盒,不应超过规定的盛放容量;③ 重复利用的锐器应置于防穿刺容器,采用适当的方式消毒、清洁、灭菌处理;④ 不应直接用手处理破碎的玻璃器具等,尽量避免使用易碎的器具。

4.3.8　按规程操作,避免发生溢洒、进溅或产生气溶胶,如不正确的离心操作、移液操作等。工作结束或发生危险材料溢洒后,应及时使用适当的消毒剂对工作台面和被污染处进行处理。

4.3.9　建立良好的内务管理习惯。感染性医疗废物处置前应进行可靠的消毒。需要运出实验室进行消毒的废物,应置于专用的防渗漏容器中,并对容器表面消毒后运送。

4.3.10　运出实验室的危险材料,应按照国家和地方的要求进行包装。应采取有效的防昆虫和啮齿类动物的措施,如防虫纱窗、挡鼠板等。

4.4·上岗培训和能力评估与确认参照《人员培训程序》。

4.5·制订有关个人健康状况监督计划、职业禁忌证。必要时,为工作人员提供免疫计划、医学咨询或指导。

参考文献

[1] 中国合格评定国家认可委员会.医学实验室质量和能力认可准则:CNAS－CL02:2023[S/OL].(2023－06－01)[2023－09－26].https://www.cnas.org.cn/rkgf/sysrk/jbzz/2023/06/911424.shtml.

[2] 中国合格评定国家认可委员会.医学实验室质量和能力认可准则的应用要求:CNAS－CL02－A001:2023[S/OL].(2023－08－01)[2023－09－26].https://www.cnas.org.cn/rkgf/sysrk/rkyyzz/2023/08/912141.shtml.

(吴文娟　周庭银)

生物安全事故应急处置程序

×××医院检验科微生物组作业指导书	文件编号：××-JYK-××-××-××	
版次/修改：第　版/第　次修改	生效日期：	第　页 共　页
编写人：	审核人：	批准人：

1. 目的

规范实验室生物安全事故应急处置程序，确保实验室安全。

2. 范围

微生物室。

3. 职责

微生物室全体工作人员执行本程序。

4. 程序

微生物室应急管理如下。

4.1·报告：检验人员在工作中若发现微生物室有生物安全隐患、紧急意外事件、事故、火灾等，应立即向有关人员报告；若发现微生物室人员出现相应致病微生物感染症状时，应立即就地隔离治疗，上报有关部门。

4.2·微生物室须配备应急设备，如急救箱、合适的灭火器、消毒设备、个人防护设备、划分危险区域界限的器材和警告标志等。

4.3·微生物室内应张贴实验室负责人、生物安全责任人、消防队、医务科值班、保卫科及水、气和电维修部门等的电话号码及地址。

4.4·处理措施及应急程序

4.4.1　值班人员发现停电或停水时应尽快通知医院有关部门，在未恢复供水前，实验人员须用乙醇/快速手消液消毒双手。

4.4.2　当发生潜在危害化学物质吸入时，应立即报告安全责任人和微生物室负责人，按《二级生物安全管理程序》退出微生物室进行观察，必要时接受医学监护观察。

4.4.3　当发生试管等容器破损及感染性物质溢出时，立即用浸消毒剂的软布或纸巾覆盖，玻璃碎片应用镊子清理。

4.4.4　个人防护失败（手套或口罩破裂、脱落）时应马上停止试验，皮肤表面用75％乙醇消毒并彻底清洗后，更换备用手套或口罩。

4.4.5　当遭遇火灾、水灾、地震等自然灾害时应立即停止试验，切忌惊慌失措，按《二级生物安全管理程序》有序撤离现场。

参考文献

[1] 中国合格评定国家认可委员会.医学实验室质量和能力认可准则：CNAS-CL02；2023[S/OL].(2023-06-01)[2023-09-26].https://www.cnas.org.cn/rkgf/sysrk/jbzz/2023/06/911424.shtml.

[2] 中国合格评定国家认可委员会.医学实验室质量和能力认可准则的应用要求：CNAS-CL02-A001；2023[S/OL].(2023-08-01)[2023-09-26].https://www.cnas.org.cn/rkgf/sysrk/rkyyzz/2023/08/912141.shtml.

（周庭银）

生物安全防护程序

×××医院检验科微生物组作业指导书		文件编号：××-JYK-××-××-××	
版次/修改：第　版/第　次修改		生效日期：	第　页 共　页
编写人：	审核人：		批准人：

1. 目的

规范微生物室生物安全防护，确保实验室安全。

2. 范围

微生物室。

3. 职责

微生物室全体工作人员执行本程序。

4. 程序

4.1・建立微生物室生物安全防护制度，编写制定本微生物室生物安全手册并严格执行，手册中至少包括以下内容：评估实验中检出的微生物的危害级别、标准或特殊安全操作规程、个人防护要求、意外发生时紧急处理程序、生物废物处置方法、实验设备安全消毒程序、内务管理制度、员工培训方法与记录。

4.2・定期组织实验人员的培训，主要从以下方面进行：微生物室生物安全操作及微生物实验室潜在的生物危害类型（来自临床标本的病毒、细菌、毒素和寄生虫；细菌和真菌培养物的传染性等）。

4.3・微生物室感染途径

4.3.1　吸入含病原菌的气溶胶引起的感染：易形成气溶胶的实验用具及操作有细菌接种环（棒）、移液管、离心机、标本混合和振荡、开启培养皿、标本涂片、液体倾注和泼洒等。

4.3.2　食入感染（微生物室内进食、喝水等）及黏膜接触感染：接种标本未戴手套、口罩等。

4.3.3　微生物室相关感染原培养物和储存物、临床标本、被上述内容污染的物品。

4.3.4　工作区域中细菌、危险化学品、放射和物理危害的防护水平控制与二级生物安全风险程度相适应，并为关联的办公区域和邻近的公共空间提供安全的工作环境，以降低周围环境的风险。通向出口的走廊和通道应无障碍，应设置紧急喷淋及洗眼、洗手池（非接触式水龙头）。

4.3.5　微生物室分污染区、半污染区和清洁区。污染区：已被病原微生物污染的区域。半污染区：可能被病原菌污染的区域，如更衣室、缓冲间等。清洁区：没有被病原微生物污染的区域，如办公区、会议室等。

4.3.6　工作人员凭IC门禁卡进出微生物室。严格控制外来人员的进入，非本科人员未经许可不得随意进出微生物室。允许进入者，需接受微生物室工作人员的指引，注意安全并避免生物污染，并登记记录（详见《二级生物安全管理程序》）。

4.3.7　职业暴露的管理参见《职业暴露处理程序》。

4.3.8 实验室应确保有潜在危险的生物标本和菌种的运输符合国家法律、法规,防止在运输中泄漏、被盗、被抢、丢失等事故发生,确保万无一失。

参考文献

[1] 中国合格评定国家认可委员会.医学实验室质量和能力认可准则:CNAS-CL02:2023[S/OL].(2023-06-01)[2023-09-26].https://www.cnas.org.cn/rkgf/sysrk/jbzz/2023/06/911424.shtml.

[2] 中国合格评定国家认可委员会.医学实验室质量和能力认可准则的应用要求:CNAS-CL02-A001:2023[S/OL].(2023-08-01)[2023-09-26].https://www.cnas.org.cn/rkgf/sysrk/rkyyzz/2023/08/912141.shtml.

(周庭银　吴文娟)

实验室消毒灭菌程序

×××医院检验科微生物组作业指导书		文件编号：××-JYK-××-××-××	
版次/修改：第　版/第　次修改		生效日期：　　　第　页 共　页	
编写人：	审核人：		批准人：

1. 目的
规范消毒灭菌程序,保证实验室内的环境安全。

2. 范围
适用于微生物实验室内环境日常消毒的操作。

3. 职责
实验室负责人及检验人员、消毒人员执行本程序。

4. 程序
在微生物实验室内必须保证在实验期间每日进行消毒,在操作过程中根据不同的病原微生物实验选择相应的有效消毒液或消毒方法。

4.1·常用消毒方法

4.1.1　3‰ H_2O_2 溶液：主要用于实验室环境空间喷洒消毒。

4.1.2　1 000 mg/L 含氯消毒液：用于实验室环境空间消毒,地面、台面和一般设备的消毒,废弃物、尸体的浸泡处理。

4.1.3　75%医用乙醇：常规用于仪器设备、玻璃窗的表面消毒及日常消毒,实验人员身体表面和双手消毒,门缝喷洒消毒,消毒铺巾上的喷洒。

4.1.4　紫外线灯或移动式紫外线车照射消毒。

4.1.5　高压蒸汽灭菌：本实验室使用121℃,30 min对微生物标本进行灭菌。

4.2·每日工作结束后用1 000 mg/L含氯消毒液对实验台面、地面进行消毒,实验人员按七步洗手法洗手或用免洗手消毒液进行手卫生消毒。

4.3·实验室仪器设备、生物安全柜使用后,台面及玻璃窗的表面等用除含氯消毒液之外的消毒液擦拭消毒,开启紫外线照射30 min以上。

4.4·实验室微生物样本使用高压蒸汽灭菌器121℃ 30 min灭菌后按《废弃物处理程序》处理。

参考文献

[1] 中国合格评定国家认可委员会.医学实验室质量和能力认可准则：CNAS-CL02：2023[S/OL].(2023-06-01)[2023-09-26].https://www.cnas.org.cn/rkgf/sysrk/jbzz/2023/06/911424.shtml.

[2] 中国合格评定国家认可委员会.医学实验室质量和能力认可准则的应用要求：CNAS-CL02-A001：2023[S/OL].(2023-08-01)[2023-09-26].https://www.cnas.org.cn/rkgf/sysrk/rkyyzz/2023/08/912141.shtml.

(周庭银)

疑似高致病性微生物标本管理程序

×××医院检验科微生物组作业指导书		文件编号：××-JYK-××-××-××	
版次/修改：第　　版/第　　次修改		生效日期：	第　页 共　页
编写人：		审核人：	批准人：

1. 目的
规范疑似高致病性微生物标本的处理程序，确保人员、环境的安全。

2. 范围
微生物实验室疑似高致病性微生物标本和细菌。

3. 职责
微生物实验室所有检验人员负责执行本程序。

4. 程序
4.1·高致病性病原微生物是指危害程度为第一类和第二类的微生物。危害程度为第一类的病原微生物是指能引起人类或动物非常严重的疾病，一般不能治愈，容易直接或间接或因偶然接触在人与人，或动物与人，或人与动物，或动物与动物间传播的病原体。

4.2·危害程度为第二类的病原微生物是指能引起人类或动物严重疾病，或造成严重经济损失，但通常不会因偶然接触而在个体间传播，或能使用抗生素、抗寄生虫药治疗的病原体。

4.3·微生物室须根据《人间传染的病原微生物目录》对本实验室可能接收和从事的微生物检测标本进行生物危害评估，危害程度评估至少应包括下列内容：生物因子的种类（已知的、未知的、基因修饰的或未知传染性的生物材料）、来源、传染性、致病性、传播途径、在环境中的稳定性、感染剂量、浓度、动物实验数据、预防和治疗。

4.4·对评估中可能存在疑似高致病性微生物的标本来源制订清单，如可能包含炭疽杆菌、鼠疫耶尔森菌等的样本，主要通过与临床沟通、流行病学调查鉴定样本来源。培训员工，使实验室样本接收人员具备识别疑似高致病性微生物标本的能力。

4.5·遇疑似高致病性微生物标本或细菌时，立即用指定的材料封装并装入到特定的硬质、密闭、防泄漏的容器中，同时向上级汇报。实验室不得自行处理。

4.6·由微生物实验室负责人和科主任联系 CDC，用符合生物安全要求的专用容器由双人专车送至 CDC。

参考文献
[1] 中国合格评定国家认可委员会.医学实验室质量和能力认可准则：CNAS-CL02：2023[S/OL].(2023-06-01)[2023-09-26].https://www.cnas.org.cn/rkgf/sysrk/jbzz/2023/06/911424.shtml.

[2] 中国合格评定国家认可委员会.医学实验室质量和能力认可准则的应用要求：CNAS-CL02-A001：2023[S/OL].(2023-08-01)[2023-09-26].https://www.cnas.org.cn/rkgf/sysrk/rkyyzz/2023/08/912141.shtml.

（周庭银）

废弃物处置程序

×××医院检验科微生物组作业指导书	文件编号：××-JYK-××-××-××	
版次/修改：第　　版/第　　次修改	生效日期：	第　　页 共　　页
编写人：	审核人：	批准人：

1. 目的

规范废弃物处理程序,减少微生物室废弃物对人员及环境的危害。

2. 范围

微生物室内所有废弃物。

3. 职责

微生物室所有工作人员执行此程序。

4. 程序

4.1·微生物室必须有专门盛放废异物的容器,对于使用过的培养器皿和试管进行消毒处理后,才可以清洗和废弃,防止污染环境。

4.2·对于测试过程中发现带有致病性的样品,应采用固定场所深埋、焚烧等办法,以免造成交叉污染。

4.3·凡是微生物室所用的废纸、生活垃圾和微生物室废弃物应分类收集,不得乱丢。生活垃圾应放在黑色塑料袋中;微生物室废弃物应放置在黄色塑料袋中,黄色塑料袋应有生物危害警示标志,盛装的微生物室废弃物不应超过总容量的3/4;感染性废物和化学性废物应分开存放,并贴上警示标志,做好标签;损伤性废物应放入利器盒,盒外应贴上警示标志,做好标签。所有标签内容应包括日期、科室名称、微生物室废物类别、特别说明。

4.4·微生物室废物盛放容器应封口,防止泄漏。如果包装物或容器外表面被污染,应增加一层包装;清洁人员在运送过程中应防止微生物室废弃物泄漏、流失和扩散,并防止微生物室废物直接与身体接触。

4.5·废弃物运送到废物处理中心统一焚烧处理。含微生物的废物如血平板等先高压灭菌处理后由清洁人员按固定路线运送到医院集中暂存场所,运送前应检查包装物的标志、标签、封口是否符合要求,不符合要求的不得运送。

参考文献

[1] 中国合格评定国家认可委员会.医学实验室质量和能力认可准则：CNAS-CL02：2023[S/OL].(2023-06-01)[2023-09-26].https://www.cnas.org.cn/rkgf/sysrk/jbzz/2023/06/911424.shtml.

[2] 中国合格评定国家认可委员会.医学实验室质量和能力认可准则的应用要求：CNAS-CL02-A001：2023[S/OL].(2023-08-01)[2023-09-26].https://www.cnas.org.cn/rkgf/sysrk/rkyyzz/2023/08/912141.shtml.

(周庭银)

菌(毒)种管理程序

×××医院检验科微生物组作业指导书		文件编号：××-JYK-××-××-××	
版次/修改：第　　版/第　　次修改		生效日期：	第　页 共　　页
编写人：	审核人：		批准人：

1. 目的
规范菌种管理程序,确保微生物检验结果可溯源性。

2. 范围
微生物实验室保存的标准菌株和来自临床标本的菌株。

3. 职责
微生物实验室检验人员正确保管、使用菌株,并确保实验室生物安全。

4. 程序
4.1·质控菌株的用途及来源：质控菌株主要包括标准菌株(购买于美国菌种保藏中心)和室间质评标本分离株(国家卫生健康委员会临床检验中心及省/市质控中心);标准菌株均为 ATCC 菌株,主要用于药物敏感试验和菌株鉴定试剂的室内质控。

4.2·临床分离株：日常工作中的临床分离株,可按需要留取菌种保存,主要应用于流行病学调查和科研等。

4.3·微生物室要由专人负责菌种,双人双锁。个人不得擅自保留菌种,必须由科室进行统一编号,进行入库管理。

4.4·标准菌株保存管一经解冻使用后,不得再次冻存。

4.5·因工作需要暂时保留的菌种也应按规定的时间销毁。对无用的菌种在销毁时要经科主任审批,销毁时应有两人以上参加,菌种必须装在密封的专用容器内高压灭菌销毁,并做好销毁记录。

4.6·菌种失窃要及时报告处理,并有相应的应急预案。

4.7·制作"菌种管理登记表",其内容包括：名称、来源、存入/取出数量、使用日期、保管人、剩余量、库存量。

参考文献

[1] 中国合格评定国家认可委员会.医学实验室质量和能力认可准则：CNAS-CL02：2023[S/OL].(2023-06-01)[2023-09-26].https://www.cnas.org.cn/rkgf/sysrk/jbzz/2023/06/911424.shtml.

[2] 中国合格评定国家认可委员会.医学实验室质量和能力认可准则的应用要求：CNAS-CL02-A001：2023[S/OL].(2023-08-01)[2023-09-26].https://www.cnas.org.cn/rkgf/sysrk/rkyyzz/2023/08/912141.shtml.

(周庭银)

职业暴露处置程序

×××医院检验科微生物组作业指导书		文件编号：××-JYK-××-××-××	
版次/修改：第　版/第　次修改		生效日期：　　　　　第　页 共　页	
编写人：	审核人：		批准人：

1. 目的

规范职业暴露处理程序。

2. 范围

适用于由主观因素、物理因素、化学性因素、生物性因素造成的损伤。

3. 职责

微生物室全体人员执行本程序。

4. 程序

4.1 · 主观因素：有些检验人员操作不规范，无菌观念不强，对潜在的隐患认识不足，自我保护意识淡薄，操作时未戴口罩、手套、帽子，接种标本做鉴定和药敏试验时未在生物安全柜内操作，接电话不脱手套，在操作间吃东西、喝水，穿着工作服随意进出休息室、会议室及值班室等。以上种种思想上重视不够的行为都会导致职业暴露的发生。

4.2 · 物理因素：微生物检验人员每天操作中都会使用如采血针注射器、接种针、试管、吸头、玻片剪刀等物品，皮肤容易被污染的利器刺伤，或被含有病原体的血液、体液喷溅，如在转种阳性血瓶时，有些细菌产生气体，注射器抽取时培养物易喷出，不慎入眼或其他部位引起机会感染。

4.3 · 化学性因素：微生物室所使用的革兰染色液、抗酸染色液、乙醇、乙醚、含氯消毒剂等，这些物品在配制或使用时，强烈的挥发性、腐蚀性和刺激性对人体呼吸道、皮肤、眼睛、神经系统造成损伤。

4.4 · 生物性因素：微生物室检验人员在日常工作中，接触的均是携带各种病原微生物的血液、脑脊液、胸腔积液、痰液、脓液、粪便等标本，再如标本容器未拧紧，打开培养皿盖观察菌落特征、嗅气味等，操作的各个环节都存在被感染的危险。所有细节未按规程操作都会因病原菌气溶胶产生或者被细菌污染黏膜或破损皮肤造成感染。

参考文献

[1] 中国合格评定国家认可委员会.医学实验室质量和能力认可准则：CNAS-CL02：2023[S/OL].(2023-06-01)[2023-09-26].https://www.cnas.org.cn/rkgf/sysrk/jbzz/2023/06/911424.shtml.

[2] 中国合格评定国家认可委员会.医学实验室质量和能力认可准则的应用要求：CNAS-CL02-A001：2023[S/OL].(2023-08-01)[2023-09-26].https://www.cnas.org.cn/rkgf/sysrk/rkyyzz/2023/08/912141.shtml.

（周庭银）

标本溢洒处置程序

×××医院检验科微生物组作业指导书	文件编号：××-JYK-××-××-××
版次/修改：第　　版/第　　次修改	生效日期：　　　　第　页 共　页
编写人：	审核人：　　　　批准人：

1. 目的

规范微生物标本溢洒处置程序，避免交叉污染。

2. 范围

微生物室地面、环境及设施设备。

3. 职责

检验人员和保洁人员均需熟知本程序。

4. 程序

4.1·溢洒处理工具包：通常包括以下内容。

4.1.1　对病原微生物有效的消毒液，消毒液需要按使用要求配制。

4.1.2　镊子或钳子、一次性刷子、硬纸板、一次性塑料铲、可高压的扫帚和簸箕，或其他处理锐器的装置。

4.1.3　足够的纱布、纸巾或其他适宜的吸收材料。

4.1.4　用于盛放生物危险物质溢洒物及清理物品的医用垃圾袋或容器。

4.1.5　防护用品：包括防护服/隔离衣、一次性乳胶手套、帽子、面屏/护目镜、医用外科口罩/医用防护口罩、防水鞋套等。

4.1.6　溢洒处理警示标识，如"生物危害"；以及禁止标识，如"禁止入内"等。

4.1.7　其他专用的工具等。

注意：需明确标示溢洒处理工具包的存放地点，存放地点宜就近、易拿取。

4.2·溢洒后撤离实验室原则

4.2.1　不含有高致病性病原微生物菌株及标本发生溢洒，实验人员应立即进行溢洒处理，无需撤离房间。

4.2.2　如发生疑似高致病性病原微生物菌株及标本溢洒，现场人员应立即通知实验室内所有人员迅速离开，在撤离的过程中注意防护气溶胶。关门并张贴"禁止入内""生物危害"等相关标识，至少30 min后方可进入现场处理溢洒物。

4.2.3　撤离人员按照离开实验室的程序脱去个体防护装备，用适当的消毒剂和水清洗所暴露皮肤。

4.2.4　立即通知实验室主管人员。必要时由实验室主管人员安排专人清除溢洒物。

4.3·台面及地面溢洒的处理

4.3.1　处理溢洒的人员应穿戴适当的个体防护装备（如防水鞋套、防护服/隔离衣、医用外科口罩/医用防护口罩、双层乳胶手套、护目镜/面屏等），通常需要两人共同处理溢洒物，必要时，还需一名现场指导人员。

4.3.2　判断溢洒程度,用纸巾(或其他吸收材料)覆盖溢洒物,小心从外围向中心倾倒适量的消毒剂,使合适浓度的消毒剂与溢洒物混合并作用 30 min。到作用时间后,小心将吸收了溢洒物的纸巾(或其他吸收材料)连同溢洒物一同收集到医用垃圾袋或容器中,并用新的纸巾(或其他吸收材料)擦拭干净,置于医用垃圾袋中封好。

4.3.3　如果溢洒物中含破碎的玻璃或其他锐器,不得直接用手接触,应用处理锐器的硬纸板、簸箕或一次性塑料铲进行收集,或用镊子或钳子将破碎的锐器夹出,然后再用镊子或钳子夹新的纸巾(或其他吸收材料)擦拭干净。所有一次性用具应与所处理物一并置于适当大小的锐器盒中,非一次性用品(如镊子等)应置于消毒液中浸泡。

4.3.4　用消毒剂擦拭可能被污染的区域。

4.4·生物安全柜内溢洒的处理

4.4.1　处理溢洒物时不要将头伸入安全柜内,也不要将脸直接面对前操作口,而应处于前视面板的后方。选择消毒剂时需要考虑消毒剂对生物安全柜的腐蚀性。如果溢洒的量不足 1 mL 时,可直接用消毒剂浸湿的纸巾(或其他吸收材料)擦拭。

4.4.2　如溢洒量大或容器破碎,宜按如下操作。

4.4.2.1　使生物安全柜保持开启状态,等待至少 5 min。

4.4.2.2　清理溢洒的人员应戴医用外科口罩或医用防护口罩、双层乳胶手套,必要时穿防护服、戴护目镜或面屏等防护用具。

4.4.2.3　在溢洒物上覆盖浸有消毒剂的吸收材料,作用至少 30 min。必要时,用消毒剂浸泡工作表面及排水沟和接液槽。

4.4.2.4　小心将吸收了溢洒物的纸巾(或其他吸收材料)连同溢洒物收集到医用垃圾袋或容器中,并用新的纸巾(或其他吸收材料)将剩余物质吸净;破碎的玻璃或其他锐器要用镊子或钳子处理。

4.4.2.5　用消毒剂擦拭或喷洒安全柜内壁、工作相关的物品表面及前视窗的内侧;作用 30 min 后,清水擦拭。

4.4.2.6　如果用消毒剂浸泡接液槽,应作用至少 30 min 后,清水冲洗,擦拭干净。

4.5·离心机内溢洒、泄露的处理

4.5.1　如果离心结束后开启离心机盖子时发现离心管破碎或出现溢洒、泄露,应立即小心关上离心机盖;如果离心期间发生离心管破碎,应立即按下停止键,不要开启离心机盖。切断离心机的电源,至少 30 min 后开始清理工作。

4.5.2　清理人员应穿戴适当的个体防护装备,准备好清理工具。必要时,需要佩戴呼吸保护装置。

4.5.3　开启离心机盖,如果生物安全密封盖未破裂,将吊篮或转头小心取出转移到生物安全柜内,用消毒液喷洒其外壁,小心打开生物安全密封盖,用镊子取出完好的离心管,用消毒液喷洒离心管外壁,作用 30 min 后用纱布或纸巾擦拭干净。用镊子取出离心杯中损坏的离心管放置锐器盒中。

4.5.4　开启离心机盖,如果生物安全密封盖破裂,向离心机内喷洒无腐蚀性的消毒液,关闭离心机盖,30 min 后,小心用镊子取出破裂的生物安全密封盖、离心管及可拆卸的部件,用镊子夹纱布或纸巾将离心机中的碎片和消毒液擦拭干净。

4.5.5 如果离心机没有配备生物安全密封盖,开启离心机盖后,向离心机内喷洒无腐蚀性的消毒液,关闭离心机盖,30 min后,取出吊篮或转头小心转移到生物安全柜内,用镊子夹取破损的离心管,放入锐器盒中。用纱布或纸巾将离心机内壁及其他无法拆卸的部件擦拭干净,再用清水擦拭,完全晾干后,经专业工程师确认正常后使用。

4.5.6 将破损的且带有锐利端的部件及离心管放置锐器盒中,其他医疗废物置入医用垃圾袋中封好。吊篮、转头及其他可拆卸的部件浸泡在消毒液中2 h后洗涮干净备用,必要且适用时,可高压灭菌。

4.6·溢洒处理后程序:按程序脱去个体防护装备,将暴露部位向内折,置于医用垃圾袋中封好。按七步洗手法洗手。

注意:上述所有医疗废物按国家、地方的医疗废物处理相关规定进行处理。

4.7·评估和报告

4.7.1 对溢洒处理过程和效果进行评估,必要时对实验室进行彻底的消毒处理和对暴露人员进行医学评估。

4.7.2 按程序记录相关过程和报告。

参考文献

[1] 中国合格评定国家认可委员会.医学实验室质量和能力认可准则:CNAS-CL02:2023[S/OL].(2023-06-01)[2023-09-26].https://www.cnas.org.cn/rkgf/sysrk/jbzz/2023/06/911424.shtml.

[2] 中国合格评定国家认可委员会.医学实验室质量和能力认可准则的应用要求:CNAS-CL02-A001:2023[S/OL].(2023-08-01)[2023-09-26].https://www.cnas.org.cn/rkgf/sysrk/rkyyzz/2023/08/912141.shtml.

(吴文娟)

第二篇

标准操作规程

第五章
性能验证标准操作规程

革兰染色性能验证标准操作规程

×××医院检验科微生物组作业指导书		文件编号：××-JYK-××-××-××	
版次/修改：第　　版/第　　次修改		生效日期：	第　　页 共　　页
编写人：	审核人：		批准人：

1. 验证目的

规范革兰染色检查性能验证标准化操作，确保革兰染色检查性能验证报告正确。

2. 适用范围

使用新的染色方法前、更换厂家或品牌后应进行性能验证。

3. 验证菌株

金黄色葡萄球菌等 5 株。

4. 验证前准备

4.1·制备新鲜菌悬液模拟标本。

4.2·人员：经培训有涂片和镜检能力的实验室人员。

5. 验证方案

5.1·验证过程：模拟标本以"1、2、3……"编号。由操作人员进行菌悬液涂片、革兰染色和镜检，记录革兰染色的性能特点，并填写下表。

革兰染色涂片镜检性能验证表

编号	已知菌株		对照菌株		是否符合
	菌　名	性能特点	菌　名	性能特点	
例1	金黄色葡萄球菌	G^+ 球菌，呈紫蓝色	大肠埃希菌	G^- 杆菌，呈红色	符合
2					
3					
4					
5					

操作人员：　　　　　　　　　审核人：　　　　　　　日期：20××年×月×日

5.2·可接受标准：若金黄色葡萄球菌等 5 株经性能验证符合预期染色性能特点，则验证通过。

6. 性能验证报告

6.1·验证报告：包括性能验证记录表、实验室负责人对验证结果作出的评论。

6.2·将所有原始数据、汇总结果、总结报告整理后存档保存。

6.3·验证报告经负责人审核后签字批准。经授权后可查询数据和报告。

7. 备注

7.1·审核人（高年资微生物检验人员）确认结果正确与否。

7.2·所有从事涂片染色镜检的工作人员均需接受各种染色方法标准操作的培训,且需进行辨色力检查。

7.3·应至少选择 5 株菌,所用的菌株为标准菌株、QC 菌株或经过明确鉴定的临床菌株。

参考文献

［1］中国合格评定国家认可委员会.医学实验室质量和能力认可准则的应用要求：CNAS－CL02－A001：2023［S/OL］.(2023－08－01)［2023－09－26］.https://www.cnas.org.cn/rkgf/sysrk/rkyyzz/2023/08/912141.shtml.

［2］国家卫生健康委员会.临床微生物检验基本技术标准：WS/T 805—2022［S/OL］.(2022－11－02)［2023－09－26］.http://www.nhc.gov.cn/wjw/s9492/202211/d9bbe1d4d4cf49408bbbb65ae401aeb5.shtml.

（周庭银）

萋尼法抗酸染色性能验证标准操作规程

×××医院检验科微生物组作业指导书	文件编号：××-JYK-××-××-××	
版次/修改：第　　版/第　　次修改	生效日期：	第　　页 共　　页
编写人：	审核人：	批准人：

1. 验证目的

规范萋尼法抗酸染色检查性能验证标准化操作,确保分枝杆菌染色结果准确。

2. 适用范围

使用新的染色方法前、更换厂家或品牌后应进行性能验证。

3. 验证菌株

快生长分枝杆菌等5株。

4. 验证前准备

4.1·制备新鲜菌悬液模拟标本。

4.2·人员：经培训有涂片和镜检能力的实验室人员。

5. 验证方案

5.1·验证过程：标本以"1、2、3……"编号。由操作人员进行菌悬液涂片、萋尼法抗酸染色和镜检,记录抗酸染色的性能特点,并填写下表。

萋尼法抗酸染色涂片镜检性能验证表

编号	已 知 菌 株		对 照 菌 株		是否符合
	菌　名	性能特点	菌　名	性能特点	
例1	快生长分枝杆菌	抗酸染色阳性,呈红色	大肠埃希菌	抗酸染色阴性,呈蓝色	符合
2					
3					
4					
5					

操作人员：　　　　　　　　　　审核人：　　　　　　　　　　日期：20××年×月×日

5.2·可接受标准：若快生长分枝杆菌等5株符合预期染色性能特点,则验证通过。

6. 性能验证报告

6.1·验证报告：包括性能验证记录表、实验室负责人对验证结果作出的评论。

6.2·将所有原始数据、汇总结果、总结报告整理后存档保存。

6.3·验证报告经负责人审核后签字批准。经授权后可查询数据和报告。

7. 备注

7.1·审核人(高年资微生物检验人员)确认结果正确与否。

7.2·所有从事涂片染色镜检的工作人员均需接受各种染色方法标准操作的培训,且需进行辨色力检查。

7.3·应至少选择 5 株菌,所用的菌株为标准菌株、QC 菌株或经过明确鉴定的临床菌株。

7.4·萋尼法抗酸染色时大肠埃希菌作对照,抗酸染色阴性呈蓝色。

参考文献

[1] 中国合格评定国家认可委员会.医学实验室质量和能力认可准则的应用要求:CNAS‐CL02‐A001:2023[S/OL].(2023‐08‐01)[2023‐09‐26].https://www.cnas.org.cn/rkgf/sysrk/rkyyzz/2023/08/912141.shtml.

[2] 国家卫生健康委员会.临床微生物检验基本技术标准:WS/T 805—2022[S/OL].(2022‐11‐02)[2023‐09‐26].http://www.nhc.gov.cn/wjw/s9492/202211/d9bbe1d4d4cf49408bbbb65ae401aeb5.shtml.

(周庭银)

荧光法抗酸染色性能验证标准操作规程

×××医院检验科微生物组作业指导书	文件编号：××-JYK-××-××-××	
版次/修改：第　　版/第　　次修改	生效日期：	第　　页 共　　页
编写人：	审核人：	批准人：

1. 验证目的

规范荧光法抗酸染色检查性能验证标准化操作,确保分枝杆菌染色结果准确。

2. 适用范围

使用新的染色方法前、更换厂家或品牌后应进行性能验证。

3. 验证菌株

快生长分枝杆菌等5株。

4. 验证前准备

4.1·制备新鲜菌悬液模拟标本。

4.2·经培训有涂片和镜检能力的实验室人员。

5. 验证方案

5.1·验证过程：标本以"1、2、3……"编号。由操作人员进行菌悬液涂片、荧光法抗酸染色和镜检,记录荧光法抗酸染色的性能特点,并填写下表。

荧光法抗酸染色涂片镜检性能验证表

编号	已 知 菌 株		对 照 菌 株		是否符合
	菌 名	性能特点	菌 名	性能特点	
例1	快生长分枝杆菌	菌体呈亮黄色	大肠埃希菌	菌体无颜色	符合
2					
3					
4					
5					

操作人员：　　　　　　　　　　审核人：　　　　　　　　日期：20××年×月×日

5.2·可接受标准：若快生长分枝杆菌等5株进行性能验证,符合预期染色性能特点,则验证通过。

6. 性能验证报告

6.1·验证报告：包括性能验证记录表、实验室负责人对验证结果作出的评论。

6.2·将所有原始数据、汇总结果、总结报告整理后存档保存。

6.3·验证报告经负责人审核后签字批准。经授权后可查询数据和报告。

7. 备注

7.1·应至少选择5株菌,所用的菌株为标准菌株、QC菌株或经过明确鉴定(如质谱或

DNA 序列分析确定）的临床菌株。

7.2·所有从事涂片染色镜检的工作人员均需接受各种染色方法标准操作的培训，且需进行辨色力检查。

参考文献

［1］ 中国合格评定国家认可委员会.医学实验室质量和能力认可准则的应用要求：CNAS－CL02－A001：2023［S/OL］.（2023－08－01）［2023－09－26］.https://www.cnas.org.cn/rkgf/sysrk/rkyyzz/2023/08/912141.shtml.

［2］ 国家卫生健康委员会.临床微生物检验基本技术标准：WS/T 805—2022［S/OL］.（2022－11－02）［2023－09－26］.http://www.nhc.gov.cn/wjw/s9492/202211/d9bbe1d4d4cf49408bbbb65ae401aeb5.shtml.

（周庭银）

弱抗酸染色性能验证标准操作规程

×××医院检验科微生物组作业指导书	文件编号：××-JYK-××-××-××	
版次/修改：第　　版/第　　次修改	生效日期：	第　页 共　页
编写人：	审核人：	批准人：

1. 验证目的
规范弱抗酸染色检查性能验证标准化操作,确保诺卡菌属染色结果准确。

2. 适用范围
使用新的染色方法前、更换厂家或品牌后应进行性能验证。

3. 验证菌株
诺卡菌属等 5 株。

4. 验证前准备
4.1 · 制备新鲜菌悬液模拟标本。

4.2 · 经培训有涂片和镜检能力的实验室人员。

5. 验证方案
5.1 · 验证过程：标本以"1、2、3……"编号。由操作人员进行菌悬液涂片、弱抗酸染色和镜检,记录弱抗酸染色的性能特点,并填写下表。

弱抗酸染色涂片镜检性能验证表

编号	已 知 菌 株		对 照 菌 株		是否符合
	菌 名	性能特点	菌 名	性能特点	
例 1	星形诺卡菌	菌体呈红色	大肠埃希菌	菌体呈蓝色	符合
2					
3					
4					
5					

操作人员：　　　　　　　　　审核人：　　　　　　　　　日期：20××年×月×日

5.2 · 可接受标准：若星形诺卡菌等 5 株经性能验证符合预期染色性能特点,则验证通过。

6. 性能验证报告
6.1 · 验证报告：包括性能验证记录表、实验室负责人对验证结果作出的评论。

6.2 · 将所有原始数据、汇总结果、总结报告整理后存档保存。

6.3 · 验证报告经负责人审核后签字批准。经授权后可查询数据和报告。

7. 备注
7.1 · 应至少选择 5 株菌,所用的菌株为标准菌株、QC 菌株或经过明确鉴定(如质谱或

DNA 序列分析确定）的临床菌株。

7.2·所有从事涂片染色镜检的工作人员均需接受各种染色方法标准操作的培训，且需进行辨色力检查。

7.3·弱抗酸染色用大肠埃希菌作阴性对照，菌体呈蓝色。

参考文献

[1] 中国合格评定国家认可委员会.医学实验室质量和能力认可准则的应用要求：CNAS－CL02－A001：2023［S/OL］.（2023－08－01）［2023－09－26］.https://www.cnas.org.cn/rkgf/sysrk/rkyyzz/2023/08/912141.shtml.

[2] 国家卫生健康委员会.临床微生物检验基本技术标准：WS/T 805—2022［S/OL］.（2022－11－02）［2023－09－26］.http://www.nhc.gov.cn/wjw/s9492/202211/d9bbe1d4d4cf49408bbbb65ae401aeb5.shtml.

（周庭银）

墨汁染色性能验证标准操作规程

×××医院检验科微生物组作业指导书	文件编号：××-JYK-××-××-××	
版次/修改：第　　版/第　　次修改	生效日期：	第　页 共　页
编写人：	审核人：	批准人：

1. 验证目的

规范墨汁染色性能验证标准化操作，确保新型隐球菌染色结果准确。

2. 适用范围

使用新的染色方法前、更换厂家或品牌后应进行性能验证。

3. 验证菌株

新型隐球菌（脑心浸液培养物）等 5 株。

4. 验证前准备

4.1·制备新鲜菌悬液模拟标本。

4.2·经培训有涂片和镜检能力的实验室人员。

5. 验证方案

5.1·验证过程：标本以"1、2、3……"编号。由操作人员进行菌悬液涂片、墨汁染色和镜检，记录墨汁染色的性能特点，并填写下表。

墨汁染色涂片镜检性能验证表

编号	已 知 菌 株		对 照 菌 株		是否符合
	菌 名	性能特点	菌 名	性能特点	
例 1	新型隐球菌（脑心浸液培养物）	酵母样孢子周围有明亮的荚膜	白念珠菌	酵母样孢子周围无明亮荚膜	符合
2					
3					
4					
5					

操作人员：　　　　　　　　　　　审核人：　　　　　　　　日期：20××年×月×日

5.2·可接受标准：若新型隐球菌等 5 株墨汁染色符合预期染色性能特点，则验证通过。

6. 性能验证报告

6.1·验证报告：包括性能验证记录表、实验室负责人对验证结果作出的评论。

6.2·将所有原始数据、汇总结果、总结报告整理后存档保存。

6.3·验证报告经负责人审核后签字批准。经授权后可查询数据和报告。

7. 备注

7.1·应至少选择 5 株菌，所用的菌株为标准菌株、QC 菌株或经过明确鉴定（如质谱或DNA 序列分析确定）的临床菌株。

7.2·所有从事涂片染色镜检的工作人员均需接受各种染色方法标准操作的培训,且需进行辨色力检查。

7.3·新型隐球菌:黑色背景下可见酵母样孢子周围有明亮的荚膜。

7.4·墨汁染色用白念珠菌作阴性对照,黑色背景下未见明亮的荚膜。

参考文献

[1] 中国合格评定国家认可委员会.医学实验室质量和能力认可准则的应用要求:CNAS-CL02-A001:2023[S/OL].(2023-08-01)[2023-09-26].https://www.cnas.org.cn/rkgf/sysrk/rkyyzz/2023/08/912141.shtml.

[2] 国家卫生健康委员会.临床微生物检验基本技术标准:WS/T 805—2022[S/OL].(2022-11-02)[2023-09-26].http://www.nhc.gov.cn/wjw/s9492/202211/d9bbe1d4d4cf49408bbbb65ae401aeb5.shtml.

(周庭银)

真菌钙荧光白染色性能验证标准操作规程

×××医院检验科微生物组作业指导书		文件编号：××-JYK-××-××-××	
版次/修改：第　　版/第　　次修改	生效日期：		第　　页共　　页
编写人：	审核人：		批准人：

1. 验证目的

真菌钙荧光白染色性能验证标准化操作,确保白念珠菌染色结果准确。

2. 适用范围

使用新的染色方法前、更换厂家或品牌后应进行性能验证。

3. 验证菌株

白念珠菌等 5 株。

4. 验证前准备

4.1·制备新鲜菌悬液模拟标本。

4.2·经培训有涂片和镜检能力的实验室人员。

5. 验证方案

5.1·验证过程：标本以"1、2、3……"编号。由操作人员进行菌悬液涂片、真菌钙荧光白染色和镜检,记录真菌钙荧光白染色的性能特点,并填写下表。

真菌钙荧光白染色涂片镜检性能验证表

编号	已 知 菌 株		对 照 菌 株		是否符合
	菌 名	性能特点	菌 名	性能特点	
例 1	白念珠菌	呈亮蓝色荧光	大肠埃希菌	呈弱蓝色荧光	符合
2					
3					
4					
5					

操作人员：　　　　　　　　审核人：　　　　　　　　日期：20××年×月×日

5.2·可接受标准：若白念珠菌等 5 株真菌钙荧光白染色符合预期染色性能特点,则验证通过。

6. 性能验证报告

6.1·验证报告：包括性能验证记录表、实验室负责人对验证结果作出的评论。

6.2·将所有原始数据、汇总结果、总结报告整理后存档保存。

6.3·验证报告经负责人审核后签字批准。经授权后可查询数据和报告。

7. 备注

7.1·应至少选择 5 株菌,所用的菌株为标准菌株、QC 菌株或经过明确鉴定（如质谱或

DNA 序列分析确定)的临床菌株。

7.2·所有从事涂片染色镜检的工作人员均需接受各种染色方法标准操作的培训,且需进行辨色力检查。

7.3·白念珠菌的菌丝及孢子均呈亮蓝色,结构清晰明显。

7.4·真菌钙荧光白染色用大肠埃希菌作阴性对照,呈弱蓝色荧光。

参考文献

[1] 中国合格评定国家认可委员会.医学实验室质量和能力认可准则的应用要求:CNAS - CL02 - A001:2023[S/OL].(2023 - 08 - 01)[2023 - 09 - 26].https://www.cnas.org.cn/rkgf/sysrk/rkyyzz/2023/08/912141.shtml.

[2] 国家卫生健康委员会.临床微生物检验基本技术标准:WS/T 805—2022[S/OL].(2022 - 11 - 02)[2023 - 09 - 26].http://www.nhc.gov.cn/wjw/s9492/202211/d9bbe1d4d4cf49408bbbb65ae401aeb5.shtml.

(周庭银)

乳酸酚棉蓝染色性能验证标准操作规程

×××医院检验科微生物组作业指导书		文件编号：××–JYK–××–××–××	
版次/修改：第　　版/第　　次修改		生效日期：　　　　　第　页 共　页	
编写人：		审核人：	批准人：

1. 验证目的

乳酸酚棉蓝染色性能验证标准化操作,确保丝状真菌(如曲霉菌属)等染色结果准确。

2. 适用范围

使用新的染色方法前、更换厂家或品牌后应进行性能验证。

3. 验证菌株

烟曲霉等 5 株。

4. 验证前准备

4.1·制备新鲜菌悬液模拟标本。

4.2·经培训有涂片和镜检能力的实验室人员。

5. 验证方案

5.1·验证过程：标本以"1、2、3……"编号。由操作人员进行菌悬液涂片、乳酸酚棉蓝染色和镜检,记录乳酸酚棉蓝染色的性能特点,并填写下表。

乳酸酚棉蓝染色涂片镜检性能验证表

编号	已 知 菌 株		对 照 菌 株		是否符合
	菌　名	性能特点	菌　名	性能特点	
例1	烟曲霉	丝状真菌染成蓝色,孢子及菌丝结构清晰	白念珠菌	呈蓝色,无菌丝	符合
2					
3					
4					
5					

操作人员：　　　　　　　　审核人：　　　　　　　日期：20××年×月×日

5.2·可接受标准：若烟曲霉等 5 株乳酸酚棉蓝染色符合预期染色性能特点,则验证通过。

6. 性能验证报告

6.1·验证报告：包括性能验证记录表、实验室负责人对验证结果作出的评论。

6.2·将所有原始数据、汇总结果、总结报告整理后存档保存。

6.3·验证报告经负责人审核后签字批准。经授权后可查询数据和报告。

7. 备注

7.1·应至少选择 5 株菌,所用的菌株为标准菌株、QC 菌株或经过明确鉴定(如质谱或

DNA 序列分析确定)的临床菌株。

7.2·所有从事涂片染色镜检的工作人员均需接受各种染色方法标准操作的培训,且需进行辨色力检查。

7.3·待检真菌培养时间过长会影响染色效果,培养的真菌菌龄过长或真菌已死亡都会影响染色效果。

参考文献

[1] 中国合格评定国家认可委员会.医学实验室质量和能力认可准则的应用要求:CNAS - CL02 - A001:2023[S/OL].(2023 - 08 - 01)[2023 - 09 - 26].https://www.cnas.org.cn/rkgf/sysrk/rkyyzz/2023/08/912141.shtml.

[2] 国家卫生健康委员会.临床微生物检验基本技术标准:WS/T 805—2022[S/OL].(2022 - 11 - 02)[2023 - 09 - 26].http://www.nhc.gov.cn/wjw/s9492/202211/d9bbe1d4d4cf49408bbbb65ae401aeb5.shtml.

(周庭银)

六胺银染色性能验证标准操作规程

×××医院检验科微生物组作业指导书		文件编号：××-JYK-××-××-××	
版次/修改：第　　版/第　　次修改		生效日期：	第　页 共　页
编写人：		审核人：	批准人：

1. 验证目的

六胺银染色性能验证标准化操作,确保肺孢子菌等染色结果准确。

2. 适用范围

使用新的染色方法前、更换厂家或品牌后应进行性能验证。

3. 验证菌株

肺孢子菌六胺银染色既往阳性标本等 5 株。

4. 验证前准备

4.1·制备新鲜菌悬液模拟标本。

4.2·经培训有涂片和镜检能力的实验室人员。

5. 验证方案

5.1·验证过程：标本以"1、2、3······"编号。由操作人员进行菌悬液涂片、六胺银染色和镜检,记录六胺银染色的性能特点,并填写下表。

六胺银染色涂片镜检性能验证表

编号	已 知 菌 株		对 照 菌 株		是否符合
	菌　名	性能特点	菌　名	性能特点	
例 1	肺孢子菌	包囊壁应呈棕黑色,圆形或椭圆形真菌孢子和菌丝染成棕黑色	白念珠菌	棕黑色或黑色,结构清晰明显	符合
2					
3					
4					
5					

操作人员：　　　　　　　　　审核人：　　　　　　　　　日期：20××年×月×日

5.2·可接受标准：若肺孢子菌或白念珠菌等 5 株做六胺银染色符合预期染色性能特点,则验证通过。

6. 性能验证报告

6.1·验证报告：包括性能验证记录表、实验室负责人对验证结果作出的评论。

6.2·将所有原始数据、汇总结果、总结报告整理后存档保存。

6.3·验证报告经负责人审核后签字批准。经授权后可查询数据和报告。

7. 备注

7.1·应至少选择 5 株菌。

7.2·所有从事涂片染色镜检的工作人员均需接受各种染色方法标准操作的培训,且需进行辨色力检查。

7.3·用质控菌株作对照,染色时间适当,以避免染色过深或过浅。染色过深:在检查肺孢子菌时,肺泡中的红细胞可为新月形,染黑后极似肺孢子菌的包囊。染色过浅:容易产生漏诊。

参考文献

[1] 中国合格评定国家认可委员会.医学实验室质量和能力认可准则的应用要求:CNAS-CL02-A001:2023[S/OL].(2023-08-01)[2023-09-26].https://www.cnas.org.cn/rkgf/sysrk/rkyyzz/2023/08/912141.shtml.

[2] 国家卫生健康委员会.临床微生物检验基本技术标准:WS/T 805—2022[S/OL].(2022-11-02)[2023-09-26].http://www.nhc.gov.cn/wjw/s9492/202211/d9bbe1d4d4cf49408bbbb65ae401aeb5.shtml.

(周庭银)

浓缩标本显微镜检查性能验证标准操作规程

×××医院检验科微生物组作业指导书		文件编号：××-JYK-××-××-××	
版次/修改：第　　版/第　　次修改		生效日期：	第　页 共　页
编写人：	审核人：		批准人：

1. 验证目的

规范浓缩标本(以脑脊液为例)显微镜检查的性能验证。

2. 适用范围

对浓缩标本显微镜检查。

3. 验证标本

脑脊液阳性和阴性标本。

4. 验证前准备

4.1·显微镜、细胞离心机、染色液。

4.2·经培训有涂片和镜检能力的实验室人员。

5. 验证方案

5.1·验证过程：标本以"1、2、3……"编号。取脑脊液标本 3～5 mL 用细胞离心机进行离心，做革兰染色，观察涂片质量、镜下有无细菌等。描述并记录结果，填写下表。

浓缩标本(脑脊液)显微镜性能验证表

编号	验证标本	涂片质量	性能特点	菌　株	是否符合
例1	脑脊液	厚薄适宜	革兰阴性双球菌	疑似脑膜炎奈瑟菌	符合
2					
3					
4					
5					

操作人员：　　　　　　　　　审核人：　　　　　　　　　日期：20××年×月×日

5.2·可接受标准：若 5 份(脑脊液及其他标本)浓缩标本涂片厚薄适宜，镜下可见革兰阴性双球菌，疑似脑膜炎奈瑟菌及其他细菌，符合预期性能特点，则通过性能验证。

6. 性能验证报告

6.1·验证报告：包括性能验证记录表、实验室负责人对验证结果作出的评论。

6.2·将所有原始数据、汇总结果、总结报告整理后存档保存。

6.3·验证报告经负责人审核后签字批准。经授权后可查询数据和报告。

7. 备注

7.1·应使用至少 5 份标本进行验证，无菌标本类型应包含阴性和阳性结果。

7.2·实验室经培训考核，并授权显微镜检查岗位工作的所有人员，按脑脊液涂片标准操作规程进行。

参考文献

［1］中国合格评定国家认可委员会.医学实验室质量和能力认可准则的应用要求：CNAS－CL02－A001：2023［S/OL］.（2023－08－01）［2023－09－26］.https://www.cnas.org.cn/rkgf/sysrk/rkyyzz/2023/08/912141.shtml.

［2］国家卫生健康委员会.临床微生物检验基本技术标准：WS/T 805—2022［S/OL］.（2022－11－02）［2023－09－26］.http://www.nhc.gov.cn/wjw/s9492/202211/d9bbe1d4d4cf49408bbbb65ae401aeb5.shtml.

（周庭银）

非浓缩标本显微镜检查性能验证标准操作规程

×××医院检验科微生物组作业指导书		文件编号：××-JYK-××-××-××	
版次/修改：第　　版/第　　次修改		生效日期：　　　　第　　页 共　　页	
编写人：	审核人：		批准人：

1. 验证目的
规范非浓缩标本显微镜检查的性能验证。

2. 适用范围
对非浓缩标本显微镜检查。

3. 验证标本
模拟脓液标本。

4. 验证前准备
4.1·显微镜、染色液。

4.2·经培训有涂片和镜检能力的实验室人员。

5. 验证方案
5.1·验证过程：标本以"1、2、3……"编号。取模拟脓液标本直接涂片，经自然干燥或烘片机烘干，进行革兰染色、镜检，观察涂片质量、镜下有无细菌等。描述并记录结果，填写下表。

非浓缩标本（模拟脓液）显微镜性能验证表

编号	验证标本	已知菌株	涂片质量	性能特点	是否符合
例 1	模拟脓液标本	金黄色葡萄球菌	厚薄适宜	革兰阳性球菌	符合
2					
3					
4					
5					

操作人员：　　　　　　　审核人：　　　　　　　日期：20××年×月×日

5.2·可接受标准：若5份（脓液及其他标本）非浓缩标本涂片厚薄适宜，镜下可见疑似金黄色葡萄球菌及其他细菌，符合预期结果，则性能验证通过。

6. 性能验证报告
6.1·验证报告：包括性能验证记录表、实验室负责人对验证结果作出的评论。

6.2·将所有原始数据、汇总结果、总结报告整理后存档保存。

6.3·验证报告经负责人审核后签字批准。经授权后可查询数据和报告。

7. 备注
应使用至少5份标本进行验证，标本类型应包含阴性和阳性结果。

（周庭银）

一般细菌培养性能验证标准操作规程

×××医院检验科微生物组作业指导书		文件编号：××-JYK-××-××-××	
版次/修改：第　版/第　　次修改		生效日期：	第　页　共　页
编写人：	审核人：		批准人：

1. 验证目的

规范一般细菌培养性能验证，确保检验质量的准确性。

2. 适用范围

对一般细菌培养应进行性能验证。

3. 验证标本

以模拟痰标本一般细菌培养为例。

4. 验证前准备

显微镜、染色液、培养基等。

5. 验证方案

5.1·验证过程：标本以"1、2、3……"编号。观察标本颜色、性状，进行涂片、镜检，观察涂片质量、镜下有无细菌等。根据不同的验证标本选择培养基进行标本接种，置于$5\%\sim10\%$ CO_2 环境中 35℃培养 18～24 h，观察细菌生长情况。次日观察细菌生长情况（四区细菌生长情况、菌落大小和溶血等），并填写下表。

标本一般细菌培养性能验证表

编号	验证标本	已知菌株	涂片质量	性能特点	菌落四区生长情况	是否符合
例 1	模拟痰标本	肺炎链球菌	厚薄适宜	革兰阳性双球菌，成双排列，α 溶血，24 h 菌落较小、脐窝状	1～4 区均可见菌落生长	符合
2						
3						
4						
5						

操作人员：　　　　　　　　　审核人：　　　　　　　　　日期：20××年×月×日

5.2·可接受标准：若 5 份痰及其他标本在血琼脂培养基 24 h 培养呈 α 溶血、脐窝状、较小的菌落，革兰阳性双球菌，呈矛头状双排列肺炎链球菌及其他细菌，符合预期性能特点，则验证通过。

6. 性能验证报告

6.1·验证报告：包括性能验证记录表、实验室负责人对验证结果作出的评论。

6.2·将所有原始数据、汇总结果、总结报告整理后存档保存。

6.3·验证报告经负责人审核后签字批准。经授权后可查询数据和报告。

7. 备注

7.1·审核人(高年资微生物检验人员)确认结果正确与否。

7.2·实验室在开展各种类型标本微生物培养检验前,应针对培养验证目的对本实验室使用的检验程序进行验证。

7.3·一般培养包括各类标本(痰液、尿液、粪便、分泌物、组织等)的细菌(含厌氧菌、结核分枝杆菌)、真菌、支原体等的培养。培养程序包括标本处理、接种、培养基选择和适宜培养条件。

7.4·应使用至少5份标本进行验证,标本类型应包含阴性和阳性结果。

参考文献

[1] 中国合格评定国家认可委员会.医学实验室质量和能力认可准则的应用要求:CNAS-CL02-A001:2023[S/OL].(2023-08-01)[2023-09-26].https://www.cnas.org.cn/rkgf/sysrk/rkyyzz/2023/08/912141.shtml.

[2] 国家卫生健康委员会.临床微生物检验基本技术标准:WS/T 805—2022[S/OL].(2022-11-02)[2023-09-26].http://www.nhc.gov.cn/wjw/s9492/202211/d9bbe1d4d4cf49408bbbb65ae401aeb5.shtml.

(周庭银)

结核分枝杆菌培养性能验证标准操作规程

×××医院检验科微生物组作业指导书		文件编号：××-JYK-××-××-××	
版次/修改：第　版/第　次修改		生效日期：	第　页 共　页
编写人：	审核人：		批准人：

1. 验证目的

规范结核分枝杆菌培养的性能验证，确保检验质量的准确性。

2. 适用范围

结核分枝杆菌培养的性能验证。

3. 验证标本

偶发分枝杆菌 ATCC6841 模拟痰标本。

4. 验证前准备

显微镜、染色液、罗氏培养基等。

5. 验证方案

5.1·验证过程：标本以"1、2、3……"编号。根据验证标本及临床需要进行涂片、镜检，按照《分枝杆菌属标准化操作规程》进行。定期观察罗氏培养基菌落生长情况，提出处理意见，并填写下表。

结核分枝杆菌培养性能验证表

编号	验证标本	已知菌株	涂片质量	抗酸染色	罗氏培养基菌落特征	是否符合
例 1	模拟痰标本	偶发分枝杆菌	厚薄适宜	抗酸染色阳性	3~5 天乳白色或米黄色，干燥颗粒状	符合
2						
3						
4						
5						

操作人员：　　　　　　　　审核人：　　　　　　　　日期：20××年×月×日

5.2·可接受标准：若偶发分枝杆菌等×株在罗氏培养基上内生长良好，菌落大小、菌落形态与预期相符，则验证通过。

6. 性能验证报告

6.1·验证报告：包括性能验证记录表、实验室负责人对验证结果作出的评论。

6.2·将所有原始数据、汇总结果、总结报告整理后存档保存。

6.3·验证报告经负责人审核后签字批准。经授权后可查询数据和报告。

7. 备注

7.1·审核人(高年资微生物检验人员)确认结果正确与否。

7.2·罗氏培养基培养 7 天以内生长可能是快速生长分枝杆菌。

7.3·应使用至少 5 份标本进行验证,标本类型应包含阴性和阳性结果。

参考文献

[1] 中国合格评定国家认可委员会.医学实验室质量和能力认可准则的应用要求:CNAS-CL02-A001:2023[S/OL].(2023-08-01)[2023-09-26].https://www.cnas.org.cn/rkgf/sysrk/rkyyzz/2023/08/912141.shtml.

[2] 国家卫生健康委员会.临床微生物检验基本技术标准:WS/T 805—2022[S/OL].(2022-11-02)[2023-09-26].http://www.nhc.gov.cn/wjw/s9492/202211/d9bbe1d4d4cf49408bbbb65ae401aeb5.shtml.

(周庭银)

血琼脂平板性能验证标准操作规程

×××医院检验科微生物组作业指导书		文件编号：××-JYK-××-××-××	
版次/修改：第　　版/第　　次修改		生效日期：	第　页共　页
编写人：	审核人：		批准人：

1. 验证目的

规范血琼脂培养基性能验证标准化操作，确保一般病原菌生长的能力和溶血性鉴别。

2. 适用范围

首次启用新批次培养基前和更换厂家或品牌后进行性能验证。

3. 验证菌株

菌株：肺炎链球菌 ATCC49619、质控菌株 β 溶血链球菌。

4. 验证前准备

培养基：血琼脂平板。

5. 验证方案

5.1·验证过程：获得新鲜的纯菌落，挑取纯菌落，按实验室操作程序规定的方法进行接种和培养。观察结果并记录，填写下表。

血琼脂平板性能验证表

编号	已 知 菌 株	性 能 特 点	是 否 符 合
例 1	肺炎链球菌	α 溶血，24 h 菌落较小、脐窝状	符合
2			
3			
4			
5			

操作人员：　　　　　　　　审核人：　　　　　　　日期：20××年×月×日

5.2·可接受标准：若肺炎链球菌等×株在血琼脂平板上生长，符合性能特点，则验证通过。

6. 性能验证报告

6.1·验证报告：包括性能验证记录表、实验室负责人对验证结果作出的评论。

6.2·将所有原始数据、汇总结果、总结报告整理后存档保存。

6.3·验证报告经负责人审核后签字批准。经授权后可查询数据和报告。

7. 备注

7.1·如果采用直接接种法，验证未通过，则改用标准化菌悬液进行再验证，以满足性能特点的要求。

7.2·未进行性能验证或性能验证未通过的培养基不能用于临床检测。

7.3·如难以获得推荐标准菌株,可选用质控菌株或临床菌株。

7.4·对于新启用的培养基,每种类型使用 2 个培养基进行性能验证。

参考文献

[1] 中国合格评定国家认可委员会.医学实验室质量和能力认可准则的应用要求:CNAS - CL02 - A001:2023[S/OL].(2023 - 08 - 01)[2023 - 09 - 26].https://www.cnas.org.cn/rkgf/sysrk/rkyyzz/2023/08/912141.shtml.

[2] 国家卫生健康委员会.临床微生物检验基本技术标准:WS/T 805—2022[S/OL].(2022 - 11 - 02)[2023 - 09 - 26].http://www.nhc.gov.cn/wjw/s9492/202211/d9bbe1d4d4cf49408bbbb65ae401aeb5.shtml.

(周庭银)

巧克力琼脂平板性能验证标准操作规程

×××医院检验科微生物组作业指导书	文件编号:××-JYK-××-××-××	
版次/修改:第　版/第　次修改	生效日期:	第　页 共　页
编写人:	审核人:	批准人:

1. 验证目的

规范巧克力琼脂平板性能验证,确保嗜血杆菌生长的能力。

2. 适用范围

首次启用新批次培养基前和更换厂家或品牌后进行性能验证。

3. 验证菌株

流感嗜血杆菌 ATCC49247。

4. 验证前准备

培养基:巧克力琼脂平板。

5. 验证方案

5.1·验证过程:验证菌株复苏、传代,以获得新鲜的纯菌落。挑取纯菌落,按实验室操作程序规定的方法接种至巧克力琼脂培养基,35℃培养 18~24 h,观察结果和记录,填写下表。

巧克力琼脂平板性能验证表

编 号	已 知 菌 株	性 能 特 点	是 否 符 合
例 1	流感嗜血杆菌	生长良好,24 h 菌落大于 1 mm	符合
2			
3			
4			
5			

操作人员:　　　　　　　　审核人:　　　　　　　　日期:20××年×月×日

5.2·可接受标准:若流感嗜血杆菌等×株在巧克力琼脂平板上生长良好,符合性能特点,则验证通过,可用于临床标本检测。

6. 性能验证报告

6.1·验证报告:包括性能验证记录表、实验室负责人对验证结果作出的评论。

6.2·将所有原始数据、汇总结果、总结报告整理后存档保存。

6.3·验证报告经负责人审核后签字批准。经授权后可查询数据和报告。

7. 备注

7.1·如果在使用直接接种法时出现验证不合格,则改用标准化菌悬液进行验证。

7.2·对于新启用的培养基,每种类型使用 2 个培养基进行性能验证。如为选择性培养基,应覆盖不同生长特性的菌株。

7.3·万古霉素可以抑制大部分阳性球菌生长,有利于检出嗜血杆菌。

参考文献

[1] 中国合格评定国家认可委员会.医学实验室质量和能力认可准则的应用要求：CNAS - CL02 - A001：2023[S/OL].(2023 - 08 - 01)[2023 - 09 - 26].https://www.cnas.org.cn/rkgf/sysrk/rkyyzz/2023/08/912141.shtml.

[2] 国家卫生健康委员会.临床微生物检验基本技术标准：WS/T 805—2022[S/OL].(2022 - 11 - 02)[2023 - 09 - 26].http://www.nhc.gov.cn/wjw/s9492/202211/d9bbe1d4d4cf49408bbbb65ae401aeb5.shtml.

（周庭银）

巧克力琼脂平板(不含万古霉素)性能验证标准操作规程

×××医院检验科微生物组作业指导书	文件编号：××-JYK-××-××-××	
版次/修改：第　版/第　次修改	生效日期：	第　页 共　页
编写人：	审核人：	批准人：

1. 验证目的
规范巧克力琼脂平板(不含万古霉素)性能验证,确保嗜血杆菌生长的能力。

2. 适用范围
应在首次启用新批次培养基前或更换厂家或品牌后进行。

3. 验证菌株
菌株：流感嗜血杆菌 ATCC49247。

4. 验证前准备
培养基：巧克力琼脂平板(不含万古霉素)。

5. 验证方案
5.1·验证过程：验证菌株复苏、传代,以获得新鲜的纯菌落。挑取纯菌落,按实验室操作程序规定的方法接种至巧克力(不含万古霉素)琼脂培养基,在 35℃ CO_2 培养条件下生长 24 h后进行结果观察和记录。填写下表。

巧克力琼脂平板(不含万古霉素)性能验证表

编号	已 知 菌 株	性 能 特 点	是 否 符 合
例 1	流感嗜血杆菌	灰白色、透明、菌落中等大小	符合
2			
3			
4			
5			

操作人员：　　　　　　　　审核人：　　　　　　　　日期：20××年×月×日

5.2·可接受标准：若流感嗜血杆菌等×株在巧克力琼脂平板(不含万古霉素)生长结果符合性能特点,则验证通过,可用于临床标本检测。

6. 性能验证报告
6.1·验证报告：包括性能验证记录表、实验室负责人对验证结果作出的评论。

6.2·将所有原始数据、汇总结果、总结报告整理后存档保存。

6.3·验证报告经负责人审核后签字批准。经授权后可查询数据和报告。

7. 备注
7.1·对于新启用的培养基,每种类型使用 2 个培养基进行性能验证。如为选择性培养基,应覆盖不同生长特性的菌株。

7.2·如果在使用直接接种法时出现验证不合格,则改用标准化菌悬液进行验证。

7.3·不加万古霉素不能抑制阳性球菌生长,一般用于血培养培养物的转种。

参考文献

[1] 中国合格评定国家认可委员会.医学实验室质量和能力认可准则的应用要求:CNAS-CL02-A001:2023[S/OL].(2023-08-01)[2023-09-26].https://www.cnas.org.cn/rkgf/sysrk/rkyyzz/2023/08/912141.shtml.

[2] 国家卫生健康委员会.临床微生物检验基本技术标准:WS/T 805—2022[S/OL].(2022-11-02)[2023-09-26].http://www.nhc.gov.cn/wjw/s9492/202211/d9bbe1d4d4cf49408bbbb65ae401aeb5.shtml.

(周庭银)

麦康凯琼脂平板性能验证标准操作规程

×××医院检验科微生物组作业指导书	文件编号：××-JYK-××-××-××	
版次/修改：第　版/第　次修改	生效日期：	第　页　共　页
编写人：	审核人：	批准人：

1. 验证目的

规范麦康凯琼脂平板性能验证，确保临床菌株生长的能力。

2. 适用范围

应在首次启用新批次培养基前或更换厂家或品牌后进行。

3. 验证菌株

菌株：大肠埃希菌 ATCC25922、粪肠球菌 ATCC29212。

4. 验证前准备

培养基：麦康凯琼脂平板。

5. 验证方案

5.1·验证过程：按照实验室细菌分离培养 SOP 直接接种菌株至麦康凯琼脂平板，观察细菌生长情况，填写下表。

麦康凯琼脂平板性能验证表

编号	已 知 菌 株	性 能 特 点	是 否 符 合
例1	大肠埃希菌	24 h 粉红色大菌落（或蓝色菌落）	符合
2			
3			
4			
5			

操作人员：　　　　　　　　　审核人：　　　　　　　　　日期：20××年×月×日

5.2·可接受标准：若大肠埃希菌等×株在麦康凯琼脂平板上生长，符合性能特点，则验证通过，可用于临床标本检测。

6. 性能验证报告

6.1·验证报告：包括性能验证记录表、实验室负责人对验证结果作出的评论。

6.2·将所有原始数据、汇总结果、总结报告整理后存档保存。

6.3·验证报告经负责人审核后签字批准。经授权后可查询数据和报告。

7. 备注

7.1·如果使用直接接种法时出现验证不合格，则改用标准化菌悬液进行验证。

7.2·对于新启用的培养基，每种类型使用 2 个培养基进行性能验证。如为选择性培养基，应覆盖不同生长特性的菌株。

（周庭银）

XLD 琼脂平板性能验证标准操作规程

×××医院检验科微生物组作业指导书		文件编号：××-JYK-××-××-××	
版次/修改：第　　版/第　　次修改		生效日期：	第　　页 共　　页
编写人：		审核人：	批准人：

1. 验证目的

规范木糖赖氨酸脱氧胆盐琼脂培养基(XLD)性能验证,确保沙门菌、志贺菌生长的能力。

2. 适用范围

应在首次启用新批次培养基前和更换厂家或品牌后进行。

3. 验证菌株

鼠伤寒沙门菌 ATCC14028、宋内志贺菌 CMCC(B)51592、大肠埃希菌 ATCC25922、粪肠球菌 ATCC29212。

4. 验证前准备

培养基：XLD 培养基。

5. 验证方案

5.1·验证过程：验证菌株复苏、传代,以获得新鲜的纯菌落。挑取纯菌落,按实验室操作程序规定的方法进行 XLD 琼脂培养基接种,在相应的培养条件下生长 24 h 后进行结果观察和记录。填写下表。

XLD 琼脂平板性能验证表

编号	已 知 菌 株	性 能 特 点	是 否 符 合
例1	鼠伤寒沙门菌	24 h 菌落有黑色中心,培养基红色	符合
2			
3			
4			
5			

操作人员：　　　　　　　　　　审核人：　　　　　　　　　　日期：20××年×月×日

5.2·可接受标准：若鼠伤寒沙门菌等×株均在 XLD 琼脂平板上生长,符合性能特点,则验证通过,可用于临床标本检测。

6. 性能验证报告

6.1·验证报告：包括性能验证记录表、实验室负责人对验证结果作出的评论。

6.2·将所有原始数据、汇总结果、总结报告整理后存档保存。

6.3·验证报告经负责人审核后签字批准。经授权后可查询数据和报告。

7. 备注

7.1·若在使用直接接种法时出现验证不合格,则改用标准菌菌悬液进行验证。

7.2·对于新启用的培养基,每种类型使用 2 个培养基进行性能验证。如为选择性培养基,应覆盖不同生长特性的菌株。

参考文献

[1] 中国合格评定国家认可委员会.医学实验室质量和能力认可准则的应用要求:CNAS - CL02 - A001:2023[S/OL].(2023 - 08 - 01)[2023 - 09 - 26].https://www.cnas.org.cn/rkgf/sysrk/rkyyzz/2023/08/912141.shtml.
[2] 国家卫生健康委员会.临床微生物检验基本技术标准:WS/T 805—2022[S/OL].(2022 - 11 - 02)[2023 - 09 - 26].http://www.nhc.gov.cn/wjw/s9492/202211/d9bbe1d4d4cf49408bbbb65ae401aeb5.shtml.

(周庭银)

SS 琼脂平板性能验证标准操作规程

×××医院检验科微生物组作业指导书	文件编号：××-JYK-××-××-××	
版次/修改：第 版/第 次修改	生效日期：	第 页 共 页
编写人：	审核人：	批准人：

1. 验证目的

规范上述 SS 琼脂平板性能验证，确保沙门菌、志贺菌生长的能力。

2. 适用范围

应在首次启用新批次培养基前和更换厂家或品牌后进行。

3. 验证菌株

鼠伤寒沙门菌 ATCC14028、宋内志贺菌 CMCC(B)51592、大肠埃希菌 ATCC25922、粪肠球菌 ATCC29212。

4. 验证前准备

培养基：SS 琼脂培养基。

5. 验证方案

5.1·验证过程：验证菌株复苏、传代，以获得新鲜的纯菌落。挑取纯菌落，按实验室操作程序规定的方法进行 SS 琼脂培养基接种，在相应的培养条件下生长 24 h 后进行结果观察和记录。填写下表。

SS 琼脂培养基性能验证表

编号	已 知 菌 株	性 能 特 点	是 否 符 合
例1	鼠伤寒沙门菌	24 h 无色菌落，有黑色中心	符合
2			
3			
4			
5			

操作人员：　　　　　　　　审核人：　　　　　　　　日期：20××年×月×日

5.2·可接受标准：若鼠伤寒沙门菌等×株在 SS 琼脂平板上生长，符合性能特点，则验证通过，可用于临床标本检测。

6. 性能验证报告

6.1·验证报告：包括性能验证记录表、实验室负责人对验证结果作出的评论。

6.2·将所有原始数据、汇总结果、总结报告整理后存档保存。

6.3·验证报告经负责人审核后签字批准。经授权后可查询数据和报告。

7. 备注

7.1·在使用直接接种法时出现验证不合格，则改用标准化菌悬液进行验证。

7.2·对于新启用的培养基,每种类型使用 2 个培养基进行性能验证。如为选择性培养基,应覆盖不同生长特性的菌株。

参考文献

[1] 中国合格评定国家认可委员会.医学实验室质量和能力认可准则的应用要求:CNAS-CL02-A001:2023[S/OL].(2023-08-01)[2023-09-26].https://www.cnas.org.cn/rkgf/sysrk/rkyyzz/2023/08/912141.shtml.

[2] 国家卫生健康委员会.临床微生物检验基本技术标准:WS/T 805—2022[S/OL].(2022-11-02)[2023-09-26].http://www.nhc.gov.cn/wjw/s9492/202211/d9bbe1d4d4cf49408bbbb65ae401aeb5.shtml.

(周庭银)

TCBS 琼脂平板性能验证标准操作规程

×××医院检验科微生物组作业指导书		文件编号：××-JYK-××-××-××	
版次/修改：第　　版/第　　次修改	生效日期：		第　　页　共　　页
编写人：	审核人：		批准人：

1. 验证目的

规范 TCBS 琼脂平板性能验证，确保霍乱弧菌及副溶血性弧菌的生长能力。

2. 适用范围

应在首次启用新批次培养基前和更换厂家或品牌后进行。

3. 验证菌株

副溶血弧菌 ATCC17802。

4. 验证前准备

培养基：TCBS 琼脂平板。

5. 验证方案

5.1·验证过程：验证菌株复苏、传代，以获得新鲜的纯菌落。挑取纯菌落，按实验室操作程序规定的方法进行 TCBS 琼脂培养基接种，在 35℃生长 24 h 后进行结果观察和记录。填写下表。

TCBS 琼脂平板性能验证表

编号	已知菌株	性能特点	是否符合
例1	副溶血弧菌	生长良好，24 h 绿色菌落、较大	符合
2			
3			
4			
5			

操作人员：　　　　　　　　　审核人：　　　　　　　　　日期：20××年×月×日

5.2·可接受标准：若副溶血弧菌等×株在 TCBS 琼脂平板上生长，符合性能特点，则验证通过，可用于临床标本检测。

6. 性能验证报告

6.1·验证报告：包括性能验证记录表、实验室负责人对验证结果作出的评论。

6.2·将所有原始数据、汇总结果、总结报告整理后存档保存。

6.3·验证报告经负责人审核后签字批准。经授权后可查询数据和报告。

7. 备注

对于新启用的培养基，每种类型使用 2 个培养基进行性能验证。如为选择性培养基，应覆盖不同生长特性的菌株。

（周庭银）

CCFA 琼脂平板性能验证标准操作规程

×××医院检验科微生物组作业指导书		文件编号：××-JYK-××-××-××	
版次/修改：第　版/第　次修改		生效日期：	第　页 共　页
编写人：		审核人：	批准人：

1. 验证目的

规范 CCFA 琼脂培养基的性能验证，确保艰难梭菌检测结果的准确性。

2. 适用范围

应在首次启用新批次培养基前或更换厂家或品牌后进行。

3. 验证菌株

艰难梭菌芽孢杆菌 ATCC43593。

4. 验证前准备

培养基：CCFA 琼脂培养基。

5. 验证方案

5.1·验证过程：划线或涂布接种（冰箱内保存的平板使用前应恢复至室温），在 35℃厌氧环境培养 48 h 观察结果。填写下表。

CCFA 琼脂培养基性能验证表

编号	已 知 菌 株	性 能 特 点	是 否 符 合
例 1	艰难梭菌	厌氧环境下，48～72 h 菌落生长良好	符合
2			
3			
4			
5			

操作人员：　　　　　　　　审核人：　　　　　　　　日期：20××年×月×日

5.2·可接受标准：若菌株艰难梭菌等×株在 CCFA 琼脂培养基上生长，符合性能特点，则验证通过，可用于临床标本检测。

6. 性能验证报告

6.1·验证报告：包括性能验证记录表、实验室负责人对验证结果作出的评论。

6.2·将所有原始数据、汇总结果、总结报告整理后存档保存。

6.3·验证报告经负责人审核后签字批准。经授权后可查询数据和报告。

7. 备注

对于新启用的培养基，每种类型使用 2 个培养基进行性能验证。如为选择性培养基，应覆盖不同生长特性的菌株。

（周庭银）

淋病奈瑟菌选择平板性能验证标准操作规程

×××医院检验科微生物组作业指导书		文件编号：××-JYK-××-××-××	
版次/修改：第　　版/第　　次修改		生效日期：	第　　页　共　　页
编写人：		审核人：	批准人：

1. 验证目的
规范淋病奈瑟菌选择培养基性能验证，确保淋病奈瑟菌检测结果的准确性。

2. 适用范围
应在首次启用新批次培养基前及更换厂家或品牌后进行。

3. 验证菌株
菌株：淋病奈瑟菌 ATCC49226。

4. 验证前准备
培养基：淋病奈瑟菌选择培养基。

5. 验证方案
5.1·验证过程：划线或涂布接种（冰箱内保存的平板使用前应恢复至室温），在35℃ CO_2 环境下培养24 h，观察结果。填写下表。

淋病奈瑟菌选择培养基性能验证表

编号	已知菌株	性能特点	是否符合
例1	淋病奈瑟菌	生长良好,24 h菌落大于0.5 mm	符合
2			
3			
4			
5			

操作人员：　　　　　　　审核人：　　　　　　　日期：20××年×月×日

5.2·可接受标准：若淋病奈瑟菌等×株在淋病奈瑟菌选择培养基上生长，符合性能特点，则验证通过，可用于临床标本检测。

6. 性能验证报告
6.1·验证报告：包括性能验证记录表、实验室负责人对验证结果作出的评论。

6.2·将所有原始数据、汇总结果、总结报告整理后存档保存。

6.3·验证报告经负责人审核后签字批准。经授权后可查询数据和报告。

7. 备注
对于新启用的培养基，每种类型使用2个培养基进行性能验证。如为选择性培养基，应覆盖不同生长特性的菌株。

（周庭银）

M-H药敏琼脂平板性能验证标准操作规程

×××医院检验科微生物组作业指导书	文件编号：××-JYK-××-××-××	
版次/修改：第　版/第　次修改	生效日期：	第　页　共　页
编写人：	审核人：	批准人：

1. 验证目的

规范 M-H药敏琼脂平板性能验证，确保纸片法药敏结果的准确性。

2. 适用范围

应在首次启用新批次培养基前及更换厂家或品牌后进行。

3. 验证菌株

金黄色葡萄球菌 ATCC25923，大肠埃希菌 ATCC25922。

4. 验证前准备

M-H药敏琼脂平板。

5. 验证方案

5.1·验证过程：依据药敏试验要求将菌株接种至 M-H药敏琼脂平板，判断细菌生长、药物敏感、药物耐药情况。填写下表。

M-H药敏琼脂平板性能验证表

编号	已知菌株	性能特点	氨苄西林抑菌圈(直径 mm)	是否符合
例1	金黄色葡萄球菌	生长良好	30 mm(在质控范围内)	符合
2				
3				
4				
5				

操作人员：　　　　　　　　审核人：　　　　　　　　日期：20××年×月×日

5.2·可接受标准：若金黄色葡萄球菌 ATCC25923 等×株在 M-H平板上生长良好，药敏纸片抑菌圈均在质控范围内，则验证通过，可用于临床标本检测。

6. 性能验证报告

6.1·验证报告：包括性能验证记录表、实验室负责人对验证结果作出的评论。

6.2·将所有原始数据、汇总结果、总结报告整理后存档保存。

6.3·验证报告经负责人审核后签字批准。经授权后可查询数据和报告。

7. 备注

对于新启用的培养基，每种类型使用 2 个培养基进行性能验证。

（周庭银）

HTM 药敏琼脂平板性能验证标准操作规程

×××医院检验科微生物组作业指导书		文件编号：××-JYK-××-××-××	
版次/修改：第　　版/第　　次修改	生效日期：		第　　页 共　　页
编写人：	审核人：		批准人：

1. 验证目的

规范 HTM 药敏琼脂平板性能验证,确保纸片法药敏结果的准确性。

2. 适用范围

应在首次启用新批次培养基前及更换厂家或品牌后进行。

3. 验证菌株

流感嗜血杆菌 ATCC49766。

4. 验证前准备

HTM 药敏琼脂平板。

5. 验证方案

5.1·验证过程：依据药敏试验要求将菌株接种至 HTM 药敏琼脂平板,判断药物敏感情况,并填写下表。

HTM 药敏琼脂平板性能验证表

编号	已知菌株	性能特点	氨苄西林抑菌圈(直径 mm)	是否符合
例1	流感嗜血杆菌	生长良好	30 mm(在质控范围内)	符合
2				
3				
4				
5				

操作人员：　　　　　　　　审核人：　　　　　　　　日期：20××年×月×日

5.2·可接受标准：若流感嗜血杆菌 ATCC49766 等×株在 HTM 平板上生长良好,药敏纸片抑菌圈均在质控范围内,则验证通过,可用于临床标本检测。

6. 性能验证报告

6.1·验证报告：包括性能验证记录表、实验室负责人对验证结果作出的评论。

6.2·将所有原始数据、汇总结果、总结报告整理后存档保存。

6.3·验证报告经负责人审核后签字批准。经授权后可查询数据和报告。

7. 备注

7.1·对于新启用的培养基,每种类型使用 2 个培养基进行性能验证。如为选择性培养基,应覆盖不同生长特性的菌株。

7.2·辅酶Ⅰ、牛血红素、胸腺嘧啶脱氧核糖核苷酸化酶可促使流感嗜血杆菌生长。

（周庭银）

厌氧血琼脂平板性能验证标准操作规程

×××医院检验科微生物组作业指导书	文件编号：××-JYK-××-××-××
版次/修改：第　版/第　次修改	生效日期：　　　　第　页共　页
编写人：	审核人：　　　　批准人：

1. 验证目的

规范厌氧血琼脂平板性能验证,确保厌氧菌生长的能力。

2. 适用范围

应在首次启用新批次培养基前及更换厂家或品牌后进行。

3. 验证菌株

脆弱拟杆菌 ATCC25285、产气荚膜梭菌 ATCC13124。

4. 验证前准备

培养基：厌氧血琼脂平板。

5. 验证方案

5.1·验证过程：按照实验室细菌分离培养 SOP 直接将菌株接种至厌氧血琼脂平板,35℃厌氧环境培养 48 h 后观察。填写下表。

厌氧血琼脂平板性能验证表

编号	已 知 菌 株	性 能 特 点	是 否 符 合
例 1	产气荚膜梭菌	48 h 菌落生长,双溶血环	符合
2			
3			
4			
5			

操作人员：　　　　　　审核人：　　　　　　日期：20××年×月×日

5.2·可接受标准：若产气荚膜梭菌等×株在厌氧血琼脂平板上生长,符合性能特点,则验证通过,可用于临床标本检测。

6. 性能验证报告

6.1·验证报告：包括性能验证记录表、实验室负责人对验证结果作出的评论。

6.2·将所有原始数据、汇总结果、总结报告整理后存档保存。

6.3·验证报告经负责人审核后签字批准。经授权后可查询数据和报告。

7. 备注

对于新启用的培养基,每种类型使用 2 个培养基进行性能验证。如为选择性培养基,应覆盖不同生长特性的菌株。

(周庭银)

罗氏固体培养基性能验证标准操作规程

×××医院检验科微生物组作业指导书	文件编号：××-JYK-××-××-××
版次/修改：第　　版/第　　次修改	生效日期：　　　　　　第　页 共　页
编写人：	审核人：　　　　批准人：

1. 验证目的

规范罗氏固体培养基性能验证,确保分枝杆菌属的分离和培养。

2. 适用范围

应在首次启用新批次培养基前及更换厂家或品牌后进行。

3. 验证菌株

堪萨斯分枝杆菌 ATCC12478。

4. 验证前准备

培养基：罗氏固体培养基。

5. 验证方案

5.1·验证过程：取堪萨斯分枝杆菌,用接种环接种于罗氏培养基斜面上,35℃培养,定期观察结果,并填写下表。

罗氏固体培养基性能验证表

编号	已 知 菌 株	性 能 特 点	是 否 符 合
例 1	堪萨斯分枝杆菌	生长粗糙,黄色菌落,在预期时间内生长良好	符合
2			
3			
4			
5			

操作人员：　　　　　　审核人：　　　　　　日期：20××年×月×日

5.2·可接受标准：若堪萨斯分枝杆菌等×株在罗氏固体培养基上生长,符合性能特点,则验证通过,可用于临床标本检测。

6. 性能验证报告

6.1·验证报告：包括性能验证记录表、实验室负责人对验证结果作出的评论。

6.2·将所有原始数据、汇总结果、总结报告整理后存档保存。

6.3·验证报告经负责人审核后签字批准。经授权后可查询数据和报告。

7. 备注

对于新启用的培养基,每种类型使用 2 个培养基进行性能验证。如为选择性培养基,应覆盖不同生长特性的菌株。

（周庭银）

念珠菌显色培养基性能验证标准操作规程

×××医院检验科微生物组作业指导书		文件编号：××-JYK-××-××-××	
版次/修改：第　版/第　次修改		生效日期：	第　页 共　页
编写人：	审核人：		批准人：

1. 验证目的
规范念珠菌显色培养基性能验证，确保分离、鉴定常见念珠菌检测结果的准确性。

2. 适用范围
应在首次启用新批次培养基前及更换厂家或品牌后进行。

3. 验证菌株
菌株：白念珠菌 ATCC90028、热带念珠菌 ATCC750。

4. 验证前准备
培养基：念珠菌显色培养基。

5. 验证方案
5.1·验证过程：划线或涂布接种（冰箱内保存的平板使用前应恢复至室温），在35℃需氧环境培养48 h，观察结果，并填写下表。

念珠菌显色培养基性能验证表

编号	已 知 菌 株	性 能 特 点	是 否 符 合
例1	白念珠菌	生长良好，翠绿色菌落	符合
2			
3			
4			
5			

操作人员：　　　　　　　　审核人：　　　　　　　　日期：20××年×月×日

5.2·可接受标准：若白念珠菌、热带念珠菌等×株在念珠菌显色培养基上生长，符合性能特点，则验证通过，可用于临床标本检测。

6. 性能验证报告
6.1·验证报告：包括性能验证记录表、实验室负责人对验证结果作出的评论。

6.2·将所有原始数据、汇总结果、总结报告整理后存档保存。

6.3·验证报告经负责人审核后签字批准。经授权后可查询数据和报告。

7. 备注
对于新启用的培养基，每种类型使用2个培养基进行性能验证。如为选择性培养基，应覆盖不同生长特性的菌株。

（周庭银）

沙氏琼脂培养基性能验证标准操作规程

×××医院检验科微生物组作业指导书	文件编号：××-JYK-××-××-××
版次/修改：第　　版/第　　次修改	生效日期：　　　　第　页　共　页
编写人：	审核人：　　　　批准人：

1. 验证目的
规范沙氏琼脂培养基性能验证,确保真菌分离及生长。

2. 适用范围
应在首次启用新批次培养基前及更换厂家或品牌后进行。

3. 验证菌株
菌株：白念珠菌 ATCC90028。

4. 验证前准备
培养基：沙氏琼脂培养基。

5. 验证方案
5.1·验证过程：划线或涂布接种（冰箱内保存的平板使用前应恢复至室温），在35℃需氧环境培养48 h,观察结果,并填写下表。

沙氏琼脂培养基性能验证表

编号	已 知 菌 株	性 能 特 点	是 否 符 合
例1	白念珠菌	生长良好,白色菌落	符合
2			
3			
4			
5			

操作人员：　　　　　　审核人：　　　　　　日期：20××年×月×日

5.2·可接受标准：若白念珠菌等×株在沙氏琼脂培养基上生长,符合性能特点,则验证通过,可用于临床标本检测。

6. 性能验证报告
6.1·验证报告：包括性能验证记录表、实验室负责人对验证结果作出的评论。

6.2·将所有原始数据、汇总结果、总结报告整理后存档保存。

6.3·验证报告经负责人审核后签字批准。经授权后可查询数据和报告。

7. 备注
对于新启用的培养基,每种类型使用2个培养基进行性能验证。如为选择性培养基,应覆盖不同生长特性的菌株。

（周庭银）

Cary – Blair 转运培养基性能验证标准操作规程

×××医院检验科微生物组作业指导书	文件编号：××-JYK-××-××-××	
版次/修改：第　版/第　次修改	生效日期：	第　页 共　页
编写人：	审核人：	批准人：

1. 验证目的
规范 Cary – Blair 转运培养基性能验证，确保标本采集及保存使用的质量。

2. 适用范围
应在首次启用新批次培养基前及更换厂家或品牌后进行。

3. 验证菌株
沙门菌、志贺菌质控菌株。

4. 验证前准备
培养基：Cary – Blair 转运培养基。

5. 验证方案
5.1·验证过程：用棉签取伤寒沙门菌模拟标本插至 Cary – Blair 转运培养基中，室温保存，观察其沙门菌的存活能力，并填写下表。

Cary – Blair 转运培养基存活能力验证表

编号	已 知 菌 株	性 能 特 点	是 否 符 合
例 1	伤寒沙门菌	24 h、48 h、72 h 不同时间内均存活	符合
2			
3			
4			
5			

操作人员：　　　　　　　　审核人：　　　　　　　　日期：20××年×月×日

5.2·可接受标准：若伤寒沙门菌等×株在 Cary – Blair 转运培养基上不同时间内均存活，符合性能特点，则验证通过，可用于临床标本采集和保存。

6. 性能验证报告
6.1·验证报告：包括性能验证记录表、实验室负责人对验证结果作出的评论。

6.2·将所有原始数据、汇总结果、总结报告整理后存档保存。

6.3·验证报告经负责人审核后签字批准。经授权后可查询数据和报告。

7. 备注
对于新启用的培养基，每种类型使用 2 个培养基进行性能验证。如为选择性培养基，应覆盖不同生长特性的菌株。

（周庭银）

营养肉汤培养基性能验证标准操作规程

×××医院检验科微生物组作业指导书	文件编号：××-JYK-××-××-××	
版次/修改：第　　版/第　　次修改	生效日期：	第　　页 共　　页
编写人：	审核人：	批准人：

1. 验证目的

规范营养肉汤培养基性能验证,确保标本中各类非苛养细菌的增菌培养生长。

2. 适用范围

应在首次启用新批次培养基前及更换厂家或品牌后进行。

3. 验证菌株

金黄色葡萄球菌 ATCC25923、大肠埃希菌 ATCC25922。

4. 验证前准备

培养基：营养肉汤培养基。

5. 验证方案

5.1·验证过程：用接种环挑取新鲜金黄色葡萄球菌菌落至营养肉汤培养基中,35℃培养 18~24 h,观察结果,并填写下表。

营养肉汤培养基性能验证表

编号	已 知 菌 株	性 能 特 点	是 否 符 合
例1	金黄色葡萄球菌	24 h生长良好	符合
2			
3			
4			
5			

操作人员：　　　　　　　　　审核人：　　　　　　　　日期：20××年×月×日

5.2·可接受标准：若金黄色葡萄球菌、大肠埃希菌等×株在营养肉汤培养基上生长,符合性能特点,则验证通过,可用于临床标本检测。

6. 性能验证报告

6.1·验证报告：包括性能验证记录表、实验室负责人对验证结果作出的评论。

6.2·将所有原始数据、汇总结果、总结报告整理后存档保存。

6.3·验证报告经负责人审核后签字批准。经授权后可查询数据和报告。

7. 备注

对于新启用的培养基,每种类型使用2个培养基进行性能验证。

（周庭银）

SBG 沙门菌增菌培养基性能验证标准操作规程

×××医院检验科微生物组作业指导书	文件编号：××-JYK-××-××-××	
版次/修改：第　版/第　次修改	生效日期：	第　页 共　页
编写人：	审核人：	批准人：

1. 验证目的
规范 SBG 沙门菌增菌培养基性能验证，确保标本中沙门菌属生长良好。

2. 适用范围
应在首次启用新批次培养基前及更换厂家或品牌后进行。

3. 验证菌株
伤寒沙门菌质控菌株、大肠埃希菌 ATCC25922。

4. 验证前准备
培养基：SBG 沙门菌增菌培养基。

5. 验证方案
5.1·验证过程：用接种环挑取粪便或直肠拭子直接接种于 SBG 沙门菌增菌培养基，增菌培养 4～6 h 再移种于 XLD 平板，次日观察其生长情况，并填写下表。

SBG 沙门菌增菌培养基性能验证表

编号	已 知 菌 株	性 能 特 点	是 否 符 合
例 1	伤寒沙门菌	液体呈红褐色沉淀	符合
2			
3			
4			
5			

操作人员：　　　　　　　　审核人：　　　　　　　　日期：20××年×月×日

5.2·可接受标准：若伤寒沙门菌等×株在 SBG 沙门菌增菌培养基上生长，符合性能特点，则验证通过，可用于临床标本检测。

6. 性能验证报告
6.1·验证报告：包括性能验证记录表、实验室负责人对验证结果作出的评论。

6.2·将所有原始数据、汇总结果、总结报告整理后存档保存。

6.3·验证报告经负责人审核后签字批准。经授权后可查询数据和报告。

7. 备注
对于新启用的培养基，每种类型使用 2 个培养基进行性能验证。

（周庭银）

牛脑心浸液培养基性能验证标准操作规程

×××医院检验科微生物组作业指导书	文件编号：××-JYK-××-××-××
版次/修改：第　　版/第　　次修改	生效日期：　　　　第　页 共　页
编写人：	审核人：　　　　批准人：

1. 验证目的
规范牛脑心浸液培养基性能验证，确保用于标本中各类营养要求较高的细菌生长。

2. 适用范围
应在首次启用新批次培养基前及更换厂家或品牌后进行。

3. 验证菌株
菌株：肺炎链球菌 ATCC49619。

4. 验证前准备
培养基：牛脑心浸液培养基。

5. 验证方案
5.1·验证过程：用接种环挑取新鲜肺炎链球菌菌落至牛脑心浸液培养基中，35℃培养18～24 h，观察结果，并填写下表。

牛脑心浸液培养基性能验证表

编号	已 知 菌 株	性 能 特 点	是 否 符 合
例1	肺炎链球菌	24 h生长良好	符合
2			
3			
4			
5			

操作人员：　　　　　　审核人：　　　　　　日期：20××年×月×日

5.2·可接受标准：若肺炎链球菌、流感嗜血杆菌等×株在牛脑心浸液培养基上生长，符合性能特点，则验证通过，可用于临床标本检测。

6. 性能验证报告
6.1·验证报告：包括性能验证记录表、实验室负责人对验证结果作出评论。

6.2·将所有原始数据、汇总结果、总结报告整理后存档保存。

6.3·验证报告经负责人审核后签字批准。经授权后可查询数据和报告。

7. 备注
对于新启用的培养基，每种类型使用2个培养基进行性能验证。

（周庭银）

分枝杆菌液体培养基性能验证标准操作规程

×××医院检验科微生物组作业指导书	文件编号：××-JYK-××-××-××
版次/修改：第　版/第　次修改	生效日期：　　　第　页　共　页
编写人：	审核人：　　　批准人：

1. 验证目的

规范分枝杆菌液体培养基性能验证,确保分枝杆菌属增菌生长。

2. 适用范围

应在首次启用新批次培养基前及更换厂家或品牌后进行。

3. 验证菌株

堪萨斯分枝杆菌 ATCC12478。

4. 验证前准备

培养基：分枝杆菌液体培养基。

5. 验证方案

5.1·验证过程：用接种环挑取新鲜堪萨斯分枝杆菌菌落至分枝杆菌液体培养基中,35℃培养,定期观察结果,并填写下表。

分枝杆菌液体培养基性能验证表

编号	已 知 菌 株	性 能 特 点	是 否 符 合
例1	堪萨斯分枝杆菌	液体培养基,在预期时间内生长良好	符合
2			
3			
4			
5			

操作人员：　　　　　　审核人：　　　　　　日期：20××年×月×日

5.2·可接受标准：若堪萨斯分枝杆菌等×株液体培养基上生长,符合性能特点,则验证通过,可用于临床标本检测。

6. 性能验证报告

6.1·验证报告：包括性能验证记录表、实验室负责人对验证结果作出的评论。

6.2·将所有原始数据、汇总结果、总结报告整理后存档保存。

6.3·验证报告经负责人审核后签字批准。经授权后可查询数据和报告。

7. 备注

对于新启用的培养基,每种类型使用2个培养基进行性能验证。如为选择性培养基,应覆盖不同生长特性的菌株。

（周庭银）

KLG 多功能双相显色体液培养瓶性能验证标准操作规程

×××医院检验科微生物组作业指导书		文件编号：××-JYK-××-××-××	
版次/修改：第　　版/第　　次修改		生效日期：　　　　第　页 共　页	
编写人：	审核人：		批准人：

1. 验证目的

规范 KLG(科玛嘉)多功能双相显色体液培养瓶性能验证,确保用于标本中各类营养要求较高的细菌生长。

2. 适用范围

应在首次启用新批次 KLG(科玛嘉)多功能双相显色体液培养瓶前进行。

3. 验证菌株

菌株：肺炎链球菌 ATCC49619。

4. 验证前准备

培养基：KLG(科玛嘉)多功能双相显色体液培养瓶。

5. 验证方案

5.1·验证过程：已知肺炎链球菌制成菌悬液,接种到多功能双相显色体液培养瓶中,35℃培养 18～24 h,观察结果,并填写下表。

多功能双相显色体液培养瓶性能验证表

编号	已 知 菌 株	性 能 特 点	是 否 符 合
例1	肺炎链球菌	24 h 生长良好	符合
2			
3			
4			
5			

操作人员：　　　　　　　　审核人：　　　　　　　　日期：20××年×月×日

5.2·可接受标准：若肺炎链球菌等×株在多功能双相显色体液培养瓶上生长,符合性能特点,则验证通过,可用于临床标本检测。

6. 性能验证报告

6.1·验证报告：包括性能验证记录表、实验室负责人对验证结果作出的评论。

6.2·将所有原始数据、汇总结果、总结报告整理后存档保存。

6.3·验证报告经负责人审核后签字批准。经授权后可查询数据和报告。

7. 备注

略。

(周庭银)

志贺菌血清学分型试验性能验证标准操作规程

×××医院检验科微生物组作业指导书		文件编号：××-JYK-××-××-××	
版次/修改：第　版/第　次修改		生效日期：	第　页共　页
编写人：		审核人：	批准人：

1. 验证目的

规范志贺菌的血清学分型检测操作规程。

2. 适用范围

志贺菌血清学分型。

3. 验证菌株

福氏志贺菌 ATCC12022；大肠埃希菌 ATCC25922 阴性对照。

4. 验证前准备

志贺菌血清。

5. 验证方案

5.1·验证过程：试验按照《志贺菌血清学分型检测标准操作规程》进行操作。将已知菌株的验证结果填入下表。

志贺菌血清学分型试验性能验证表

编号	已知菌株	验证结果	是否符合
例1	福氏志贺菌	福氏志贺菌	符合
2			
3			
4			
5			

操作人员：　　　　　　　审核人：　　　　　　　日期：20××年×月×日

5.2·可接受标准：若志贺菌等×株血清学分型试验符合验证结果，则验证通过，可用于临床标本检测。

6. 性能验证报告

6.1·验证报告：包括性能验证记录表、实验室负责人对验证结果作出的评论。

6.2·将所有原始数据、汇总结果、总结报告整理后存档保存。

6.3·验证报告经负责人审核后签字批准。经授权后可查询数据和报告。

7. 备注

7.1·审核人（高年资微生物检验人员）确认结果正确与否。每次实验以生理盐水作为菌株自凝对照。

7.2·血清学分型试验性能验证，优先选择标准菌株或质控菌株的志贺菌属，本地区实验室常见的血清型菌株，每种至少选择1株。

（周庭银）

沙门菌血清学分型试验性能验证标准操作规程

×××医院检验科微生物组作业指导书	文件编号：××-JYK-××-××-××	
版次/修改：第　　版/第　　次修改	生效日期：	第　　页　共　　页
编写人：	审核人：	批准人：

1. 验证目的
规范沙门菌血清学分型试验性能验证，以确保试验结果准确性。

2. 适用范围
沙门菌血清学分型试验。

3. 验证菌株
伤寒沙门菌 ATCC50096。

4. 验证前准备
沙门菌血清。

5. 验证方案
5.1·验证过程：试验按照《沙门菌血清学分型检测标准操作规程》进行操作。将已知菌株的验证结果填于下表。

沙门菌血清学分型试验性能验证表

编号	已 知 菌 株	验 证 结 果	是 否 符 合
例1	伤寒沙门菌	伤寒沙门菌	符合
2			
3			
4			
5			

操作人员：　　　　　　　　　审核人：　　　　　　　　　日期：20××年×月×日

5.2·可接受标准：若伤寒沙门菌等×株血清学分型试验符合验证结果，则验证通过，可用于临床标本检测。

6. 性能验证报告
6.1·验证报告：包括性能验证记录表、实验室负责人对验证结果作出的评论。

6.2·将所有原始数据、汇总结果、总结报告整理后存档保存。

6.3·验证报告经负责人审核后签字批准。经授权后可查询数据和报告。

7. 备注
7.1·审核人（高年资微生物检验人员）确认结果正确与否。每次试验以生理盐水作为菌株自凝对照。

7.2·血清学分型试验性能验证，优先选择标准菌株或质控菌株的沙门菌属、本地区实验室常见的血清型菌株，每种至少选择1株。

（周庭银）

致泻性大肠埃希菌血清学分型试验性能验证标准操作规程

×××医院检验科微生物组作业指导书	文件编号：××-JYK-××-××-××

版次/修改：第　　版/第　　次修改	生效日期：	第　　页 共　　页

编写人：	审核人：	批准人：

1. 验证目的

规范致泻性大肠埃希菌血清学分型试验性能验证，以确保试验结果准确性。

2. 适用范围

致泻性大肠埃希菌血清学分型试验。

3. 验证菌株

致泻性大肠埃希菌 EAEC、EPEC 型等质控菌株。

4. 验证前准备

致泻性大肠埃希菌血清。

5. 验证方案

5.1·验证过程：按照《致泻性大肠埃希菌血清学分型检测标准操作规程》进行操作。将已知菌株的验证结果填于下表。

致泻性大肠埃希菌血清学分型试验性能验证表

编　号	已 知 菌 株	验 证 结 果	是 否 符 合
例 1	致泻性大肠埃希菌 EAEC 型	致泻性大肠埃希菌 EAEC 型	符合
2			
3			
4			
5			

操作人员：　　　　　　　审核人：　　　　　　　日期：20××年×月×日

5.2·可接受标准：若致泻性大肠埃希菌等×株血清学分型试验符合验证结果，则验证通过，可用于临床标本检测。

6. 性能验证报告

6.1·验证报告：包括性能验证记录表、实验室负责人对验证结果作出的评论。

6.2·将所有原始数据、汇总结果、总结报告整理后存档保存。

6.3·验证报告经负责人审核后签字批准。经授权后可查询数据和报告。

7. 备注

审核人(高年资微生物检验人员)确认结果正确与否。每次试验以生理盐水作为菌株自凝对照。

（周庭银）

O157:H7 出血性大肠埃希菌血清学分型试验性能验证标准操作规程

×××医院检验科微生物组作业指导书	文件编号：××-JYK-××-××-××
版次/修改：第　版/第　次修改	生效日期：　　　第　页共　页
编写人：	审核人：　　　批准人：

1. 验证目的
规范 O157:H7 出血性大肠埃希菌血清学分型试验性能验证，以确保试验结果准确性。

2. 适用范围
O157:H7 出血性大肠埃希菌血清学分型试验。

3. 验证菌株
大肠埃希菌 O157:H7 NCTC12900、临床菌株。

4. 验证前准备
O157:H7 出血性大肠埃希菌血清。

5. 验证方案
5.1・验证过程：按照《O157:H7 出血性大肠埃希菌血清学分型检测标准操作规程》进行操作。将已知菌株的验证结果填于下表。

O157:H7 出血性大肠埃希菌血清学分型试验性能验证表

编号	已 知 菌 株	验 证 结 果	是 否 符 合
例1	大肠埃希菌 O157:H7	大肠埃希菌 O157:H7	符合
2			
3			
4			
5			

操作人员：　　　　　审核人：　　　　　日期：20××年×月×日

5.2・可接受标准：若 O157:H7 出血性大肠埃希菌等×株血清学分型试验符合验证结果，则验证通过，可用于临床标本检测。

6. 性能验证报告
6.1・验证报告：包括性能验证记录表、实验室负责人对验证结果作出的评论。

6.2・将所有原始数据、汇总结果、总结报告整理后存档保存。

6.3・验证报告经负责人审核后签字批准。经授权后可查询数据和报告。

7. 备注
审核人(高年资微生物检验人员)确认结果正确与否。每次试验以生理盐水作为菌株自凝对照。

（周庭银）

霍乱弧菌血清学分型试验性能验证标准操作规程

×××医院检验科微生物组作业指导书		文件编号：××-JYK-××-××-××	
版次/修改：第　版/第　次修改		生效日期：	第　页 共　页
编写人：	审核人：		批准人：

1. 验证目的

规范霍乱弧菌血清学分型试验性能验证，以确保试验结果准确性。

2. 适用范围

霍乱弧菌血清学分型试验。

3. 验证菌株

霍乱弧菌 ATCC14035，阴性对照：大肠埃希菌 ATCC25922。

4. 验证前准备

霍乱弧菌血清。

5. 验证方案

5.1·验证过程：试验按照《霍乱弧菌血清学分型检测标准操作规程》进行操作。将验证结果填写于下表。

霍乱弧菌血清学分型试验性能验证表

编号	已 知 菌 株	验 证 结 果	是 否 符 合
例 1	霍乱弧菌	霍乱弧菌 O 多价血清凝集	符合
2			
3			
4			
5			

操作人员：　　　　　　　　审核人：　　　　　　　　日期：20××年×月×日

5.2·可接受标准：若霍乱弧菌等×株血清学分型试验符合验证结果，则验证通过，可用于临床标本检测。

6. 性能验证报告

6.1·验证报告：包括性能验证记录表、实验室负责人对验证结果作出的评论。

6.2·将所有原始数据、汇总结果、总结报告整理后存档保存。

6.3·验证报告经负责人审核后签字批准。经授权后可查询数据和报告。

7. 备注

7.1·审核人（高年资微生物检验人员）确认结果正确与否。每次试验以生理盐水作为菌株自凝对照。

7.2·血清学分型试验性能验证，优先选择标准菌株和质控菌株弧菌属，本地区实验室常见的血清型菌株，每种至少选择 1 株。

（周庭银）

K - B 法药敏试验性能验证标准操作规程

×××医院检验科微生物组作业指导书		文件编号：××-JYK-××-××-××	
版次/修改：第　　版/第　　次修改		生效日期：	第　　页 共　　页
编写人：	审核人：		批准人：

1. 验证目的
规范 K - B 法药敏试验性能验证。

2. 适用范围
更换厂家或品牌后应进行性能验证。

3. 验证菌株
参考 CLSI 细菌相关药敏试验操作指南，选择药敏质控标准菌株，普通细菌药敏试验至少包括：金黄色葡萄球菌 ATCC25923、铜绿假单胞菌 ATCC27853、大肠埃希菌 ATCC25922、粪肠球菌 ATCC29212、大肠埃希菌 ATCC35218 等。

4. 验证前准备
M - H 琼脂平板、药敏纸片、质控菌株、菌液比浊管。

5. 验证方案
5.1·验证过程：按《K - B 法药敏试验标准操作规程》进行。药敏质控标准菌株和药物，连续 5 日，每日对每一组药物/细菌重复测定 3 次。每次单独制备接种物。

5.2·按照不同细菌培养时间要求培养后取出平板，用游标卡尺测量抑菌环的直径，抑菌环的边缘以肉眼见不到细菌明显生长为限，然后根据抑菌环直径大小、CLSI 判断细菌的敏感性，并填写下表。

金黄色葡萄球菌（ATCC25923）药敏性能验证表

抗菌药物	次数	纸片批号	抑菌圈直径(mm)					评价
			第一天	第二天	第三天	第四天	第五天	
	1							
	2							
	3							
	1							
	2							
	3							
	1							
	2							
	3							
	……							

注：① 其他菌株 K - B 法药敏试验性能验证均参考上述；② 若结果均在允许范围内，则评价为"通过"

操作人员：　　　　　　　　　　审核人：　　　　　　　　　日期：20××年×月×日

5.3·可接受标准：采用标准菌株进行 K-B 法药敏试验性能验证,抑菌环直径大小均在 CLSI 质控范围内,符合率×%。连续 5 个工作日重复药敏试验,结果是否在 CLSI 质控范围内,重复性如何。15 个数据中超出参考范围的结果应不超过(≤)1 个,若失控结果为 2～3 个,则如前述,再进行 5 日,每日 3 次重复试验,30 个数据失控结果应不超过(≤)3 个。本药敏检测系统经验证满足性能要求,可用于临床检测。日常质控按室内质控要求。

6. 性能验证报告

6.1·验证报告：包括性能验证记录表、实验室负责人对验证结果作出的评论。

6.2·将所有原始数据、汇总结果、总结报告整理后存档保存。

6.3·验证报告经负责人审核后签字批准。经授权后可查询数据和报告。

7. 备注

7.1·QC 菌株包括但不限于以下菌株：粪肠球菌 ATCC29212、粪肠球菌 ATCC51299、金黄色葡萄球菌ATCC43300、金黄色葡萄球菌 ATCCBAA-977、大肠埃希菌 ATCC25922、大肠埃希菌 ATCC35218、铜绿假单胞菌 ATCC27853 和肺炎克雷伯菌 ATCC700603。

7.2·也可采用替代质控方案,即连续检测 20～30 日,每一组药物/细菌的抑菌圈直径或 MIC 超出参考范围的频率应不超过(≤)1/20 或 3/30。

参考文献

[1] 中国合格评定国家认可委员会.医学实验室质量和能力认可准则的应用要求：CNAS-CL02-A001：2023[S/OL].(2023-08-01)[2023-09-26].https://www.cnas.org.cn/rkgf/sysrk/rkyyzz/2023/08/912141.shtml.

[2] 国家卫生健康委员会.临床微生物检验基本技术标准：WS/T 805—2022[S/OL].(2022-11-02)[2023-09-26].http://www.nhc.gov.cn/wjw/s9492/202211/d9bbe1d4d4cf49408bbbb65ae401aeb5.shtml.

(周庭银)

E–test 法药敏试验性能验证标准操作规程

×××医院检验科微生物组作业指导书	文件编号：××-JYK-××-××-××	
版次/修改：第 版/第 次修改	生效日期：	第 页 共 页
编写人：	审核人：	批准人：

1. 验证目的

规范 E–test 法药敏试验性能验证。

2. 适用范围

更换厂家或品牌后应进行性能验证。

3. 验证菌株

参考 CLSI 细菌相关药敏试验操作指南，选择药敏质控标准菌株，普通细菌药敏试验至少包括：金黄色葡萄球菌 ATCC25923、铜绿假单胞菌 ATCC27853、大肠埃希菌 ATCC25922、粪肠球菌 ATCC29212、大肠埃希菌 ATCC35218、肺炎链球菌 ATCC49619、流感嗜血杆菌 ATCC49247。

4. 验证前准备

M–H 琼脂平板、药物 E–test 条、质控菌株、菌液比浊管。

5. 验证方案

5.1·验证过程：按《浓度梯度扩散法（E–test）标准操作规程》进行。药敏质控标准菌株和药物，连续 5 日，每日对每一组药物/细菌重复测定 3 次。每次单独制备接种物。

5.2·记录：培养后取出平板，读取椭圆形抑菌圈与 E–test 条的交界点值，即为该药的 MIC 值，然后根据 MIC 大小和 CLSI 判断细菌的敏感性，并填写下表。

金黄色葡萄球菌（ATCC25923）药敏性能验证表

抗菌药物	次数	E–test 条批号	MIC(μg/mL)					评价
允许范围 MIC(μg/mL)			第一天	第二天	第三天	第四天	第五天	
青霉素 （0.25~1）	1							
	2							
	3							
	1							
	2							
	3							
	1							
	2							
	3							
......								

注：① 其他菌株 E–test 法药敏试验性能验证均参考上述；② 若结果均在允许范围内，则评价为"通过"

操作人员： 审核人： 日期：20××年×月×日

5.3·可接受标准：采用标准菌株进行 E-test 法药敏试验性能验证，MIC 值大小均在 CLSI 质控范围内，符合率×％。连续 5 个工作日重复药敏试验，结果是否在 CLSI 质控范围内，重复性如何。

6. 性能验证报告

6.1·验证报告：包括性能验证记录表、实验室负责人对验证结果作出的评论。

6.2·将所有原始数据、汇总结果、总结报告整理后存档保存。

6.3·验证报告经负责人审核后签字批准。经授权后可查询数据和报告。

7. 备注

7.1·QC 菌株包括但不限于以下菌株：金黄色葡萄球菌 ATCC29213、粪肠球菌 ATCC29212、粪肠球菌 ATCC51299、金黄色葡萄球菌 ATCC43300、金黄色葡萄球菌 ATCCBAA-977、大肠埃希菌 ATCC25922、大肠埃希菌 ATCC35218、铜绿假单胞菌 ATCC27853 和肺炎克雷伯菌 ATCC700603。

7.2·每种 E-test 条至少测试 30 株菌。应尽可能选择临床菌株，包括特殊或少见耐药表型菌株，所选 QC 菌株的数量不应超过菌株数量的 50％。

7.3·准确度：至少 30 个临床菌株；与现有系统或参考方法进行比较，每种药 30 个结果。15 个数据中超出参考范围(抑菌圈直径或 MIC)的结果应不超过(≤)1 个，若失控结果为 2～3 个，则如前述，再进行 5 日，每日 3 次重复试验，30 个数据失控结果应不超过(≤)3 个。本药敏检测系统经验证满足性能要求，可用于临床检测。日常质控按室内质控要求进行。

7.4·精密度：测试 5 个菌株(QC 或临床菌株)，重复检测 3 次。

7.5·也可采用替代质控方案，即连续检测 20～30 日，每一组药物/细菌的抑菌圈直径或 MIC 超出参考范围的频率应不超过(≤)1/20 或 3/30。

参考文献

[1] 中国合格评定国家认可委员会.医学实验室质量和能力认可准则的应用要求：CNAS-CL02-A001：2023[S/OL].(2023-08-01)[2023-09-26].https://www.cnas.org.cn/rkgf/sysrk/rkyyzz/2023/08/912141.shtml.

[2] 国家卫生健康委员会.临床微生物检验基本技术标准：WS/T 805—2022[S/OL].(2022-11-02)[2023-09-26].http://www.nhc.gov.cn/wjw/s9492/202211/d9bbe1d4d4cf49408bbbb65ae401aeb5.shtml.

(周庭银)

微生物鉴定仪性能验证标准操作规程

×××医院检验科微生物组作业指导书		文件编号：××-JYK-××-××-××	
版次/修改：第　　版/第　　次修改		生效日期：　　　　第　页共　页	
编写人：	审核人：		批准人：

1. 验证目的

规范微生物鉴定仪性能验证，确保细菌鉴定结果准确。

2. 适用范围

实验室引入新的商品化检测系统，使用前应进行全面验证。

3. 验证菌株

3.1·验证菌株要求：包括临床留样菌株和标准/质控菌株。

3.1.1　精密度（再现性）验证。至少应在 3 个工作日，重复对 5 个菌株（QC 或临床菌株）进行测试。例如，可以选择和测试 3 个 QC 菌株和 2 个临床菌株。由一名或多名操作员进行日间测试。部分验证：1 日测试 3 次适用于本次方法学变更的 QC 菌株。

3.1.2　准确度验证。按厂家说明书对验证菌株进行种属鉴定。鉴定结果与实验室现用方法或参考方法如 DNA 序列分析比较准确度。全面验证：至少 30 个临床菌株；与现有系统或参考方法进行比较。部分验证：至少 10 个临床菌株。

3.2·菌株种类

细 菌 名 称	标 准 菌 株	临 床 菌 株	质 控 菌 株
甲型副伤寒沙门菌	ATCC9150		
副溶血性弧菌	ATCC17802		
福氏志贺菌	ATCC12022		
肺炎链球菌		临床菌株	
流感嗜血杆菌			质控菌株

4. 验证前准备

自动细菌鉴定及药敏分析仪、培养基。

5. 验证方案

5.1·验证过程：细菌鉴定按照实验室 SOP 进行操作，并填写表 1 和表 2。

表 1　微生物鉴定仪菌株精密度性能验证表

菌　名	次数	鉴定卡批号	精密度测试			评价
			第一天	第二天	第三天	
甲型副伤寒沙门菌	1					
	2					
	3					

（续表）

菌　名	次数	鉴定卡批号	精密度测试			评价
			第一天	第二天	第三天	
副溶血性弧菌	1					
	2					
	3					
福氏志贺菌	1					
	2					
	3					
肺炎链球菌	1					
	2					
	3					
流感嗜血杆菌	1					
	2					
	3					

操作人员：　　　　　　　　审核人：　　　　　　　　日期：20××年×月×日

表 2　微生物鉴定仪菌株准确度性能验证表

编　号	已知菌株	鉴定结果	鉴定值（%）	符合率（%）
1	金黄色葡萄球菌			
2	大肠埃希菌			
3				
4				
5				
……				
30				
合计				

操作人员：　　　　　　　　审核人：　　　　　　　　日期：20××年×月×日

5.2·可接受标准

5.2.1　本检测系统验证标准/质控菌株符合率×%，如临床菌株符合率90%以上，满足临床检测性能要求。

5.2.2　精密度验证，在3个工作日测试5个菌株（QC或临床菌株），至少14个鉴定结果一致，全面验证通过。部分验证：QC菌株鉴定结果应全部符合。准确度验证，验证的标准/QC菌株准确度应为100%，临床菌株的准确度应≥90%。

6. 性能验证报告

6.1·验证报告：包括性能验证记录表、实验室负责人对验证结果作出的评论。

6.2·将所有原始数据、汇总结果、总结报告整理后存档保存。

6.3·验证报告经负责人审核后签字批准。经授权后可查询数据和报告。

7. 备注

使用中的检测系统,对样品类型、试剂、数据库、分析软件和硬件等进行升级后,在原有检测病原谱基础上增加新的病原体扩大检测范围后,应进行部分验证。

参考文献

[1] 中国合格评定国家认可委员会.医学实验室质量和能力认可准则的应用要求:CNAS-CL02-A001:2023[S/OL].(2023-08-01)[2023-09-26].https://www.cnas.org.cn/rkgf/sysrk/rkyyzz/2023/08/912141.shtml.

[2] 国家卫生健康委员会.临床微生物检验基本技术标准:WS/T 805—2022[S/OL].(2022-11-02)[2023-09-26].http://www.nhc.gov.cn/wjw/s9492/202211/d9bbe1d4d4cf49408bbbb65ae401aeb5.shtml.

(周庭银)

全自动微生物药敏系统性能验证标准操作规程

×××医院检验科微生物组作业指导书		文件编号：××-JYK-××-××-××	
版次/修改：第　版/第　次修改		生效日期：	第　页共　页
编写人：	审核人：		批准人：

1. 验证目的

规范全自动微生物药敏系统性能验证，以确保仪器性能正常。

2. 适用范围

全自动微生物药敏系统。

3. 验证菌株

根据所使用药敏板的抗生素种类，参考 CLSI 细菌、真菌相关药敏试验操作指南，选择药敏质控标准菌株，普通细菌药敏试验至少包括金黄色葡萄球菌 ATCC29213、铜绿假单胞菌 ATCC27853、大肠埃希菌 ATCC25922、粪肠球菌 ATCC29212、大肠埃希菌 ATCC35218。

4. 验证前准备

全自动微生物药敏系统、培养基、药敏卡/板。

5. 验证方案

5.1·验证过程

5.1.1　精密度验证：药敏质控标准菌株和药物，每日对每一组药物/细菌重复测定 3 次，连续 5 日。每次单独制备接种物。

5.1.2　准确度验证：每种药敏卡/板至少测试 30 株菌。应尽可能选择临床菌株，包括特殊或少见耐药表型菌株，所选 QC 菌株的数量不应超过菌株数量的 50%。

5.1.3　药敏卡/板按照实验室 SOP 进行相应的细菌和真菌药敏试验。

5.2·革兰阳性菌药敏卡性能验证精密度和准确度部分验证结果填写于表 1 和表 2。

表1　金黄色葡萄球菌（ATCC29213）药敏性能验证精密度结果表

抗菌药物	次数	药敏卡批号	MIC(μg/mL)					评价
允许范围 MIC(μg/mL)			第一天	第二天	第三天	第四天	第五天	
青霉素 (0.25~1)	1							
	2							
	3							
	1							
	2							
	3							
	1							
	2							
	3							
......								

操作人员：	审核人：	日期：20××年×月×日

表 2　革兰阳性药敏卡/板药敏性能验证准确度结果表

细　菌	菌株来源	青　霉　素				
		参考方法		验证仪器		MIC 值相差
		MIC	结果	MIC	结果	MIC 比值(参/验)
例：金黄色葡萄球菌	质控菌株	＞0.5	R	＞0.5	R	1
溶血葡萄球菌	临床菌株					
统计	分类一致性 CA					
	基本一致性 EA					

操作人员：　　　　　　　　审核人：　　　　　　日期：20××年×月×日

5.3·可接受标准：采用标准菌株进行全自动微生物药敏系统，MIC 浓度均在 CLSI 质控范围内，符合率×％。准确度可接受标准为 CA≥90％，EA≥90％。精密度可接受标准为 EA（±1 个梯度稀释度）≥95％。

6. 性能验证报告

6.1·验证报告：包括性能验证记录表、实验室负责人对验证结果作出的评论。

6.2·将所有原始数据、汇总结果、总结报告整理后存档保存。

6.3·验证报告经负责人审核后签字批准。经授权后可查询数据和报告。

7. 备注

7.1·QC 菌株包括但不限于以下菌株：金黄色葡萄球菌 ATCC29213、粪肠球菌 ATCC29212、粪肠球菌 ATCC51299、金黄色葡萄球菌 ATCC43300、金黄色葡萄球菌 ATCCBAA–977、大肠埃希菌 ATCC25922、大肠埃希菌 ATCC35218、铜绿假单胞菌 ATCC27853 和肺炎克雷伯菌 ATCC700603。

7.2·每种药敏板至少测试 30 株菌。应尽可能选择临床菌株，包括特殊或少见耐药表型菌株，所选 QC 菌株的数量不应超过菌株数量的 50％。

7.3·准确度验证：全面验证，至少 30 个临床菌株；与现有系统或参考方法进行比较，每种药 30 个结果。部分验证，至少 10 个临床菌株。

7.4·精密度验证：全面验证，测试 5 个菌株（QC 或临床菌株），重复检测 3 次。部分验证，1 日测试 3 次 QC 菌株，连续检测 5 日。

7.5·连续 5 个工作日重复药敏试验，结果是否在 CLSI 质控范围内。15 个数据中超出参考范围的结果应不超过（≤）1 个，若失控结果为 2～3 个，则如前述，再进行 5 日，每日重复试验 3 次，30 个数据失控结果应不超过（≤）3 个。之后日常质控按室内质控要求。

（周庭银）

MALDI - TOF - MS 质谱仪性能验证标准操作规程

×××医院检验科微生物组作业指导书	文件编号：××-JYK-××-××-××
版次/修改：第　版/第　次修改	生效日期：　　　　第　页 共　页
编写人：	审核人：　　　　批准人：

1. 验证目的

规范 MALDI - TOF - MS 质谱仪性能验证，以确保细菌鉴定结果准确。

2. 适用范围

实验室引入新系统时，使用前应进行全面验证。

3. 验证菌株

标准菌株、质控菌株或临床已知菌株：金黄色葡萄球菌 ATCC 29213、肺炎链球菌 ATCC 49619、大肠埃希菌 ATCC 25922、铜绿假单胞菌 ATCC 27853、流感嗜血杆菌 ATCC 49247、粪肠球菌 ATCC 29212、白念珠菌 ATCC 10231 等。

4. 验证前准备

MALDI - TOF - MS 质谱仪。

5. 验证方案

5.1 · 验证过程：按质谱仪 SOP 进行操作，并填写下表。

MALDI - TOF - MS 质谱仪精密度性能验证表

菌　名	次数	鉴定卡批号	精密度测试			评价
			第一天	第二天	第三天	
甲型副伤寒沙门菌	1					
	2					
	3					
副溶血性弧菌	1					
	2					
	3					
福氏志贺菌	1					
	2					
	3					
肺炎链球菌	1					
	2					
	3					
流感嗜血杆菌	1					
	2					
	3					
……						
合计						

操作人员：	审核人：	日期：20××年×月×日

MALDI‑TOF‑MS 质谱仪菌株准确度性能验证表

编号	已知菌株	鉴定结果	鉴定值%	符合率%
1	金黄色葡萄球菌			
2	大肠埃希菌			
3				
4				
......				
30				
合计				

操作人员： 审核人： 日期：20××年×月×日

5.2·可接受标准：精密度验证鉴定结果符合率×％；准确度验证标准菌株鉴定符合率×％,质控菌株鉴定符合率×％,临床菌株鉴定符合率×％。

6. 性能验证报告

6.1·验证报告：包括性能验证记录表、实验室负责人对验证结果作出的评论。

6.2·将所有原始数据、汇总结果、总结报告整理后存档保存。

6.3·验证报告经负责人审核后签字批准。经授权后可查询数据和报告。

7. 备注

7.1·性能验证要求：标准菌株、质控菌株鉴定应符合率100％,已知临床菌株鉴定符合率在＞90％。对于特殊类型的微生物(如棒状杆菌、厌氧菌、芽孢杆菌),可将鉴定到属的水平作为可以接受的性能标准。本仪器对标准菌株、质控菌株、临床菌株鉴定结果符合质量要求,则性能验证通过,适用于临床标本检测。

7.1.1 精密度(再现性)验证。全面验证：选择 10 个菌株(QC 或临床菌株),每天重复检测 3 次,连续 3 日。部分验证：1 日内重复检测 QC 菌株(至少革兰阳性菌和革兰阴性菌各一株)3 次。严格按照制造商使用说明的要求进行结果判读,符合率以最终仪器报告的鉴定结果来评估。菌株鉴定结果符合率应为 100％。

7.1.2 准确度验证。全面验证：常见病原菌如革兰阳性及阴性球菌、革兰阳性及阴性杆菌、酵母菌,每类别至少验证 30 株,厌氧菌、苛养菌、分枝杆菌属(如开展)、丝状真菌(如开展)每种至少 10 株。比较 MALDI‑TOF‑MS 鉴定结果与实验室现用方法或参考方法(如测序方法)之间的符合率。部分验证：选择 10 株以上目标种类病原体。验证的标准/QC 菌株符合率应为 100％,临床菌株的符合率应在 90％以上。对质谱技术难以准确鉴定的特定菌种如某些快生长分枝杆菌、链球菌属某些种、志贺菌属等,应在检验程序适用范围中明确告知。

7.2·使用 MALDI‑TOF‑MS 后,若对试剂、数据库、分析软件和硬件等进行更换或升级及扩大检测范围,应进行部分验证。

参考文献

[1] 中国合格评定国家认可委员会.医学实验室质量和能力认可准则的应用要求：CNAS‑CL02‑A001：2023[S/OL].(2023‑08‑01)[2023‑09‑26].https://www.cnas.org.cn/rkgf/sysrk/rkyyzz/2023/08/912141.shtml.

(周庭银)

全自动血培养系统性能验证标准操作规程

×××医院检验科微生物组作业指导书		文件编号：××-JYK-××-××-××	
版次/修改：第　　版/第　　次修改		生效日期：	第　　页 共　　页
编写人：	审核人：		批准人：

1. 验证目的

规范血培养仪性能验证，以确保血培养仪系统运行正常。

2. 适用范围

新购的全自动血培养系统使用前、系统主要部件故障、系统整体更新或升级后应进行性能验证。

3. 验证菌株

3.1·标准菌株、质控菌株及经过明确鉴定的临床菌株均可用于对全自动血培养系统的性能验证。验证每类血培养瓶的菌株数均应至少 5 株。

3.2·测试菌株的细菌名称及需血要求（表 1）。

表 1 测试菌株名称及需血要求

细 菌 名 称	是否需要血液	备 注
铜绿假单胞菌（ATCC27853）	×	
金黄色葡萄球菌（ATCC25923）	×	
肺炎链球菌（ATCC49619）	×	
无乳链球菌/化脓链球菌（2 选 1）	×	
脑膜炎奈瑟菌	×	
流感嗜血杆菌（ATCC49766）	√	
弯曲杆菌属	√	
支气管败血鲍特菌	√	
HACEK 群：嗜血杆菌属、放线杆菌属、心杆菌属、艾肯菌属、金杆菌属	√	任选两种
白念珠菌	×	
厌氧菌（脆弱拟杆菌、产气荚膜梭菌、坏死梭杆菌、厌氧消化链球菌）	×	

注：√，需要加血；×，不需要加血

4. 验证前准备

血培养仪、血培养瓶。

5. 验证方案

5.1·细菌和酵母菌的稀释和接种：需氧菌悬液 10^2 CFU/mL 稀释方法（图 1）。

5.1.1　菌株要求：在血平板培养 18～20 h，挑取纯菌落。取 1～3 个菌落用无菌生理盐水配制 0.5 McF 浓度的菌悬液（约 10^8 CFU/mL），充分混匀（第一管）。

5.1.2　再取无菌试管 3 支（第二至第四管），第二、第三管分别加无菌盐水 2.5 mL，第四管

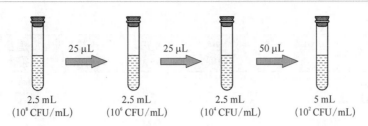

图 1 需氧菌悬液(10^2 CFU/mL)稀释方法

加 5 mL,从第一管吸取 25 μL 菌悬液至第二管混匀(10^6 CFU/mL),从第二管吸取 25 μL 至第三管混匀(10^4 CFU/mL),再从第三管吸取 50 μL 至第四管混匀(10^2 CFU/mL)。

5.2·准备 10 个血培养瓶。

5.3·血培养瓶中菌株实际接种量的确定:分别取上述菌液 10^2 CFU/mL 1 mL(如果需要加入血液,则每瓶加入 2~5 mL)注入需氧瓶及厌氧瓶中。

5.4·在每个培养瓶上应标明菌种名称及接种日期。放入血培养仪中,按照操作手册进行操作。

5.5·同时取 0.1 mL 菌液,接种于 2 块血琼脂平板或巧克力琼脂平板或厌氧菌琼脂平板(厌氧平板需置于厌氧箱或厌氧袋中培养),用于菌落计数,菌落计数结果应在 10~100 CFU/mL。

5.6·检测与结果记录见表 2。

表 2 模拟菌液菌落计数

菌 株 名 称	培养基	培养时间(h)	菌落数(CFU/mL)	菌落数允许范围(CFU/mL)
金黄色葡萄球菌（ATCC25923）	血琼脂平板	18~24 h	50	
				10~100

注:记录报告阳性的时间或直到培养 5 日报告阴性

5.7·验证结果见表 3。

表 3 需氧瓶 10^2 CFU/mL 菌液浓度的细菌生长速度验证

细 菌 名 称	标本编号	接种时间	报阳时间	<72 h是否报阳	是否符合	备注
金黄色葡萄球菌（ATCC25923）	1					
	2					
脑膜炎奈瑟菌	1					
	2					
肺炎链球菌（ATCC49619）	1					
	2					

（续表）

细 菌 名 称	标本编号	接种时间	报阳时间	<72 h 是否报阳	是否符合	备注
流感嗜血杆菌（ATCC49766）	1					
	2					
白念珠菌	1					
	2					

注：如出现假阴性，在备注中注明

5.8·可接受标准：全自动血培养系统能够在厂家规定的时间内 80%（5 株菌中至少 4 株菌）以上可准确检出即通过验证。如果验证的 5 株菌中有≥2 株不能在规定时间内检测出来，则视为验证不通过。

6. 性能验证报告

6.1·验证报告：包括性能验证记录表、实验室负责人对验证结果作出的评论。

6.2·将所有原始数据、汇总结果、总结报告整理后存档保存。

6.3·验证报告经负责人审核后签字批准。经授权后可查询数据和报告。

7. 备注

如果在厂家说明书规定时间内检测出所有菌株，则该方法通过验证。80%菌株检出即通过验证，须具备苛养菌、真菌、厌氧菌等的检出能力。若未能检出应使用相同菌株进行重复试验来验证。若仍不能检测，实验室和（或）制造商应在临床使用该系统前采取纠正措施。

参考文献

［1］中国合格评定国家认可委员会.医学实验室质量和能力认可准则的应用要求：CNAS - CL02 - A001：2023［S/OL］.（2023 - 08 - 01）［2023 - 09 - 26］.https://www.cnas.org.cn/rkgf/sysrk/rkyyzz/2023/08/912141.shtml.

［2］国家卫生健康委员会.临床微生物检验基本技术标准：WS/T 805—2022［S/OL］.（2022 - 11 - 02）［2023 - 09 - 26］.http://www.nhc.gov.cn/wjw/s9492/202211/d9bbe1d4d4cf49408bbbb65ae401aeb5.shtml.

（周庭银）

自动化染片机性能验证标准操作规程

×××医院检验科微生物组作业指导书	文件编号：××-JYK-××-××-××
版次/修改：第　版/第　次修改	生效日期：　　　第　页 共　页
编写人：	审核人：　　　批准人：

1. 验证目的

规范自动化染片机性能验证操作规程,确保临床菌株染色结果准确。

2. 适用范围

自动化染片机在投入使用前应通过性能验证。

3. 验证标本或菌株

3.1·临床标本或菌株分别5份(标准菌株、QC菌株)。标本为痰、尿、脓液、脑脊液等。

3.2·菌株：① 革兰染色菌株：金黄色葡萄球菌、大肠埃希菌、肺炎链球菌、脑膜炎奈瑟菌、肺炎克雷伯菌、白念珠菌。② 抗酸染色菌株：快生长分枝杆菌或灭活后的结核分枝杆菌。

4. 验证前准备

检查仪器状态,包括喷嘴、冲洗管路、容量、废液排空等符合要求。

5. 验证方案

5.1·验证过程：留样阳性尿标本、已知菌株(金黄色葡萄球菌)选取新鲜菌落分别配制菌悬液2份,并进行手工染色和自动化染片。

5.2·镜检与结果记录

5.2.1　记录革兰染色验证结果(表1、表2)。

表1　临床标本染片机革兰染色性能验证表

标本编号	标本类型	涂片质量	手工法染色特点	染片机染色特点	符合率
例1	模拟尿标本	厚薄适宜	背景红色,见到 G⁻ 杆菌、红色	背景红色,见到 G⁻ 杆菌、红色	
2					
3					
4					

审核人：　　　　　　　　　　日期：20××年×月×日

表2　已知菌株菌悬液染片机革兰染色性能验证表

标本编号	菌株名称	涂片质量	手工法染色特点	染片机染色特点	符合率
例1	金黄色葡萄球菌	厚薄适宜	背景红色,G⁺ 球菌呈紫蓝色	背景红色,G⁺ 球菌呈紫蓝色	
2					
3					
4					
5					

审核人：　　　　　　　　　　日期：20××年×月×日

5.2.2　记录抗酸染色验证结果(表3、表4)。

表3　临床标本染片机抗酸染色性能验证表

标本编号	标本类型	涂片质量	手工法染色特点	染片机染色特点	符合率
例1	尿	厚薄适宜	背景淡蓝色,菌体呈红色	背景淡蓝色,菌体呈红色	
2					
3					
4					
5					

审核人:　　　　　　　　　　　　　　　日期:20××年×月×日

表4　已知菌株菌悬液染片机抗酸染色性能验证表

标本编号	菌株名称	涂片质量	手工法染色特点	染片机染色特点	符合率
例1	快生长分枝杆菌	厚薄适宜	背景淡蓝色,菌体呈红色	背景淡蓝色,菌体呈红色	
2					
3					
4					
5					

审核人:　　　　　　　　　　　　　　　日期:20××年×月×日

5.3·可接受标准:若临床标本和菌株等5株染色结果与预期染色性能符合率为100%,则验证通过。

6. 性能验证报告

6.1·验证报告:包括性能验证记录表、实验室负责人对验证结果作出的评论。

6.2·将所有原始数据、汇总结果、总结报告整理后存档保存。

6.3·验证报告经负责人审核后签字批准。经授权后可查询数据和报告。

7. 备注

7.1·仪器搬迁、仪器故障维修后、仪器更新升级、更换新品牌的染液,应重新进行验证。

7.2·审核人(高年资微生物检验人员)确认结果正确与否。

参考文献

[1] 中国合格评定国家认可委员会.医学实验室质量和能力认可准则的应用要求:CNAS-CL02-A001:2023[S/OL].(2023-08-01)[2023-09-26].https://www.cnas.org.cn/rkgf/sysrk/rkyyzz/2023/08/912141.shtml.

[2] 国家卫生健康委员会.临床微生物检验基本技术标准:WS/T 805—2022[S/OL].(2022-11-02)[2023-09-26].http://www.nhc.gov.cn/wjw/s9492/202211/d9bbe1d4d4cf49408bbbb65ae401aeb5.shtml.

(周庭银)

自动化接种仪性能验证标准操作规程

×××医院检验科微生物组作业指导书		文件编号：××-JYK-××-××-××		
版次/修改：第　　版/第　　次修改		生效日期：		第　页 共　页
编写人：		审核人：	批准人：	

1. 验证目的

规范自动化接种仪性能验证操作规程，确保临床菌株分区生长规范。

2. 适用范围

新购的自动化接种仪使用前，或在使用中仪器主要部件故障，或升级等情况时均进行性能验证。

3. 验证标本

3.1·菌株：大肠埃希菌、金黄色葡萄球菌、粪肠球菌。

3.2·模拟标本 10 个，临床标本（包括尿、脑脊液、胸腔积液和腹水等）10 个。

4. 验证前准备

自动化接种仪、培养基。

5. 验证方案

5.1·验证过程：采用两种方法进行接种，一种为接种仪，另一种是手工法，对尿液标本四区接种进行评价。

5.1.1　制作成模拟标本，对于尿液，用生理盐水，将大肠埃希菌 ATCC25922 配制成不同浓度（10^3 CFU/mL、10^4 CFU/mL、10^5 CFU/mL 和 10^6 CFU/mL）的菌悬液，用 10 μL 菌悬液，分别使用密涂法进行接种，并与仪器法的定量结果进行比对。

5.1.2　将三种模拟标本接种好的平板置孵育箱 35℃培养 18～24 h，观察生长情况（表1）。

表 1　自动化接种仪性能验证表

编号	标本类型	手工法平板菌落计数（CFU/mL）			接种仪菌落计数（CFU/mL）			是否符合
		10^3	10^4	10^5	10^3	10^4	10^5	
例1	模拟尿标本							
2	留样尿标本							
3								
4								
......								
10								

审核人：　　　　　　　　　　　　　　　日期：20××年×月×日

5.2·可接受标准：若仪器法的菌落计数结果与手工法在同一数量级，则视为性能验证通过。

6. 性能验证报告

6.1·验证报告：包括性能验证记录表、实验室负责人对验证结果作出的评论。

6.2·将所有原始数据、汇总结果、总结报告整理后存档保存。

6.3·验证报告经负责人审核后签字批准。经授权后可查询数据和报告。

7. 备注

7.1·实验室应至少对其所用自动化接种仪接种的标本类型进行性能验证。对于痰、粪便等质地较为黏稠的标本,在采用自动化接种仪接种之前,应做好标本的前处理。对于脑脊液等量少的标本、体积较小的活检组织及导管等标本不宜使用自动化接种仪进行接种。

7.2·对于尿液和肺泡灌洗液等定量标本,若仪器法的菌落计数结果与手工法在同一数量级,则视为性能验证通过。对于其他半定量培养标本,若仪器法的半定量结果与手工法相差一个"＋",则视为性能验证通过。

7.3·除尿液、肺泡灌洗液标本,如痰液、胸腔积液和腹水,使用四区接种与仪器法比对。

参考文献

[1] 中国合格评定国家认可委员会.医学实验室质量和能力认可准则的应用要求:CNAS-CL02-A001:2023[S/OL].(2023-08-01)[2023-09-26].https://www.cnas.org.cn/rkgf/sysrk/rkyyzz/2023/08/912141.shtml.

[2] 国家卫生健康委员会.临床微生物检验基本技术标准:WS/T 805—2022[S/OL].(2022-11-02)[2023-09-26].http://www.nhc.gov.cn/wjw/s9492/202211/d9bbe1d4d4cf49408bbbb65ae401aeb5.shtml.

(周庭银)

定量接种环性能验证标准操作规程

×××医院检验科微生物组作业指导书	文件编号：××-JYK-××-××-××	
版次/修改：第　　版/第　　次修改	生效日期：	第　　页 共　　页
编写人：	审核人：	批准人：

1. 验证目的

规范定量接种环性能验证，以确保计数的准确性。

2. 适用范围

定量接种环。

3. 菌株

略。

4. 验证前准备

4.1·定量接种环、分光光度计。

4.2·试剂：Evans blue 染液（EBD）、蒸馏水。

5. 验证方案

5.1·验证过程

5.1.1　浸染法流程

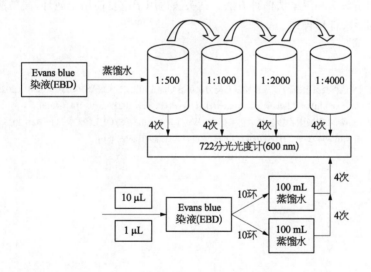

5.1.1.1　配制 Evans blue 染液。用蒸馏水稀释 Evans blue 染液为 1：500、1：1 000、1：2 000、1：4 000。

5.1.1.2　用 1 μL 环取 10 环 EBD 原液至 10 mL 蒸馏水中；10 μL 环取 10 环 EBD 原液至 100 mL 蒸馏水中，或至 10 mL 蒸馏水中后再稀释 10 倍。用 722 分光光度计 600 nm 波长比色，重复 4 次。

5.1.1.3　计算 1 μL 环和 10 μL 环分别配制溶液的吸光度，应与 1：1 000 EBD 稀释液相符。以 1∶1 000 EBD 稀释液的吸光度为比对测定值,计算接种环定量配制溶液吸光度与比对测定值的偏差,偏差＝(检测测定值－比对测定值)/检测测定值×100％,即

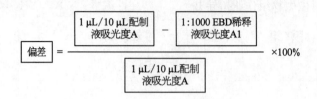

$$偏差 = \frac{1\,\mu L/10\,\mu L\,配制液吸度A - 1∶1000\,EBD\,稀释液吸度A1}{1\,\mu L/10\,\mu L\,配制液吸度A} \times 100\%$$

5.1.2 钻头法(略)。计算接种环定量配制溶液吸光度与比对测定值的偏差。

5.2 · 可接受标准:通过浸染法进行定量接种环性能验证,计算接种环定量配制溶液吸光度与比对测定值的偏差(×％)。接种环性能验证结果在允许范围内(＜20％),符合质量要求,则性能验证通过,适用于临床标本检测。

注:定量接种环不如微量加样器准确,但仍不失为半定量培养或稀释的一种很好的方法,在允许 20％误差存在时可以使用定量接种环。

6. 性能验证报告

6.1 · 验证报告:包括性能验证记录表、实验室负责人对验证结果作出的评论。

6.2 · 将所有原始数据、汇总结果、总结报告整理后存档保存。

6.3 · 验证报告经负责人审核后签字批准。经授权后可查询数据和报告。

7. 备注

可以采用钻头法和浸染法两种方法。钻头法适用于重复使用金属环,浸染法适用于重复使用金属环和一次性接种环。

参考文献

[1] 中国合格评定国家认可委员会.医学实验室质量和能力认可准则的应用要求:CNAS-CL02-A001:2023[S/OL].(2023-08-01)[2023-09-26].https://www.cnas.org.cn/rkgf/sysrk/rkyyzz/2023/08/912141.shtml.

[2] 国家卫生健康委员会.临床微生物检验基本技术标准:WS/T 805—2022[S/OL].(2022-11-02)[2023-09-26].http://www.nhc.gov.cn/wjw/s9492/202211/d9bbe1d4d4cf49408bbbb65ae401aeb5.shtml.

(周庭银)

显微镜检查性能验证标准操作规程

×××医院检验科微生物组作业指导书		文件编号：××-JYK-××-××-××	
版次/修改：第　版/第　　次修改		生效日期：	第　　页 共　　页
编写人：	审核人：		批准人：

1. 验证目的

规范显微镜检查性能验证标准化操作，确保临床菌株性能特点准确。

2. 适用范围

使用新购的显微镜前、更换厂家或品牌后应进行性能验证。

3. 验证标本

3.1·革兰染色适用于除血液、导管、粪便和喉部标本外的各种标本。抗酸染色适用于除血液和导管外的各种标本。弱抗酸染色主要适用于呼吸道、中枢神经系统和脓液等标本。

3.2·验证标本数量：5 份。染色项目对标本选择的要求如下：

3.2.1　革兰染色：应覆盖革兰阳性菌、革兰阴性菌、未查见细菌等结果的标本。

3.2.2　抗酸染色、弱抗酸染色、墨汁染色：应覆盖各种染色阳性、阴性结果的标本。

4. 验证前准备

4.1·设备要求：染液、标本、细菌。

4.2·人员要求：所有从事涂片染色和镜检的工作人员。

5. 验证方案

5.1·验证过程：由本岗位人员进行涂片、染色、镜检及结果报告，由专人进行结果统计，评价检测结果与留样（模拟）样品之间的符合率。

5.2·样本制备要求：所有样品的制备均需在生物安全柜内进行。适合直接涂片的临床标本应挑选脓性或带血部分，涂成均匀薄片。尿液、胸腔积液和腹水等体液标本离心后取沉淀物涂片。肺泡灌洗液、无色透明的脑脊液等用细胞离心机离心制片（表 1、表 2）。

表 1　显微镜革兰染色性能验证表

编号	标本类型	染色方法	菌株名称	性能特点	形态分布	是否符合
例 1	痰	革兰染色	卡他莫拉菌	呈红色	G⁻ 球菌	符合
2						
3						
4						
5						

验证标本：　　　　　　　　　　审核人：　　　　　　　　日期：20××年×月×日

表 2　显微镜抗酸染色性能验证表

编号	标本类型	染色方法	菌株名称	性能特点	是否符合
例 1	痰	抗酸染色	快生长分枝杆菌	呈红色	符合
2					
3					
4					
5					

验证标本：　　　　　　　　　审核人：　　　　　　　　　日期：20××年×月×日

5.3·可接受标准：若革兰染色、抗酸染色项目符合率为 100%，则验证通过。

6. 性能验证报告

6.1·验证报告：包括性能验证记录表、实验室负责人对验证结果作出的评论。

6.2·将所有原始数据、汇总结果、总结报告整理后存档保存。

6.3·验证报告经负责人审核后签字批准。经授权后可查询数据和报告。

7. 备注

7.1·审核人（高年资微生物检验人员）确认比对结果正确与否。

7.2·半定量染色的结果偏差≤±1 判断为结果一致。其他少见染色项目符合率≥80% 即合格。

7.3·痰涂片质量评估需低倍镜下观察最少 20～40 个视野。萋尼法抗酸染色若阴性需观察油镜下 300 个视野，报告 1+ 时至少观察 300 个视野，报告 2+ 至少观察 100 个视野，3+、4+ 时至少观察 50 个视野。

7.4·每项检查至少选择 5 份标本进行验证。

参考文献

[1] 中国合格评定国家认可委员会.医学实验室质量和能力认可准则的应用要求：CNAS－CL02－A001：2023[S/OL].（2023－08－01）[2023－09－26].https://www.cnas.org.cn/rkgf/sysrk/rkyyzz/2023/08/912141.shtml.

[2] 国家卫生健康委员会.临床微生物检验基本技术标准：WS/T 805—2022[S/OL].（2022－11－02）[2023－09－26].http://www.nhc.gov.cn/wjw/s9492/202211/d9bbe1d4d4cf49408bbbb65ae401aeb5.shtml.

（周庭银）

第六章
方法学人员比对与不同仪器比对标准操作规程

革兰染色人员比对标准操作规程

×××医院检验科微生物组作业指导书	文件编号：××-JYK-××-××-××
版次/修改：第　　版/第　　次修改	生效日期：　　　　第　页共　　页
编写人：	审核人：　　　　　批准人：

1. 目的

规范革兰染色人员比对标准化操作规程。

2. 适用范围

人员能力比对。

3. 标本

模拟标本。

4. 比对前准备

已知菌株、革兰染色液、显微镜。

5. 操作步骤

5.1·比对过程：人员以"A、B、C……"编号，已知菌株标本以"1、2、3……"编号。由操作人员分别用已知菌制成菌悬液，涂片、革兰染色并镜检，记录革兰染色的性能特点，填写下表。

革兰染色人员比对记录表

人员编号	菌株编号	已知菌株	性能特点	对照菌株	涂片质量	是否符合
例A	1	金黄色葡萄球菌	G^+球菌，呈紫蓝色	大肠埃希菌红色	厚薄适宜	符合
B	2					
C	3					
D	4					
E	5					

操作人员：　　　　　　　审核人：　　　　　　　日期：20××年×月×日

5.2·可接受标准：××名检验人员对××菌株或标本革兰染色人员比对，测试结果与已知菌结果是否符合，比对是否合格。

6. 比对报告

比对报告包括：人员比对记录表、审核人对比对结果作出评论。将所有原始数据、汇总结果、总结报告整理后存档保存。

7. 备注

7.1·审核人(高年资微生物检验人员)确认结果正确与否。

7.2·每位比对人员至少完成5株菌株或5份标本比对。符合率(参加比对人员与高年资人员结果一致)在80%以上视为合格。

7.3·备份"革兰染色人员比对记录表"。比对不合格的人员要暂停相关工作并接受培训,考核合格后可继续岗位工作。实验室人员从事该项目均需定期进行人员能力比对,每年2次,两次比对时间间隔不宜超过6个月。

7.4·检验人员的比对记录应由审核人员审核并签字,至少保留2年。

参考文献

[1] 中国合格评定国家认可委员会.医学实验室质量和能力认可准则的应用要求:CNAS-CL02-A001:2023[S/OL].(2023-08-01)[2023-09-26].https://www.cnas.org.cn/rkgf/sysrk/rkyyzz/2023/08/912141.shtml.

[2] Karen C Carroll, Michael A Pfaller. Manual of Clinical Microbiology[M]. 13th ed. Washington DC: American Society for Microbiology, 2023.

(周庭银)

萋尼法抗酸染色人员比对标准操作规程

×××医院检验科微生物组作业指导书	文件编号：××-JYK-××-××-××		
版次/修改：第　　版/第　　次修改	生效日期：	第　　页 共　　页	
编写人：	审核人：	批准人：	

1. 目的

规范萋尼法抗酸染色人员比对标准化操作规程。

2. 适用范围

人员能力比对。

3. 标本

模拟标本或已知阳性临床标本。

4. 比对前准备

已知菌株、萋尼法抗酸染色液、显微镜。

5. 操作步骤

5.1·比对过程：人员以"A、B、C……"编号，已知菌株以"1、2、3……"编号。由操作人员分别用已知菌制成菌悬液，涂片、萋尼法抗酸染色并镜检，记录抗酸染色的性能特点，填写下表。

萋尼法抗酸染色人员比对记录表

人员编号	菌株编号	已知菌株	性能特点	对照菌株	涂片质量	是否符合
例A	1	快生长分枝杆菌	抗酸染色阳性,呈红色	大肠埃希菌蓝色	厚薄适宜	符合
B	2					
C	3					
D	4					
E	5					

操作人员：　　　　　　　　　审核人：　　　　　　　　　日期：20××年×月×日

5.2·可接受标准：××名检验人员对××菌株或标本萋尼法抗酸染色人员比对，测试结果与已知菌结果是否符合，比对是否合格。

6. 比对报告

比对报告包括：人员比对记录表、审核人对比对结果作出评论。将所有原始数据、汇总结果、总结报告整理后存档保存。

7. 备注

7.1·审核人(高年资微生物检验人员)确认结果正确与否。

7.2·至少5株菌株或5份标本进行比对。符合率(参加比对人员与高年资人员结果一致)在 80% 以上视为合格。

7.3·备份"萋尼法抗酸染色人员比对记录表"。比对不合格的人员要暂停相关工作并接受培训,考核合格后可继续岗位工作。实验室人员从事该项目均需定期进行人员能力比对,每年 2 次,两次比对时间间隔不宜超过 6 个月。

7.4·检验人员的比对记录应由审核人员审核并签字,至少保留 2 年。

参考文献

[1] 中国合格评定国家认可委员会.医学实验室质量和能力认可准则的应用要求:CNAS-CL02-A001:2023[S/OL].(2023-08-01)[2023-09-26].https://www.cnas.org.cn/rkgf/sysrk/rkyyzz/2023/08/912141.shtml.

[2] Karen C Carroll,Michael A Pfaller. Manual of Clinical Microbiology[M]. 13th ed. Washington DC:American Society for Microbiology,2023.

(周庭银)

真菌钙荧光白染色人员比对标准操作规程

×××医院检验科微生物组作业指导书	文件编号：××-JYK-××-××-××
版次/修改：第　　版/第　　次修改	生效日期：　　　　　第　　页　共　　页
编写人：	审核人：　　　　　　批准人：

1. 目的

规范真菌钙荧光白染色人员比对标准化操作规程。

2. 适用范围

人员能力比对。

3. 标本

模拟标本。

4. 比对前准备

已知菌株、真菌钙荧光白染色液、显微镜。

5. 操作步骤

5.1·比对过程：人员以"A、B、C……"编号，已知菌株以"1、2、3……"编号。由操作人员分别用已知菌制成菌悬液，涂片、真菌钙荧光白染色并镜检，记录真菌钙荧光白染色的性能特点，填写下表。

真菌钙荧光白染色人员比对记录表

人员编号	菌株编号	已知菌株	性能特点	对照菌株	涂片质量	是否符合
例A	1	白念珠菌	呈亮蓝色	大肠埃希菌 弱蓝色荧光	厚薄适宜	符合
B	2					
C	3					
D	4					
E	5					

操作人员：　　　　　　　　审核人：　　　　　　　　日期：20××年×月×日

5.2·可接受标准：××名检验人员对××菌株或标本真菌钙荧光白染色人员比对，测试结果与已知菌结果是否符合，比对是否合格。

6. 比对报告

比对报告包括：人员比对记录表、审核人对比对结果作出评论。将所有原始数据、汇总结果、总结报告整理后存档保存。

7. 备注

7.1·审核人（高年资微生物检验人员）确认结果正确与否。

7.2·至少5株菌株或5份标本进行比对，应覆盖真菌孢子、真菌丝、假菌丝、未查见真菌等结果的标本。符合率和正确率均在 80% 以上视为合格。

  7.3・备份"真菌钙荧光白染色人员比对记录表"。比对不合格的人员要暂停相关工作并接受培训,考核合格后可继续岗位工作。实验室人员从事该项目均需定期进行人员能力比对,每年 2 次,两次比对时间间隔不宜超过 6 个月。

  7.4・检验人员的比对记录应由审核人员审核并签字,至少保留 2 年。

参考文献

［1］中国合格评定国家认可委员会.医学实验室质量和能力认可准则的应用要求:CNAS-CL02-A001:2023［S/OL］.(2023-08-01)［2023-09-26］.https://www.cnas.org.cn/rkgf/sysrk/rkyyzz/2023/08/912141.shtml.

［2］Karen C Carroll,Michael A Pfaller. Manual of Clinical Microbiology［M］. 13th ed. Washington DC:American Society for Microbiology,2023.

(周庭银)

痰标本质量评估人员比对标准操作规程

×××医院检验科微生物组作业指导书	文件编号：××-JYK-××-××-××
版次/修改：第　　版/第　　次修改	生效日期：　　　　　　第　页　共　页
编写人：	审核人：　　　　批准人：

1. 目的
规范痰标本质量评估人员比对标准化操作规程。

2. 适用范围
人员能力比对。

3. 标本
痰标本。

4. 比对前准备
革兰染色液、显微镜。

5. 操作步骤

5.1·比对过程：人员以"A、B、C……"编号，标本以"1、2、3……"编号。

5.1.1　肉眼观察颜色、黏度，有无血丝或脓液。涂片、革兰染色并镜检：首先用低倍镜观察白细胞与上皮细胞数量，参照相关痰标本涂片标准操作规程判断标本是否合格，再进行细菌学描述。

5.1.2　低倍镜下观察白细胞、上皮细胞数量，判断结果。油镜下观察细菌的形态、排列、革兰染色属性，疑似××细菌，同时观察有无真菌孢子及菌丝、脱落细胞或白细胞吞噬现象等。还需高倍镜下观察有无寄生虫。填写下表。

痰标本质量评估人员比对记录表

人员编号	标本编号	肉眼观察	痰标本是否合格	镜检结果	正确结果	符合率(%)
A	1					
B	2					
C	3					
D	4					
E	5					

操作人员：　　　　　　审核人：　　　　　　日期：20××年×月×日

5.2·可接受标准：××名检验人员对××份临床标本（痰）质量评估比对，测试结果与正确结果是否符合，比对是否合格。

6. 比对报告
比对报告包括：人员比对记录表、审核人对比对结果作出评论。将所有原始数据、汇总结果、总结报告整理后存档保存。

7. 备注

7.1·审核人(高年资微生物检验人员)确认结果正确与否。

7.2·至少5份标本进行比对,覆盖全部标本类型,无菌标本类型包含阴性和阳性结果。应包含阴性和阳性预期结果。符合率(参加比对人员与高年资人员结果一致)在80%以上视为合格。

7.3·备份"痰标本质量评估人员比对记录表"。比对不合格的人员要暂停相关工作并接受培训,考核合格后可继续岗位工作。实验室人员从事该项目均需定期进行人员能力比对,每年2次,两次比对时间间隔不宜超过6个月。

7.4·检验人员的比对记录应由审核人员审核并签字,至少保留2年。

参考文献

[1] 中国合格评定国家认可委员会.医学实验室质量和能力认可准则的应用要求:CNAS-CL02-A001:2023[S/OL].(2023-08-01)[2023-09-26].https://www.cnas.org.cn/rkgf/sysrk/rkyyzz/2023/08/912141.shtml.

[2] Karen C Carroll, Michael A Pfaller. Manual of Clinical Microbiology[M]. 13th ed. Washington DC: American Society for Microbiology,2023.

(周庭银)

粪便标本分离培养人员比对标准操作规程

×××医院检验科微生物组作业指导书	文件编号：××-JYK-××-××-××	
版次/修改：第　　版/第　　次修改	生效日期：	第　　页　共　　页
编写人：	审核人：	批准人：

1. 目的

规范粪便标本分离培养人员比对标准操作规程，以确保平板四区划线后各区均有菌生长。

2. 适用范围

人员能力比对。

3. 标本

粪便标本。

4. 比对前准备

培养基(平板)、接种环。

5. 操作步骤

5.1·比对过程：人员以"A、B、C······"编号，标本以"1、2、3······"编号。按照粪便标本培养 SOP 进行操作。观察细菌生长情况，并填写下表。

粪便标本分离培养人员比对记录表

人员编号	标本编号	各区菌生长情况	疑似病原菌菌落	正确结果	符合率(%)
A	1				
B	2				
C	3				
D	4				
E	5				

操作人员：　　　　　　　审核人：　　　　　　　日期：20××年×月×日

5.2·可接受标准：××名检验人员对××份临床标本(粪便)分离培养人员比对，测试结果与正确结果是否符合，比对是否合格。

6. 比对报告

比对报告包括：人员比对记录表、审核人对比对结果作出评论。将所有原始数据、汇总结果、总结报告整理后存档保存。

7. 备注

7.1·审核人(高年资微生物检验人员)确认结果正确与否。

7.2·标本至少 5 份，覆盖全部标本类型，检验人员 2 人以上，有利于实验结果统计分析。备份"粪便标本分离培养人员比对记录表"。比对不合格的人员要暂停相关工作并接受培训，考核合格后可继续岗位工作。

7.3·比对频率及时间安排：每年 2 次，两次人员比对时间间隔不宜超过 6 个月，应包含阴性和阳性预期结果。符合率(参加比对人员与高年资人员结果一致)在 80％以上视为合格。

7.4·检验人员的比对记录应由审核人员审核并签字，至少保留 2 年。

参考文献

[1] 中国合格评定国家认可委员会.医学实验室质量和能力认可准则的应用要求：CNAS－CL02－A001：2023[S/OL].(2023－08－01)[2023－09－26].https://www.cnas.org.cn/rkgf/sysrk/rkyyzz/2023/08/912141.shtml.

[2] Karen C Carroll，Michael A Pfaller. Manual of Clinical Microbiology[M]. 13th ed. Washington DC：American Society for Microbiology，2023.

（周庭银）

尿定量培养菌落计数人员比对标准操作规程

×××医院检验科微生物组作业指导书		文件编号：××-JYK-××-××-××	
版次/修改：第　　版/第　　次修改		生效日期：	第　　页 共　　页
编写人：	审核人：		批准人：

1. 目的

规范尿定量培养菌落计数人员比对标准操作规程,确保菌落计数的准确性。

2. 适用范围

对同一标本不同人员标本定量培养计数比对。

3. 标本

模拟尿标本。

4. 比对前准备

培养基(平板)、定量接种环。

5. 操作步骤

5.1·比对过程：人员以"A、B、C……"编号,标本以"1、2、3……"编号。按照尿定量培养菌落计数 SOP 进行操作。观察细菌生长情况(菌落分布是否均匀、菌落计数等),并记录结果,填写下表。

尿定量培养菌落计数人员比对记录表

人员编号	标本编号	菌落分布情况	计数结果	正确结果	符合率(%)
例 A	1	菌落分布均匀	$>10^6$		
B	2				
C	3				
D	4				
E	5				

操作人员：　　　　　　　　审核人：　　　　　　　　日期：20××年×月×日

5.2·可接受标准：××名检验人员对××份尿定量培养菌落计数人员比对,测试结果与正确结果是否符合,比对是否合格。

6. 比对报告

比对报告包括：人员比对记录表、审核人对比对结果作出评论。将所有原始数据、汇总结果、总结报告整理后存档保存。

7. 备注

7.1·审核人(高年资微生物检验人员)确认结果正确与否。

7.2·备份"尿定量培养菌落计数人员比对记录表"。比对不合格的人员要暂停相关工作并接受培训,考核合格后可继续岗位工作。比对频率及时间安排：每年 2 次,两次人员比对时间间隔不宜超过 6 个月。

7.3·每次至少 5 份临床标本,应包含阴性和阳性预期结果。符合率(阴、阳性符合,且菌落计数结果相差不超过一个量级)在 80％以上视为合格。

7.4·检验人员的比对记录应由审核人员审核并签字,至少保留 2 年。

参考文献

[1] 中国合格评定国家认可委员会.医学实验室质量和能力认可准则的应用要求:CNAS‐CL02‐A001:2023[S/OL].(2023‐08‐01)[2023‐09‐26].https://www.cnas.org.cn/rkgf/sysrk/rkyyzz/2023/08/912141.shtml.

[2] Karen C Carroll,Michael A Pfaller. Manual of Clinical Microbiology[M]. 13th ed. Washington DC:American Society for Microbiology,2023.

(周庭银)

痰培养结果判读人员比对标准操作规程

×××医院检验科微生物组作业指导书	文件编号：××-JYK-××-××-××	
版次/修改：第　　版/第　　次修改	生效日期：	第　　页 共　　页
编写人：	审核人：	批准人：

1. 目的

规范痰培养结果判读人员比对，确保培养结果的准确性。

2. 适用范围

同一标本不同人员培养结果判读。

3. 标本

痰标本。

4. 比对前准备

血琼脂平板、巧克力琼脂平板、麦康凯琼脂平板等。

5. 操作步骤

5.1·比对过程：人员以"A、B、C……"编号，各种平板以"1、2、3……"编号。观察平板四区划线、各区菌生长情况、菌落特征、有无致病菌生长，提出处理意见（涂片、分纯、上机、手工生化、药敏、无菌生长、继续培养等），并填写下表。

痰培养结果判读人员比对记录表

人员编号	标本编号	菌落生长情况、有无溶血	疑似病原菌菌落	提出处理意见	正确与否
A	1				
B	2				
C	3				
D	4				
E	5				

操作人员：　　　　　　　　　审核人：　　　　　　　　　日期：20××年×月×日

5.2·可接受标准：××名检验人员对××份痰培养结果判读人员比对，测试结果与正确结果是否符合，比对是否合格。

6. 比对报告

比对报告包括：人员比对记录表、审核人对比对结果作出评论。将所有原始数据、汇总结果、总结报告整理后存档保存。

7. 备注

7.1·备份"痰培养结果判读人员比对记录表"。比对不合格的人员要暂停相关工作并接受培训，考核合格后可继续岗位工作。比对频率及时间安排：每年2次，两次人员比对时间间隔不宜超过6个月。

7.2·每次至少 5 份临床标本,应包含阴性和阳性预期结果。符合率(参加比对人员与高年资人员结果一致)在 80% 以上视为合格。

7.3·分离培养结果的判读人员比对,应选取实验室已接种的平板,所有参与比对的人员独立完成菌落生长情况观察(包括菌量、有无溶血)、不同选择性培养基上疑似病原菌菌落的挑选和操作(遵守生物安全操作规范)。

7.4·检验人员的比对记录应由审核人员审核并签字,至少保留 2 年。

参考文献

[1] 中国合格评定国家认可委员会.医学实验室质量和能力认可准则的应用要求:CNAS - CL02 - A001:2023[S/OL].(2023 - 08 - 01)[2023 - 09 - 26].https://www.cnas.org.cn/rkgf/sysrk/rkyyzz/2023/08/912141.shtml.

[2] Karen C Carroll, Michael A Pfaller. Manual of Clinical Microbiology[M]. 13th ed. Washington DC: American Society for Microbiology, 2023.

(周庭银)

测量抑菌圈直径人员比对标准操作规程

×××医院检验科微生物组作业指导书		文件编号：××-JYK-××-××-××	
版次/修改：第　　版/第　　次修改		生效日期：	第　页　共　页
编写人：	审核人：		批准人：

1. 目的
规范测量抑菌圈直径人员比对操作规程，确保测量抑菌圈直径准确。

2. 适用范围
同一标本不同人员测量抑菌圈直径比对。

3. 菌株
临床分离菌株、标准菌株。

4. 比对前准备
血琼脂平板、M-H琼脂平板、药敏纸片、游标卡尺。

5. 操作步骤
5.1·比对过程：人员以"A、B、C……"编号，M-H平板以"1、2、3……"编号。将菌株接种于M-H平板或羊血平板上，贴合适的药敏纸片。35℃培养18～24 h后阅读结果，操作方法参见《K-B法标准操作规程》。记录抑菌圈直径，填写下表。

测量抑菌圈直径人员比对记录表

人员编号	已知菌株	抗菌药物抑菌圈直径(mm)	测试结果(mm)	结果判断(SIR)	正确率(%)
A	1				
B	2				
C	3				
D	4				
E	5				

操作人员：　　　　　　审核人：　　　　　　日期：20××年×月×日

5.2·可接受标准：××名检验人员对××份测量M-H平板抑菌圈直径人员比对，测试结果与正确结果是否符合，比对是否合格。

6. 比对报告
比对报告包括：人员比对记录表、审核人对比对结果作出评论。将所有原始数据、汇总结果、总结报告整理后存档保存。

7. 备注
7.1·以审核人（高年资微生物检验人员）量取的抑菌圈直径±1 mm为正确。

7.2·备份"测量抑菌圈直径人员比对记录表"。比对不合格的人员要暂停相关工作并接受培训，考核合格后可继续岗位工作。比对频率及时间安排：每年2次，通常为上、下半年各一次(两次人员比对时间间隔不宜超过 6 个月)。

　7.3·凡在微生物室工作的检验人员均需定期进行人员能力比对,比对记录应由审核人员审核并签字,至少保留 2 年。

参考文献

[1] 中国合格评定国家认可委员会.医学实验室质量和能力认可准则的应用要求:CNAS-CL02-A001:2023[S/OL].(2023-08-01)[2023-09-26].https://www.cnas.org.cn/rkgf/sysrk/rkyyzz/2023/08/912141.shtml.

[2] Karen C Carroll,Michael A Pfaller. Manual of Clinical Microbiology[M]. 13th ed. Washington DC:American Society for Microbiology,2023.

(周庭银)

志贺菌血清学试验人员比对标准操作规程

×××医院检验科微生物组作业指导书		文件编号：××-JYK-××-××-××	
版次/修改：第　版/第　次修改		生效日期：	第　页 共　页
编写人：	审核人：		批准人：

1. 目的

规范志贺菌血清学试验人员比对操作规程。

2. 适用范围

对同一标本不同人员进行血清学试验比对。

3. 标本

三糖铁、双糖培养基上的已知菌。

4. 比对前准备

志贺菌诊断血清、生理盐水。

5. 操作步骤

5.1·比对过程：人员以"A、B、C……"编号，标本以"1、2、3……"编号。用志贺菌属 4 种多价血清做玻片凝集及单价血清定型，根据血清学试验是否凝集，初步判断属于某种志贺菌，并记录结果，填写下表。

志贺菌血清学试验人员比对记录表

人员编号	标本编号	4 种多价血清凝集	血清定型	测试结果	正确与否	备 注
例 A	1	+	福氏血清+	福氏志贺菌		
B	2					
C	3					
D	4					
E	5					

操作人员：　　　　　　　审核人：　　　　　　　日期：20××年×月×日

5.2·可接受标准：××名检验人员对××份志贺菌血清学试验人员比对，测试结果与正确结果是否符合，比对是否合格。

6. 比对报告

比对报告包括：人员比对记录表、审核人对比对结果作出评论。将所有原始数据、汇总结果、总结报告整理后存档保存。

7. 备注

7.1·参加比对的检验人员需 2 人以上，有利于实验结果统计分析。备份"志贺菌血清学试验人员比对记录表"。比对不合格的人员要暂停相关工作并接受培训，考核合格后可继续岗位工作。

7.2·比对频率及时间安排：每年 2 次，两次人员比对时间间隔不宜超过 6 个月。每次至少 5 份临床标本。应覆盖本地区流行的血清学型别。

7.3·检验人员的比对记录应由审核人员审核并签字，至少保留 2 年。

参考文献

［1］中国合格评定国家认可委员会.医学实验室质量和能力认可准则的应用要求：CNAS－CL02－A001：2023［S/OL］.（2023－08－01）［2023－09－26］.https：//www.cnas.org.cn/rkgf/sysrk/rkyyzz/2023/08/912141.shtml.

［2］Karen C Carroll，Michael A Pfaller. Manual of Clinical Microbiology［M］. 13th ed. Washington DC：American Society for Microbiology，2023.

（周庭银）

沙门菌血清学试验人员比对标准操作规程

×××医院检验科微生物组作业指导书	文件编号：××-JYK-××-××-××
版次/修改：第　　版/第　　次修改	生效日期：　　　　第　页　共　页
编写人：	审核人：　　　　批准人：

1. 目的
规范沙门菌血清学试验人员比对操作规程。

2. 适用范围
对同一标本不同人员进行血清学试验比对。

3. 标本
三糖铁、双糖培养基上的已知菌。

4. 比对前准备
沙门菌诊断血清、生理盐水。

5. 操作步骤
5.1·比对过程：人员以"A、B、C……"编号，标本以"1、2、3……"编号。用沙门菌属 O 多价血清(A~F)做玻片凝集及 H 因子血清定型，根据血清学试验是否凝集，初步判断属于某种沙门菌，并记录结果，填写下表。

沙门菌血清学试验人员比对记录表

人员编号	标本编号	O多价血清 (A~F)凝集	H因子 血清定型	测试结果	正确与否	备　注
例A	1	+	d+	伤寒沙门菌		
B	2					
C	3					
D	4					
E	5					

操作人员：　　　　　　　审核人：　　　　　　　日期：20××年×月×日

5.2·可接受标准：××名检验人员对××份沙门菌血清学试验人员比对，测试结果与正确结果是否符合，比对是否合格。

6. 比对报告
比对报告包括：人员比对记录表、审核人对比对结果作出评论。将所有原始数据、汇总结果、总结报告整理后存档保存。

7. 备注
7.1·参加比对的检验人员需 2 人以上，有利于实验结果统计分析。备份"沙门菌血清学试验人员比对记录表"。比对不合格的人员要暂停相关工作并接受培训，考核合格后可继续岗位工作。

7.2·比对频率及时间安排：每年 2 次，两次人员比对时间间隔不宜超过 6 个月。每次至少 5 份临床标本。

7.3·检验人员的比对记录应由审核人员审核并签字，至少保留 2 年。

参考文献

［1］中国合格评定国家认可委员会.医学实验室质量和能力认可准则的应用要求：CNAS－CL02－A001：2023［S/OL］.（2023－08－01）［2023－09－26］.https：//www.cnas.org.cn/rkgf/sysrk/rkyyzz/2023/08/912141.shtml.

［2］Karen C Carroll，Michael A Pfaller. Manual of Clinical Microbiology［M］. 13th ed. Washington DC：American Society for Microbiology，2023.

（周庭银）

致泻性大肠埃希菌血清学试验人员比对标准操作规程

×××医院检验科微生物组作业指导书		文件编号：××-JYK-××-××-××	
版次/修改：第　　版/第　　次修改		生效日期：	第　页 共　页
编写人：		审核人：	批准人：

1. 目的
规范致泻性大肠埃希菌血清学试验人员比对操作规程。

2. 适用范围
对同一标本不同人员进行血清学试验比对。

3. 标本
三糖铁、双糖等生化反应确定为大肠埃希菌。

4. 比对前准备
致泻性大肠埃希菌诊断血清、生理盐水。

5. 操作步骤
5.1·比对过程：人员以"A、B、C……"编号，标本以"1、2、3……"编号。用致泻性大肠埃希菌属多价血清做玻片凝集及单价血清定型，根据血清学试验是否凝集，初步判断属于某种致泻性大肠埃希菌，并记录结果，填写下表。

致泻性大肠埃希菌血清学试验人员比对记录表

人员编号	标本编号	致泻性大肠埃希菌多价血清凝集	单价血清定型	测试结果	正确与否	备注
例A	1	+	+	致泻性大肠埃希菌		进一步鉴定
B	2					
C	3					
D	4					
E	5					

操作人员：　　　　　　　　　审核人：　　　　　　　　日期：20××年×月×日

5.2·可接受标准：××名检验人员对××份致泻性大肠埃希菌血清学试验人员比对，测试结果与正确结果是否符合，比对是否合格。

6. 比对报告
比对报告包括：人员比对记录表、审核人对比对结果作出评论。将所有原始数据、汇总结果、总结报告整理后存档保存。

7. 备注
7.1·参加比对的检验人员需2人以上，有利于实验结果统计分析。备份"致泻性大肠埃希菌血清学试验人员比对记录表"。比对不合格的人员要暂停相关工作并接受培训，考核合格后可继续岗位工作。

　　7.2·比对频率及时间安排：每年 2 次，两次人员比对时间间隔不宜超过 6 个月。每次至少 5 份临床标本。

　　7.3·检验人员的比对记录应由审核人员审核并签字，至少保留 2 年。

参考文献

［1］中国合格评定国家认可委员会.医学实验室质量和能力认可准则的应用要求：CNAS－CL02－A001：2023［S/OL］.（2023－
　　08－01）［2023－09－26］.https://www.cnas.org.cn/rkgf/sysrk/rkyyzz/2023/08/912141.shtml.

［2］Karen C Carroll，Michael A Pfaller. Manual of Clinical Microbiology［M］. 13th ed. Washington DC：American Society for
　　Microbiology，2023.

（周庭银）

O1 群、O139 群霍乱弧菌血清学试验人员比对标准操作规程

×××医院检验科微生物组作业指导书	文件编号：××-JYK-××-××-××
版次/修改：第　　版/第　　次修改	生效日期：　　　　第　　页 共　　页
编写人：	审核人：　　　　批准人：

1. 目的

规范霍乱弧菌 O1 群、O139 群血清学试验人员比对操作规程。

2. 适用范围

对同一标本不同人员进行血清学试验比对。

3. 标本

从平板上挑取的已知菌落。

4. 比对前准备

霍乱弧菌 O1 群、O139 群诊断血清、生理盐水。

5. 操作步骤

5.1 · 比对过程：人员以"A、B、C……"编号，标本以"1、2、3……"编号。用霍乱弧菌 O1 群、O139 群属多价血清做玻片凝集及单价血清定型，根据血清学试验是否凝集，初步判断属于某种霍乱弧菌 O1 群、O139 群，并记录结果，填写下表。

霍乱弧菌 O1 群、O139 群血清学试验人员比对记录表

人员编号	标本编号	O139 群多价血清凝集	单价血清定型	测试结果	正确与否	备注
例 A	1	+	+	O139 群霍乱弧菌		进一步鉴定
B	2					
C	3					
D	4					
E	5					

操作人员：　　　　　　　审核人：　　　　　　　日期：20××年×月×日

5.2 · 可接受标准：××名检验人员对××份菌霍乱弧菌 O1 群、O139 群血清学试验人员比对，测试结果与正确结果是否符合，比对是否合格。

6. 比对报告

比对报告包括：人员比对记录表、审核人对比对结果作出评论。将所有原始数据、汇总结果、总结报告整理后存档保存。

7. 备注

7.1 · 参加比对的检验人员需 2 人以上，有利于实验结果统计分析。备份"霍乱弧菌 O1 群、O139 群血清学试验人员比对记录表"。比对不合格的人员要暂停相关工作并接受培训，考核合格后可继续岗位工作。

7.2·比对频率及时间安排：每年 2 次，两次人员比对时间间隔不宜超过 6 个月。每次至少 5 份临床标本。

7.3·检验人员的比对记录应由审核人员审核并签字，至少保留 2 年。

参考文献

[1] 中国合格评定国家认可委员会.医学实验室质量和能力认可准则的应用要求：CNAS – CL02 – A001：2023［S/OL］.（2023 – 08 – 01）［2023 – 09 – 26］.https：//www.cnas.org.cn/rkgf/sysrk/rkyyzz/2023/08/912141.shtml.

[2] Karen C Carroll，Michael A Pfaller. Manual of Clinical Microbiology［M］. 13th ed. Washington DC：American Society for Microbiology，2023.

（周庭银）

不同血培养仪性能比对标准操作规程

×××医院检验科微生物组作业指导书	文件编号：××-JYK-××-××-××
版次/修改：第　　版/第　　次修改	生效日期：　　　　　　第　　页 共　　页
编写人：	审核人：　　　　　批准人：

1. 比对目的

规范 A 血培养仪与 B 血培养仪性能比对，确保培养结果的准确率。

2. 适用范围

用于评估新系统的方法，包括参考方法或已获得药监局批准的商品化方法。

3. 菌株

标准菌株、临床已知菌株。

4. 比对前准备

自动血培养仪、血琼脂平板、厌氧血琼脂平板、念珠菌显色平板等。

5. 标本数量

15 份。

6. 比对方案

6.1 · 比对过程：操作步骤参考血培养仪性能验证章节。将比对结果填写于下表。

A 血培养仪与 B 血培养仪性能比对结果表

细菌名称	标本编号	报阳时间(h)		符合率(%)	备注
		A 血培养仪	B 血培养仪		
金黄色葡萄球菌（ATCC25923）	1				
	2				
脑膜炎奈瑟菌	1				
	2				
肺炎链球菌（ATCC49619）	1				
	2				
流感嗜血杆菌（ATCC49766）	1				
	2				
白念珠菌	1				
	2				
平均报警时间					

操作人员：　　　　　　　审核人：　　　　　　　日期：20××年×月×日

6.2·可接受标准：两种血培养仪用已知菌株测试阳性报警时间，分别统计分析两种血培养仪阳性报警时间的符合率(％)，若两种仪器报阳性时间符合要求，则比对合格，可用于临床标本检测。

6.3·性能比对报告包括：性能比对记录表、实验室负责人对比对结果作出评论。将所有原始数据、汇总结果、总结报告整理后存档保存。比对报告经负责人审核后签字批准。经授权后可查询数据和报告。

7. 备注

比对用于评估新系统的方法，包括参考方法或已获得药监局批准的商品化方法。

参考文献

［1］中国合格评定国家认可委员会.医学实验室质量和能力认可准则的应用要求：CNAS－CL02－A001：2023［S/OL］.(2023－08－01)［2023－09－26］.https://www.cnas.org.cn/rkgf/sysrk/rkyyzz/2023/08/912141.shtml.

［2］Karen C Carroll，Michael A Pfaller. Manual of Clinical Microbiology［M］. 13th ed. Washington DC：American Society for Microbiology，2023.

(周庭银)

不同微生物鉴定药敏仪性能比对标准操作规程

×××医院检验科微生物组作业指导书		文件编号：××-JYK-××-××-××		
版次/修改：第　　版/第　　次修改		生效日期：	第　　页 共　　页	
编写人：		审核人：	批准人：	

1. 比对目的

规范不同自动微生物鉴定和药敏仪性能比对,确保培养结果的准确率。

2. 适用范围

用于评估新系统的方法,包括参考方法或已获得药监局批准的商品化方法。

3. 菌株

3.1·鉴定：标准菌株、质控菌株或临床已知菌株,选择不少于15种菌株,每种类型至少1株(覆盖革兰阳性和革兰阴性非苛养菌、苛养菌、厌氧菌等)。

3.2·药敏：参考 CLSI 细菌相关药敏试验操作指南选择药敏质控标准菌株和药物(金黄色葡萄球菌 ATCC29213、铜绿假单胞菌 ATCC27853、粪肠球菌 ATCC29212、肺炎链球菌 ATCC49619……)。

4. 比对前准备

自动细菌鉴定及药敏分析仪、培养基、鉴定卡片、药敏卡片。

5. 标本数量

15 份。

6. 比对方案

6.1·比对过程：菌株鉴定和药敏卡试验按照实验室 SOP 进行操作。

6.2·菌株比对结果：见表1。

表1　不同鉴定仪菌株鉴定结果比对

编号	菌株来源	已知菌株	A 鉴定仪		B 鉴定仪		备注
			比对结果	符合率（%）	比对结果	符合率（%）	
1	ATCC29213	金黄色葡萄球菌	金黄色葡萄球菌				
2	ATCC25922	大肠埃希菌					
3	ATCC49619	肺炎链球菌					
4	ATCC49247	流感嗜血杆菌					
5	质控菌株	伤寒沙门菌					
6	临床菌株	福氏志贺菌					
7	临床菌株	金黄色葡萄球菌					
8	临床菌株	粪肠球菌					
9	临床菌株	铜绿假单胞菌					
10	临床菌株	阴沟肠杆菌					

（续表）

编号	菌株来源	已知菌株	A 鉴定仪		B 鉴定仪		备注
			比对结果	符合率（%）	比对结果	符合率（%）	
11	临床菌株	洋葱伯克霍尔德菌					
12	临床菌株	嗜麦芽窄食单胞菌					
13	临床菌株	鲍曼不动杆菌					
14	临床菌株	白念珠菌					
15							
合计							

操作人员：　　　　　　　　　　审核人：　　　　　　　　　　日期：20××年×月×日

6.3·药敏卡比对结果

6.3.1　革兰阳性菌药敏卡性能比对结果见表 2。

表 2　A 鉴定仪和 B 鉴定仪金黄色葡萄球菌药敏性能比对表

抗菌药物 允许范围 MIC（μg/mL）	次数	A 鉴定仪						B 鉴定仪						符合率（%）
		第一天测量结果	第二天测量结果	第三天测量结果	第四天测量结果	第五天测量结果	在控	第一天测量结果	第二天测量结果	第三天测量结果	第四天测量结果	第五天测量结果	在控	
青霉素（0.25～1）	1													
	2													
	3													
红霉素（0.25～1）	1													
	2													
	3													
克林霉素（0.06～0.25）	1													
	2													
	3													
头孢西丁（1～4）	1													
	2													
	3													
米诺环素（0.06～0.25）	1													
	2													
	3													
莫西沙星（0.016～0.12）	1													
	2													
	3													

（续表）

抗菌药物	次数	A 鉴定仪						B 鉴定仪						符合率（%）
允许范围 MIC（μg/mL）		第一天测量结果	第二天测量结果	第三天测量结果	第四天测量结果	第五天测量结果	在控	第一天测量结果	第二天测量结果	第三天测量结果	第四天测量结果	第五天测量结果	在控	
左氧氟沙星（0.06～0.5）	1													
	2													
	3													
庆大霉素（0.12～1）	1													
	2													
	3													
四环素（0.12～1）	1													
	2													
	3													
呋喃妥因（8～32）	1													
	2													
	3													
利福平（0.004～0.016）	1													
	2													
	3													
利奈唑胺（1～4）	1													
	2													
	3													
甲氧苄啶-磺胺甲异噁唑（≤0.5/9.5）	1													
	2													
	3													

操作人员：　　　　　　　　审核人：　　　　　　　　日期：20××年×月×日

6.3.2 革兰阴性菌药敏卡性能比对结果见表3、表4。

6.4·可接受标准：用 A 鉴定仪与 B 鉴定仪进行菌株鉴定和药敏试验性能比对，评价两种鉴定仪对菌株鉴定结果的符合率（×％），药敏试验 MIC 测试结果是否在控，两者药敏试验符合率（×％），两种鉴定系统是否符合质控要求，性能比对是否合格。

6.5·性能比对报告包括：性能比对记录表、实验室负责人对比对结果作出评论。将所有原始数据、汇总结果、总结报告整理后存档保存。比对报告经负责人审核后签字批准。经授权后可查询数据和报告。

表3　A鉴定仪和B鉴定仪大肠埃希菌药敏性能比对表

抗菌药物 允许范围 MIC （μg/mL）	次数	A鉴定仪						B鉴定仪						符合率（%）
		第一天测量结果	第二天测量结果	第三天测量结果	第四天测量结果	第五天测量结果	在控	第一天测量结果	第二天测量结果	第三天测量结果	第四天测量结果	第五天测量结果	在控	
氨苄西林 （2～8）	1													
	2													
	3													
氨苄西林-舒巴坦 （2/1～8/4）	1													
	2													
	3													
哌拉西林-他唑巴坦 （1/4～4/4）	1													
	2													
	3													
头孢他啶 （0.06～0.5）	1													
	2													
	3													
头孢吡肟 （0.016～0.12）	1													
	2													
	3													
头孢唑啉 （1～4）	1													
	2													
	3													
头孢噻肟 （0.03～0.12）	1													
	2													
	3													
头孢西丁 （2～8）	1													
	2													
	3													
亚胺培南 （0.06～0.25）	1													
	2													
	3													
美罗培南 （0.008～0.06）	1													
	2													
	3													

（续表）

抗菌药物	次数	A 鉴定仪						B 鉴定仪						符合率（%）
允许范围 MIC（μg/mL）		第一天测量结果	第二天测量结果	第三天测量结果	第四天测量结果	第五天测量结果	在控	第一天测量结果	第二天测量结果	第三天测量结果	第四天测量结果	第五天测量结果	在控	
米诺环素（0.25～1）	1													
	2													
	3													
庆大霉素（0.25～1）	1													
	2													
	3													
阿米卡星（0.5～4）	1													
	2													
	3													
环丙沙星（0.004～0.016）	1													
	2													
	3													
磷霉素（0.5～1）	1													
	2													
	3													

注：在控"√"

操作人员：　　　　　　　　　　审核人：　　　　　　　　日期：20××年×月×日

表4　A 鉴定仪和 B 鉴定仪铜绿假单胞菌药敏性能比对表

抗菌药物	次数	A 鉴定仪						B 鉴定仪						符合率（%）
允许范围 MIC（μg/mL）		第一天测量结果	第二天测量结果	第三天测量结果	第四天测量结果	第五天测量结果	在控	第一天测量结果	第二天测量结果	第三天测量结果	第四天测量结果	第五天测量结果	在控	
哌拉西林（1～8）	1													
	2													
	3													

（续表）

抗菌药物	次数	A 鉴定仪						B 鉴定仪						符合率（%）
允许范围 MIC（μg/mL）		第一天测量结果	第二天测量结果	第三天测量结果	第四天测量结果	第五天测量结果	在控	第一天测量结果	第二天测量结果	第三天测量结果	第四天测量结果	第五天测量结果	在控	
哌拉西林-他唑巴坦（1/4 - 8/4）	1													
	2													
	3													
头孢他啶（1～4）	1													
	2													
	3													
头孢吡肟（0.5～4）	1													
	2													
	3													
头孢哌酮（2～8）	1													
	2													
	3													
亚胺培南（1～4）	1													
	2													
	3													
美罗培南（0.12～1）	1													
	2													
	3													
氨曲南（2～8）	1													
	2													
	3													
庆大霉素（0.5～2）	1													
	2													
	3													
阿米卡星（1～4）	1													
	2													
	3													
环丙沙星（0.25～1）	1													
	2													
	3													

注：在控"√"

操作人员：　　　　　　　　审核人：　　　　　　　　日期：20××年×月×日

7. 备注

仪器比对用于评估新系统的方法，包括参考方法或已获得药监局批准的商品化方法。

参考文献

[1] 中国合格评定国家认可委员会.医学实验室质量和能力认可准则的应用要求：CNAS-CL02-A001：2023[S/OL].(2023-08-01)[2023-09-26].https://www.cnas.org.cn/rkgf/sysrk/rkyyzz/2023/08/912141.shtml.

[2] Karen C Carroll，Michael A Pfaller. Manual of Clinical Microbiology[M]. 13th ed. Washington DC：American Society for Microbiology，2023.

（周庭银）

质谱仪与自动微生物鉴定仪性能比对标准操作规程

×××医院检验科微生物组作业指导书	文件编号：××-JYK-××-××-××
版次/修改：第　　版/第　　次修改	生效日期：　　　　　　第　页 共　页
编写人：	审核人：　　　　　　批准人：

1. 比对目的

规范质谱仪与自动微生物鉴定仪性能比对报告。

2. 适用范围

于评估新系统的方法，包括参考方法或已获得药监局批准的商品化方法。

3. 菌株

包括：金黄色葡萄球菌 ATCC29213、肺炎链球菌 ATCC49619、大肠埃希菌 ATCC25922、铜绿假单胞菌 ATCC27853、流感嗜血杆菌 ATCC49247、粪肠球菌 ATCC29212、白念珠菌 ATCC10231 等。

4. 比对前准备

4.1·质谱仪试剂：乙醇、乙腈、甲酸、三氟乙酸、无菌蒸馏水等化学试剂，HCCA（α-氰基-4-羟基肉桂酸）或其他合适的基质，蛋白标准品等。

4.2·自动微生物鉴定仪试剂、鉴定卡片。

5. 标本数量

15 份。

6. 比对方案

6.1·比对过程：质谱仪、自动微生物鉴定仪性能分别按实验室 SOP 进行操作。

6.2·比对结果：临床菌株/标准菌株/质控菌株鉴定结果见表1。

表 1　质谱仪与自动微生物鉴定仪性能结果比较

编　　号	已知菌株	质谱仪		鉴定仪		符合率（%）
		鉴定结果	鉴定值（%）	鉴定结果	鉴定值（%）	
质控菌株 ATCC29212	金黄色葡萄球菌					
	粪肠球菌					
	福氏志贺菌					
	金黄色葡萄球菌					
	粪肠球菌					
	铜绿假单胞菌					
	阴沟肠杆菌					
	洋葱伯德霍尔德菌					
	嗜麦芽窄食单胞					
	鲍曼不动杆菌					

操作人员：　　　　　　　　审核人：　　　　　　　　日期：20××年×月×日

6.3·可接受标准：通过已知菌株及鉴定值评价两种仪器对细菌鉴定性能比对的符合率（×%），证明两种或一种仪器符合微生物检测质量要求，鉴定性能良好，适用于临床标本检测。若未能满足要求，则该检测系统不能通过验证，应寻找原因并采取措施。修正后的检测系统应再次进行验证。

6.4·性能比对报告包括：性能比对记录表、实验室负责人对比对结果作出评论。将所有原始数据、汇总结果、总结报告整理后存档保存。比对报告经负责人审核后签字批准。经授权后可查询数据和报告。

7. 备注

7.1·仪器比对用于评估新系统的方法，包括参考方法或已获得药监局批准的商品化方法。

7.2·性能比对菌株可采用质控菌株或临床已知菌株（每种类型至少 1 株，总体不少于 15 株）。

参考文献

[1] 中国合格评定国家认可委员会.医学实验室质量和能力认可准则的应用要求：CNAS-CL02-A001：2023[S/OL].(2023-08-01)[2023-09-26].https://www.cnas.org.cn/rkgf/sysrk/rkyyzz/2023/08/912141.shtml.

[2] Karen C Carroll，Michael A Pfaller. Manual of Clinical Microbiology[M]. 13th ed. Washington DC：American Society for Microbiology，2023.

（周庭银）

第七章
各种染色方法标准操作规程

革兰染色标准操作规程

×××医院检验科微生物组作业指导书	文件编号：××-JYK-××-××-××	
版次/修改：第　　版/第　　次修改	生效日期：	第　　页　共　　页
编写人：	审核人：	批准人：

1. 目的

规范革兰染色操作规程。

2. 原理

细菌样本先经结晶紫草酸盐复合物染色，之后用 Lugol PVP 媒染剂处理以促进染料与革兰阳性菌结合。经乙醇和丙酮的脱色作用，革兰阴性菌中的结晶紫会被洗脱。番红精作为复染剂：革兰阴性菌呈现粉红色，而革兰阳性菌呈现紫色。

3. 试剂

3.1·结晶紫草酸盐溶液：结晶紫 2％、乙醇 20％、草酸铵 0.8％。

3.2·稳定 Lugol PVP 复合物：碘 1.3％、碘化钾 2％、PVP(聚乙烯吡咯烷酮)10％。

3.3·脱色剂：95％乙醇 50％、丙酮 50％。

3.4·番红精溶液：番红精 0.25％、95％乙醇 10％。

4. 质量控制

大肠埃希菌 ATCC25922 质控标准菌株、金黄色葡萄球菌 ATCC25923 质控标准菌株，每周 1 次及更换染液批号时质控，有室内质控记录。

5. 操作步骤

初染：第一液初染剂(结晶紫)染色 10 s，水洗。媒染：第二液媒染剂(碘液)染色 10 s，水洗。脱色：第三液脱色剂(95％乙醇)脱到无紫色脱落为止，水洗 10～20 s。复染：第四液复染剂(石炭酸复红或沙黄)染色 10 s，水洗。自然干燥后镜检。

6. 结果判断

金黄色葡萄球菌呈紫色，大肠埃希菌呈红色。

7. 用途

7.1·鉴别细菌：可将细菌分为阳性和阴性两大类，因而可以初步识别细菌，缩小范围，有利于进一步鉴定。

7.2·选择药物：革兰阳性菌与阴性菌的细胞壁结构有很大差别，因而抗菌药物有差异。

8. 注意事项

8.1·染色的结果常受操作者技术影响，尤其是容易过度脱色，往往阳性染成阴性。

8.2·在同一载玻片上，需用已知金黄色葡萄球菌及大肠埃希菌做阳性及阴性对照。

8.3·菌龄以 18～24 h 为佳。

(周庭银)

瑞氏染色标准操作规程

×××医院检验科微生物组作业指导书	文件编号：××-JYK-××-××-××	
版次/修改：第 版/第 次修改	生效日期：	第 页 共 页
编写人：	审核人：	批准人：

1. 目的

规范瑞氏染色操作规程。

2. 原理

物理吸附及化学亲和作用。不同种类的细胞及同一细胞的不同成分和不同结构与酸性和碱性染料结合能力不同，因而使不同种类的细胞染成不同颜色，呈现各自的特点。

3. 试剂

瑞氏染料（酸性染料伊红和碱性染料亚甲蓝）1.0 g，甲醇 600 mL，甘油 15 mL。

4. 质量控制

细菌、细胞核染为蓝色。细胞质染为粉红或橘红色。

5. 操作步骤

血涂片自然干燥后，用蜡笔在两端划线，以防染色时染液外溢。随后将玻片平置于染色架上，滴加染液 3～5 滴，使其盖满血涂片，大约 1 min 后，滴加等量或稍多的磷酸盐缓冲液，用洗耳球轻轻混匀。染色 5～10 min 后用流水冲洗，待干。

6. 结果判断

瑞氏染色细菌形态清楚，着紫色，但是瑞氏染色涂片不能辨别病原菌的革兰染色属性，可根据革兰染色背景判断是革兰阳性菌还是阴性菌。

7. 用途

瑞氏染色用于血培养瓶阳性报警的培养物，当革兰染色见不到细菌时，可用瑞氏染色确定有无细菌。

8. 注意事项

8.1·血涂片干透后固定，否则细胞在染色过程中容易脱落。

8.2·冲洗时应以流水冲洗，不能先倒掉染液，防染料沉着在血涂片上，冲洗时间不能过久，以防脱色。如血涂片上有染料颗粒沉积，可滴加甲醇，然后立即用流水冲洗。

8.3·染色过淡可以复染，复染时应先加缓冲液，然后加染液。染色过深可用流水冲洗或浸泡，也可用甲醇脱色。

参考文献

[1] 中国合格评定国家认可委员会.医学实验室质量和能力认可准则的应用要求：CNAS-CL02-A001：2023［S/OL］.（2023-08-01）［2023-09-26］.https://www.cnas.org.cn/rkgf/sysrk/rkyyzz/2023/08/912141.shtml.

[2] Karen C Carroll，Michael A Pfaller. Manual of Clinical Microbiology［M］. 13th ed. Washington DC：American Society for Microbiology，2023.

（周庭银）

抗酸染色标准操作规程

×××医院检验科微生物组作业指导书	文件编号：××-JYK-××-××-××
版次/修改：第　　版/第　　次修改	生效日期：　　　　第　页 共　页
编写人：	审核人：　　　　批准人：

1. 目的

规范抗酸染色操作规程。

2. 原理

抗酸菌具有耐受酸性介质脱色的生物性状,此类细菌在石炭酸(苯酚)的协同作用下,被复红染色剂着色,能够耐受酸性乙醇脱色,显微镜下观察时保持紫红色;而其他脱落细胞或标本中的非抗酸菌被酸性酒精脱色,可被复染剂亚甲蓝染为蓝色。

3. 试剂

3.1 · Kinyoun 溶液：碱性品红 40 g、乙醇(95％)200 mL、石炭酸 80 mL、蒸馏水 1 000 mL。

3.2 · Gabett 溶液：亚甲蓝 10 g、无水乙醇 300 mL、硫酸 200 mL、蒸馏水 500 mL。

4. 质量控制

每日/每个检测日用龟分枝杆菌 ATCC93326 做阳性对照,大肠埃希菌 ATCC25922 做阴性对照。

5. 操作步骤

5.1 · 初染：涂片上滴加石炭酸复红液,约 5 min,水洗。脱色：第二液脱色约 2 min,轻轻摇动玻片,无红色脱出或略呈粉红色时为止,水洗。复染：第三液复染 30 s,水洗,自然干燥后镜检。

5.2 · 每张玻片只能涂一份标本,禁止将 2 份或 2 份以上的标本涂在同一张载玻片上。

6. 结果判断

抗酸杆菌呈红色,非抗酸杆菌呈蓝色。

7. 用途

用于结核病、麻风病等细菌检查,初步诊断。

8. 注意事项

8.1 · 为防止交叉感染,标本应先高压灭菌后再涂片染色。

8.2 · 采用石炭酸复红染色时,推荐加热染色,时间为 5 min;如采取不加热染色,时间宜不低于 15 min,脱色时间需根据涂片薄厚而定,厚涂片可适当延长,以几乎无红色为度。

8.3 · 血液及导管不宜进行抗酸染色。

参考文献

[1] 中国合格评定国家认可委员会.医学实验室质量和能力认可准则的应用要求：CNAS-CL02-A001；2023[S/OL].(2023-08-01)[2023-09-26].https://www.cnas.org.cn/rkgf/sysrk/rkyyzz/2023/08/912141.shtml.

[2] Karen C Carroll, Michael A Pfaller. Manual of Clinical Microbiology[M]. 13th ed. Washington DC：American Society for Microbiology，2023.

(周庭银)

弱抗酸染色标准操作规程

×××医院检验科微生物组作业指导书	文件编号：××-JYK-××-××-××
版次/修改：第　　版/第　　次修改	生效日期：　　　　第　页 共　页
编写人：	审核人：　　　　批准人：

1. 目的

规范弱抗酸染色操作规程,确保弱抗酸杆菌染色结果的准确性。

2. 原理

弱抗酸染色是一种常用的细菌鉴别方法,其原理是通过使用抗酸染色剂来区分耐酸性和非耐酸性细菌,如诺卡菌有部分抗酸性,不能被1%硫酸完全脱色。弱抗酸染色包括石炭酸复红染料、酸性溶液、亚甲基蓝溶液等试剂。

3. 试剂

5%石炭酸复红溶液、1%硫酸水溶液、亚甲基蓝溶液。

4. 质量控制

诺卡菌或马红球菌属或戈登菌属或冢村菌属标准菌株(或质控菌株或已知弱抗酸染色细菌)染成红色。

5. 操作步骤

初染：涂片上滴加石炭酸复红溶液约5 min,水洗。脱色：加1%硫酸水溶液,脱色1 min,水洗。复染：加亚甲基蓝溶液染色30 s,水洗,自然干燥后油镜镜检。

6. 结果判断

放线菌与诺卡菌鉴别：相同点两者均为革兰阳性菌、抗酸染色阴性,且产生硫黄颗粒,不同点诺卡菌弱抗酸染色阳性,放线菌弱抗酸染色阴性。

7. 用途

区别诺卡菌、马红球菌属或戈登菌属或冢村菌属。

8. 注意事项

8.1·观察弱抗酸染色标本时,应注意尽可能全范围、多视野进行观察,并注意菌体的形态和排列。

8.2·采用1%~2%硫酸水溶液脱色1~2 min代替抗酸染色中的3%盐酸酒精脱色2 min。

参考文献

[1] 中国合格评定国家认可委员会.医学实验室质量和能力认可准则的应用要求：CNAS-CL02-A001：2023[S/OL].(2023-08-01)[2023-09-26].https://www.cnas.org.cn/rkgf/sysrk/rkyyzz/2023/08/912141.shtml.

[2] Karen C Carroll，Michael A Pfaller. Manual of Clinical Microbiology[M]. 13th ed. Washington DC：American Society for Microbiology，2023.

(周庭银)

荧光染色标准操作规程

×××医院检验科微生物组作业指导书	文件编号：××-JYK-××-××-××	
版次/修改：第　　版/第　　次修改	生效日期：	第　页 共　页
编写人：	审核人：	批准人：

1. 目的

规范荧光染色操作规程。

2. 原理

荧光染色法将抗酸杆菌于黑色或暗红色背景下染成橘黄色的菌体，较易于观察。荧光染色的涂片应于 24 h 内镜检，否则荧光可能会消失。荧光染色阳性者需经抗酸染色确认。

3. 试剂

金胺 O 染色液：溶液 A（取金胺 0.01 g 溶于 95％乙醇 10 mL 内，加 5％石炭酸至 100 mL）10 mL、溶液 B（3％盐酸乙醇）10 mL、溶液 C（0.5％高锰酸钾水溶液）10 mL。

4. 质量控制

分枝杆菌属（快生长分枝杆菌或灭活后的结核分枝杆菌）。

5. 操作步骤

5.1·加入荧光染剂，覆盖整个涂片，静置 15 min（不必加滤纸，不必加热），以蒸馏水或去离子水冲洗（所用的水不可含氯，因为氯会干扰荧光的产生）。

5.2·加入酸性乙醇覆盖整个涂片，脱色约 2 min，以水冲洗。

5.3·加入高锰酸钾溶液，覆盖整个涂片，复染约 2 min。时间不能过长，否则荧光可能会消失。冲净，干燥。

6. 结果判断

高倍镜下观察涂片，在暗视野背景下抗酸菌呈黄绿色或橙黄色荧光，荧光染色后涂片应在 24 h 内检查。

7. 用途

只用于结核病的初步诊断。

8. 注意事项

8.1·载玻片上只能涂抹一份标本，且载玻片只能使用一次，不得清洗后再次用于涂片检查。

8.2·于安全柜中小心打开承载标本的容器，防止产生气溶胶或标本外溢。

8.3·抗酸及荧光染色室内质控自查和互查：抽查复检当日 10％涂片，在抽查的流水号旁边签名。

8.4·要求：不允许"1＋"以上的阳性片出现假阴性。涂片脱落面积应在 10％以下。每次染一张抗酸染色阳性质控片和阴性对照。

8.5·荧光显微镜主要用于观察没有自发荧光、经荧光染色后能发出荧光的病原体。荧光染色后的标本要尽快观察，避免荧光淬灭对观察结果的影响；用油镜观察标本时，采用无荧光的特殊镜油；可在高倍镜（物镜 40 倍，目镜 10 倍）下观察涂片，至少连续观察 50 个视野未发现抗酸杆菌，方可报告荧光染色抗酸杆菌阴性；荧光染色观察真菌时，应注意具有不同荧光颜色和荧光强度的真菌孢子和菌丝，不要将染色的玻片暴露在强烈的室内光线或阳光下。

参考文献

[1] 中国合格评定国家认可委员会.医学实验室质量和能力认可准则的应用要求：CNAS - CL02 - A001：2023［S/OL］.（2023 - 08 - 01）［2023 - 09 - 26］.https://www.cnas.org.cn/rkgf/sysrk/rkyyzz/2023/08/912141.shtml.

[2] Karen C Carroll，Michael A Pfaller. Manual of Clinical Microbiology［M］. 13th ed. Washington DC：American Society for Microbiology，2023.

（周庭银）

金胺 O 荧光染色标准操作规程

×××医院检验科微生物组作业指导书		文件编号：××-JYK-××-××-××	
版次/修改：第　版/第　次修改		生效日期：	第　页 共　页
编写人：	审核人：		批准人：

1. 目的
金胺 O 荧光染色标准操作规程,确保抗酸杆菌染色的准确性。

2. 原理
金胺染色用于细菌抗酸染色,抗酸杆菌经金胺 O 染色与复染,酸性脱色液很难脱色。

3. 试剂
金胺染色液 A 液。

4. 操作步骤
用接种环挑取待检样本,涂布于载玻片上,加热固定。滴加金胺 O-罗丹明染色液,避光染色,水洗。用酸性脱色液脱色,直至涂片无黄色为止,水洗。用复染液染色,水洗。轻轻吸干水分,自然干燥。荧光显微镜下镜检。

5. 质量控制
采用抗酸杆菌质控标准菌株,每周 1 次,有室内质控记录。

6. 结果判断
抗酸杆菌亮黄色或橘黄色。非抗酸杆菌背景暗黄色。

7. 用途
区别抗酸杆菌和非抗酸杆菌。

8. 注意事项
8.1·每次使用后盖紧试剂瓶,以防试剂挥发和污染。金胺 O 荧光易衰减,尽量避光操作。

8.2·上述试剂均对人体有刺激性,请注意适当防护。穿实验服并戴一次性手套。

参考文献

[1] 中国合格评定国家认可委员会.医学实验室质量和能力认可准则的应用要求：CNAS-CL02-A001：2023[S/OL].(2023-08-01)[2023-09-26].https://www.cnas.org.cn/rkgf/sysrk/rkyyzz/2023/08/912141.shtml.

[2] Karen C Carroll, Michael A Pfaller. Manual of Clinical Microbiology[M]. 13th ed. Washington DC：American Society for Microbiology, 2023.

（周庭银）

鞭毛染色标准操作规程

×××医院检验科微生物组作业指导书	文件编号：××-JYK-××-××-××
版次/修改：第 版/第 次修改	生效日期： 第 页 共 页
编写人：	审核人： 批准人：

1. 目的

规范鞭毛染色操作规程。

2. 原理

用不稳定的胶体溶液作为媒染剂，使在鞭毛上生成沉淀，加粗鞭毛的直径，易于观察，然后再进行染色。

3. 试剂

3.1・甲液：饱和钾明矾液 2 mL，50 g/L 石炭酸 5 mL，200 g/L 鞣酸液 2 mL，混合。乙液：碱性复红乙醇饱和液。

3.2・使用前，将甲液 9 份、乙液 1 份混合过滤，过滤后以第三日使用最佳。

4. 质量控制

每个检测日均需进行质控，铜绿假单胞菌 ATCC27853 为阳性，鲍曼不动杆菌 ATCC19606 为阴性。

5. 操作步骤

滴加染液 1～2 min，轻轻水洗，干燥后镜检。

6. 结果判断

菌体及鞭毛皆为红色，菌体染色较鞭毛深。染色时间长则鞭毛粗，染色时间短则鞭毛细。

7. 用途

根据鞭毛数量和位置鉴别细菌是周鞭毛、单端鞭毛，还是无鞭毛等。

8. 注意事项

使用新的玻片或光滑无裂痕的玻片。为了避免玻片相互重叠，应将玻片插在专用金属架上。

参考文献

[1] 中国合格评定国家认可委员会.医学实验室质量和能力认可准则的应用要求：CNAS-CL02-A001：2023[S/OL].(2023-08-01)[2023-09-26].https://www.cnas.org.cn/rkgf/sysrk/rkyyzz/2023/08/912141.shtml.

[2] Karen C Carroll, Michael A Pfaller. Manual of Clinical Microbiology[M]. 13th ed. Washington DC：American Society for Microbiology，2023.

（周庭银）

墨汁染色标准操作规程

×××医院检验科微生物组作业指导书	文件编号：××-JYK-××-××-××	
版次/修改：第　　版/第　　次修改	生效日期：	第　　页 共　　页
编写人：	审核人：	批准人：

1. 目的

规范墨汁染色操作规程，确保染色结果准确。

2. 原理

墨汁染色（负染色法）是背景着色而菌体本身不着色的染色法。新型隐球菌的荚膜较厚，不易着色，在黑色背景下可看到透亮的菌体。

3. 试剂

印度墨汁或国产优质墨汁（墨汁颗粒需细腻、均匀）。

4. 操作步骤

脑脊液等液体标本离心取沉淀物或挑取菌液 1 环加于载玻片上，滴加墨汁一环，覆盖盖玻片，勿产生气泡，静置后镜检。如墨汁太深，可在一侧加水，吸水纸在另一侧，形成墨水梯度。

5. 质量控制

新型隐球菌 ATCC32609 为阳性，白念珠菌 ATCC90028 为阴性。

6. 结果判断

6.1·新型隐球菌可呈宽阔透亮的厚荚膜，菌体无色，偶有出芽，背景为纤细均匀的黑褐色。

6.2·隐球菌可以通过孢内反光颗粒、厚壁孢子和孢子出芽等特征与存在于脑脊液中的白细胞区分开来。

7. 用途

主要用于新型隐球菌的诊断，查见隐球菌是临床危急值报告的范畴。

8. 注意事项

8.1·由于真菌可以在墨汁中生长，需定期更换墨汁。墨汁应无污染、无变质。

8.2·新型隐球菌质控株可接种至脑心浸液，分装后于 4℃保存。

参考文献

[1] 中国合格评定国家认可委员会.医学实验室质量和能力认可准则的应用要求：CNAS-CL02-A001；2023[S/OL].（2023-08-01）[2023-09-26].https://www.cnas.org.cn/rkgf/sysrk/rkyyzz/2023/08/912141.shtml.

[2] Karen C Carroll，Michael A Pfaller. Manual of Clinical Microbiology[M]. 13th ed. Washington DC：American Society for Microbiology，2023.

（朱均昊）

乳酸酚棉蓝染色标准操作规程

×××医院检验科微生物组作业指导书		文件编号：××-JYK-××-××-××	
版次/修改：第　　版/第　　次修改		生效日期：	第　　页 共　　页
编写人：		审核人：	批准人：

1. 目的

规范乳酸酚棉蓝染色操作规程,确保染色结果准确。

2. 原理

酵母菌细胞、菌丝体和产孢结构等皆可被染成亮蓝色;背景为暗淡的蓝色。

3. 试剂

乳酸 10 mL、苯酚 10 g、甘油 20 mL、蒸馏水 10 mL、棉蓝 25 mg。先将乳酸、苯酚与蒸馏水混合,加入棉蓝溶解混匀后,置于棕色瓶中密闭保存。

4. 质量控制

烟曲霉菌丝和孢子呈亮蓝色,背景为暗蓝色。

5. 操作步骤

在载玻片中央滴加 2～3 滴乳酸酚棉蓝染色液,用接种针从菌落边缘挑取带有孢子的菌丝置于染色液中,加盖盖玻片,可选是否加热溶解标本。通过光学显微镜在低倍、高倍下观察真菌形态。

6. 结果判断

真菌染色中的孢子和菌丝呈亮蓝色,背景为暗蓝色。

7. 用途

乳酸酚棉蓝的染色可以使真菌的细胞结构更清晰,有利于菌种鉴别。

8. 注意事项

8.1·涂片之前,应在载玻片背面做好圆圈标记,以便后续试验的位置判断。

8.2·染液中的乳酸可杀灭微生物,可溶解真菌色素,使标本褪色,故制片后应及时观察。

8.3·待检真菌培养时间过长会影响染色效果,菌龄过长或已死亡的真菌都会影响染色效果。

参考文献

[1] 中国合格评定国家认可委员会.医学实验室质量和能力认可准则在临床微生物学检验领域的应用说明：CNAS-CL02-A005：2018[S/OL].(2018-03-01)[2023-09-26].https://www.cnas.org.cn/rkgf/sysrk/rkyyzz/2018/03/889106.shtml.

[2] 国家卫生健康委员会.临床微生物检验基本技术标准：WS/T 805—2022[S/OL].(2022-11-02)[2023-09-26].http://www.nhc.gov.cn/wjw/s9492/202211/d9bbe1d4d4cf49408bbbb65ae401aeb5.shtml.

(朱均昊)

六胺银染色标准操作规程

×××医院检验科微生物组作业指导书		文件编号：××-JYK-××-××-××	
版次/修改：第　　版/第　　次修改		生效日期：	第　页 共　页
编写人：	审核人：		批准人：

1. 目的

规范六胺银染色操作规程,确保染色结果准确。

2. 原理

真菌细胞壁的黏多糖成分被铬酸氧化而释放出醛基。醛基与硝酸银反应,再将银还原成可见的金属形式,使真菌或肺孢子菌染成黑色,使轮廓更为清楚,与浅绿色背景形成对比,易于检验人员辨认。

3. 试剂

5％铬酸水溶液、六胺银备用液(5％硝酸银溶液 5 mL,3％乌洛托品水溶液 100 mL)、六胺银工作液(六胺银备用液 25 mL,蒸馏水 25 mL,5％硼酸钠溶液 2 mL)、1％偏重亚硫酸钠溶液、0.1％氯化金溶液、2％硫代硫酸钠溶液、0.2％亮绿水溶液。

4 质量控制

每次染色同时染一张阳性涂片。阳性涂片使用 ATCC90028 白念珠菌制备的菌悬液制片,晾干后备用。根据阳性涂片着色深浅调整染色时间。

5. 操作步骤

5.1 · 标本准备

5.1.1　呼吸道标本

5.1.1.1　诱导痰或气管吸痰:患者清晨咳深部痰,切勿唾液,送检,消化(加等量的 Sputasol 消化液,室温消化 15 min)后离心(3 000 r/min,5 min),取沉淀涂片并用甲醇固定。

5.1.1.2　支气管肺泡灌洗液(BALF):20～30 mL,离心(3 000 r/min,15 min),取沉淀涂片并用甲醇固定。

5.1.2　脑脊液及其他无菌体液:离心(3 000 r/min,5 min),涂片并用甲醇固定。

5.2 · 样本被甲醇固定在玻片后,自然风干,5％铬酸水溶液 20 min,流水冲洗。1％偏重亚硫酸钠溶液处理 1 min,去除残留的铬酸。流水冲洗 5 min,然后蒸馏水洗涤。

5.3 · 56℃水浴箱,六胺银工作液染 1～1.5 h。染色时间根据涂片的厚度、所怀疑真菌的种类而定,通常念珠菌染色 1 h 即可。疑为曲霉菌或其他丝状真菌须适当延长染色时间,流水冲洗。

5.4 · 0.1％氯化金水溶液调色 3～5 min,除去真菌以外的黑色背景。蒸馏水洗涤 2～3 min。2％硫代硫酸钠水溶液处理 2～3 min,除去未还原的银粒,流水冲洗。0.2％亮绿水溶液复染 1～2 min,得到一个背景色。水洗后,逐级酒精脱水。

6. 结果判断

6.1 · 呼吸道涂片镜检看到菌体包囊壁呈黑色,呈括号样或中心点状深染的形态。报告:

涂片找到耶氏肺孢子菌。

6.2·涂片找到染色成黑棕色的孢子或菌丝体,可根据真菌形态学进行鉴定。

7. 用途

7.1·六胺银染色是检测肺孢子菌包囊最好的方法,镜检可见耶氏肺孢子菌菌体包囊呈黑色,临床可诊断肺孢子菌肺炎。

7.2·六胺银染色涂片看到染成深棕黑色的真菌菌体,可根据真菌形态学特点做初步分类(念珠菌、曲霉菌、毛霉菌),尤其对于无菌体液中的标本,可为临床早期治疗提供依据。

8. 注意事项

经常通过质控保证染色时间适当,以避免染色过深或过浅。染色过深:在检查肺孢子菌时,肺泡中的红细胞也可以为新月形,染黑后极似肺孢子菌的包囊。染色过浅:容易产生漏检。

参考文献

[1] 中国合格评定国家认可委员会.医学实验室质量和能力认可准则在临床微生物学检验领域的应用说明:CNAS‐CL02‐A005:2018[S/OL].(2018‐03‐01)[2023‐09‐26].https://www.cnas.org.cn/rkgf/sysrk/rkyyzz/2018/03/889106.shtml.

[2] 国家卫生健康委员会.临床微生物检验基本技术标准:WS/T 805—2022[S/OL].(2022‐11‐02)[2023‐09‐26].http://www.nhc.gov.cn/wjw/s9492/202211/d9bbe1d4d4cf49408bbbb65ae401aeb5.shtml.

(朱均昊)

钙荧光白染色标准操作规程

×××医院检验科微生物组作业指导书		文件编号：××-JYK-××-××-××	
版次/修改：第　　版/第　　次修改		生效日期：	第　页 共　页
编写人：		审核人：	批准人：

1. 目的

规范真菌钙荧光白染色操作规程,确保染色结果准确。

2. 原理

钙荧光白是一种非特异的、非免疫学的荧光染料,可以与真菌细胞壁中特有的纤维素和几丁质结合,在紫外线照射下发出荧光,使得少量真菌也能很容易被检测到,有助于提高镜检阳性率。与氢氧化钾联合使用,可溶解蛋白组织,包括角蛋白,使真菌的组分更容易被可视化。经钙荧光白染色后的真菌在紫外线的激发下,根据滤光片的选择,呈现亮绿色或蓝绿色。

3. 试剂

10% KOH 溶液、钙荧光白溶液(0.1 g 钙荧光白 M2R 和 0.05 g 伊文思蓝溶解于 100 mL 水)。

4. 质量控制

4.1·采用阳性标本,同时采用传统 KOH 湿片法对照。

4.2·观察荧光显微镜下,混合溶液染色的念珠菌来调整钙荧光白的亮度。

5. 操作步骤

将 10% KOH 溶液和钙荧光白溶液等体积混合。制作涂片,滴加上述混合溶液覆盖涂片,加盖玻片。在紫外线波长 300~412 nm(钙荧光白 M2R 最适波长为 365 nm)下观察。

6. 结果判断

经钙荧光白染色后的真菌在紫外线的激发下,根据滤光片的选择,呈现亮绿色或蓝绿色。皮肤或指甲的皮肤癣菌可见分枝菌丝或孢子,大多数菌丝是平行的,宽度约 2 μm,酵母菌通常以出芽孢子、假菌丝、酵母菌丝的形式存在。对于同样被染色的纤维,可以通过缺乏间隔、末端变细和大小差异等因素与菌丝做区分。

7. 用途

真菌钙荧光白能够与各类真菌细胞壁中的组成成分进行结合、染色,大部分临床标本都适用该方法。尤其针对含菌量少的标本,荧光染色更容易被观察到,也适合镜检经验不足的操作人员快速筛查标本。

8. 注意事项

8.1·对于部分杂质较多的标本,可以在染色完成后 10 min 再进行观察,染液中的 KOH 可以消化和溶解角蛋白,更方便观察标本。

8.2·涂片长时间放置后,KOH 能溶解真菌菌丝,荧光的强度也会随时间衰减,建议观察时间不要间隔太久。

(朱均昊)

耶氏肺孢子菌瑞氏-吉姆萨染色标准操作规程

×××医院检验科微生物组作业指导书	文件编号：××-JYK-××-××-××
版次/修改：第　　版/第　　次修改	生效日期：　　　　第　页 共　页
编写人：	审核人：　　　　批准人：

1. 目的

规范耶氏肺孢子菌瑞氏-吉姆萨染色操作规程，确保染色结果准确。

2. 原理

物理吸附及化学亲和作用。不同种类的细胞及同一细胞的不同成分和不同结构对酸性及碱性染料结合能力的不同，因而使不同种类的细胞染成不同颜色，呈现各自的特点。吉姆萨染液的染色原理与瑞氏染色法基本相同，但因为对细胞核与寄生虫着色较好，可用于复合染色法。瑞氏-吉姆萨染色法可染肺孢子菌各阶段，适用于涂片镜检。

3. 试剂

3.1·瑞氏染液：伊红和亚甲蓝 0.1 g，甲醇 60 mL，甘油 3 mL。

3.2·吉姆萨染液：吉姆萨染料 0.1 g，甘油 66 mL，甲醇 66 mL。

3.3·磷酸盐缓冲液：pH 为 7.17，Na_2HPO_4(1/15 mol/L)70 mL + KH_2PO_4(1/15 mol/L) 30 mL。

3.4·临用前瑞氏染色液 10 mL、吉姆萨染液 1 mL 混合，振荡 30~60 s。

4. 质量控制

细菌、细胞核染为蓝色。细胞质染为粉色或橘红色。

5. 操作步骤

滴加瑞氏-吉姆萨染液覆盖涂片，室温染色 1~2 min。滴加等量磷酸盐缓冲液，混匀，再染 3~10 min。用水冲洗，自然干燥后封片，油镜观察。

6. 结果判断

滋养体在低倍镜下呈现斑片云雾状分布的不规则团块，呈灰蓝色或灰红色。滋养体在油镜下，形态呈圆、椭圆或不规则形，直径 1~5 μm，胞质呈灰蓝至蓝色，核呈紫红色。包囊直径 5~8 μm，形态呈圆、类圆形，囊壁不着色，囊内见 4~8 个囊内小体，呈玫瑰花状或不规则排列，每个囊内小体含 1 个核，呈紫红色。

7. 用途

从患者痰液、支气管肺泡灌洗液中检出耶氏肺孢子菌的滋养体或包囊是诊断肺孢子菌肺炎的直接证据。

8. 注意事项

8.1·涂片染色中，请勿先去除染液，应直接对涂片进行冲洗。

8.2·染色过深可用甲醇或乙醇适当脱色，最好不复染。

（朱均昊）

隐孢子菌改良抗酸染色标准操作规程

×××医院检验科微生物组作业指导书		文件编号：××-JYK-××-××-××	
版次/修改：第　　版/第　　次修改		生效日期：	第　页　共　页
编写人：	审核人：		批准人：

1. 目的

规范隐孢子菌改良抗酸（瑞氏-吉姆萨染色）操作规程。

2. 原理

改良 Ziehl Neelsen 法及改良 Kingoun 染色法均属改良抗酸染色法，但前者应用更为广泛。两者基本原理相同，只是在石炭酸复红的温度及染色时间、脱色剂及复染液上有所差异。

3. 试剂

石炭酸复红（碱性品红 4.0 g、乙醇 20 mL、5％石炭酸 90 mL），1％盐酸乙醇，0.4％孔雀绿溶液（孔雀绿 0.4 g、10％乙醇 10 mL）。

4. 质量控制

略。

5. 操作步骤

将涂片用甲醇固定 3 min。石炭酸复红染色 5 min，清水冲洗。1％盐酸乙醇脱色 10～15 s，清水冲洗。用 0.4％孔雀绿溶液复染 30 s，再冲洗，置于空气干燥后，油镜观察。

6. 结果判断

镜下可见卵囊在绿色背景上呈红色球形，卵囊壁及卵囊的内部结构均清晰可见。

7. 用途

可与卵囊形态近似的酵母菌区别开来，Carcia 等曾经比较 15 种检测卵囊的技术，发现此法对卵囊的检出和鉴定的结果最好。

8. 注意事项

染色的结果常受操作者技术影响，若发现有未着色的透明卵囊，适当地延长石炭酸复红染色的时间。

参考文献

[1] 中国合格评定国家认可委员会.医学实验室质量和能力认可准则在临床微生物学检验领域的应用说明：CNAS-CL02-A005：2018［S/OL］.(2018-03-01)［2023-09-26］.https://www.cnas.org.cn/rkgf/sysrk/rkyyzz/2018/03/889106.shtml.

[2] 国家卫生健康委员会.临床微生物检验基本技术标准：WS/T 805—2022［S/OL］.(2022-11-02)［2023-09-26］.http://www.nhc.gov.cn/wjw/s9492/202211/d9bbe1d4d4cf49408bbbb65ae401aeb5.shtml.

（朱均昊）

第八章
常用鉴别试验及生化试验标准操作规程

胆汁溶菌试验标准操作规程

×××医院检验科微生物组作业指导书		文件编号：××-JYK-××-××-××	
版次/修改：第　版/第　次修改		生效日期：	第　页 共　页
编写人：		审核人：	批准人：

1. 目的

规范胆汁溶菌试验操作规程。

2. 原理

胆盐(去氧胆酸钠)可使肺炎链球菌溶解。由于胆盐有降低表面张力的作用,使细胞膜受损或使菌体裂解,另一方面是肺炎链球菌产生自溶酶,即自溶素能引起细菌自溶,胆盐或胆汁促进了自溶酶的作用。

3. 成分

10%去氧胆酸钠溶液或纯牛胆汁。

4. 质量控制

肺炎链球菌 ATCC49619,草绿色链球菌 ATCC54268。

5. 操作步骤

5.1 · 平板法：将胆盐试剂滴到经 18～24 h 培养的待检菌落上,盖上盖子,菌落面朝上,置 35℃±2℃培养 15～30 min,菌落被溶解留下 α 溶血区或菌落变扁平为胆盐溶菌试验阳性。

5.2 · 试管法：在已加有 1 McF 待检菌悬液的 2 个试管(各约 0.25 mL)中分别加 0.25 mL 胆盐试剂及 0.25 mL 生理盐水,35℃孵育 3 h,加胆盐试剂的试管中菌液变为清亮视为阳性。

6. 结果判断

6.1 · 平板法：以"菌落消失"判为阳性。

6.2 · 试管法：若加胆汁或胆盐的试管内变透明,而对照管保持混浊,即表明试验菌已被胆汁溶解。

7. 用途

肺炎链球菌胆盐溶菌为阳性,其他 α 溶血链球菌为阴性。

8. 注意事项

细菌培养物应保持中性(pH 7.0),因去氧胆酸盐在酸性环境下易形成沉淀。

参考文献

[1] 中国合格评定国家认可委员会.医学实验室质量和能力认可准则的应用要求：CNAS-CL02-A001：2023[S/OL].(2023-08-01)[2023-09-26].https://www.cnas.org.cn/rkgf/sysrk/rkyyzz/2023/08/912141.shtml.

[2] Karen C Carroll, Michael A Pfaller. Manual of Clinical Microbiology[M]. 13th ed. Washington DC：American Society for Microbiology, 2023.

(周庭银)

触酶试验标准操作规程

×××医院检验科微生物组作业指导书		文件编号：××-JYK-××-××-××	
版次/修改：第　　版/第　　次修改		生效日期：	第　　页 共　　页
编写人：	审核人：		批准人：

1. 目的
规范触酶试验操作规程。

2. 原理
具有触酶（过氧化氢酶）的细菌，能催化过氧化氢，放出新生态氧，继而形成分子氧，出现气泡。

3. 成分
3%过氧化氢溶液。

4. 质量控制
金黄色葡萄球菌 ATCC25923 阳性，肺炎链球菌 ATCC49619 阴性。

5. 操作步骤
5.1·先取 18～24 h 培养的纯菌落至玻片，再滴加 3% H_2O_2（鉴定厌氧菌时采用 15% H_2O_2），观察气泡的形成。立即见气泡为阳性。

5.2·取 3%过氧化氢溶液 0.5 mL，滴加于不含血液的细菌琼脂培养物上，或取 1～3 mL 滴加入盐水菌悬液中。

6. 结果判断
培养物出现气泡者为阳性。

7. 用途
葡萄球菌、微球菌及芽孢杆菌属为阳性，链球菌、肠球菌及梭状芽孢杆菌属为阴性。

8. 注意事项
8.1·细菌要求新鲜。需用已知阳性菌和阴性菌做对照。

8.2·不宜用血琼脂平板上的菌落做触酶试验，因红细胞内含有触酶，可能出现假阳性。

参考文献

[1] 中国合格评定国家认可委员会.医学实验室质量和能力认可准则的应用要求：CNAS-CL02-A001：2023［S/OL］.(2023-08-01)［2023-09-26］.https://www.cnas.org.cn/rkgf/sysrk/rkyyzz/2023/08/912141.shtml.

[2] Karen C Carroll, Michael A Pfaller. Manual of Clinical Microbiology［M］. 13th ed. Washington DC：American Society for Microbiology，2023.

（周庭银）

氧化酶试验标准操作规程

×××医院检验科微生物组作业指导书	文件编号：××-JYK-××-××-××	
版次/修改：第　　版/第　　次修改	生效日期：	第　　页 共　　页
编写人：	审核人：	批准人：

1. 目的

规范氧化酶试验操作规程。

2. 原理

氧化酶(细胞色素氧化酶)是细胞色素呼吸酶系统的酶。具有氧化酶的细菌,首先使细胞色素 C 氧化,再由氧化型细胞色素 C 对苯二胺氧化,生成有色的醌类化合物。

3. 成分

盐酸二甲基对苯二胺(或四甲基对苯二胺)0.1 g,加蒸馏水 10 mL,置棕色瓶内可用 1 周。冷藏保存,或分装于棕色瓶内密封。

4. 质量控制

铜绿假单胞菌 ATCC27853 阳性,大肠埃希菌 ATCC25922 阴性。

5. 操作步骤

纸片法,即取菌落至加有氧化酶试剂的滤纸片上,观察纸片颜色变化。平板法：将氧化酶试剂直接滴到平板中的菌落上,观察菌落颜色变化。在 10~30 s 或 30~60 s 出现蓝色至紫色变化者,为阳性或弱阳性;60 s 内没有颜色变化为阴性。

6. 结果判断

立即呈粉红色并迅速转为紫红色者为阳性。

7. 用途

7.1·用于奈瑟菌属、非发酵菌等细菌的鉴定。

7.2·所有的革兰阴性菌均应进行氧化酶试验,如果肠杆菌科不进行本试验,则可能将氧化酶阳性的嗜水气单胞菌错误地鉴定为大肠埃希菌或沙雷菌。

8. 注意事项

8.1·试剂在空气中易氧化,故应经常更换新试剂,或配制时试剂内加入 0.1％维生素 C 以减少自身氧化。

8.2·不宜采用含葡萄糖培养基上的菌落(葡萄糖发酵可抑制氧化酶活性)。

8.3·试验时应避开含铁的培养基等含铁物质,以免出现假阳性。

参考文献

[1] 中国合格评定国家认可委员会.医学实验室质量和能力认可准则的应用要求：CNAS-CL02-A001：2023[S/OL].(2023-08-01)[2023-09-26].https://www.cnas.org.cn/rkgf/sysrk/rkyyzz/2023/08/912141.shtml.

[2] Karen C Carroll, Michael A Pfaller. Manual of Clinical Microbiology[M]. 13th ed. Washington DC：American Society for Microbiology, 2023.

(周庭银)

凝固酶试验标准操作规程

×××医院检验科微生物组作业指导书		文件编号：××-JYK-××-××-××	
版次/修改：第　　版/第　　次修改		生效日期：	第　　页 共　　页
编写人：		审核人：	批准人：

1. 目的

规范凝固酶试验操作规程。

2. 原理

金黄色葡萄球菌可产生两种凝固酶：一种是结合型凝固酶,结合在细胞壁上,使血浆中的纤维蛋白原变成纤维蛋白而附着于细菌表面,发生凝集,可用玻片法测出;另一种是由菌体生成后释放于培养基中的游离型凝固酶,能使凝血酶原变成凝血酶类物质,从而使血浆凝固。

3. 成分

新鲜人或兔血浆,生理盐水。

4. 质量控制

金黄色葡萄球菌 ATCC25923 阳性,表皮葡萄球菌 ATCC57625 阴性。

5. 操作步骤

5.1·玻片法(检测结合型凝固酶)：取兔或混合人血浆和盐水各数滴,分别置清洁载玻片上,挑取待检菌菌落分别与血浆及盐水混合。如血浆中有明显的颗粒出现而盐水中无自凝现象为阳性。

5.2·试管法(检测结合型及游离型凝固酶)：取试管 2 支,分别加入 0.5 mL 的血浆(经生理盐水 1∶4 稀释),挑取数个菌落加入测定管,充分研磨混匀,将已知阳性菌株加入对照管,37℃水浴 3～4 h。血浆凝固为阳性。

6. 结果判断

玻片法：如血浆中有明显的颗粒出现而盐水中无自凝现象为阳性。试管法：血浆凝固为阳性。

7. 用途

金黄色葡萄球菌凝固酶试验为阳性,而表皮葡萄球菌及腐生葡萄球菌凝固酶试验为阴性,故此试验对鉴别葡萄球菌有重要价值。链球菌、肠球菌及梭状芽孢杆菌属为阴性。

8. 注意事项

若被检菌为陈旧的肉汤培养物及凝固酶活性低的菌株往往出现假阴性。

参考文献

[1] 中国合格评定国家认可委员会.医学实验室质量和能力认可准则的应用要求：CNAS-CL02-A001：2023[S/OL].(2023-08-01)[2023-09-26].https://www.cnas.org.cn/rkgf/sysrk/rkyyzz/2023/08/912141.shtml.

[2] Karen C Carroll, Michael A Pfaller. Manual of Clinical Microbiology[M]. 13th ed. Washington DC：American Society for Microbiology, 2023.

(周庭银)

动力试验标准操作规程

×××医院检验科微生物组作业指导书	文件编号：××-JYK-××-××-××	
版次/修改：第　版/第　次修改	生效日期：	第　页 共　页
编写人：	审核人：	批准人：

1. 目的

规范动力试验操作规程。

2. 原理

细菌的动力来自鞭毛运动,具有鞭毛的细菌主要是杆菌,但极少数球菌也有动力,有动力的细菌有时亦可变成不能运动的变种,失去动力后就很难恢复。

3. 试剂

蛋白胨 10 g、氯化钠 5 g、牛肉浸粉 3 g、琼脂 4 g,加 1L 蒸馏水,加热溶解,分装小管,121℃高压灭菌 15 min。

4. 质量控制

大肠埃希菌 CMCC‒44113 为阳性,福氏志贺菌 CMCC‒51573 为阴性。

5. 操作步骤

取疑似菌斜面培养物穿刺接种于动力试验培养基中,35～37℃培养 18～24 h,观察结果。

6. 结果判断

沿穿刺线向外周扩散生长,为动力阳性,否则为阴性。

7. 用途

7.1·大肠埃希菌、变形杆菌呈阳性;志贺菌呈阴性。

7.2·用于观察细菌的动力,也可用于一般菌种的保存。

8. 注意事项

细菌动力可因培养基的硬度、温度而改变。培养基过硬或培养温度均影响动力试验。琼脂用量一般在 0.3%～0.5%。另外,有些细菌在 22～25℃培养动力很好,而在 37℃培养则无动力,故试验时最好接种两管培养基,分别于两种温度培养。

参考文献

[1] 中国合格评定国家认可委员会.医学实验室质量和能力认可准则的应用要求：CNAS‒CL02‒A001：2023[S/OL].(2023‒08‒01)[2023‒09‒26].https://www.cnas.org.cn/rkgf/sysrk/rkyyzz/2023/08/912141.shtml.

[2] Karen C Carroll, Michael A Pfaller. Manual of Clinical Microbiology[M]. 13th ed. Washington DC: American Society for Microbiology, 2023.

[3] 国家卫生健康委员会.临床微生物检验基本技术标准：WS/T 805—2022[S/OL].(2022‒11‒02)[2023‒09‒26].http://www.nhc.gov.cn/wjw/s9492/202211/d9bbe1d4d4cf49408bbbb65ae401aeb5.shtml.

(周庭银)

拉丝试验标准操作规程

×××医院检验科微生物组作业指导书		文件编号：××-JYK-××-××-××	
版次/修改：第　　版/第　　次修改		生效日期：　　　　第　页 共　页	
编写人：	审核人：		批准人：

1. 目的

规范拉丝试验操作规程。

2. 原理

革兰阴性细菌的细胞壁在低浓度碱性溶液中易于破裂，释放出未断裂的 DNA 螺旋，使氢氧化钾菌悬液呈现黏性，用接种环搅拌后拉出黏丝来，而革兰阳性细菌没有上述变化。

3. 试剂

40 g/L 氢氧化钾水溶液。

4. 操作步骤

取 1 滴 40 g/L 氢氧化钾水溶液加在玻片上，取新鲜菌落少许，与氢氧化钾水溶液混匀，并每隔几秒上提接种环，观察能否拉出黏丝。

5. 质量控制

大肠埃希菌为阳性，金黄色葡萄球菌为阴性。

6. 结果判断

用接种环拉出黏丝者为阳性，仍为液体为阴性。

7. 用途

主要用于革兰阴性菌与易脱色的革兰阳性菌的鉴别。

8. 注意事项

8.1 · 配制 4% KOH。KOH 量不能太多，菌量适当，若菌量过少，易产生假阴性。

8.2 · 对于不动杆菌，因菌量少不易拉丝，不易脱色，所以往往被误认为阳性菌。

参考文献

[1] 中国合格评定国家认可委员会.医学实验室质量和能力认可准则的应用要求：CNAS-CL02-A001：2023[S/OL].(2023-08-01)[2023-09-26].https://www.cnas.org.cn/rkgf/sysrk/rkyyzz/2023/08/912141.shtml.

[2] Karen C Carroll, Michael A Pfaller. Manual of Clinical Microbiology[M]. 13th ed. Washington DC：American Society for Microbiology，2023.

[3] 国家卫生健康委员会.临床微生物检验基本技术标准：WS/T 805—2022[S/OL].(2022-11-02)[2023-09-26].http://www.nhc.gov.cn/wjw/s9492/202211/d9bbe1d4d4cf49408bbbb65ae401aeb5.shtml.

（周庭银）

卫星试验标准操作规程

×××医院检验科微生物组作业指导书	文件编号：××-JYK-××-××-××
版次/修改：第　　版/第　　次修改	生效日期：　　　　　　第　页 共　页
编写人：	审核人：　　　　　批准人：

1. 目的

规范卫星试验操作规程。

2. 原理

金黄色葡萄球菌在血琼脂平板中溶解红细胞可提供 X 因子,而金黄色葡萄球菌本身在生长时分泌 V 因子释放到培养基中,从而促进嗜血杆菌生长。

3. 试剂

血琼脂平板,金黄色葡萄球菌。

4. 质量控制

流感嗜血杆菌 ATCC10211 呈"卫星现象",肺炎链球菌邻近的菌落无"卫星现象"。

5. 操作步骤

挑取可疑菌落,接种于血琼脂平板上,做浓密连续划线后,再将金黄色葡萄球菌点种其上(2~4 处),于37℃培养 24 h 后观察结果。

6. 结果判断

如见金黄色葡萄球菌菌落邻近处的菌落较大,而远离金黄色葡萄球菌菌落处的菌落小,即为"卫星现象"阳性。可初步鉴定为流感嗜血杆菌。

7. 用途

用于流感嗜血杆菌与其他细菌的鉴别。

8. 注意事项

在血琼脂平板上呈"卫星现象",初步鉴定为嗜血杆菌属,若要鉴定到种,还需要其他试验进一步鉴定。

参考文献

[1] 中国合格评定国家认可委员会.医学实验室质量和能力认可准则的应用要求：CNAS-CL02-A001：2023[S/OL].(2023-08-01)[2023-09-26].https://www.cnas.org.cn/rkgf/sysrk/rkyyzz/2023/08/912141.shtml.

[2] Karen C Carroll, Michael A Pfaller. Manual of Clinical Microbiology[M]. 13th ed. Washington DC：American Society for Microbiology, 2023.

[3] 国家卫生健康委员会.临床微生物检验基本技术标准：WS/T 805—2022[S/OL].(2022-11-02)[2023-09-26].http://www.nhc.gov.cn/wjw/s9492/202211/d9bbe1d4d4cf49408bbbb65ae401aeb5.shtml.

（周庭银）

嗜血杆菌因子试验标准操作规程

×××医院检验科微生物组作业指导书	文件编号：××‑JYK‑××‑××‑××		
版次/修改：第　　版/第　　次修改	生效日期：	第　　页　共　　页	
编写人：	审核人：	批准人：	

1. 目的

规范嗜血杆菌因子试验操作规程。

2. 原理

嗜血杆菌生长需要 X 因子(正铁血红素)和(或)V 因子(烟酰胺腺嘌呤二核苷酸)。

3. 试剂

M‑H 琼脂平板，X、V、X＋V 因子纸片。

4. 质量控制

流感嗜血杆菌 ATCC49247 阳性,副流感嗜血杆菌 ATCC7901 阴性。

5. 操作步骤

制 0.5 麦氏浓度的菌液,在 M‑H 琼脂平板上均匀涂布。无菌操作将纸片贴于接种好的平板上,同一平板上同时接种 X、V 纸片时中心距离为 24 mm。35℃ 5%～10% CO_2 环境孵育 18～24 h 后观察结果。

6. 结果判断

6.1·仅需要 V 因子生长的有副流感嗜血杆菌、副溶血嗜血杆菌、副嗜沫嗜血杆菌。仅需要 X 因子生长的有杜克嗜血杆菌。同时需要 X＋V 因子生长的有流感嗜血杆菌、溶血嗜血杆菌。

6.2·嗜沫嗜血杆菌不依赖因子生长。

7. 用途

用于流感嗜血杆菌、副流感嗜血杆菌的鉴别试验。

8. 注意事项

8.1·用 M‑H 琼脂平板做此试验,纸片一旦贴下就不能再进行移动。

8.2·同一平板上同时接种 X、V 纸片时中心距离为 24 mm,纸片平衡至室温才能使用,在 5%～10% CO_2 培养 18～24 h。

参考文献

[1] 中国合格评定国家认可委员会.医学实验室质量和能力认可准则的应用要求：CNAS‑CL02‑A001：2023[S/OL].(2023‑08‑01)[2023‑09‑26].https://www.cnas.org.cn/rkgf/sysrk/rkyyzz/2023/08/912141.shtml.

[2] Karen C Carroll，Michael A Pfaller. Manual of Clinical Microbiology[M]. 13th ed. Washington DC：American Society for Microbiology，2023.

[3] 国家卫生健康委员会.临床微生物检验基本技术标准：WS/T 805—2022[S/OL].(2022‑11‑02)[2023‑09‑26].http://www.nhc.gov.cn/wjw/s9492/202211/d9bbe1d4d4cf49408bbbb65ae401aeb5.shtml.

(周庭银)

奥普托欣(Optochin)敏感试验标准操作规程

×××医院检验科微生物组作业指导书		文件编号：××-JYK-××-××-××	
版次/修改：第　　版/第　　次修改		生效日期：	第　页　共　页
编写人：	审核人：		批准人：

1. 目的

规范奥普托欣敏感试验操作规程。

2. 原理

Optochin(商品名为乙基氢化去甲奎宁)可干扰肺炎链球菌叶酸的生物合成,抑制该菌的生长,故肺炎链球菌对其敏感,而其他链球菌对其耐药。

3. 试剂

血琼脂平板 Optochin 纸片(含药 5 μg)。

4. 质量控制

肺炎链球菌 ATCC49619 阳性,粪链球菌 ATCC29219 阴性。

5. 操作步骤

将待检的 α 溶血的链球菌均匀地涂布在血琼脂平板上,贴放 Optochin 纸片(含药 5 μg),35℃孵育 18～24 h,观察抑菌圈的大小。

6. 结果判断

抑菌圈＞10 mm 为肺炎链球菌。

7. 用途

用于肺炎链球菌与其他链球菌的鉴别。肺炎链球菌对 Optochin 敏感,而其他链球菌则耐药。

8. 注意事项

8.1·Optochin 敏感试验的平板不能在 CO_2 环境下培养,因其可使抑菌圈缩小。

8.2·琼脂平板可同时测定几株菌株,但不要超过 4 株被测菌。

8.3·Optochin 纸片可保存于冰箱中,一般可保存 9 个月。但如用已知敏感的肺炎链球菌检测为耐药时,纸片应废弃。

参考文献

[1] 中国合格评定国家认可委员会.医学实验室质量和能力认可准则的应用要求：CNAS-CL02-A001：2023[S/OL].(2023-08-01)[2023-09-26].https://www.cnas.org.cn/rkgf/sysrk/rkyyzz/2023/08/912141.shtml.

[2] Karen C Carroll, Michael A Pfaller. Manual of Clinical Microbiology[M]. 13th ed. Washington DC: American Society for Microbiology, 2023.

[3] 国家卫生健康委员会.临床微生物检验基本技术标准：WS/T 805—2022[S/OL].(2022-11-02)[2023-09-26].http://www.nhc.gov.cn/wjw/s9492/202211/d9bbe1d4d4cf49408bbbb65ae401aeb5.shtml.

(周庭银)

CAMP 试验标准操作规程

×××医院检验科微生物组作业指导书	文件编号：××-JYK-××-××-××	
版次/修改：第　　版/第　　次修改	生效日期：	第　页　共　页
编写人：	审核人：	批准人：

1. 目的

规范 CAMP 试验操作规程。

2. 原理

B 群链球菌具有"CAMP"因子，能促进葡萄球菌 β 溶血素的活性，使两种细菌在划线处呈现箭头形透明溶血区。

3. 试剂

金黄色葡萄球菌 ATCC25923，血琼脂平板。

4. 质量控制

无乳链球菌 ATCC13813 阳性，化脓链球菌 ATCC19615 阴性。

5. 操作步骤

先用产溶血素的金黄色葡萄球菌在血琼脂平板上划一横线，再取待检的链球菌与前一划线做垂直划线接种，两线不能相交（相距 0.5～1 cm）。置 35℃孵育 18～24 h，观察结果。

6. 结果判断

在两种细菌划线的交界处，出现箭头形透明溶血区为阳性。

7. 用途

主要用于鉴定 B 群链球菌（阳性），其他链球菌本试验阴性。

8. 注意事项

被检菌与金黄色葡萄球菌划线之间留出 0.5～1 cm 距离，不得相接。

参考文献

[1] 中国合格评定国家认可委员会.医学实验室质量和能力认可准则的应用要求：CNAS-CL02-A001：2023[S/OL].(2023-08-01)[2023-09-26].https://www.cnas.org.cn/rkgf/sysrk/rkyyzz/2023/08/912141.shtml.

[2] Karen C Carroll, Michael A Pfaller. Manual of Clinical Microbiology[M]. 13th ed. Washington DC: American Society for Microbiology, 2023.

[3] 国家卫生健康委员会.临床微生物检验基本技术标准：WS/T 805—2022[S/OL].(2022-11-02)[2023-09-26].http://www.nhc.gov.cn/wjw/s9492/202211/d9bbe1d4d4cf49408bbbb65ae401aeb5.shtml.

（周庭银）

反向 CAMP 试验标准操作规程

×××医院检验科微生物组作业指导书	文件编号：××-JYK-××-××-××
版次/修改：第　　版/第　　次修改	生效日期：	第　　页 共　　页
编写人：	审核人：	批准人：

1. 目的

规范反向 CAMP 试验操作规程。

2. 原理

溶血隐秘杆菌产生的磷脂酶 D 是该菌的溶血素，具有广泛的磷脂类化合物的水解活性。其水解鞘磷脂的活性与金黄色葡萄球菌 β 溶血素类似。该溶血素与红细胞细胞膜上鞘磷脂的结合力大于 β 溶血素，然而溶血效能低于后者，可竞争抑制 β 溶血素的溶血作用，并且磷脂酶 D 水解鞘磷脂释放出的磷脂酰胆碱会抑制 β 溶血素的活性——这就是反向 CAMP 形成的机制。

3. 试剂

金黄色葡萄球菌 ATCC25923，血琼脂平板。

4. 质量控制

溶血隐秘杆菌阳性，化脓链球菌 ATCC19615 阴性。

5. 操作步骤

先用产溶血素的金黄色葡萄球菌在血琼脂平板上划一横线，再取待检的细菌与前一划线做垂直划线接种，两线不能相交（相距 0.5～1 cm）。置 35℃孵育 18～24 h，观察结果。

6. 结果判断

在两种细菌划线的交界处，溶血环出现凹陷为阳性。

7. 用途

主要用于鉴定溶血隐秘杆菌。

8. 注意事项

8.1·被检菌与金黄色葡萄球菌划线之间留出 0.5～1 cm 距离，不得相接。

8.2·由于 CO_2 可促进 α 溶血素与 β 溶血素的产生，所以为了增强多重溶血效果，以及令反向 CAMP 更容易观察，建议置 10% CO_2 环境培养，这样产生的现象更容易观察。

参考文献

[1] 中国合格评定国家认可委员会.医学实验室质量和能力认可准则的应用要求：CNAS-CL02-A001：2023[S/OL].(2023-08-01)[2023-09-26].https://www.cnas.org.cn/rkgf/sysrk/rkyyzz/2023/08/912141.shtml.

[2] Karen C Carroll, Michael A Pfaller. Manual of Clinical Microbiology[M]. 13th ed. Washington DC：American Society for Microbiology, 2023.

[3] 国家卫生健康委员会.临床微生物检验基本技术标准：WS/T 805—2022[S/OL].(2022-11-02)[2023-09-26].http://www.nhc.gov.cn/wjw/s9492/202211/d9bbe1d4d4cf49408bbbb65ae401aeb5.shtml.

（周庭银）

脲酶试验标准操作规程

×××医院检验科微生物组作业指导书	文件编号：××-JYK-××-××-××
版次/修改：第　　版/第　　次修改	生效日期：　　　　第　　页　共　　页
编写人：	审核人：　　　　　批准人：

1. 目的

规范脲酶试验操作规程。

2. 原理

某些细菌具有脲酶，能分解尿素产生氨，使培养基变碱，酚红指示剂随之变红色。

3. 试剂

3.1·尿素氮培养基成分：蛋白胨 1.0 g、氯化钠 2.0 g、葡萄糖 1.0 g、磷酸二氢钾 2.0 g、0.4％酚红溶液 3.0 mL、琼脂 18～20 g、20％尿素溶液 100 mL、蒸馏水 1 000 mL，pH 7.0。

3.2·成分（除酚红、尿素外）混合于蒸馏水中，加热溶解，校正 pH，加入酚红溶液，分装每瓶 100 mL，置 120℃灭菌 15 min 备用。临用时，加热溶解，冷却至 55℃，加入无菌的尿素溶液 10 mL，摇匀，无菌分装于灭菌试管，每支 2 mL，并置成斜面备用。

4. 质量控制

大肠埃希菌 ACTT25922，奇异变形杆菌 ACTT49005。

5. 操作步骤

挑取新鲜菌落接种于尿酶培养基中，35℃孵育 18～24 h，观察结果，若培养基变红色为阳性，不变为阴性。

6. 结果判断

红色者为阳性。

7. 用途

主要应用于布氏杆菌等其他细菌的鉴别。

8. 注意事项

所有尿素培养基均依靠出现碱性来证实，故对脲酶不是特异性的。某些细菌如铜绿假单胞菌利用培养基的蛋白胨可分解为多量氨基酸，使 pH 升高呈碱性，造成假阳性。因此必须用无尿素的相同培养基作为对照。

参考文献

[1] 中国合格评定国家认可委员会.医学实验室质量和能力认可准则的应用要求：CNAS-CL02-A001：2023[S/OL].（2023-08-01）[2023-09-26].https://www.cnas.org.cn/rkgf/sysrk/rkyyzz/2023/08/912141.shtml.

[2] Karen C Carroll, Michael A Pfaller. Manual of Clinical Microbiology[M]. 13th ed. Washington DC：American Society for Microbiology，2023.

[3] 国家卫生健康委员会.临床微生物检验基本技术标准：WS/T 805—2022[S/OL].（2022-11-02）[2023-09-26].http://www.nhc.gov.cn/wjw/s9492/202211/d9bbe1d4d4cf49408bbbb65ae401aeb5.shtml.

（周庭银）

三糖铁琼脂试验标准操作规程

×××医院检验科微生物组作业指导书	文件编号：××-JYK-××-××-××
版次/修改：第 版/第 次修改	生效日期：	第 页 共 页
编写人：	审核人：	批准人：

1. 目的

规范三糖铁琼脂试验操作规程。

2. 原理

能发酵葡萄糖和乳糖的细菌产酸产气,三糖铁琼脂斜面和底层均呈黄色,并有气泡产生;只发酵葡萄糖,不发酵乳糖的细菌,使斜面呈红色,而底层呈黄色;有些细菌能分解培养基中的含硫氨基酸,生成硫化氢(H_2S),H_2S遇铅或铁离子形成黑色的硫化铅或硫化铁沉淀物;有些细菌分解尿素,底层呈红色。

3. 试剂

三糖铁培养基配制成分

上层	乳糖 10 g	蔗糖 10 g	葡萄糖 1 g	硫酸亚铁 0.2 g
	蛋白胨 20 g	琼脂 20 g	硫代硫酸钠 0.2 g	氯化钠 5 g
	0.2%酚红 12.5 mL	蒸馏水 1 000 mL		
下层	牛肉膏 1.8 g	酸性磷酸钾 1.2 g	0.2%酚红 1.8 mL	蛋白胨 6 g
	琼脂 3 g	氯化钠 3 g	尿素 12 g	蒸馏水 600 mL

3.1·上层制备:成分混合后,加热溶解,pH 至 7.6,分装,115℃灭菌 15 min。

3.2·下层制备:下层成分(除尿素外)混合后,加热溶解,pH 至 7.2,然后加入尿素,分装,每管约 15 mL,115℃灭菌 15～20 min。再取葡萄糖 0.5 g、0.1%酚红溶液 10 mL 混入已溶解的琼脂中,充分摇匀,使其溶解,分装于试管中,每管约 1.5 mL,置高压灭菌器内,经 115℃灭菌 10 min。取出后,待其直立凝固。

3.3·下层凝固后,用无菌手续,将上层培养基趁热装于下层培养基上面。凝固后将其置于 37℃培养箱中,培养 18～24 h,如无杂菌污染,可存于冰箱中备用。

4. 质量控制

大肠埃希菌 ATCC25922,福氏志贺菌 CMCC51573。

5. 操作步骤

将待检菌接种至含尿素培养基中,35℃孵育 1～4 日。纯菌落接种于铁琼脂上,35℃培养 18～24 h 观察结果。

6. 结果判断

6.1·如果细菌只分解葡萄糖,不分解乳糖,则斜面上产生少量的酸,且易被氧化产生氨呈弱碱性,故斜面变为红色,底层变酸呈黄色,如沙门菌。

6.2·如果细菌分解葡萄糖和乳糖,产生大量的酸,底层和斜面均呈黄色,如大肠埃希菌。

6.3·如果细菌既不分解葡萄糖,也不分解乳糖,则底层和斜面均不变色,如铜绿假单胞菌。

7. 用途

用于观察细菌对糖的发酵能力,以及是否产生 H_2S,可初步鉴定细菌的种属。

8. 注意事项

三糖铁琼脂上下层配制时,高压灭菌时掌握好温度和时间,以免培养基中的糖被分解。

参考文献

[1] 中国合格评定国家认可委员会.医学实验室质量和能力认可准则的应用要求:CNAS-CL02-A001:2023[S/OL].(2023-08-01)[2023-09-26].https://www.cnas.org.cn/rkgf/sysrk/rkyyzz/2023/08/912141.shtml.

[2] Karen C Carroll, Michael A Pfaller. Manual of Clinical Microbiology[M]. 13th ed. Washington DC: American Society for Microbiology,2023.

[3] 国家卫生健康委员会.临床微生物检验基本技术标准:WS/T 805—2022[S/OL].(2022-11-02)[2023-09-26].http://www.nhc.gov.cn/wjw/s9492/202211/d9bbe1d4d4cf49408bbbb65ae401aeb5.shtml.

(周庭银)

DNA 酶试验标准操作规程

×××医院检验科微生物组作业指导书		文件编号：××-JYK-××-××-××	
版次/修改：第　版/第　次修改		生效日期：　　　　第　页 共　页	
编写人：	审核人：		批准人：

1. 目的

规范 DNA(脱氧核糖核酸)酶试验操作规程。

2. 原理

某些细菌可产生细胞外 DNA 酶。DNA 酶可水解 DNA 长链,形成数个单核苷酸组成的寡核苷酸链。长链 DNA 可被酸沉淀,而水解后形成的寡核苷酸则可溶于酸,当在菌落平板上加入酸后,若在菌落周围出现透明环,表示该菌具有 DNA 酶。

3. 试剂

3.1·DNA 琼脂成分：DNA 2.0 g、胰蛋白胨 15 g、大豆胨 5.0 g、氯化钠 5.0 g、琼脂 20 g、蒸馏水 1 000 mL,pH 7～7.4。

3.2·制备：将上述成分混合于蒸馏水中,加热溶解,校正 pH,分装于三角烧瓶,经 115℃灭菌 15 min,倾注于灭菌平板,冷藏备用。

4. 质量控制

黏质沙雷菌 ATCC14041 为阳性,大肠埃希菌 ATCC25922 为阴性。

5. 操作步骤

将待检菌点状接种于 DNA 琼脂平板上,35℃ 培养 18～24 h,在细菌生长物上加一层 1 mol/L 盐酸(使菌落浸没)。

6. 结果判断

菌落周围出现透明环为阳性,无透明环为阴性。

7. 用途

肠杆菌科中的沙雷菌和变形杆菌可产生 DNA 酶,革兰阳性球菌中只有金黄色葡萄球菌产生 DNA 酶,因此可用于鉴别。

8. 注意事项

培养基表面凝固水需烘干,以免细菌呈蔓延状生长。也可在营养琼脂的基础上增加 0.2% DNA。

参考文献

[1] 中国合格评定国家认可委员会.医学实验室质量和能力认可准则的应用要求：CNAS-CL02-A001：2023[S/OL].(2023-08-01)[2023-09-26].https://www.cnas.org.cn/rkgf/sysrk/rkyyzz/2023/08/912141.shtml.

[2] Karen C Carroll, Michael A Pfaller. Manual of Clinical Microbiology[M]. 13th ed. Washington DC：American Society for Microbiology, 2023.

[3] 国家卫生健康委员会.临床微生物检验基本技术标准：WS/T 805—2022[S/OL].(2022-11-02)[2023-09-26].http://www.nhc.gov.cn/wjw/s9492/202211/d9bbe1d4d4cf49408bbbb65ae401aeb5.shtml.

(周庭银)

SBG 沙门菌增菌培养基标准操作规程

×××医院检验科微生物组作业指导书	文件编号：××-JYK-××-××-××	
版次/修改：第 版/第 次修改	生效日期：	第 页 共 页
编写人：	审核人：	批准人：

1. 目的

规范 SBG 沙门菌增菌培养基操作规程,保证培养基质量。

2. 原理

SBG 沙门菌增菌培养基中的亚硒酸盐对革兰阳性菌有较强的抑制作用,对革兰阴性菌有选择性的抑制作用。而对沙门菌属无明显抑制性,在磷酸盐缓冲剂的作用下,这种差异显得更显著,从而起到增菌作用。

3. 成分

蛋白胨 5 g/L、酵母浸出粉 5 g/L、甘露醇 5 g/L、牛磺酸钠 1 g/L、磺胺吡啶 0.5 g/L、亚硒酸氢钠 4.0 g/L、磷酸氢二钾 2.65 g/L、磷酸二氢钾 1.02 g/L、煌绿 0.005 g/L。

4. 质量控制

沙门菌质控菌株。

5. 操作步骤

挑取粪便或直肠拭子直接接种于 SBG 沙门菌增菌培养基,增菌培养 4～6 h,再移种于 XLD 平板,次日观察其生长情况。

6. 结果判断

沙门菌增菌培养基为暗绿色半透明液体,若有沙门菌属生长,液体呈红褐色沉淀。

7. 用途

主要用于沙门菌增菌。提高沙门菌的阳性检出率。

8. 注意事项

增菌培养基直立 2～8℃贮存,防止冷冻,有效期 6 个月。

参考文献

[1] 中国合格评定国家认可委员会.医学实验室质量和能力认可准则的应用要求：CNAS-CL02-A001：2023[S/OL].(2023-08-01)[2023-09-26].https://www.cnas.org.cn/rkgf/sysrk/rkyyzz/2023/08/912141.shtml.

[2] Karen C Carroll, Michael A Pfaller. Manual of Clinical Microbiology[M]. 13th ed. Washington DC：American Society for Microbiology，2023.

[3] 国家卫生健康委员会.临床微生物检验基本技术标准：WS/T 805—2022[S/OL].(2022-11-02)[2023-09-26].http://www.nhc.gov.cn/wjw/s9492/202211/d9bbe1d4d4cf49408bbbb65ae401aeb5.shtml.

(周庭银)

杆菌肽试验标准操作规程

×××医院检验科微生物组作业指导书	文件编号：××-JYK-××-××-××	
版次/修改：第　　版/第　　次修改	生效日期：	第　　页 共　　页
编写人：	审核人：	批准人：

1. 目的

规范杆菌肽试验操作规程。

2. 原理

A群链球菌对杆菌肽几乎都敏感，其他群链球菌通常耐药。

3. 成分

羊血琼脂平板，杆菌肽纸片。

4. 质量控制

A群链球菌，β溶血链球菌。

5. 操作步骤

将β溶血的链球菌密划涂布接种在血琼脂平板上，贴上杆菌肽纸片，置35℃培养过夜，观察现象。

6. 结果判断

测量抑菌圈直径，直径≥10 mm 为敏感，直径＜10 mm 为耐药。

7. 用途

A群链球菌对杆菌肽敏感，其他链球菌对杆菌肽耐药；金黄色葡萄球菌对杆菌肽耐药；微球菌和罗斯菌对杆菌肽敏感。

8. 注意事项

试验前检查杆菌肽有效期，以免造成假阴性。

参考文献

[1] 中国合格评定国家认可委员会.医学实验室质量和能力认可准则的应用要求：CNAS-CL02-A001：2023[S/OL].(2023-08-01)[2023-09-26].https://www.cnas.org.cn/rkgf/sysrk/rkyyzz/2023/08/912141.shtml.

[2] Karen C Carroll, Michael A Pfaller. Manual of Clinical Microbiology[M]. 13th ed. Washington DC：American Society for Microbiology, 2023.

[3] 国家卫生健康委员会.临床微生物检验基本技术标准：WS/T 805—2022[S/OL].(2022-11-02)[2023-09-26].http://www.nhc.gov.cn/wjw/s9492/202211/d9bbe1d4d4cf49408bbbb65ae401aeb5.shtml.

（周庭银）

β-内酰胺酶试验标准操作规程

×××医院检验科微生物组作业指导书	文件编号：××-JYK-××-××-××	
版次/修改：第　　版/第　　次修改	生效日期：	第　　页　共　　页
编写人：	审核人：	批准人：

1. 目的

规范 β-内酰胺酶试验操作规程。

2. 原理

细菌产生的 β-内酰胺酶可水解硝基头孢噻吩，β-内酰胺被破坏后，邻硝基酚游离而呈现红色。

3. 试剂

头孢硝噻吩纸片（10 μg/片），用带干燥剂的小瓶少量分装，置 -20℃以下干燥保存，用时取一支复温，剩余的置 2~8℃冰箱内保存，不可反复冻融。

4. 质量控制

金黄色葡萄球菌 ATCC29213 阳性，金黄色葡萄球菌 ATCC25923 阴性。

5. 操作步骤

用棉拭子将待检菌菌悬液均匀涂布于 M-H 琼脂平板或血平板上，在平板中央贴含 5 μg/片头孢硝噻吩纸片 1 张，置 35℃孵育 16~18 h，观察结果。

6. 结果判断

红色为阳性，黄色为阴性。

7. 用途

用于葡萄球菌、肠球菌、淋球菌、卡他莫拉菌、厌氧菌及流感嗜血杆菌的 β-内酰胺酶检测。

8. 注意事项

略。

参考文献

[1] 中国合格评定国家认可委员会.医学实验室质量和能力认可准则的应用要求：CNAS-CL02-A001：2023[S/OL].(2023-08-01)[2023-09-26].https://www.cnas.org.cn/rkgf/sysrk/rkyyzz/2023/08/912141.shtml.

[2] Karen C Carroll，Michael A Pfaller. Manual of Clinical Microbiology[M]. 13th ed. Washington DC：American Society for Microbiology，2023.

[3] 国家卫生健康委员会.临床微生物检验基本技术标准：WS/T 805—2022[S/OL].(2022-11-02)[2023-09-26].http://www.nhc.gov.cn/wjw/s9492/202211/d9bbe1d4d4cf49408bbbb65ae401aeb5.shtml.

（周庭银）

新生霉素敏感试验标准操作规程

×××医院检验科微生物组作业指导书	文件编号：××-JYK-××-××-××
版次/修改：第　　版/第　　次修改	生效日期：　　　　　第　页 共　页
编写人：	审核人：　　　　　批准人：

1. 目的

规范新生霉素试验操作规程。

2. 原理

金黄色葡萄球菌和表皮葡萄球菌可被低浓度新生霉素所抑制，表现为敏感，而腐生葡萄球菌则表现为耐药。

3. 试剂

无。

4. 质量控制

表皮葡萄球菌：敏感。腐生葡萄球菌：耐药 5 μg/片新生霉素诊断纸片。

5. 操作步骤

用棉拭子将待检菌菌悬液均匀涂布于 M-H 平板或血平板上，在平板中央贴含 5 μg/片新生霉素诊断纸片 1 张，置 35℃孵育 16~18 h，观察结果。

6. 结果判断

抑菌圈直径＞16 mm 为敏感，≤16 mm 为耐药。

7. 用途

在临床常见葡萄球菌中，腐生葡萄球菌天然耐新生霉素，而金黄色葡萄球菌、表皮葡萄球菌等均为敏感。

8. 注意事项

略。

参考文献

[1] 中国合格评定国家认可委员会.医学实验室质量和能力认可准则的应用要求：CNAS-CL02-A001：2023[S/OL].(2023-08-01)[2023-09-26].https://www.cnas.org.cn/rkgf/sysrk/rkyyzz/2023/08/912141.shtml.

[2] Karen C Carroll, Michael A Pfaller. Manual of Clinical Microbiology[M]. 13th ed. Washington DC：American Society for Microbiology, 2023.

[3] 国家卫生健康委员会.临床微生物检验基本技术标准：WS/T 805—2022[S/OL].(2022-11-02)[2023-09-26].http://www.nhc.gov.cn/wjw/s9492/202211/d9bbe1d4d4cf49408bbbb65ae401aeb5.shtml.

（周庭银）

KLG 多功能双相显色体液培养瓶标准操作规程

×××医院检验科微生物组作业指导书	文件编号：××-JYK-××-××-××	
版次/修改：第　　版/第　　次修改	生效日期：	第　页 共　页
编写人：	审核人：	批准人：

1. 目的

规范 KLG(科玛嘉)多功能双相显色体液培养瓶操作规程,确保用于标本中各类营养要求较高的细菌生长。

2. 原理

蛋白胨和牛肉浸出粉为微生物的生长提供碳源、氮源和维生素,满足细菌生长的需求,氯化钠维护微生物细胞的渗透压,葡萄糖为可发酵糖类,多茴香磺酸钠作为抗凝剂,可促进微生物生长,酚红为酸碱指示剂,细菌分解葡萄糖产酸等。

3. 成分

固相：蛋白胨 10 g/L、牛肉膏 3 g/L、琼脂 20 g/L、氯化钠 5 g/L、TTC 0.005 g/L。

液相：牛肉膏 3 g、蛋白胨 10 g、氯化钠 5 g。

4. 质量控制

肺炎链球菌 ATCC49619、草绿色链球菌等。

5. 操作步骤

临床直接抽取 2 mL 无菌体液标本(胸腔积液、腹水、脑脊液)直接接种于多功能双相显色体液培养瓶培养,置于 5%～10% CO_2 环境中 35℃培养 18～24 h,观察细菌生长情况。

6. 结果判断

次日有细菌生长,液相培养基变混浊,固相培养基呈紫红色或灰白色菌落。若无菌生长继续培养。

7. 用途

提高临床无菌体液标本(胸腔积液、腹水、脑脊液)细菌培养的阳性检出率。

8. 注意事项

采集后的体液培养瓶应立即送实验室,不得超过 2 h,不能放入冰箱冷藏或冷冻,因为有些苛养菌如肺炎链球菌、脑膜炎奈瑟菌等低温很容易死亡,且冷冻会导致容器破裂。如果体液培养瓶在送往实验室培养之前需放置一段时间,应置于室温。

参考文献

[1] 中国合格评定国家认可委员会.医学实验室质量和能力认可准则的应用要求：CNAS－CL02－A001：2023[S/OL].(2023－08－01)[2023－09－26].https://www.cnas.org.cn/rkgf/sysrk/rkyyzz/2023/08/912141.shtml.

[2] Karen C Carroll, Michael A Pfaller. Manual of Clinical Microbiology[M]. 13th ed. Washington DC: American Society for Microbiology, 2023.

[3] 国家卫生健康委员会.临床微生物检验基本技术标准：WS/T 805—2022[S/OL].(2022－11－02)[2023－09－26].http://www.nhc.gov.cn/wjw/s9492/202211/d9bbe1d4d4cf49408bbbb65ae401aeb5.shtml.

(周庭银)

第九章
微生物血清学试验与相关抗体抗原检测标准操作规程

沙门菌血清学分型标准操作规程

×××医院检验科微生物组作业指导书		文件编号：××-JYK-××-××-××	
版次/修改：第　版/第　次修改		生效日期：	第　页 共　页
编写人：	审核人：		批准人：

1. 目的

规范沙门菌的血清学分型标准操作规程。

2. 原理

用已知的沙门菌诊断血清在载玻片上直接与细菌培养物或菌悬液混合，若出现肉眼可见的特异性凝集块，表示该菌即为沙门菌。

3. 试剂

沙门菌诊断血清，生理盐水。

4. 操作步骤

4.1·首先用可疑菌与沙门菌 O 多价血清（A～F）进行凝集，若呈明显凝集，提示被检菌株可能属于 A～F 6 个 O 群范围之内，再用 H 因子血清第一相（特异相）定型，最后用 H 因子第二相（非特异相）辅助定型。

4.2·若生化反应符合沙门菌，但 A～F 多价血清不凝集，首先考虑是否存在表面抗原（Vi 抗原），因为 Vi 抗原能阻断 O 抗原与相应抗体发生凝集，加热可将其破坏。应将细菌制成菌悬液，放入沸水中加热 15～30 min，冷却后再次做凝集试验。若去除 Vi 抗原后仍不凝集，此时应考虑是否为 A～F 以外菌群，应送专业实验室进行鉴定。

5. 质量控制

伤寒沙门菌 ATCC50096 阳性；大肠埃希菌 ATCC25922 阴性。

6. 结果判断

6.1·阴性：试验一侧及对照一侧均匀混浊。阳性：对照一侧均匀混浊，试验一侧明显凝集。

6.2·自凝：试验一侧及对照一侧凝集。

7. 注意事项

伤寒沙门菌菌体表面常有一层 Vi 抗原，它能阻抑菌体抗原与抗血清凝集，从而导致假阴性结果。此时应将菌悬液于 100℃中煮沸 1 h 以破坏 Vi 抗原，然后再做试验。

8. 用途

主要用于沙门菌属的鉴定。

（周庭银）

志贺菌血清学分型标准操作规程

×××医院检验科微生物组作业指导书	文件编号：××-JYK-××-××-××
版次/修改：第　　版/第　　次修改	生效日期：　　　　　第　页 共　页
编写人：	审核人：　　　　　批准人：

1. 目的

规范志贺菌的血清学分型标准操作规程。

2. 原理

用已知的志贺菌诊断血清在载玻片上直接与细菌培养物或菌悬液混合，若出现肉眼可见的特异性凝集块，表示该菌即为志贺菌。

3. 试剂

志贺菌诊断血清，生理盐水。

4. 操作步骤

4.1·首先用志贺菌属4种多价血清做玻片凝集，若凝集则再进一步做血清定型（用福氏志贺菌1～6型、痢疾志贺菌1～2型、鲍氏志贺菌1～6型及宋内志贺菌鉴定到种和型）。一般先用福氏志贺菌血清凝集，因我国以B群最为多见，如出现生化反应符合志贺菌，而与4种多价血清不凝集的菌株，应考虑为K抗原存在，将菌液加热到100℃ 15～30 min后再进行凝集。

4.2·与各型志贺菌血清不发生凝集，菌落特征与生化反应似痢疾志贺菌，可考虑非典型性痢疾血清型，应送到专业实验室进行鉴定。

5. 质量控制

福氏志贺菌ATCC12022阳性；大肠埃希菌ATCC25922阴性。

6. 结果判断

6.1·阴性：试验一侧及对照一侧均匀混浊。

6.2·阳性：对照一侧均匀混浊，试验一侧明显凝集。

6.3·自凝：试验一侧及对照一侧凝集。

7. 注意事项

志贺菌菌体表面常有一层K抗原，它能阻抑菌体抗原与抗血清的凝集，从而导致假阴性结果。此时应将菌悬液煮沸15～30 min，以破坏K抗原，然后再做凝集试验。

8. 用途

主要用于志贺菌属的鉴定。

（周庭银）

致泻性大肠埃希菌血清学分型标准操作规程

×××医院检验科微生物组作业指导书	文件编号：××-JYK-××-××-××
版次/修改：第　　版/第　　次修改	生效日期：　　　　第　　页 共　　页
编写人：　　　　审核人：　　　　批准人：	

1. 目的

规范致泻性大肠埃希菌血清学分型标准操作规程。

2. 原理

在确定为大肠埃希菌后，用已知的致泻性大肠埃希菌诊断血清在载玻片上直接与细菌培养物或菌悬液混合，若出现肉眼可见的特异性凝集块，表示该菌即为致泻性大肠埃希菌。

3. 试剂

致泻性大肠埃希菌诊断血清，生理盐水。

4. 操作步骤

4.1·先以生化反应确定为大肠埃希菌，再以抗原分析定型。

4.2·用接种环挑取大肠埃希菌依次与数组多价 OK 抗血清做玻片凝集试验（其分组血清型见试剂盒说明书），若与某一单价血清呈凝集反应，可初步确定为相应血清型，再用菌液与 OK 抗血清确定亚型。

4.3·如不凝集或凝集微弱，可视为阴性。再挑取另一个菌落，按上法试验，如此检查5～10 个菌落，若均不凝集，可最终判定为阴性。

5. 质量控制

致泻性大肠埃希菌阳性；大肠埃希菌 ATCC25922 阴性。

6. 结果判断

6.1·阴性：试验一侧及对照一侧均匀混浊。

6.2·阳性：对照一侧均匀混浊，试验一侧明显凝集。

6.3·自凝：试验一侧及对照一侧凝集。

7. 注意事项

大肠埃希菌各血清型间的抗原关系十分密切，特别是 O 抗原。玻片凝集反应仅作为阴性标本筛选，确定试验须做定量凝集试验。

8. 用途

主要用于致泻性大肠埃希菌的血清学鉴定。

（周庭银）

O157:H7 出血性大肠埃希菌血清学分型标准操作规程

×××医院检验科微生物组作业指导书	文件编号：××-JYK-××-××-××	
版次/修改：第　　版/第　　次修改	生效日期：	第　　页 共　　页
编写人：	审核人：	批准人：

1. 目的

规范 O157:H7 出血性大肠埃希菌血清学分型标准操作规程。

2. 原理

经过生化鉴定是大肠埃希菌（且不发酵山梨醇）后，用已知的 O157:H7 诊断血清在载玻片上直接与细菌培养物或菌悬液混合，若出现肉眼可见的特异性凝集块，表示该菌即为 O157:H7 出血性大肠埃希菌。

3. 试剂

O157:H7 出血性大肠埃希菌诊断血清，生理盐水。

4. 操作步骤

先以生化反应确定为大肠埃希菌，再以抗原分析定型。确定为大肠埃希菌后，用 O157 诊断血清做玻片凝集试验，再用 H7 诊断血清做玻片凝集，同时用盐水做对照。

5. 质量控制

大肠埃希菌 O157:H7 NCTC12900 阳性，大肠埃希菌 ATCC25922 阴性。

6. 结果判断

6.1·阴性：试验一侧及对照一侧均匀混浊。

6.2·阳性：对照一侧均匀混浊，试验一侧明显凝集。

6.3·自凝：试验一侧及对照一侧凝集。

7. 注意事项

出血性大肠埃希菌 O157:H7 的血清玻片凝集反应仅作为参考，阳性还需要做毒素试验确诊。

8. 用途

主要用于出血性大肠埃希菌 O157:H7 的初筛。

参考文献

[1] 中国合格评定国家认可委员会.医学实验室质量和能力认可准则的应用要求：CNAS-CL02-A001：2023[S/OL].(2023-08-01)[2023-09-26].https://www.cnas.org.cn/rkgf/sysrk/rkyyzz/2023/08/912141.shtml.

[2] Karen C Carroll, Michael A Pfaller. Manual of Clinical Microbiology[M]. 13th ed. Washington DC：American Society for Microbiology, 2023.

[3] 国家卫生健康委员会.临床微生物检验基本技术标准：WS/T 805—2022[S/OL].(2022-11-02)[2023-09-26].http://www.nhc.gov.cn/wjw/s9492/202211/d9bbe1d4d4cf49408bbbb65ae401aeb5.shtml.

（周庭银）

O1 群、O139 群霍乱弧菌血清学分型标准操作规程

×××医院检验科微生物组作业指导书		文件编号：××-JYK-××-××-××	
版次/修改：第　　版/第　　次修改		生效日期：　　　　　第　页　共　页	
编写人：		审核人：	批准人：

1. 目的

规范霍乱弧菌 O1 群、O139 群血清学分型标准操作规程。

2. 原理

用已知的霍乱弧菌 O1 群、O139 群诊断血清在载玻片上直接与细菌培养物或菌悬液混合，若出现肉眼可见的特异性凝集块，表示细菌即为该群的霍乱弧菌血清型。

3. 试剂

霍乱弧菌 O1 群、O139 群诊断血清，生理盐水。

4. 操作步骤

4.1·先用接种环取 1 环生理盐水于玻片上，以接种针挑取少许菌落与盐水混匀，再取稀释血清 1 环与之混合，立即出现凝集者为阳性。

4.2·若有自凝现象，改用生理盐水稀释的血清再做凝集。与 O1 群霍乱弧菌血清凝集者即可定为霍乱弧菌 O1 群，与 O139 群霍乱弧菌血清凝集者即可定为霍乱弧菌 O139 群。

5. 质量控制

霍乱弧菌 ATCC14035 阳性；大肠埃希菌 ATCC25922 阴性。

6. 结果判断

6.1·阴性：试验一侧及对照一侧均匀混浊。

6.2·阳性：对照一侧均匀混浊，试验一侧明显凝集。

6.3·自凝：试验一侧及对照一侧凝集。

7. 注意事项

试验时应同时用生理盐水做对照，以防止出现假阳性。

8. 用途

主要用于霍乱弧菌 O1 群、O139 群的鉴定。

参考文献

[1] 中国合格评定国家认可委员会.医学实验室质量和能力认可准则的应用要求：CNAS-CL02-A001：2023[S/OL].(2023-08-01)[2023-09-26].https://www.cnas.org.cn/rkgf/sysrk/rkyyzz/2023/08/912141.shtml.

[2] Karen C Carroll，Michael A Pfaller. Manual of Clinical Microbiology[M]. 13th ed. Washington DC：American Society for Microbiology，2023.

[3] 国家卫生健康委员会.临床微生物检验基本技术标准：WS/T 805—2022[S/OL].(2022-11-02)[2023-09-26].http://www.nhc.gov.cn/wjw/s9492/202211/d9bbe1d4d4cf49408bbbb65ae401aeb5.shtml.

（周庭银）

链球菌血清学分型标准操作规程

×××医院检验科微生物组作业指导书	文件编号：××-JYK-××-××-××	
版次/修改：第 版/第 次修改	生效日期：	第 页 共 页
编写人：	审核人：	批准人：

1. 目的

规范链球菌血清学分型标准操作规程。

2. 原理

根据链球菌细胞壁上的 C 抗原不同，可分为 A、B、C、D、E、F、G、H、K、L、M、N、O、P、Q、R、S、T、U、V 20 个血清型，用链球菌分型血清在载玻片上直接与细菌培养物或菌悬液混合，若出现肉眼可见的特异性凝集块，表示该菌为对应的血清型。

3. 试剂

链球菌分型血清，生理盐水。

4. 操作步骤

4.1·先以生化反应确定为链球菌，再以 C 抗原进行血清学分型。

4.2·用接种环挑取链球菌依次与不同的链球菌分型血清做玻片凝集试验（其血清型见试剂盒说明书），若与某一血清型呈凝集反应，可确定为相应血清型。

5. 质量控制

无。

6. 结果判断

6.1·阴性：试验一侧及对照一侧均匀混浊。

6.2·阳性：对照一侧均匀混浊，试验一侧明显凝集。

6.3·自凝：试验一侧及对照一侧凝集。

7. 注意事项

试验时应同时用生理盐水做对照，以防止出现假阳性。

8. 用途

主要用于链球菌的血清学分型。

参考文献

［1］中国合格评定国家认可委员会.医学实验室质量和能力认可准则的应用要求：CNAS-CL02-A001：2023［S/OL］.（2023-08-01）［2023-09-26］.https://www.cnas.org.cn/rkgf/sysrk/rkyyzz/2023/08/912141.shtml.

［2］Karen C Carroll, Michael A Pfaller. Manual of Clinical Microbiology［M］. 13th ed. Washington DC：American Society for Microbiology, 2023.

［3］国家卫生健康委员会.临床微生物检验基本技术标准：WS/T 805—2022［S/OL］.（2022-11-02）［2023-09-26］.http://www.nhc.gov.cn/wjw/s9492/202211/d9bbe1d4d4cf49408bbbb65ea401aeb5.shtml.

（周庭银）

军团菌血清学分型标准操作规程

×××医院检验科微生物组作业指导书		文件编号：××-JYK-××-××-××	
版次/修改：第　　版/第　　次修改		生效日期：　　　第　　页　共　　页	
编写人：	审核人：		批准人：

1. 目的

规范军团菌血清学分型标准操作规程。

2. 原理

根据军团菌 O 抗原不同,其血清型超过 70 种,其中代表菌种嗜肺军团菌至少有 15 种血清型,其他种属的军团菌也有 1 种或多种特有血清型,可使用分型血清进行分型。采用玻片凝集法,用军团菌分型血清在载玻片上直接与细菌培养物或菌悬液混合,若出现肉眼可见的特异性凝集块,表示该菌为对应的血清型。

3. 试剂

军团菌分型血清,生理盐水。

4. 操作步骤

4.1·痰标本或环境标本接种在 BCYE 平板上培养 2～3 日,挑取呈灰白色、有光泽的菌落,经初步生化检查,疑似军团菌菌株时,应将可疑菌制备成检测抗原,与相应的单价血清做玻片凝集试验,具体如下。

4.1.1　试剂在使用前最好使温度恢复到室温,玻片应选取全新或经酸洗后的玻片。

4.1.2　用蜡笔或其他记号笔划出约 10 mm×4 mm 的小格。

4.1.3　用接种环挑取 3～5 个可疑菌落分别与嗜肺军团菌 LP1～LP15 或其他单价血清混匀凝集和玻片盐水对照。

4.2·轻轻摇动玻片 1 min 内观察,阳性应能观察到明显的颗粒状凝集,菌液由浑浊变为清澈。与生理盐水凝集者为自凝菌;与生理盐水不凝集但与多个血清型凝集者为多凝菌,这种菌是一种粗糙菌;只有与生理盐水不凝集且只与一种血清凝集的军团菌才可确定其血清型。

5. 质量控制

无。

6. 结果判断

6.1·阴性:试验一侧及对照一侧均匀混浊。

6.2·阳性:对照一侧均匀混浊,试验一侧明显凝集。

6.3·自凝:试验一侧及对照一侧凝集。

7. 注意事项

7.1·试验时应同时用生理盐水做对照,以防止出现假阳性。

7.2·本试验只能作为军团菌血清型判定的辅助方法,最终的判定需综合形态学、生化方法和血清学方法进行。

7.3·试剂应避免冷冻,反复冻融会使血清产生沉淀。

8. 用途

主要用于军团菌的血清学分型。

参考文献

[1] 中国合格评定国家认可委员会.医学实验室质量和能力认可准则的应用要求:CNAS-CL02-A001:2023[S/OL].(2023-08-01)[2023-09-26].https://www.cnas.org.cn/rkgf/sysrk/rkyyzz/2023/08/912141.shtml.

[2] Karen C Carroll, Michael A Pfaller. Manual of Clinical Microbiology[M]. 13th ed. Washington DC: American Society for Microbiology, 2023.

[3] 国家卫生健康委员会.临床微生物检验基本技术标准:WS/T 805—2022[S/OL].(2022-11-02)[2023-09-26].http://www.nhc.gov.cn/wjw/s9492/202211/d9bbe1d4d4cf49408bbbb65ae401aeb5.shtml.

(周庭银)

结核分枝杆菌抗体血清学分型标准操作规程

×××医院检验科微生物组作业指导书		文件编号：××-JYK-××-××-××	
版次/修改：第　　版/第　　次修改		生效日期：	第　　页 共　　页
编写人：	审核人：		批准人：

1. 目的
规范结核分枝杆菌抗体(IgG/IgM)血清学分型标准操作规程,确保结果的准确性。

2. 原理
检测时,样本中的结核抗体可与胶体金标记的抗原形成结核抗体金标抗原复合物,由于层析作用该复合物沿着试纸条向前移动,经过 T1 检测线时,IgM 抗体金标抗原复合物与膜上包被的小鼠抗人 IgM 结合而显色,经过 T2 检测线时,IgG 抗体金标抗原复合物与膜上包被的结核抗原结合而显色。胶体金标记的新西兰白兔 IgG 在质控线处与膜上包被的山羊抗兔 IgG 结合而显色,阴性样本尽在质控线处显色。

3. 试剂
检测卡/条、样本稀释液一瓶(5 mL)、塑料滴管、干燥剂。

4. 操作步骤
4.1·请先将试剂盒和待检测样本取出,并将其平衡至室温。从原包装的密封铝箔袋中取出检测卡或检测条,平放于水平桌面上。在检测卡上标注患者的样本号,如为检测条,则在其手持端标注患者样本号。

4.2·用滴管从样本管中取 1 滴(约 50 μL)血清、血浆或全血样本滴加于检测卡上的样本孔内或检测条的加样垫处,滴加 1 滴样本稀释液,并保证操作过程中没有气泡产生。

4.3·计时,10 min 内判断结果,请勿在 10 min 以后判断结果。观察并记录结果后,请将检测卡或检测条丢弃,以免混淆结果判断,若需长久保存,请将结果拍照。

5. 质量控制
结核分枝杆菌阳性(显示红色)。

6. 结果判断
6.1·阴性结果：如果仅出现一条质控线 C,说明没有检测到结核抗体,结果为阴性。

6.2·阳性结果

6.2.1　在质控线 C 出现的前提下,如果只有 T1 反应线,说明有结核 IgM。

6.2.2　在质控线 C 出现的前提下,如果只有 T2 反应线,说明有结核 IgG。

6.2.3　质控线 C、T1 和 T2 反应线都出现,说明同时有结核 IgG 和 IgM。

6.2.4　无效结果,如果未能观察到质控线,则无论是否有反应线显示,均为无效,应重新检测。

7. 注意事项
7.1·在使用本试剂盒之前必须认真阅读本说明书,严格控制反应时间。

7.2·检测过程中所有的样本和材料,应按传染病实验室操作规范处理。

7.3·谨防试剂受潮,未准备好测试之前请勿打开铝箔袋。

7.4·请在有效期内使用,使用前将所有的试剂及样本平衡到室温(15～30℃)。

7.5·禁用浑浊的污染样本进行检测。

8. 用途

检测血清结核抗体可作为诊断肺结核的辅助诊断依据。

参考文献

[1] 中国合格评定国家认可委员会.医学实验室质量和能力认可准则的应用要求:CNAS - CL02 - A001:2023[S/OL].(2023 - 08 - 01)[2023 - 09 - 26].https://www.cnas.org.cn/rkgf/sysrk/rkyyzz/2023/08/912141.shtml.

[2] Karen C Carroll,Michael A Pfaller. Manual of Clinical Microbiology[M]. 13th ed. Washington DC:American Society for Microbiology,2023.

[3] 国家卫生健康委员会.临床微生物检验基本技术标准:WS/T 805—2022[S/OL].(2022 - 11 - 02)[2023 - 09 - 26].http://www.nhc.gov.cn/wjw/s9492/202211/d9bbe1d4d4cf49408bbbb65ae401aeb5.shtml.

(周庭银)

军团菌抗体检测标准操作规程

×××医院检验科微生物组作业指导书	文件编号：××-JYK-××-××-××
版次/修改：第　　版/第　　次修改	生效日期：　　　　第　页共　页
编写人：	审核人：　　　　批准人：

1. 目的

规范军团菌抗体检测试验操作规程,确保结果的准确性。

2. 原理

患者血清与嗜肺军团菌不同型别的杀热抗原进行反应,按照血清的抗体效价进行结果判读。

3. 试剂

嗜肺军团菌抗体诊断试剂、生理盐水。

4. 操作步骤

取待检血清或血浆 25 μL 加入 96 孔反应中,用生理盐水稀释 1∶1、1∶2、1∶4、1∶8、1∶16,以 25 μL 生理盐水作为空白,分别加入 25 μL 不同型别的嗜肺军团菌杀热抗原,振荡器内混匀 3 min,置 35℃孵育过夜后观察结果。

5. 质量控制

试剂盒内的阳性对照,生理盐水作为空白对照。

6. 结果判断

6.1·阳性：反应结果呈现环状明显变大,其外周边缘不均匀且凝集周围杂乱。

6.2·阴性：反应结果呈现纽扣状聚集,呈现出外周边缘均匀且平滑的圆形。

7. 注意事项

单次血清效价＞1∶32 或 2 周内 2 次抗体效价上升 4 倍,为阳性;单次血清效价＜1∶32时,2 周内 2 次抗体效价上升不到 4 倍,为阴性。报告中必须注明"此结果仅供临床和流行病医师参考"。

8. 用途

用于嗜肺军团菌病的辅助诊断。

参考文献

[1] 中国合格评定国家认可委员会.医学实验室质量和能力认可准则的应用要求：CNAS-CL02-A001：2023[S/OL].(2023-08-01)[2023-09-26].https://www.cnas.org.cn/rkgf/sysrk/rkyyzz/2023/08/912141.shtml.

[2] Karen C Carroll, Michael A Pfaller. Manual of Clinical Microbiology[M]. 13th ed. Washington DC：American Society for Microbiology，2023.

[3] 国家卫生健康委员会.临床微生物检验基本技术标准：WS/T 805—2022[S/OL].(2022-11-02)[2023-09-26].http://www.nhc.gov.cn/wjw/s9492/202211/d9bbe1d4d4cf49408bbbb65ae401aeb5.shtml.

（周庭银）

肺炎支原体抗体检测标准操作规程

×××医院检验科微生物组作业指导书		文件编号：××-JYK-××-××-××	
版次/修改：第 版/第 次修改		生效日期：	第 页 共 页
编写人：	审核人：		批准人：

1. 目的

规范肺炎支原体检测标准操作规程，确保结果的准确性。

2. 原理

本培养和检测根据肺炎支原体在宿主细胞内代谢分解葡萄糖，通过化学显色的方法在较短的时间内快速检测出肺炎支原体。

3. 试剂

肺炎支原体分离培养基，主要成分为牛心消化液、葡萄糖、生理盐水等。

4. 操作步骤

取出所需培养基，复温；将标本按常规法接种后，35～37℃孵育 24～48 h，观察结果。

5. 质量控制

肺炎支原体阳性对照为黄色。

6. 结果判断

培养基由红色变为黄色，且仍保持清晰透明，为阳性，说明有肺炎支原体生长；明显混浊和变色者不能视为阳性。

7. 注意事项

使用前如发现培养基混浊或变色，不宜使用。

8. 用途

肺炎支原体是人类原发性支原体肺炎的病原体，经呼吸道感染。多发生于儿童、青年，发病初期临床症状不明显，隐性感染和轻型感染较多，也可致严重肺炎，出现头痛、发热、咳嗽等。

参考文献

[1] 中国合格评定国家认可委员会.医学实验室质量和能力认可准则的应用要求：CNAS－CL02－A001：2023［S/OL］.（2023－08－01）［2023－09－26］.https://www.cnas.org.cn/rkgf/sysrk/rkyyzz/2023/08/912141.shtml.

[2] Karen C Carroll, Michael A Pfaller. Manual of Clinical Microbiology［M］. 13th ed. Washington DC：American Society for Microbiology, 2023.

[3] 国家卫生健康委员会.临床微生物检验基本技术标准：WS/T 805—2022［S/OL］.（2022－11－02）［2023－09－26］.http://www.nhc.gov.cn/wjw/s9492/202211/d9bbe1d4d4cf49408bbbb65ae401aeb5.shtml.

（周庭银）

人型支原体抗体检测标准操作规程

×××医院检验科微生物组作业指导书	文件编号：××-JYK-××-××-××
版次/修改：第　版/第　次修改	生效日期：　　　　第　页 共　页
编写人：	审核人：　　　批准人：

1. 目的

规范人型支原体试验标准操作规程,确保结果的准确性。

2. 原理

人型支原体在适合其生长的培养基中分解培养基底物,使培养基的 pH 上升,培养基由橙色变为红色。

3. 试剂

人型支原体培养基。

4. 操作步骤

将取样后棉拭子插入培养基中充分荡洗,棉拭子在管壁挤干水分后丢弃;液态标本取 150~200 μL 直接加入培养基中摇匀,35℃培养 18~24 h 后观察结果。

5. 质量控制

人型支原体 ATCC15488 阳性。

6. 结果判断

培养基由橙色变成红色且清亮为阳性,表示有人型支原体生长。培养基不变色为阴性。

7. 注意事项

培养基接种到药敏板前要充分摇匀。培养基变红但混浊,不能报阳性,或重做试验。

8. 用途

人型支原体是支原体的一种,存在于泌尿和生殖系统中,主要引起人体泌尿生殖系统的感染,如非淋菌性尿道炎、附睾炎等。前列腺炎、尿道炎、肾盂肾炎、盆腔炎等生殖泌尿系统疾病也与人型支原体有一定相关性。

参考文献

[1] 中国合格评定国家认可委员会.医学实验室质量和能力认可准则的应用要求：CNAS-CL02-A001；2023[S/OL].(2023-08-01)[2023-09-26].https://www.cnas.org.cn/rkgf/sysrk/rkyyzz/2023/08/912141.shtml.

[2] Karen C Carroll, Michael A Pfaller. Manual of Clinical Microbiology[M]. 13th ed. Washington DC: American Society for Microbiology, 2023.

[3] 国家卫生健康委员会.临床微生物检验基本技术标准：WS/T 805—2022[S/OL].(2022-11-02)[2023-09-26].http://www.nhc.gov.cn/wjw/s9492/202211/d9bbe1d4d4cf49408bbbb65ae401aeb5.shtml.

（周庭银）

解脲支原体抗体检测标准操作规程

×××医院检验科微生物组作业指导书	文件编号：××-JYK-××-××-××	
版次/修改：第　　版/第　　次修改	生效日期：	第　　页 共　　页
编写人：	审核人：	批准人：

1. 目的

规范解脲支原体试验标准操作规程,确保结果的准确性。

2. 原理

解脲支原体在适合其生长的培养基中分解培养基底物,使培养基的 pH 上升,培养基由橙色变为红色。

3. 试剂

解脲支原体培养基。

4. 操作步骤

将取样后棉拭子插入培养基中充分荡洗,棉拭子在管壁挤干水分后丢弃;液态标本取 $150\sim200\ \mu L$ 直接加入培养基中摇匀,35℃培养 $18\sim24\ h$ 后观察结果。

5. 质量控制

解脲支原体 ATCC27618 阳性。

6. 结果判断

培养基由橙色变为红色且清亮为阳性,表示有解脲支原体生长。培养基不变色为阴性。

7. 注意事项

培养基接种到药敏板前要充分摇匀。培养基变红但混浊,不能报阳性,或重做试验。

8. 用途

解脲支原体主要引起人体泌尿生殖系统感染,如急性尿道综合征、非淋菌性尿道炎,也可引起肾盂肾炎、阴道炎和盆腔炎等。

参考文献

[1] 中国合格评定国家认可委员会.医学实验室质量和能力认可准则的应用要求：CNAS-CL02-A001：2023[S/OL].(2023-08-01)[2023-09-26].https://www.cnas.org.cn/rkgf/sysrk/rkyyzz/2023/08/912141.shtml.

[2] Karen C Carroll, Michael A Pfaller. Manual of Clinical Microbiology[M]. 13th ed. Washington DC: American Society for Microbiology, 2023.

[3] 国家卫生健康委员会.临床微生物检验基本技术标准：WS/T 805—2022[S/OL].(2022-11-02)[2023-09-26].http://www.nhc.gov.cn/wjw/s9492/202211/d9bbe1d4d4cf49408bbbb65ae401aeb5.shtml.

(周庭银)

梅毒反应素抗体检测标准操作规程

×××医院检验科微生物组作业指导书	文件编号：××-JYK-××-××-××
版次/修改：第　　版/第　　次修改	生效日期：　　　　第　页　共　页
编写人：	审核人：　　　　批准人：

1. 目的

规范梅毒反应素检测操作规程，确保结果的准确性。

2. 原理

用牛心肌类脂作为抗原测定患者血清中的梅毒反应素滴度。

3. 试剂

梅毒甲苯胺红不加热血清试验诊断试剂盒（TRUST）。

4. 操作步骤

取待检血清或血浆 50 μL 加入检测反应卡中，轻轻摇匀 TRUST 抗原，滴 1 滴于反应卡中和血清混匀，按 180 次/min 摇动 8 min，肉眼观察结果。阳性结果用生理盐水分别进行 1∶1、1∶2、1∶4……稀释后，检测滴度。检测同时做阴、阳性对照。

5. 质量控制

试剂盒内的阳性对照、阴性对照。

6. 结果判断

6.1·阳性：颗粒聚集。

6.2·阴性：颗粒均匀分布，无凝集状。

7. 注意事项

梅毒反应素试验是梅毒非特异性试验，阳性结果不能确诊为梅毒，需做确诊试验。

8. 用途

作为梅毒的筛选试验，也可用于梅毒治疗的疗效观察。

参考文献

[1] 中国合格评定国家认可委员会.医学实验室质量和能力认可准则的应用要求：CNAS-CL02-A001：2023［S/OL］.（2023-08-01）［2023-09-26］.https://www.cnas.org.cn/rkgf/sysrk/rkyyzz/2023/08/912141.shtml.

[2] Karen C Carroll，Michael A Pfaller. Manual of Clinical Microbiology［M］. 13th ed. Washington DC：American Society for Microbiology，2023.

[3] 国家卫生健康委员会.临床微生物检验基本技术标准：WS/T 805—2022［S/OL］.（2022-11-02）［2023-09-26］.http://www.nhc.gov.cn/wjw/s9492/202211/d9bbe1d4d4cf49408bbbb65ae401aeb5.shtml.

（周庭银）

梅毒螺旋体抗体检测标准操作规程

×××医院检验科微生物组作业指导书	文件编号：××-JYK-××-××-××		
版次/修改：第　　版/第　　次修改	生效日期：	第　　页 共　　页	
编写人：	审核人：	批准人：	

1. 目的

规范梅毒螺旋体抗体试验检测操作规程，确保结果的准确性。

2. 原理

将梅毒（Nichols 株）的精制菌体成分包被在人工载体明胶粒子上，与血清中的梅毒螺旋体（TP）抗体进行反应，产生粒子凝集反应，检测出血清和血浆中的梅毒螺旋体抗体，若为阳性则继续测定抗体效价。

3. 试剂

梅毒螺旋体抗体诊断试剂、生理盐水。

4. 操作步骤

取待检血清或血浆 25 μL 加入 96 孔反应中，用生理盐水稀释 1：5、1：10、1：20、1：40，25 μL 非致敏粒子试剂加入 1：20 反应孔内，25 μL 致敏粒子试剂加入 1：40 反应孔，轻轻混匀后于室温下放置 2 h。阳性结果用生理盐水继续稀释至 1：80、1：160、1：320……检测滴度。检测同时做阴、阳性对照。

5. 质量控制

试剂盒内的阳性对照、阴性对照。

6. 结果判断

6.1·阳性：反应结果呈现环状明显变大，其外周边缘不均匀且凝集周围杂乱。

6.2·阴性：反应结果呈现纽扣状聚集，呈现出外周边缘均匀且平滑的圆形。

7. 注意事项

梅毒感染初期，有可能未产生抗体，需要经过一段时间复检。

8. 用途

梅毒螺旋体是梅毒的特异性抗体，检测该抗体是梅毒的确诊试验。

参考文献

[1] 中国合格评定国家认可委员会.医学实验室质量和能力认可准则的应用要求：CNAS-CL02-A001：2023［S/OL］.（2023-08-01）［2023-09-26］.https://www.cnas.org.cn/rkgf/sysrk/rkyyzz/2023/08/912141.shtml.

[2] Karen C Carroll，Michael A Pfaller. Manual of Clinical Microbiology［M］. 13th ed. Washington DC：American Society for Microbiology，2023.

[3] 国家卫生健康委员会.临床微生物检验基本技术标准：WS/T 805—2022［S/OL］.（2022-11-02）［2023-09-26］.http://www.nhc.gov.cn/wjw/s9492/202211/d9bbe1d4d4cf49408bbbb65ae401aeb5.shtml.

（周庭银）

肥达反应标准操作规程

×××医院检验科微生物组作业指导书	文件编号：××-JYK-××-××-××
版次/修改：第　　版/第　　次修改	生效日期：　　　　第　页 共　页
编写人：	审核人：　　　　批准人：

1. 目的

规范肥达反应标准操作规程,确保结果的准确性。

2. 原理

用已知伤寒和副伤寒沙门菌 O、H 抗原,检测受检血清中有无相应抗体及其效价的凝集试验称为肥达反应(Widal test),用来辅助诊断伤寒和副伤寒。体内血清产生的抗体与伤寒、副伤寒杆菌灭活菌液反应时发生凝集现象。

3. 试剂

伤寒菌诊断菌液、生理盐水。

4. 操作步骤

4.1·取一大试管,将 0.5 mL 待检血清加入 9.5 mL 生理盐水中,排试管 5 列,并做 A、B、C、O、H 标记,每列 6 支,每列第一管加 1∶20 的稀释血清 1 mL。大试管内再加 5 mL 生理盐水混匀,补足至 10 mL,再在每列第 2 管加 1 mL,如此倍比稀释到第五管。第六管分别加生理盐水 1 mL 作为抗原对照。

4.2·第一排加伤寒菌液 H,第二排加伤寒菌液 O,第三排加副伤寒菌液 A,第四排加副伤寒菌液 B,第五排加副伤寒菌液 C,各 1 滴。混匀后,置 37℃培养 16～20 h。

5. 质量控制

无。

6. 结果判断

6.1·在黑色背景下,用斜射光观察,先观察管底凝集状态,然后轻摇试管,观察浮起沉淀物的形状。

6.2·根据凝集反应的强弱和有无,分别以 4＋、3＋、2＋、1＋、－记录,以呈现 2＋的血清最高稀释度为终点效价。

4＋：液体清澈透明,菌体全部被凝成块,沉于管底。

3＋：液体较透明,大部分菌体被凝集而沉于管底。

2＋：液体稍透明,管底有少量凝集沉淀物。

1＋：液体较混浊,可见极少量凝集物。

－：液体混浊,细菌因重力下降于管底呈边缘光滑圆点(与对照管相似)。

6.3·用生理盐水将血清稀释,加入等量的反应菌液,制成 1∶40、1∶80、1∶160、1∶320、1∶640 的滴度。

7. 注意事项

7.1·菌液应保存在 2～8℃,如发现自凝现象,应弃。

7.2·血清滴度 O>1∶80,H>1∶160,A、B、C>1∶80,具有诊断的参考价值。

7.3·在疾病早期及中后期分别采集两次血清,若第二份血清比第一份的效价增高 4 倍以上,具有诊断的参考价值。

8. 用途

用于辅助诊断伤寒沙门菌或副伤寒沙门菌感染。

参考文献

[1] 中国合格评定国家认可委员会.医学实验室质量和能力认可准则的应用要求:CNAS-CL02-A001:2023[S/OL].(2023-08-01)[2023-09-26].https://www.cnas.org.cn/rkgf/sysrk/rkyyzz/2023/08/912141.shtml.

[2] Karen C Carroll,Michael A Pfaller. Manual of Clinical Microbiology[M]. 13th ed. Washington DC:American Society for Microbiology,2023.

[3] 国家卫生健康委员会.临床微生物检验基本技术标准:WS/T 805—2022[S/OL].(2022-11-02)[2023-09-26].http://www.nhc.gov.cn/wjw/s9492/202211/d9bbe1d4d4cf49408bbbb65ae401aeb5.shtml.

(周庭银)

沙眼衣原体抗原检测标准操作规程

×××医院检验科微生物组作业指导书	文件编号：××-JYK-××-××-××
版次/修改：第　　版/第　　次修改	生效日期：　　　　第　页共　页
编写人：	审核人：　　　　批准人：

1. 目的

规范沙眼衣原体抗原检测标准操作规程，确保结果的准确性。

2. 原理

用乳胶标记抗原抗体反应检测沙眼衣原体，标本处理液在80℃加热下提取出衣原体抗原，与被乳胶标记的抗衣原体单克隆抗体反应，形成抗原抗体复合物，显示窗显示阳性。

3. 试剂

沙眼衣原体抗原检测试剂盒。

4. 操作步骤

将取样后棉拭子插入标本处理液中充分洗涤，棉拭子在管壁挤干水分后丢弃；80℃加热10 min，室温冷却5 min；滴入乳胶标记抗原抗体反应板的加样孔中，15 min后观察结果。

5. 质量控制

沙眼衣原体阳性对照。

6. 结果判断

6.1·阳性：显示窗内出现一条线，质控窗内出现一条线。

6.2·阴性：结果窗内无线条出现，质控窗内出现一条线。

6.3·无效：质控窗内无线条。

7. 注意事项

显示窗内出现质控检测线，表示实验结果可信，否则结果无效。

8. 用途

沙眼衣原体主要引起人体泌尿、生殖系统的感染和淋病淋巴肉芽肿，男性多为尿道炎、附睾炎和直肠炎；女性多为尿道炎、子宫颈炎和输卵管炎。

参考文献

[1] 中国合格评定国家认可委员会.医学实验室质量和能力认可准则的应用要求：CNAS-CL02-A001：2023[S/OL].(2023-08-01)[2023-09-26].https://www.cnas.org.cn/rkgf/sysrk/rkyyzz/2023/08/912141.shtml.

[2] Karen C Carroll，Michael A Pfaller. Manual of Clinical Microbiology[M]. 13th ed. Washington DC：American Society for Microbiology，2023.

[3] 国家卫生健康委员会.临床微生物检验基本技术标准：WS/T 805—2022[S/OL].(2022-11-02)[2023-09-26].http://www.nhc.gov.cn/wjw/s9492/202211/d9bbe1d4d4cf49408bbbb65ae401aeb5.shtml.

（周庭银）

尿肺炎链球菌抗原检测标准操作规程

×××医院检验科微生物组作业指导书	文件编号：××-JYK-××-××-××	
版次/修改：第　版/第　　次修改	生效日期：	第　页 共　页
编写人：	审核人：	批准人：

1. 目的

规范尿肺炎链球菌抗原检测操作规程，确保结果的准确性。

2. 原理

使用胶体金法检测人类尿液中的肺炎链球菌可溶性抗原。

3. 试剂

肺炎链球菌抗原检测试剂盒。

4. 操作步骤

将拭子浸入尿液后取出插入检测卡中，滴入缓冲液，使样本中存在的肺炎链球菌抗原与检测条中的抗肺炎链球菌抗体结合物结合，形成抗原结合物复合物，15 min 后读取结果。

5. 质量控制

试剂盒中的阳性对照、阴性对照。

6. 结果判断

显示窗内出现一条线，质控窗内出现一条线表示结果为阳性；结果窗内无线条出现，质控窗内出现一条线表示结果为阴性。质控窗内无线条出现则反应无效。

7. 注意事项

结果阴性不能排除肺炎链球菌感染，使用过肺炎链球菌疫苗会造成假阳性结果。

8. 用途

用于肺炎链球菌感染的辅助诊断。

参考文献

[1] 中国合格评定国家认可委员会.医学实验室质量和能力认可准则的应用要求：CNAS-CL02-A001：2023[S/OL].(2023-08-01)[2023-09-26].https://www.cnas.org.cn/rkgf/sysrk/rkyyzz/2023/08/912141.shtml.

[2] Karen C Carroll，Michael A Pfaller. Manual of Clinical Microbiology[M]. 13th ed. Washington DC：American Society for Microbiology，2023.

[3] 国家卫生健康委员会.临床微生物检验基本技术标准：WS/T 805—2022[S/OL].(2022-11-02)[2023-09-26].http://www.nhc.gov.cn/wjw/s9492/202211/d9bbe1d4d4cf49408bbbb65ae401aeb5.shtml.

（周庭银）

细菌性阴道炎唾液酸酶检测标准操作规程

×××医院检验科微生物组作业指导书		文件编号：××-JYK-××-××-××	
版次/修改：第　　版/第　　次修改		生效日期：	第　　页 共　　页
编写人：	审核人：		批准人：

1. 目的

规范细菌性阴道炎唾液酸酶(BV)检测标准操作规程,确保结果的准确性。

2. 原理

使用酶联显色法检测唾液酸酶。唾液酸酶与底物 MSTT 反应生成唾液酸和 MTT,MTT 与显色液反应呈现蓝色。

3. 试剂

唾液酸酶检测试剂。

4. 操作步骤

将取样后棉拭子插入标本处理液中充分洗涤,棉拭子在管壁挤干水分后丢弃。1 滴标本处理液滴入反应板的检测孔中,再滴入 1 滴检测液,35℃孵育 15 min 后观察结果。

5. 质量控制

试剂盒内的阳性对照,标本处理液做阴性对照。

6. 结果判断

6.1·阳性：检测孔颜色变蓝。

6.2·阴性：检测孔颜色不变。

7. 注意事项

反应结束后及时读取检测结果。

8. 用途

细菌性阴道炎的辅助诊断。

参考文献

[1] 中国合格评定国家认可委员会.医学实验室质量和能力认可准则的应用要求：CNAS-CL02-A001：2023[S/OL].(2023-08-01)[2023-09-26].https://www.cnas.org.cn/rkgf/sysrk/rkyyzz/2023/08/912141.shtml.

[2] Karen C Carroll, Michael A Pfaller. Manual of Clinical Microbiology[M]. 13th ed. Washington DC：American Society for Microbiology, 2023.

[3] 国家卫生健康委员会.临床微生物检验基本技术标准：WS/T 805—2022[S/OL].(2022-11-02)[2023-09-26].http://www.nhc.gov.cn/wjw/s9492/202211/d9bbe1d4d4cf49408bbbb65ae401aeb5.shtml.

（周庭银）

第十章
各种标本涂片镜检与
培养标准操作规程

痰标本涂片标准操作规程

×××医院检验科微生物组作业指导书	文件编号：××-JYK-××-××-××	
版次/修改：第　　版/第　　次修改	生效日期：	第　　页 共　　页
编写人：	审核人：	批准人：

1. 目的

规范痰标本涂片标准操作规程。

2. 适用范围

痰标本。

3. 检验步骤

3.1·痰涂片：挑取黏液、脓、血痰液标本，涂成均匀薄片，经自然干燥或烘片机烘干，进行革兰染色或抗酸染色。

3.2·镜检与结果报告：革兰染色涂片镜检判断标本质量，痰涂片在低倍镜下检测20～40个视野，依据低倍镜下观察白细胞和上皮细胞数目多少来评定（表1），还需观察其是否含有微生物（如细菌、真菌、寄生虫）及脱落细胞或白细胞吞噬现象等，以便做初步假设性诊断。

表1　痰标本镜下分类

项　　目	1+（偶见）	2+（少量）	3+（中量）	4+（大量）
细胞计数(/LPF)	少于1个	1～9个	10～25个	>25个
细菌计数(/OPF)	少于1个	1～5个	6～30个	>30个

3.2.1　若查见许多含荚膜、矛头状、单个、成双或短链状排列的革兰阳性球菌，可能为肺炎链球菌感染，可报告"找到革兰阳性双球菌，疑似肺炎链球菌"。

3.2.2　若查见许多似葡萄状排列的革兰阳性球菌，可能为金黄色葡萄球菌感染，报告为"找到革兰阳性球菌，疑似金黄色葡萄球菌"。

3.2.3　若查见许多短肥形、有荚膜的革兰阴性杆菌，可能为肺炎克雷伯菌感染，可报告"找到革兰阴性杆菌，疑似肺炎克雷伯菌"。

3.2.4　若找到革兰阴性球杆菌或有成双排列并见白细胞吞噬的革兰阴性球杆菌，可报告"找到革兰阴性球杆菌，疑似鲍曼不动杆菌"。

3.2.5　若找到革兰阳性杆菌，可报告"找到革兰阳性杆菌"。

3.2.6　若查见革兰阳性的分枝菌丝，中间部分的菌丝为革兰阳性，四周放射的末端为革兰阴性，可报告为"找到革兰阳性杆菌，疑似放线菌"。若查见形态与放线菌相似，但菌丝末端不膨大，加做抗酸染色，呈弱阳性，可报告为"找到革兰阳性杆菌，疑似诺卡菌"。

3.2.7　若查见酵母样真菌（注意鉴别隐球菌），应根据真菌的量及与细菌的比例来判断是否需要加做沙氏培养基培养。

3.2.8　若在痰标本中肉眼可见硫黄颗粒，应加做弱抗酸染色。

3.3·真菌涂片检查：参见《真菌涂片标准操作规程》《墨汁染色标准操作规程》。

3.4·抗酸染色：参见《抗酸染色标准操作规程》。

3.5·质控：革兰阳性和阴性菌对照。

4. 注意事项

4.1·接种标本后，用刚接种平板的拭子涂抹玻片，涂片应薄且均匀（透过涂片部位可看清楚下面印刷品的字迹）。

4.2·当痰涂片镜检发现典型病原菌，但痰培养阴性，也认为其有参考意义。

参考文献

[1] 中国合格评定国家认可委员会.医学实验室质量和能力认可准则的应用要求：CNAS－CL02－A001：2023[S/OL].(2023－08－01)[2023－09－26].https://www.cnas.org.cn/rkgf/sysrk/rkyyzz/2023/08/912141.shtml.

[2] Karen C Carroll, Michael A Pfaller. Manual of Clinical Microbiology[M]. 13th ed. Washington DC：American Society for Microbiology，2023.

[3] 国家卫生健康委员会.临床微生物检验基本技术标准：WS/T 805—2022[S/OL].(2022－11－02)[2023－09－26].http://www.nhc.gov.cn/wjw/s9492/202211/d9bbe1d4d4cf49408bbbb65ae401aeb5.shtml.

（周庭银）

支气管肺泡灌洗液涂片标准操作规程

×××医院检验科微生物组作业指导书		文件编号：××-JYK-××-××-××	
版次/修改：第　　版/第　　次修改		生效日期：	第　　页 共　　页
编写人：		审核人：	批准人：

1. 目的

规范支气管肺泡灌洗液（BALF）涂片操作规程，确保涂片的准确性。

2. 适用范围

支气管肺泡灌洗液（BALF）。

3. 检验步骤

使用细胞离心机制片，取适量 BALF 标本 600～1 000 r/min 离心 10～20 min，进行革兰染色，低倍镜下、油镜下观察结果。

4. 注意事项

4.1·低倍镜下若鳞状上皮细胞占全部细胞（不包括红细胞）的比例＞1％，提示标本被上呼吸道分泌物污染；柱状上皮细胞＞5％时，提示 BALF 并非来自远端气腔。BALF 标本质量不合格也可以检验，但应在报告单中注明。

4.2·观察革兰染色结果及白细胞情况，如果见到噬菌现象，需报告吞噬细菌的中性粒细胞占全部中性粒细胞的比例，通常数值为 5％时可作为肺炎诊断的阈值。

4.3·抗酸染色用于检测分枝杆菌，弱抗酸染色可用于检测诺卡菌。氢氧化钾（KOH）压片用于真菌，特别是丝状真菌的形态学观察。六胺银染色常用于肺孢子菌的检测。墨汁染色用于隐球菌的检测。免疫荧光显微镜可用于军团菌、肺孢子菌及病毒的检测。

4.4·微生物学涂片检查：BALF 中的沉淀物进行革兰染色、抗酸染色及真菌的特殊染色，对细菌、分枝杆菌、真菌及寄生虫的检出有较大意义。

参考文献

[1] 中国合格评定国家认可委员会.医学实验室质量和能力认可准则的应用要求：CNAS-CL02-A001：2023［S/OL］.（2023-08-01）［2023-09-26］.https://www.cnas.org.cn/rkgf/sysrk/rkyyzz/2023/08/912141.shtml.

[2] Karen C Carroll，Michael A Pfaller. Manual of Clinical Microbiology［M］. 13th ed. Washington DC：American Society for Microbiology，2023.

[3] 国家卫生健康委员会.临床微生物检验基本技术标准：WS/T 805—2022［S/OL］.（2022-11-02）［2023-09-26］.http://www.nhc.gov.cn/wjw/s9492/202211/d9bbe1d4d4cf49408bbbb65ae401aeb5.shtml.

（周庭银）

粪便涂片标准操作规程

×××医院检验科微生物组作业指导书	文件编号：××-JYK-××-××-××
版次/修改：第　　版/第　　次修改	生效日期：　　　　第　页 共　页
编写人：	审核人：　　　　批准人：

1. 目的

规范粪便标本涂片标准操作规程。

2. 适用范围

粪便标本。

3. 检验步骤

3.1·革兰染色：取新鲜送检粪便的水样、脓血或黏液样部分涂片，经自然干燥或烘片机烘干，进行革兰染色。

3.2·悬滴法或压滴法检查：取患者粪便，用无菌生理盐水制成悬液标本或压滴标本，直接用高倍镜检查细菌、真菌或寄生虫的形态或运动状况。

3.3·粪便球杆菌比例：取水样便或黏液便直接滴在洁净载玻片一端，以 30°～40°角匀速推片，厚薄适宜，自然干燥后在酒精灯火焰上通过 3 次固定，进行革兰染色。

3.4·镜检与结果报告

3.4.1　霍乱弧菌悬滴法检查：悬滴标本或压滴标本用高倍镜观察细菌，镜下呈穿梭状或鱼群状极活泼地运动，报告为"找到穿梭状或鱼群状极活泼菌，疑似霍乱弧菌"。

3.4.2　霍乱弧菌涂片检查：油镜可见较小呈直杆状、弧形、香蕉状或逗点状呈鱼群状排列的阴性杆菌，报告为"找到革兰阴性弧形杆菌，疑似霍乱弧菌"。

3.4.3　球菌与杆菌的比例：涂片革兰染色后，在油镜下观察 100 个菌分别计算球菌与杆菌数量以求得其比例，报告"球菌/杆菌 = ×：×"。

3.5·真菌涂片检查：参见《真菌涂片标准操作规程》《墨汁染色标准操作规程》。

3.6·抗酸染色：参见《抗酸染色标准操作规程》。

3.7·质控：需做革兰阳性和阴性菌对照。

4. 注意事项

4.1·涂片不要太厚，以免影响染色效果。

4.2·正常人粪便球杆菌比例范围一般约为 1：10，不同年龄其比例不一样。长期使用广谱抗生素、免疫抑制剂及慢性消耗性疾病患者可发生肠道菌群失调，引起革兰阴性杆菌数量严重减少甚至消失，而葡萄球菌或真菌等明显增多，粪便中球菌/杆菌值变大。

4.3·直接涂片镜检查见较小的直杆状、弧形、香蕉状或逗点状呈鱼群状排列的阴性杆菌，报告为"找到革兰阴性弧形杆菌，疑似霍乱弧菌"，并立即报告临床及医院行政管理部门，做好详细记录。

（周庭银）

尿标本涂片标准操作规程

×××医院检验科微生物组作业指导书	文件编号：××-JYK-××-××-××		
版次/修改：第　　版/第　　次修改	生效日期：	第　页共　页	
编写人：	审核人：	批准人：	

1. 目的

规范尿标本涂片标准操作规程。

2. 适用范围

中段尿。

3. 检验步骤

3.1·涂片检查

3.1.1　肉眼可见混浊的尿液：将未离心的尿液标本混匀后取 10 μL 涂片，待干，固定后，进行革兰染色，油镜下观察有无细菌、白细胞和上皮细胞。细菌数≥1 个/视野与培养菌落计数＞10^5 CFU/mL 至少有 85% 的相关性；女性尿液标本中如果存在许多扁平上皮细胞，有或无细菌，提示标本很可能受到阴道细菌的污染，此时无论细菌数量多少，都应重新送检。该方法适用于筛查有较高菌落计数的患者。

3.1.2　离心涂片：取尿液标本 5～7 mL，3 000 r/min 离心约 10 min 后，取沉淀物 1 mL，用细胞离心机(2 000 r/min 离心 5 min)制备涂片，革兰染色并镜检。

3.2·镜检与结果报告

3.2.1　涂片检查：找到革兰阳(阴)性杆菌或球菌，报告"找到革兰阳(阴)性杆菌或球菌"。

3.2.2　淋病奈瑟菌涂片检查：见到白细胞内或白细胞外有革兰阴性双球菌，呈双肾形，报告为"找到革兰阴性双球菌，疑似淋病奈瑟菌"。如镜检未发现该细菌可报告"未找到革兰阴性双球菌"。

3.2.3　如镜检未找到细菌可报告"未查见细菌"。

3.3·真菌涂片参见《真菌涂片标准操作规程》。抗酸染色参见《抗酸染色标准操作规程》。

3.4·质控：革兰阳性和阴性菌对照。

4. 注意事项

4.1·尿标本涂片可以为单一菌种，也可为混合菌种。

4.2·涂片镜检阳性时，与菌尿症相关，并且可以根据细菌形态和染色特性，帮助临床经验治疗选用抗菌药物。

参考文献

[1] 中国合格评定国家认可委员会.医学实验室质量和能力认可准则的应用要求：CNAS-CL02-A001：2023［S/OL］.（2023-08-01)［2023-09-26］.https://www.cnas.org.cn/rkgf/sysrk/rkyyzz/2023/08/912141.shtml.

（周庭银）

生殖系统标本涂片标准操作规程

×××医院检验科微生物组作业指导书	文件编号：××-JYK-××-××-××
版次/修改：第　　版/第　　次修改	生效日期：　　　　　　第　页 共　页
编写人：	审核人：　　　　　批准人：

1. 目的

规范生殖系统标本涂片标准操作规程。

2. 适用范围

男性尿道、女性外生殖道、内生殖道脓肿或抽吸液等标本。

3. 检验步骤

3.1·直接将标本涂片，自然干燥或烘片机烘干后进行革兰染色。

3.2·镜检与报告方式

3.2.1　阴道分泌物涂片：如找到白细胞内或白细胞外有革兰阴性双球菌，呈双肾形，报告为"找到革兰阴性双球菌，疑似淋病奈瑟菌"。

3.2.2　生殖器溃疡分泌物涂片：如找到细小、单个或成对、有时呈两极浓染的革兰阴性杆菌，报告为"找到革兰阴性小杆菌，疑似杜克嗜血杆菌"。

3.2.3　内生殖道脓肿或抽吸液等标本：若找到革兰阳（阴）性杆菌或球菌，可报告为"找到革兰阳（阴）性杆菌或球菌"。

3.2.4　阴道分泌物涂片：如见上皮细胞内有大量革兰阴性杆菌，则为线索细胞，提示可能有阴道加德纳菌性阴道炎。

3.2.5　如镜检未找到细菌可报告"未查见细菌"。

3.3·真菌涂片检查：参见《真菌涂片标准操作规程》。

3.4·抗酸染色：参见《抗酸染色标准操作规程》。

3.5·质控：需做革兰阳性和阴性菌对照。

4. 注意事项

4.1·男性患者涂片镜检在细胞内外找到革兰阴性双球菌，有临床意义。

4.2·女性患者涂片镜检在细胞内外找到革兰阴性双球菌，需加做培养才可确诊。

参考文献

[1] 中国合格评定国家认可委员会.医学实验室质量和能力认可准则的应用要求：CNAS-CL02-A001：2023[S/OL].（2023-08-01）[2023-09-26].https://www.cnas.org.cn/rkgf/sysrk/rkyyzz/2023/08/912141.shtml.

[2] Karen C Carroll, Michael A Pfaller. Manual of Clinical Microbiology[M]. 13th ed. Washington DC：American Society for Microbiology，2023.

[3] 国家卫生健康委员会.临床微生物检验基本技术标准：WS/T 805—2022[S/OL].（2022-11-02）[2023-09-26].http://www.nhc.gov.cn/wjw/s9492/202211/d9bbe1d4d4cf49408bbbb65ae401aeb5.shtml.

（周庭银）

前列腺分泌物涂片标准操作规程

×××医院检验科微生物组作业指导书	文件编号：××-JYK-××-××-××	
版次/修改：第　　版/第　　次修改	生效日期：	第　　页 共　　页
编写人：	审核人：	批准人：

1. 目的

规范前列腺分泌物标本涂片标准操作规程。

2. 适用范围

前列腺分泌物标本。

3. 检验步骤

3.1·取前列腺分泌物标本直接涂片，进行革兰染色、镜检。

3.2·镜检与报告方式

3.2.1　根据染色属性、形态特点，若查见革兰阳性或阴性球菌，应报告"查见革兰阳性或阴性球菌"。

3.2.2　若查见呈双肾形的革兰阴性双球菌，报告为"找到革兰阴性双球菌，存在于细胞内外，疑似淋病奈瑟菌"。

3.2.3　如未发现细菌可报告"未查见细菌"。

3.3·真菌涂片检查（略）。

3.4·抗酸染色：参见《抗酸染色标准操作规程》。

3.5·质控：革兰阳性和阴性菌对照。

4. 注意事项

临床医生往往用棉拭子采集前列腺标本，实验室收到标本后，应立即涂片，否则易干枯。

参考文献

[1] 中国合格评定国家认可委员会.医学实验室质量和能力认可准则的应用要求：CNAS-CL02-A001：2023[S/OL].(2023-08-01)[2023-09-26].https://www.cnas.org.cn/rkgf/sysrk/rkyyzz/2023/08/912141.shtml.

[2] Karen C Carroll，Michael A Pfaller. Manual of Clinical Microbiology[M]. 13th ed. Washington DC：American Society for Microbiology，2023.

[3] 国家卫生健康委员会.临床微生物检验基本技术标准：WS/T 805—2022[S/OL].(2022-11-02)[2023-09-26].http://www.nhc.gov.cn/wjw/s9492/202211/d9bbe1d4d4cf49408bbbb65ae401aeb5.shtml.

（周庭银）

脑脊液涂片标准操作规程

×××医院检验科微生物组作业指导书		文件编号：××-JYK-××-××-××	
版次/修改：第　版/第　　次修改		生效日期：	第　页 共　页
编写人：	审核人：		批准人：

1. 目的

规范脑脊液标本涂片标准操作规程。

2. 适用范围

脑脊液标本。

3. 检验步骤

3.1·革兰染色

3.1.1　肉眼观察，浑浊或脓性脑脊液可直接涂片。

3.1.2　无色透明的脑脊液用细胞离心机 2 000 r/min 离心 10～15 min 进行浓缩并涂片，自然干燥或烘片机烘干，进行革兰染色。

3.2·镜检与结果报告：标本涂片经革兰染色，根据染色特性、形态排列，初步报告找到"革兰阴性或革兰阳性球菌或杆菌"。

3.2.1　查见革兰阴性、平面相对的双球菌，细菌可位于细胞内或外。此时可报告临床"找到革兰阴性双球菌位于细胞内或外，疑似脑膜炎奈瑟菌"。

3.2.2　查见革兰阳性球菌呈葡萄状排列，可报告"找到革兰阳性球菌，疑似葡萄球菌"。

3.2.3　查见革兰阴性、多形性、菌体大小不一、呈杆状或丝状的细菌，可报告"找到革兰阴性杆菌，疑似流感嗜血杆菌"。

3.2.4　查见革兰阳性、矛头状的双球菌，在菌体周围有明显的荚膜，可报告"找到革兰阳性球菌，疑似肺炎链球菌"。

3.2.5　查见规则的革兰阳性杆菌，单独或呈 V 形排列，出现于大量单核细胞之间者，可报告"找到革兰阳性杆菌，疑似产单核细胞李斯特菌"。

3.2.6　如镜检未找到细菌，可报告"未查见细菌"。

3.3·真菌涂片检查：参见《真菌涂片标准操作规程》《墨汁染色标准操作规程》。

3.4·抗酸染色：参见《抗酸染色标准操作规程》。

3.5·质控：每张涂片均做革兰阳性和阴性菌对照。

4. 注意事项

印度墨汁染色找新型隐球菌仅有 50% 敏感性，若怀疑新型隐球菌感染应加做其抗原检测。

5. 危急值报告

5.1·涂片镜检找到革兰阴性双球菌位于细胞内或外，疑似脑膜炎奈瑟菌需做传染病报告。

5.2·涂片镜检查见所有类型细菌或真菌，均需要按危急值报告，并做详细记录。

（周庭银）

穿刺液涂片标准操作规程

×××医院检验科微生物组作业指导书	文件编号：××-JYK-××-××-××	
版次/修改：第　版/第　次修改	生效日期：	第　页　共　页
编写人：	审核人：	批准人：

1. 目的

规范穿刺液标本涂片标准操作规程。

2. 适用范围

穿刺液标本包括胸腔积液、腹水及胆汁等。

3. 检验步骤

3.1·胸腔积液、腹水及胆汁：将标本经 3 000 r/min 离心 10 min 后取沉淀物涂片。涂片自然干燥或烘片机烘干后进行革兰染色或抗酸染色。

3.2·镜检与结果报告：标本涂片经革兰染色，根据染色特性、形态排列，初步报告"找到革兰阴性或革兰阳性球菌或杆菌"。

3.2.1　在镜下找到革兰阳（阴）性球菌，可报告为"找到革兰阳（阴）性球菌"。

3.2.2　在镜下找到革兰阳（阴）性杆菌，可报告为"找到革兰阳（阴）性杆菌"。

3.2.3　如镜检未找到细菌可报告"未查见细菌"。

3.3·真菌涂片检查：参见《真菌涂片标准操作规程》《墨汁染色标准操作规程》。

3.4·抗酸染色：参见《抗酸染色标准操作规程》。

3.5·质控：革兰阳性和阴性菌对照。

4. 注意事项

胸腔积液、腹水及胆汁标本涂片可以为单一菌种，也可为混合菌种。

5. 危急值

无菌体液查见细菌或真菌均需按危急值报告，并记录。

参考文献

[1] 中国合格评定国家认可委员会.医学实验室质量和能力认可准则的应用要求：CNAS-CL02-A001：2023[S/OL].(2023-08-01)[2023-09-26].https://www.cnas.org.cn/rkgf/sysrk/rkyyzz/2023/08/912141.shtml.

[2] Karen C Carroll，Michael A Pfaller. Manual of Clinical Microbiology[M]. 13th ed. Washington DC：American Society for Microbiology，2023.

[3] 国家卫生健康委员会.临床微生物检验基本技术标准：WS/T 805—2022[S/OL].(2022-11-02)[2023-09-26].http://www.nhc.gov.cn/wjw/s9492/202211/d9bbe1d4d4cf49408bbbb65ae401aeb5.shtml.

（周庭银）

胃液标本涂片标准操作规程

×××医院检验科微生物组作业指导书	文件编号：××-JYK-××-××-××
版次/修改：第　版/第　　次修改	生效日期：	第　页　共　页
编写人：	审核人：	批准人：

1. 目的

规范胃液标本涂片标准操作规程。

2. 适用范围

胃液标本。

3. 检验步骤

3.1 · 采集胃液标本 10 mL，以 3 000 r/min 离心 15 min，取沉淀物涂片 2 张，做革兰染色及抗酸染色。

3.2 · 镜检与报告方式

3.2.1　若查见革兰阴性、逗点状、S 形或螺旋状小杆菌，报告"疑似幽门螺杆菌"。

3.2.2　抗酸染色涂片，若查见抗酸染色阳性杆菌，则可报告"找到抗酸杆菌"。

3.3 · 抗酸染色：参见《抗酸染色标准操作规程》。

3.4 · 真菌涂片检查：参见《真菌涂片标准操作规程》《墨汁染色标准操作规程》。

3.5 · 质控：革兰阳性和阴性菌对照。

4. 注意事项

胃液一般不做普通细菌培养，可做特殊培养（幽门螺杆菌、结核分枝杆菌培养）。

参考文献

[1] 中国合格评定国家认可委员会.医学实验室质量和能力认可准则的应用要求：CNAS-CL02-A001：2023[S/OL].(2023-08-01)[2023-09-26].https://www.cnas.org.cn/rkgf/sysrk/rkyyzz/2023/08/912141.shtml.

[2] Karen C Carroll，Michael A Pfaller. Manual of Clinical Microbiology[M]. 13th ed. Washington DC：American Society for Microbiology，2023.

[3] 国家卫生健康委员会.临床微生物检验基本技术标准：WS/T 805—2022[S/OL].(2022-11-02)[2023-09-26].http://www.nhc.gov.cn/wjw/s9492/202211/d9bbe1d4d4cf49408bbbb65ae401aeb5.shtml.

（周庭银）

脓液及伤口分泌物涂片标准操作规程

×××医院检验科微生物组作业指导书	文件编号：××-JYK-××-××-××	
版次/修改：第　　版/第　　次修改	生效日期：	第　　页 共　　页
编写人：	审核人：	批准人：

1. 目的

规范脓液及伤口分泌物标本涂片标准操作规程。

2. 适用范围

脓液及伤口分泌物标本。

3. 检验步骤

3.1·取脓液及伤口分泌物直接涂片，经自然干燥或烘片机烘干，进行革兰染色。

3.2·镜检与报告方式

3.2.1　在镜下观察细菌形态、染色属性、形态特点、排列方式，若查见革兰阳性或阴性球菌，应报告"查见革兰阳性或阴性球菌"，若未发现细菌可报告"未查见细菌"。

3.2.2　如找到交织的菌丝，菌丝的末端稍膨大似棒状排列并呈放射状，有时可见嵌于类似明胶的鞘膜内，革兰染色阳性，抗酸染色阴性，报告"找到革兰阳性杆菌，疑似放线菌"。

3.2.3　若查见革兰阳性的分枝菌丝，应怀疑诺卡菌，抗酸染色弱阳性，报告"找到革兰阳性杆菌，疑似诺卡菌"。

3.2.4　在镜下观察找到革兰阳性杆菌，注意是否有芽孢及芽孢在菌体的位置，如为革兰阳性细长杆菌，芽孢为正圆形，在菌体顶端，大于菌体的宽度，呈鼓槌状，可报告为"找到革兰阳性芽孢杆菌，疑似破伤风梭菌"。如为革兰阳性细长杆菌，无芽孢应加做抗酸染色。

3.2.5　有恶臭标本应考虑厌氧菌和变形杆菌感染，应与临床沟通。

3.2.6　查见革兰阳性细长杆菌，无芽孢应加做抗酸染色。

3.3·真菌涂片检查：参见《真菌涂片标准操作规程》《墨汁染色标准操作规程》。

3.4·抗酸染色：参见《抗酸染色标准操作规程》。

3.5·质控：革兰阳性和阴性菌对照。

4. 注意事项

脓液及伤口分泌物标本应在培养前先做涂片检查，最好送两份标本，分别用于涂片和培养检查。

参考文献

[1] 中国合格评定国家认可委员会.医学实验室质量和能力认可准则的应用要求：CNAS-CL02-A001：2023[S/OL].(2023-08-01)[2023-09-26].https://www.cnas.org.cn/rkgf/sysrk/rkyyzz/2023/08/912141.shtml.

[2] Karen C Carroll，Michael A Pfaller. Manual of Clinical Microbiology[M]. 13th ed. Washington DC：American Society for Microbiology，2023.

[3] 国家卫生健康委员会.临床微生物检验基本技术标准：WS/T 805—2022[S/OL].(2022-11-02)[2023-09-26].http://www.nhc.gov.cn/wjw/s9492/202211/d9bbe1d4d4cf49408bbbb65ae401aeb5.shtml.

（周庭银）

褥疮溃疡标本涂片标准操作规程

×××医院检验科微生物组作业指导书		文件编号：××-JYK-××-××-××	
版次/修改：第　版/第　　次修改		生效日期：	第　页 共　页
编写人：	审核人：		批准人：

1. 目的

规范褥疮溃疡标本涂片标准操作规程。

2. 适用范围

褥疮溃疡标本。

3. 检验步骤

3.1·取褥疮边缘或脓肿基底部的脓性分泌物直接涂片，经自然干燥或烘片机烘干，进行革兰染色。

3.2·镜检与报告方式

3.2.1　在镜下观察细菌革兰染色属性、形态特点、排列方式，若查见革兰阳性或阴性球菌，应报告"查见革兰阳性或阴性球菌"。

3.2.2　若发现芽生孢子和假菌丝，并为革兰阳性酵母样细胞时，报告"找到酵母样细胞，疑似念珠菌"。

3.2.3　如镜检未找到细菌可报告"未查见细菌"。

3.3·抗酸染色（略）。

3.4·真菌涂片检查：参见《真菌涂片标准操作规程》。

3.5·质控：革兰阳性和阴性菌对照。

4. 注意事项

采集褥疮边缘的脓性分泌物，不要采集创口表面的渗液，避免污染菌。

参考文献

［1］中国合格评定国家认可委员会.医学实验室质量和能力认可准则的应用要求：CNAS-CL02-A001：2023［S/OL］.（2023-08-01）［2023-09-26］.https://www.cnas.org.cn/rkgf/sysrk/rkyyzz/2023/08/912141.shtml.

［2］Karen C Carroll，Michael A Pfaller. Manual of Clinical Microbiology［M］. 13th ed. Washington DC：American Society for Microbiology，2023.

［3］国家卫生健康委员会.临床微生物检验基本技术标准：WS/T 805—2022［S/OL］.（2022-11-02）［2023-09-26］.http://www.nhc.gov.cn/wjw/s9492/202211/d9bbe1d4d4cf49408bbbb65ae401aeb5.shtml.

（周庭银）

鼻腔、鼻咽、咽喉分泌物涂片标准操作规程

×××医院检验科微生物组作业指导书	文件编号：××-JYK-××-××-××
版次/修改：第　　版/第　　次修改	生效日期：　　　　　第　页 共　页
编写人：	审核人：　　　　　批准人：

1. 目的

规范鼻腔、鼻咽、咽喉分泌物涂片标准操作规程。

2. 适用范围

鼻腔、鼻咽、咽喉分泌物。

3. 检验步骤

3.1·取鼻腔、鼻咽、咽喉分泌物直接涂片，进行革兰染色。

3.2·镜检与报告方式

3.2.1　在镜下若查见革兰阳性或阴性球菌，应报告"查见革兰阳性或阴性球菌"。

3.2.2　若查见革兰阳性，呈 N、Y、V、T 等排列的棒状杆菌，报告为"找到棒状杆菌"。

3.2.3　若查见革兰阴性短小杆菌，报告为"革兰阴性细小杆菌，疑似流感嗜血杆菌"。

3.2.4　若查见革兰阴性双球菌，呈肾形存于细胞内外，报告为"找到革兰阴性双球菌，疑似脑膜炎奈瑟菌或淋病奈瑟菌"。

3.2.5　若未发现细菌可报告"未查见细菌"。

3.3·真菌涂片检查：参见《真菌涂片标准操作规程》。

3.4·抗酸染色：参见《抗酸染色标准操作规程》。

3.5·质控：革兰阳性和阴性菌对照。

4. 注意事项

4.1·多数情况为单份标本而量少的拭子，因此在培养之后再做涂片检查。

4.2·鼻、咽拭子在制作涂片时，可加 1 滴无菌生理盐水于玻片上，使干燥采样拭子上的细菌或真菌涂抹均匀。

4.3·口咽部也可能出现淋病奈瑟菌，应引起注意。

参考文献

[1] 中国合格评定国家认可委员会.医学实验室质量和能力认可准则的应用要求：CNAS-CL02-A001：2023[S/OL].(2023-08-01)[2023-09-26].https://www.cnas.org.cn/rkgf/sysrk/rkyyzz/2023/08/912141.shtml.

[2] Karen C Carroll, Michael A Pfaller. Manual of Clinical Microbiology[M]. 13th ed. Washington DC：American Society for Microbiology，2023.

[3] 国家卫生健康委员会.临床微生物检验基本技术标准：WS/T 805—2022[S/OL].(2022-11-02)[2023-09-26].http://www.nhc.gov.cn/wjw/s9492/202211/d9bbe1d4d4cf49408bbbb65ae401aeb5.shtml.

（周庭银）

眼部分泌物涂片标准操作规程

×××医院检验科微生物组作业指导书		文件编号：××-JYK-××-××-××	
版次/修改：第　版/第　次修改		生效日期：	第　页 共　页
编写人：	审核人：		批准人：

1. 目的

规范眼部分泌物标本涂片标准操作规程。

2. 适用范围

眼部分泌物标本。

3. 检验步骤

3.1·取眼部分泌物标本直接涂片，经自然或烘片机烘干，进行革兰染色。

3.2·镜检与报告方式

3.2.1　若查见革兰阳性或阴性球菌，应报告"查见革兰阳性或阴性球菌"。

3.2.2　若查见革兰阴性小杆菌存在于细胞内外，应报告为"革兰阴性小杆菌，疑似嗜血杆菌"。

3.2.3　若未发现细菌可报告"未查见细菌"。

3.3·真菌涂片检查：参见《真菌涂片标准操作规程》。

3.4·抗酸染色：参见《抗酸染色标准操作规程》。

3.5·质控：革兰阳性和阴性菌对照。

4. 注意事项

4.1·若标本涂片查见革兰阴性细小杆菌，在培养时应加做巧克力琼脂平板。若查见革兰阴性细小杆菌，报告为"革兰阴性细小杆菌，疑似嗜血杆菌"。

4.2·如新生儿眼部分泌物标本查见革兰阴性双球菌，呈肾形，存在于细胞内外，应加做淋球菌琼脂平板。

参考文献

[1] 中国合格评定国家认可委员会.医学实验室质量和能力认可准则的应用要求：CNAS-CL02-A001：2023[S/OL].(2023-08-01)[2023-09-26].https://www.cnas.org.cn/rkgf/sysrk/rkyyzz/2023/08/912141.shtml.

[2] Karen C Carroll, Michael A Pfaller. Manual of Clinical Microbiology[M]. 13th ed. Washington DC：American Society for Microbiology，2023.

[3] 国家卫生健康委员会.临床微生物检验基本技术标准：WS/T 805—2022[S/OL].(2022-11-02)[2023-09-26].http://www.nhc.gov.cn/wjw/s9492/202211/d9bbe1d4d4cf49408bbbb65ae401aeb5.shtml.

（周庭银）

耳分泌物涂片标准操作规程

×××医院检验科微生物组作业指导书	文件编号：××-JYK-××-××-××	
版次/修改：第　版/第　次修改	生效日期：	第　页 共　页
编写人：	审核人：	批准人：

1. 目的

规范耳分泌物涂片标准操作规程。

2. 适用范围

耳部分泌物标本。

3. 检验步骤

3.1·耳部分泌物标本直接涂片，进行革兰染色。

3.2·镜检与报告方式

3.2.1　若查见革兰阳性或阴性球菌，应报告"查见革兰阳性或阴性球菌"。

3.2.2　若查见革兰阳性的分枝菌丝，中间部分的菌丝为革兰阳性，四周放射的末端为革兰阴性，可报告为"找到革兰阳性杆菌，疑似放线菌"。

3.2.3　若未发现细菌可报告"未查见细菌"。

3.3·真菌涂片检查：参见《真菌涂片标准操作规程》。

3.4·抗酸染色：参见《抗酸染色标准操作规程》。

3.5·质控：革兰阳性和阴性菌对照。

4. 注意事项

遇到恶臭标本应建议临床做厌氧菌培养。

参考文献

[1] 中国合格评定国家认可委员会.医学实验室质量和能力认可准则的应用要求：CNAS-CL02-A001：2023[S/OL].(2023-08-01)[2023-09-26].https://www.cnas.org.cn/rkgf/sysrk/rkyyzz/2023/08/912141.shtml.

[2] Karen C Carroll，Michael A Pfaller. Manual of Clinical Microbiology[M]. 13th ed. Washington DC：American Society for Microbiology，2023.

[3] 国家卫生健康委员会.临床微生物检验基本技术标准：WS/T 805—2022[S/OL].(2022-11-02)[2023-09-26].http://www.nhc.gov.cn/wjw/s9492/202211/d9bbe1d4d4cf49408bbbb65ae401aeb5.shtml.

（周庭银）

口腔标本涂片标准操作规程

×××医院检验科微生物组作业指导书	文件编号：××-JYK-××-××-××
版次/修改：第　　版/第　　次修改	生效日期：　　　　　　第　　页 共　　页
编写人：	审核人：　　　　　　批准人：

1. 目的

规范口腔标本涂片标准操作规程。

2. 适用范围

口腔标本。

3. 检验步骤

3.1 · 取口腔标本(齿龈如化脓、口腔溃疡)直接涂片，进行革兰染色。

3.2 · 镜检与报告方式

3.2.1 若查见革兰阳性或阴性球菌，应报告"查见革兰阳性或阴性球菌"。

3.2.2 若查见革兰阴性细长杆菌报告为"找到革兰阴性杆菌，疑似革兰阴性梭状杆菌"。

3.2.3 若未发现细菌可报告"未查见细菌"。

3.3 · 真菌涂片检查(略)。

3.4 · 抗酸染色(略)。

3.5 · 质控：革兰阳性和阴性菌对照。

4. 注意事项

4.1 · 奋森疏螺旋体有 3～8 个不规则的疏螺旋，形态与回归热螺旋体类似，革兰染色阴性，涂片做革兰染色和镜检时应引起重视，奋森疏螺旋体与革兰阴性梭状杆菌共存。当人体抵抗力显著降低时，可引起樊尚咽峡炎(奋森咽峡炎)、牙龈炎、口颊坏疽、溃疡性口腔炎等，可使用青霉素治疗。

4.2 · 微生物学检查法可用棉拭子从病灶处取材，涂片做革兰染色和镜检，也可取新鲜材料用暗视野观察。

4.3 · 梅毒螺旋体也可引起口腔炎症，涂片检查可用暗视野荧光法或镀银法染色。

参考文献

[1] 中国合格评定国家认可委员会.医学实验室质量和能力认可准则的应用要求：CNAS-CL02-A001：2023[S/OL].(2023-08-01)[2023-09-26].https://www.cnas.org.cn/rkgf/sysrk/rkyyzz/2023/08/912141.shtml.

[2] Karen C Carroll，Michael A Pfaller. Manual of Clinical Microbiology[M]. 13th ed. Washington DC：American Society for Microbiology，2023.

[3] 国家卫生健康委员会.临床微生物检验基本技术标准：WS/T 805—2022[S/OL].(2022-11-02)[2023-09-26].http://www.nhc.gov.cn/wjw/s9492/202211/d9bbe1d4d4cf49408bbbb65ae401aeb5.shtml.

(周庭银)

血液及骨髓标本培养标准操作规程

×××医院检验科微生物组作业指导书	文件编号：××-JYK-××-××-××
版次/修改：第　　版/第　　次修改	生效日期：　　　　第　页共　页
编写人：	审核人：　　　　批准人：

1. 目的

规范血液及骨髓标本培养标准操作规程，确保检验结果准确、可靠。

2. 标本类型

血液及骨髓。

3. 标本采集

参见《标本采集、运送、保存程序》。

4. 试剂、仪器

4.1·API 鉴定条、细菌鉴定卡、质谱靶板、基质液、药敏卡、药敏纸片、血培养瓶、血琼脂平板、普通巧克力琼脂平板、麦康凯琼脂平板等，以及革兰染液、瑞氏染液、氧化酶试剂、触酶试剂等相关生化试剂。

4.2·二级生物安全柜、显微镜、恒温培养箱、CO_2培养箱、质谱鉴定仪器、微生物鉴定及药敏分析仪、接种环、接种针、电热灼烧器等。

5. 细菌鉴定和药敏质控

参见《质量管理》。

6. 检验步骤

6.1·接收标本后，在规定的时间内对标本进行编号，然后在 LIS 系统中签收。

6.1.1　自动化仪器培养及鉴定

6.1.1.1　将血培养瓶置全自动血培养仪中，当标本有菌生长时，仪器阳性报警。取出血培养瓶，在生物安全柜内使用无菌注射器从瓶中取培养物 2～3 滴，进行涂片及革兰染色或瑞氏染色（需要时），同时接种在血琼脂平板、非选择性巧克力琼脂平板、麦康凯琼脂平板（需要时）上，5% CO_2，35℃培养 18～24 h。若未见细菌生长，继续培养。

6.1.1.2　若厌氧培养瓶报警，涂片查见细菌，接种厌氧血琼脂平板同时接种一块需氧血平板。

6.1.1.3　从琼脂平板上挑取菌落进行涂片染色，初步确定细菌类别，分别选用合适的鉴定卡片用微生物鉴定仪或 MALDI - TOF - MS 鉴定。

6.1.2　手工培养：将血培养瓶置35℃培养，经18～24 h 培养后，每日 1 次，连续 5 日，观察其生长情况。

6.1.2.1　培养瓶肉眼观察：根据肉眼观察，判断培养瓶是否有细菌生长迹象（表 1）。

表 1　培养瓶中有细菌生长时常出现的不同反应

反　　应	可疑细菌
浑浊并有凝块	金黄色葡萄球菌
均匀浑浊,发酵葡萄糖产气	大多为革兰阴性菌
微浑浊,有绿色变化	肺炎链球菌
表面有菌膜,培养液清澈,底层溶血	枯草杆菌
表面有菌膜,膜下呈绿色浑浊	铜绿假单胞菌
血细胞层上面出现颗粒状生长,有自上而下的溶血	溶血链球菌
厌氧培养瓶有变化,而需氧培养瓶无细菌生长	可能为厌氧菌

6.1.2.2　若肉眼观察有菌生长迹象,取菌悬液涂片做革兰染色或瑞氏染色,同时分离培养,接种需氧血琼脂平板、麦康凯琼脂平板和巧克力琼脂平板,置 35℃、5% CO_2 培养 18～24 h。厌氧瓶报阳时需做厌氧培养分离细菌,同时做耐氧试验。次日纯培养再进行鉴定及药敏试验。

6.1.2.3　直接药敏试验(必要时),将血培养物涂片找到细菌,根据革兰染色结果,进行直接药敏试验(选择 M-H 琼脂平板或含 5% 羊血 M-H 琼脂平板),取培养阳性的标本约 0.2 mL,用无菌棉签均匀涂布于琼脂平板表面,根据革兰染色结果选择所用抗菌药物纸片,如镜检见革兰阴性杆菌,选择肠杆菌科常用的抗菌药物纸片;若为革兰阳性球菌,成堆或链状排列,选择葡萄球菌或链球菌常用的抗菌药物纸片。然后置 35℃ 6～7 h 读取初步药敏结果。

6.1.2.4　若肉眼观察无细菌生长迹象,盲目转种一次,每日观察一次,并摇匀继续培养至第 5 日(特殊菌可适当延长时间)。

6.2·结果报告(通常分为三级)

6.2.1　阳性结果报告

6.2.1.1　一级报告:阳性报警血培养瓶应进行涂片革兰染色,将涂片结果以电话或其他方式通知临床并做记录(同时报告方也要记录报告的日期、时间、内容、报告人及接收报告人的姓名)。

6.2.1.2　二级报告:报告直接药敏试验结果(初步药敏结果一般电话通知或书面通知临床)。

6.2.1.3　三级报告:报告细菌种属、药敏试验、结果评价和建议。如最终结果与初步报告不符,应及时与临床沟通,并书面注明最终报告变更内容。

6.2.2　阴性结果报告:血培养 72 h 未见细菌生长,可通知临床医师,以便做相应处理,但培养瓶要继续培养至第 5 日(特殊菌可适当延长时间),方可发出阴性报告。如果发现有菌生长,可及时通知病房,并对报告进行修正,审核发布后应对修正内容做相应的记录。

6.3·真菌培养:参见《真菌检验标准操作规程》。

6.4·结核分枝杆菌培养:参见《分枝杆菌属检验标准操作规程》。

注意:最终结果如与初级报告不符,应及时与临床沟通,并在书面最终报告上注明变更内容。

7. 操作流程

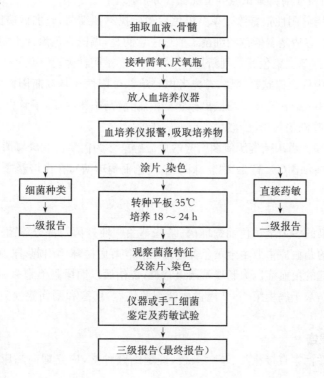

```
抽取血液、骨髓
    ↓
接种需氧、厌氧瓶
    ↓
放入血培养仪器
    ↓
血培养仪报警,吸取培养物
    ↓
涂片、染色
```

细菌种类 ← 涂片、染色 → 直接药敏
一级报告   二级报告

```
转种平板 35℃
培养 18～24 h
    ↓
观察菌落特征
及涂片、染色
    ↓
仪器或手工细菌
鉴定及药敏试验
    ↓
三级报告(最终报告)
```

8. 结果解释

8.1 · 生长情况判断见表2。

表2 血培养瓶生长细菌情况判断

生 长 情 况	判 断 结 果			备 注
	病原菌	污染菌	沟通	
两瓶均生长(同种细菌)	√			CNS或棒状杆菌,且生化特性和耐药性相同,表明属于同一种菌,可能是病原菌
两瓶均生长(一瓶棒状杆菌,一瓶微球菌)		√	√	
两瓶均生长(一瓶条件致病菌,另一瓶为皮肤定植菌)		√	√	
两瓶均生长(不同条件致病菌)	√		√	复数菌
一瓶生长(条件致病菌),一瓶不生长	√			另一瓶需涂片(革兰染色、瑞氏染色)
一瓶生长(CNS或棒状杆菌),一瓶不生长		√	√	

注:① 两瓶是指两个部位采血,即不是同一部位采集的两管血和同一注射器中的血样。② √为"是"或"需要";CNS为凝固酶阴性葡萄球菌

8.2 · 血培养中检出细菌,若不能明确判断是污染菌还是病原菌,可及时与临床沟通,结合患者症状(发热)、抗菌药物使用情况、白细胞总数和中性粒细胞计数、内毒素、PCT、CRP、G

试验、GM 试验、自身血清凝集试验等情况综合分析。

8.3·如果血培养阳性报警涂片革兰染色后镜检找不到细菌,应加做瑞氏染色,在瑞氏染色涂片中易查见形态清楚着紫色的细菌。值得注意的是,瑞氏染色涂片不能辨别病原菌的革兰染色属性,可根据革兰染色背景判断是革兰阳性菌还是阴性菌。

8.4·血培养中检出棒状杆菌属,首先考虑是单部位阳性还是双瓶阳性。若单部位阳性,则多怀疑是抽血时污染。若双瓶均检出棒状杆菌属,应与临床联系,了解患者是否发热、白细胞计数、是否有免疫缺陷等情况,然后进行下一步鉴定。

8.5·拟杆菌和普雷沃菌等厌氧菌引起的血流感染多为需氧菌和厌氧菌混合感染。

8.6·对于某些细菌(G⁻ 杆菌、白念珠菌、金黄色葡萄球菌),在血培养中,单部位培养阳性也有意义。

9. 临床意义

引起血流感染的多为金黄色葡萄球菌、某些革兰阴性杆菌及部分球菌;疖、痈、脓肿和化脓性骨髓炎继发的菌血症主要由金黄色葡萄球菌和 β 溶血链球菌引起;尿道、胆道、胃肠道炎症和黏膜损伤引起的菌血症以大肠埃希菌最常见;烧伤后以铜绿假单胞菌和金黄色葡萄球菌多见。伤寒和副伤寒于病程第 1~2 周做血液细菌培养,伤寒和副伤寒沙门菌的检出率可达 $80\%\sim90\%$。

10. 危急值报告

仪器报警阳性标本直接涂片、革兰染色,确定细菌种类,应立即向临床报告细菌涂片结果,并做详细记录。

参考文献

[1] 中国合格评定国家认可委员会.医学实验室质量和能力认可准则的应用要求:CNAS-CL02-A001:2023[S/OL].(2023-08-01)[2023-09-26].https://www.cnas.org.cn/rkgf/sysrk/rkyyzz/2023/08/912141.shtml.

[2] Karen C Carroll, Michael A Pfaller. Manual of Clinical Microbiology [M]. 13th ed. Washington DC: American Society for Microbiology, 2023.

[3] 国家卫生健康委员会.临床微生物检验基本技术标准:WS/T 805—2022[S/OL].(2022-11-02)[2023-09-26].http://www.nhc.gov.cn/wjw/s9492/202211/d9bbe1d4d4cf49408bbbb65ae401aeb5.shtml.

(周庭银)

脑脊液标本培养标准操作规程

×××医院检验科微生物组作业指导书	文件编号：××-JYK-××-××-××
版次/修改：第　　版/第　　次修改	生效日期：　　　　　第　页 共　页
编写人：	审核人：　　　　批准人：

1. 目的

规范脑脊液标本培养标准操作规程,确保检验结果准确、可靠。

2. 标本类型

脑脊液。

3. 标本采集

参见《标本采集、运送、保存程序》。

4. 试剂、仪器

4.1·API 鉴定条、细菌鉴定卡、质谱靶板、基质液、药敏卡、药敏纸片、血琼脂平板、普通巧克力琼脂平板、麦康凯琼脂平板,以及革兰染液、瑞氏染液、氧化酶试剂、触酶试剂等相关生化试剂。

4.2·二级生物安全柜、显微镜、恒温培养箱、CO_2 培养箱、微生物鉴定及药敏分析仪、质谱鉴定仪器、电热灼烧器、接种环、接种针等。

5. 细菌鉴定和药敏质控

参见《质量管理》。

6. 检验步骤

6.1·第一日(接种与培养)

6.1.1　在接收标本时,同时观察脑脊液性状,有无混浊、凝块等情况,对标本进行编号,然后在 LIS 系统中签收。

6.1.2　用定量接种环或移液器取混浊脑脊液 50 μL(或 1 滴),或挑取离心沉淀物双环(10 μL/环)分别接种于血琼脂平板、巧克力琼脂平板和麦康凯琼脂平板,或者将标本直接接种于体液培养瓶增菌培养。置于 5%～10% CO_2 环境中 35℃培养 18～24 h,观察细菌生长情况。需要时,应接种沙氏平板及真菌显色平板;怀疑为厌氧菌感染时,可做厌氧菌分离培养。

6.2·第二日(观察细菌生长情况及其处理):观察各种培养基上有无细菌生长,并记录在程序单上(日期、涂片、分纯、上机、手工生化、药敏、无菌生长、继续培养 24 h 等)。

6.2.1　血琼脂平板:打开血琼脂平板观察是否有细菌生长,如果有菌生长(排除脑膜炎奈瑟菌,灰色、湿润、透明或半透明中等大小菌落,氧化酶阳性),初步确认是阳性菌还是阴性菌,挑取可疑菌落涂片染色进一步确认。如果没有细菌生长,则继续培养 24 h。

6.2.2　巧克力琼脂平板:观察巧克力琼脂平板是否有疑似流感嗜血杆菌的细小、无色透明似水滴状的菌落;若没有疑似菌落,但是巧克力琼脂平板上长出中等或较大的菌落,应结合麦康凯琼脂平板上的菌落特征,判断是否为同一种细菌,或者通过涂片染色进行确认。如果没有菌生长,则继续培养 24 h。

6.2.3　麦康凯琼脂平板:观察麦康凯琼脂平板上有无细菌生长,如果有粉红色、无色等其他颜色的菌落生长,进行生化鉴定和药敏试验,若没有细菌生长,则继续培养 24 h。

6.2.4　鉴定:根据菌落观察和涂片结果确认为革兰阳性或革兰阴性菌后,阳性球菌选择触酶试验,确定是葡萄球菌属、链球菌属还是其他菌,革兰阴性杆菌做氧化酶试验,确定是肠杆菌科、非发酵菌还是弧菌等其他细菌。

6.2.5　挑取可疑菌落,选择合适的鉴定卡片,制成适合的麦氏菌液浓度(0.5~3.0 McF),用自动化微生物鉴定仪、传统生化试验、MALDI‐TOF‐MS 进行鉴定。

6.3·第三日(结果报告)

6.3.1　阳性结果

6.3.1.1　仪器报告细菌鉴定结果后,需再次观察原始平板上的菌落特征,判断其与仪器结果是否相吻合,只有相吻合时,才可以发出报告。如果不符合则需再查找原因,是平板菌落不纯,还是机器鉴定结果有误或者其他原因等。

6.3.1.2　脑脊液为无菌标本,培养出的细菌或真菌均为病原菌,应进行鉴定和药敏试验,报告菌名和药敏试验结果。

6.3.2　阴性结果:经培养 48 h,仍无细菌生长者,报告"培养 2 日无细菌生长"。

6.4·结核分枝杆菌培养:参见《分枝杆菌属检验标准操作规程》。

6.5·真菌培养:参见《真菌检验标准操作规程》。

7. 操作流程

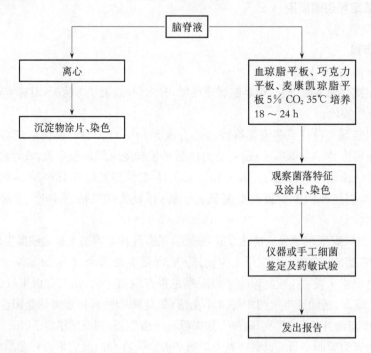

8. 结果解释

8.1·脑脊液中主要病原菌

革 兰 阳 性	革 兰 阴 性	其 他
产单核细胞李斯特菌	脑膜炎奈瑟菌	新型隐球菌
肺炎链球菌	流感嗜血杆菌	念珠菌属
无乳链球菌	肠杆菌科细菌	马内菲青霉
金黄色葡萄球菌	不动杆菌属细菌	结核分枝杆菌

8.2·若短期内发生多例患者脑脊液标本细菌检测阳性,应考虑置管可能,联系临床沟通标本来源。并考虑如凝固酶阴性葡萄球菌和不动杆菌等常见院内感染菌可能。

8.3·流感嗜血杆菌容易在外界环境中死亡,脑膜炎奈瑟菌对寒冷和干燥均很敏感,在体外容易自溶,故不论是涂片镜检还是进行培养,均应及时送检,在规定的时间内完成接种培养。

8.4·若直接涂片检查疑似真菌,应做墨汁染色(墨汁染色找新型隐球菌仅有50%敏感性,若怀疑新型隐球菌感染应加做其抗原检测)。

8.5·怀疑丝状真菌感染时,可延长培养时间至2周。

9. 临床意义

正常人的脑脊液是无菌的,检出细菌提示细菌性(急性化脓性或结核性等)脑膜炎。化脓性脑膜炎最多由脑膜炎奈瑟菌引起,其次是肺炎链球菌。3个月至5岁儿童细菌性脑膜炎的主要病原菌是流感嗜血杆菌,新生儿脑膜炎多由大肠埃希菌、B群溶血链球菌和脑膜败血黄杆菌引起,特别是早产婴儿。结核分枝杆菌可引起结核性脑膜炎。85%脑脓肿患者脑脊液培养可检出厌氧菌,有时检出厌氧菌和需氧菌混合菌。新型隐球菌、念珠菌、马内菲青霉等可导致真菌性脑膜炎。

10. 危急值报告

直接涂片找到细菌或培养阳性均做危急值报告。若检测出脑膜炎奈瑟菌、结核分枝杆菌则应做传染病报告。

参考文献

[1] 中国合格评定国家认可委员会.医学实验室质量和能力认可准则的应用要求:CNAS - CL02 - A001:2023[S/OL].(2023 - 08 - 01)[2023 - 09 - 26].https://www.cnas.org.cn/rkgf/sysrk/rkyyzz/2023/08/912141.shtml.

[2] Karen C Carroll, Michael A Pfaller. Manual of Clinical Microbiology[M]. 13th ed. Washington DC: American Society for Microbiology, 2023.

[3] 国家卫生健康委员会.临床微生物检验基本技术标准:WS/T 805—2022[S/OL].(2022 - 11 - 02)[2023 - 09 - 26].http://www.nhc.gov.cn/wjw/s9492/202211/d9bbe1d4d4cf49408bbbb65ae401aeb5.shtml.

(周庭银)

痰、支气管肺泡灌洗液、保护毛刷标本培养标准操作规程

×××医院检验科微生物组作业指导书		文件编号：××-JYK-××-××-××	
版次/修改：第　　版/第　　次修改		生效日期：	第　　页 共　　页
编写人：	审核人：		批准人：

1. 目的

规范下呼吸道标本培养标准操作规程，确保检验结果准确、可靠。

2. 标本类型

痰、支气管肺泡灌洗液（BALF）、保护毛刷（PSB）刷检物定量培养。

3. 标本采集

参见《标本采集、运送、保存程序》。

4. 试剂、仪器

4.1·细菌鉴定卡、药敏卡、药敏纸片、血琼脂平板、选择性巧克力琼脂平板、麦康凯琼脂平板、沙氏琼脂平板，以及革兰染液、瑞氏染液、氧化酶试剂、触酶等相关生化试剂。

4.2·二级生物安全柜、显微镜、恒温培养箱、CO_2培养箱、微生物鉴定及药敏分析仪、接种环、接种针、电热灼烧器。

5. 细菌鉴定和药敏质控

参见《质量管理》。

6. 检验步骤

6.1·痰

6.1.1　第一日（接种与培养）

6.1.1.1　接收标本后，立即对标本进行编号，然后在 LIS 系统中签收。

6.1.1.2　肉眼观察：包括颜色、黏度，有无血丝或脓。

6.1.1.3　痰液消化：在痰液中加入等量胰蛋白酶溶液、二硫苏糖醇或 α 糜蛋白酶进行消化。

6.1.1.4　挑取脓性或有血部位的痰或消化后的痰液接种于血琼脂平板、选择性巧克力琼脂平板和麦康凯琼脂平板（用无菌棉签挑取痰液涂布平板第一区，涂布时注意棉签应同时自身转动，四区依次划线）。

6.1.1.5　痰及气管吸出物标本涂片：用刚接种平板的拭子重新挑取脓性或血性痰及气管吸出物涂片，涂片应薄且均匀，自然干燥或烘片机烘干，染色后镜检。

6.1.1.6　革兰染色后镜检：痰涂片在低倍物镜下检测 20～40 个视野，涂片进行革兰染色后，用低倍镜观察白细胞和上皮细胞数量的多少来初步判定标本是否合格（表1）。

6.1.1.7　将接种的血平板、巧克力平板放入 CO_2 培养箱（5％～10％ CO_2），将麦康凯或中国蓝平板放入普通培养箱，35～37℃条件下培养 24～48 h，血平板、巧克力平板最好培养至 72 h。

6.1.2　第二日（观察细菌生长情况）

6.1.2.1　观察各种培养基上的细菌生长情况，并记录在程序单上（日期、涂片、分纯、上机、药敏等）。

表 1　痰标本镜下分类

分　　级	白细胞(个)/LP	上皮细胞(个)/LP
A	>25	<10
B	>25	10~25
C	>25	>25
D	10~25	>25
E	<10	>25

注：A、B标本适合培养，C、D、E为不合格标本，应重新留取标本

6.1.2.2　血琼脂平板：打开血琼脂平板观察是否有菌生长，仔细观察平板上菌落特征，辨别正常菌群（草绿色链球菌、奈瑟菌等）和病原菌（肺炎链球菌、卡他莫拉菌、溶血链球菌等）、真菌。若平板上有细菌生长，辨别是病原菌还是条件致病菌，是一种菌还是多种菌。若平板上仅有正常菌群生长，则继续培养 24 h 再观察。

6.1.2.3　巧克力琼脂平板：观察巧克力琼脂平板是否有疑似流感嗜血杆菌的细小、无色透明似水滴状的菌落，在血琼脂平板上不生长或生长不良。若没有疑似嗜血杆菌菌落但是巧克力琼脂平板上长出中等、较大的菌落，应结合麦康凯琼脂平板上的菌落特征，判断是否为同一种细菌，或者通过涂片染色进行确认。

6.1.2.4　麦康凯琼脂平板：观察麦康凯琼脂平板上有无细菌生长，如果有细菌生长，是粉红色、无色还是其他颜色，是一种菌还是多种菌，寻找优势菌，进行生化（上机）鉴定。若发现平板上菌落不纯，则需分纯后再进行生化鉴定。

6.1.2.5　在血琼脂平板上生长而麦康凯琼脂平板上不生长，排除正常菌群后，需进行涂片染色确定细菌的革兰染色属性；如果血琼脂平板与麦康凯琼脂平板上均生长，排除正常菌群后，可结合菌落特征，初步定为革兰阴性杆菌。革兰阳性球菌选择触酶试验，确定是葡萄球菌属还是链球菌属等其他菌，革兰阴性杆菌做吲哚试验、氧化酶试验，确定是肠杆菌科、非发酵菌还是弧菌等其他细菌，再进行鉴定。

6.1.2.6　鉴定：选择合适的鉴定卡片，挑取可疑菌落，制成适合的麦氏菌液浓度（0.5~3.0 McF），用自动化微生物鉴定仪、传统生化试验、MALDI-TOF-MS 进行鉴定。

6.1.3　第三日（结果报告）：记录前一日仪器鉴定生化和药敏试验结果，报告培养结果。

6.1.3.1　仪器报告细菌鉴定结果后，需再次观察原始平板上的菌落特征，判断其与仪器结果是否相吻合，只有相吻合时，才可以发出报告。如果不符合则需再查找原因，是平板菌落不纯，还是机器鉴定结果有误或者其他原因等。

6.1.3.2　查见病原菌或条件致病菌报告菌名和药敏结果并记录细菌数量，半定量计数见表 2 所示。区别定植菌或病原菌，应结合患者临床状况及诊断进行分析。

6.2·支气管肺泡灌洗液定量培养。

6.2.1　混匀 BALF 标本：用力涡旋振荡 30~60 s。

6.2.2　平板计数 1（10^2 CFU/mL）：用经校准的加样器（或 10 μL 接种环）取 10 μL BALF 标本，分别点种于血琼脂平板和巧克力琼脂平板（恢复至室温），再用灭菌 L 形玻棒涂布平板。培养后菌落计数：菌落数 = 相同形态菌落数×100 CFU/mL。

表 2 痰标本在平板上的菌落量化指标

分　级	划线区菌落数目		
	第一区	第二区	第三区
少见(+)	<10		
少量(++)	>10	<5	
中等(+++)	>10	>5	<5
多量(++++)	>10	>5	>5

6.2.3　平板计数 2(10^3 CFU/mL)：用 1 μL 定量接种环(经验证)取 1 环 BALF 标本,分别接种于血琼脂平板和巧克力琼脂平板,涂布平板;培养后菌落计数：菌落数 = 相同形态菌落数×1 000 CFU/mL。

注意：若用接种环密涂平板,生长的菌落数量会低于实际数量。但用 L 形棒涂布平板计数,定量培养结果更准确。外观观察浑浊时采用平板计数 2。

6.3·保护毛刷定量培养

6.3.1　混匀标本：将 1 mL 带毛刷的标本管用力涡旋振荡 30～60 s。

6.3.2　平板计数(10^2 CFU/mL)：用加样器取 10 μL 标本(或用 10 μL 接种环)分别接种于血琼脂平板和巧克力琼脂平板,用无菌 L 形棒涂布平板,培养后菌落计数：菌落数 = 相同形态菌落数×100 CFU/mL。

6.3.3　接种其他培养基并培养：完成血琼脂平板和巧克力琼脂平板稀释涂布后,可取 100 μL BALF 标本或 PSB 标本接种于麦康凯琼脂平板,培养步骤同 6.1.1.7。对有创方式采集的肺组织标本应延长培养至 4 日。

6.3.4　革兰染色标本处理

6.3.4.1　在完成标本定量培养后,取适量 BALF 标本进行细胞离心;保护毛刷标本可直接涂片。经自然干燥、甲醇固定或火焰快速固定 3 次,进行革兰染色。

6.3.4.2　若是细胞离心机制作的 BALF 标本涂片革兰染色,检测敏感度为每毫升 10^5 个细胞或每毫升 10^4 个细胞,若每个油镜视野可见 1 个或多个细菌,报告革兰染色形态及白细胞结果,提示此细菌与活动性肺炎相关。

6.4·分离并鉴定下呼吸道重要致病菌

6.4.1　链球菌属

6.4.1.1　β 溶血链球菌：触酶试验阴性且呈链状或成对排列的球菌;用吡咯烷酮芳胺酶(PYR)试验鉴定化脓链球菌;或密涂后粘贴杆菌肽纸片(0.04 U/片),35℃ 过夜培养,若有抑菌环,则报告化脓链球菌,任何数量均应报告。

6.4.1.1.1　患儿标本检查是否有窄溶血环,并鉴别 B 群链球菌(无乳链球菌),若 CAMP 试验(金黄色葡萄球菌)阳性,则任何数量均应报告。

6.4.1.1.2　鉴定其他有临床意义数量的优势生长 β 溶血链球菌。

注意：不必报告小菌落的 β 溶血链球菌或 F 群链球菌,这类菌均为上呼吸道正常菌群。

6.4.1.2　肺炎链球菌：肺炎链球菌 α 溶血菌落与草绿色链球菌形态相似,但肺炎链球菌胆汁溶菌试验阳性：在菌落上滴 10% 去氧胆酸钠溶液 1 滴,置 35℃ 15～30 min 后,若菌落溶解,报告"肺炎链球菌"(任何数量均应报告);若菌落不溶解,则用奥普托辛(Optochin,OP)敏感试验及仪器鉴定做进一步确认。

注意:存在对胆汁耐受或对奥普托辛耐药的肺炎链球菌株,将这两个试验联合检测可减少错误报告。

6.4.2 苛养革兰阴性杆菌(在麦康凯琼脂平板上难生长)

6.4.2.1 流感嗜血杆菌:流感嗜血杆菌是只生长在巧克力平板上的球杆菌,在血平板上不生长,卫星试验阳性(菌落不溶血)、M-H平板卫星试验阴性可判断是流感嗜血杆菌(任何数量均应报告),也可做 ALA(aminolevulinic acid)试验确认,并做 β-内酰胺酶试验。

6.4.2.2 博德特菌属:有重要临床意义的博德特菌在血平板上生长,触酶和脲酶试验均为阳性,培养 48 h 出现肉眼可见菌落。

6.4.2.3 其他苛养革兰阴性杆菌:除非呈优势生长或数量很多,通常无需鉴定其他苛养的革兰阴性杆菌,如艾肯菌属,因这些菌均为上呼吸道正常菌群,很少引起呼吸系统疾病。

6.4.3 革兰阴性双球菌

6.4.3.1 检测有意义数量的卡他莫拉菌(任何数量均应报告),90%以上卡他莫拉菌株的β-内酰胺酶试验为阳性。

6.4.3.2 检查巧克力平板上氧化酶阳性的任何菌落,并在血平板上生长或生长不良,G⁻双球菌、氧化酶阳性、糖发酵试验仅葡萄糖和麦芽糖阳性或用奈瑟菌属试剂盒鉴定,确认鉴定脑膜炎奈瑟菌,无需常规做药敏试验。

6.4.4 革兰阴性杆菌(在麦康凯琼脂平板上生长良好)

6.4.4.1 若只生长一种细菌并达到了有临床意义的数量,而无其他致病菌,通过初步试验筛查,此菌若为肠杆菌科细菌特别是肺炎克雷伯菌,需做鉴定和药敏试验。

6.4.4.2 对于住院患者,不管是否有其他病原菌,检查有意义数量的铜绿假单胞菌、鲍曼不动杆菌、洋葱伯克霍尔德菌和嗜麦芽窄食单胞菌,因这些菌是典型的多重耐药菌,可造成医院内流行,应注意院内感染暴发监测。

6.4.4.3 若生长一种以上其他等量的革兰阴性杆菌,做初步试验,并报告(如吲哚、氧化酶、在麦康凯琼脂平板上的气味和形态、菌落色素和克氏双糖铁试验的结果)。

6.4.5 葡萄球菌属

6.4.5.1 若革兰染色显示占优势的成堆球菌与白细胞相关,而无其他有意义数量的致病菌,只对有临床意义数量的金黄色葡萄球菌进行鉴定。

6.4.5.2 若是住院患者,依照感染控制原则,即使少量菌也应用头孢西丁检测苯唑西林是否耐药。

6.4.5.3 仅当凝固酶阴性葡萄球菌在平板上呈 90%以上生长纯度时,才需鉴定到种水平和(或)做药敏试验,否则视为呼吸道正常菌群。

6.4.6 肠球菌属

6.4.6.1 生长肠球菌则无需报告,除非生长数量达 90%以上纯培养,用初步生化试验鉴定确认。

6.4.6.2 很多革兰阳性球菌是呼吸道正常菌群,PYR 阳性甚至胆汁七叶苷和亮氨酸肽酶(LAP)阳性。

6.4.7 革兰阳性杆菌

6.4.7.1 来自免疫抑制患者的诺卡菌属和马红球菌(黏液样菌落、脲酶阳性),任何数量均需鉴定报告。

6.4.7.2 大芽孢革兰阳性菌,如为炭疽芽孢杆菌和蜡样芽孢杆菌,需报告。

6.4.7.3 有限地鉴定棒状杆菌,当出现下列任何情况的大量优势菌生长时,再使用鉴定革兰阳性杆菌的商品试剂盒:当菌株快速脲酶试验阳性时(假白喉棒状杆菌、假结核棒状杆菌脲酶阳性);标本来自 ICU 的插管患者。

6.4.7.4 通常,其他革兰阳性杆菌不引起肺炎,故不必鉴定。

6.4.8 鉴定丝状真菌

6.4.8.1 对分离到的丝状真菌,可压湿片(酚棉蓝染色)观察镜下形态初步鉴定,纯分做小培养观察产色、形态等可做进一步鉴定(除实验室或环境污染的真菌,如青霉)。

注意:从培养超过 48 h 的平板上分离双相型真菌(如烟曲霉、黄曲霉、马内菲青霉、荚膜胞浆菌和球孢子菌),或酵母样菌落形态;建议重新留取标本或多部位标本。

6.4.8.2 检查陈旧培养物以排除新型隐球菌,无需进一步鉴定其他酵母样真菌。

注意:念珠菌通常不会引起肺炎,除非是肿瘤患者(如白血病)、肺移植患者或新生儿。酵母菌属于口腔正常定植菌群,即使从下呼吸道标本中分离到念珠菌,不管是什么种,多与疾病无关,除非有组织病理学证据。

6.4.9 涂片时可见但培养不生长的细菌:如果涂片时可见细菌,但培养后未见细菌生长,可能因使用了抗菌药物引起的;但也不能排除可能存在军团菌、百日咳博德特菌和分枝杆菌。实验室应及时与临床联系,扩大送检标本的培养范围。

6.5·报告有临床意义的微生物

6.5.1 应报告的病原菌:化脓链球菌、B 群 β 溶血链球菌(儿童)、鲍特菌属,特别是支气管鲍特菌、诺卡菌属、新型隐球菌、弗朗西斯土拉菌(高致病菌)、鼠疫耶尔森菌(高致病菌)、炭疽芽孢杆菌(高致病菌)、丝状真菌(排除腐生菌污染)。

6.5.2 培养和涂片相符时报告的病原菌:处理培养物应参考涂片的结果,应根据革兰染色所见炎症细胞和细菌的形态与培养物进行对照,当培养与涂片结果不相符时应重新涂片。当培养生长的细菌在涂片中亦和炎症细胞相关时,报告以下两种病原菌:肺炎链球菌,并报告药敏结果;流感嗜血杆菌,常规报告 β-内酰胺酶试验结果。

6.5.3 有临床意义的数量

6.5.3.1 定性培养生长的病原菌数量达到以下情况时,判断为有临床意义:在平板第二区划线仍大量生长,或培养物生长量超过 1/4 平板;培养中少量生长且革兰染色涂片可见此形态细菌与炎症细胞相关联的病原菌;在平板划线第一区生长且纯度超过 90%,同时革兰染色涂片可见此形态细菌与炎症细胞相关的病原菌。

6.5.3.2 定量培养有临床意义的病原菌数量:BALF 菌落计数 $\geqslant 10^4$ CFU/mL;PSB 菌落计数 $\geqslant 10^3$ CFU/mL。

注意:取最高稀释度平板,分别对不同菌落形态的细菌计数,乘上稀释倍数即为菌落数。

6.5.4 报告有临床意义数量的非优势菌:当培养达到 6.5.3 所示有临床意义的数量时,即使非优势菌也应报告。

6.5.4.1　卡他莫拉菌、脑膜炎奈瑟菌，常规报告 β-内酰胺酶。

6.5.4.2　对住院患者报告的病原菌有：肺炎克雷伯菌、肠杆菌属细菌、铜绿假单胞菌、嗜麦芽窄食单胞菌、不动杆菌属（特别是鲍曼不动杆菌）、洋葱伯克霍尔德菌等，并报告药敏结果。

6.5.5　报告有临床意义数量的优势菌：生长菌达有临床意义数量的优势菌时，特别当涂片提示分离菌与多形核白细胞相关时应报告。

6.5.5.1　金黄色葡萄球菌，并报告药敏结果。

6.5.5.2　B 群 β 溶血链球菌（成人）、C 群或 G 群 β 溶血链球菌。

6.5.5.3　单一形态革兰阴性杆菌（特别是肺炎克雷伯菌），并报告药敏结果。

6.5.5.4　苛养的革兰阴性杆菌，通常报告 β-内酰胺酶。

6.5.5.5　脲酶试验阳性的棒状杆菌或来自 ICU 的患者。

6.5.5.6　分离自免疫抑制患者的马红球菌。

6.6·对非致病菌的报告

6.6.1　报告"肠杆菌科细菌"：在麦康凯琼脂平板上生长 1 种以上的革兰阴性杆菌，经氧化酶阴性、葡萄糖氧化发酵等试验初步鉴定为肠杆菌科细菌，报告：经鉴定生长"肠杆菌科细菌"。

6.6.2　报告"非发酵细菌"：在麦康凯琼脂平板上生长 1 种以上的革兰阴性杆菌，经氧化酶阳性、克氏双糖铁上不发酵葡萄糖等试验初步鉴定，报告：经鉴定生长"非发酵细菌"。

6.6.3　只生长肠球菌和凝固酶阴性葡萄球菌：若只生长肠球菌属和（或）凝固酶阴性葡萄球菌（有或无酵母样真菌），报告"革兰阳性球菌混合生长"；若培养物纯度达 90% 以上，则做初步鉴定到属水平并分别列出。

6.6.4　报告"分离到口咽部正常菌群"：若未分离到致病菌，对分离的草绿色链球菌和（或）非致病奈瑟菌、类白喉菌、凝固酶阴性葡萄球菌、罗氏菌属、F 群链球菌、厌氧菌、嗜血杆菌属（非流感嗜血杆菌）、艾肯菌属、放线杆菌属、嗜二氧化碳菌、莫拉菌属、肠球菌属、酵母样真菌和未达到有意义数量的金黄色葡萄球菌（如果医院感染控制要求可做药敏试验）、革兰阴性杆菌及脑膜炎奈瑟菌，均报告"分离到口咽部正常菌群"（可列出相应菌属）。

7. 操作流程

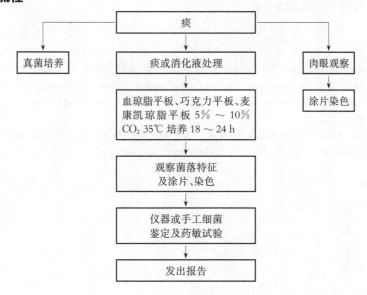

8. 结果解释

8.1·若平板上在第一区出现一种条件致病菌,菌落少于 10 个,不用进行鉴定,但要结合三种平板观察、痰涂片质量和患者情况而定。

8.2·在细菌培养中平板上出现疑似真菌生长,通过观察菌落特征涂片染色确认真菌类别。若疑似酵母样真菌,接种于显色琼脂,30~35℃培养 48 h,观察菌落颜色变化。若不显色,做 API20CAUX 或自动微生物鉴定仪鉴定。若是其他真菌,则做进一步鉴定。

8.3·涂片白细胞>25/LP,未见细菌,培养是阴性,可能存在某些特殊菌,如军团菌、内源性真菌、结核分枝杆菌或其他可引起非典型肺炎的病原菌。

8.4·百日咳鲍特菌在鲍金培养基上生长缓慢,48 h 可见光滑、有光泽、水银样菌落。革兰阴性小杆菌,触酶和脲酶试验均为阳性,是百日咳的病原菌,尤其 3 岁以下儿童易感,红霉素可用于治疗。

8.5·嗜肺军团菌在 BCYE 平板上 3~5 日形成灰白色、有光泽的菌落,普通琼脂平板上不生长。革兰阴性小杆菌,氧化酶阳性,不分解糖类。疑似军团菌属感染的患者,可留取痰标本培养。

8.6·肺泡灌洗液、诱导痰瑞氏-吉姆萨染色或六胺银染色可以看到耶氏肺孢子菌。

9. 临床意义

上呼吸道标本培养生长的细菌是否与疾病有关,需各方面综合分析,排除常居菌后,才可做出正确的判断。下呼吸道的痰液应是无细菌的,而经口腔咳出的痰带有多种上呼吸道的正常寄生菌(如草绿色链球菌)。若从患者痰标本中查见病原菌或条件致病菌,提示可能有呼吸道细菌感染。肺炎链球菌是肺炎最常见的病原菌。儿童细菌性肺炎多为流感嗜血杆菌所致。医院获得性肺炎的常见病原菌是革兰阴性杆菌,主要有肺炎克雷伯菌、铜绿假单胞菌、沙雷菌属和肠杆菌属细菌等。肺结核由结核分枝杆菌引起的。嗜肺军团菌引起军团菌病,肺部厌氧感染大多是脆弱类杆菌及梭杆菌属的细菌等。疑典型形态细菌所致肺部感染时,常先做痰液和支气管分泌物涂片、染色和镜检(如肺部结核痰液涂片、抗酸染色,镜检找抗酸染色阳性结核分枝杆菌),有助于细菌培养检查。

参考文献

[1] 中国合格评定国家认可委员会.医学实验室质量和能力认可准则的应用要求:CNAS-CL02-A001:2023[S/OL].(2023-08-01)[2023-09-26].https://www.cnas.org.cn/rkgf/sysrk/rkyyzz/2023/08/912141.shtml.

[2] Karen C Carroll, Michael A Pfaller. Manual of Clinical Microbiology[M]. 13th ed. Washington DC: American Society for Microbiology, 2023.

[3] 国家卫生健康委员会.临床微生物检验基本技术标准:WS/T 805—2022[S/OL].(2022-11-02)[2023-09-26].http://www.nhc.gov.cn/wjw/s9492/202211/d9bbe1d4d4cf49408bbbb65ae401aeb5.shtml.

(周庭银)

鼻腔、鼻咽、咽喉分泌物标本培养标准操作规程

×××医院检验科微生物组作业指导书	文件编号：××-JYK-××-××-××
版次/修改：第　　版/第　　次修改	生效日期：　　　　第　页 共　页
编写人：	审核人：　　　　批准人：

1. 目的

规范上呼吸道标本培养标准操作规程,确保检验结果准确、可靠。

2. 标本类型

鼻腔、鼻咽、咽喉分泌物。

3. 标本采集

参见《标本采集、运送、保存程序》。

4. 试剂、仪器

4.1·细菌鉴定卡、药敏卡、药敏纸片、血琼脂平板、麦康凯琼脂平板,以及革兰染液、氧化酶试剂、瑞氏染液、触酶等相关生化试剂。

4.2·二级生物安全柜、显微镜、恒温培养箱、CO_2培养箱、微生物鉴定及药敏分析仪、接种环、接种针、电热灼烧器。

5. 细菌鉴定和药敏质控

参见《质量管理》。

6. 检验步骤

6.1·第一日(接种与培养)

6.1.1　接收标本后,立即对标本进行编号,然后在 LIS 系统中签收。

6.1.2　将标本分别接种于血琼脂平板、麦康凯琼脂平板和巧克力琼脂平板(鼻腔标本仅检测耐甲氧西林金黄色葡萄球菌,无需接种于巧克力琼脂平板),置于 5%～10% CO_2 环境中 35℃培养 18～24 h,观察细菌生长情况。

6.2·第二日(观察细菌生长情况):观察各种固体培养基上的细菌生长情况及其处理,并将其记录在程序单上(日期、涂片、分纯、上机、手工生化、药敏等)。

6.2.1　血琼脂平板:打开血琼脂平板,首先观察是否有细菌生长,如果有细菌生长注意菌落周围的溶血情况(α溶血、β溶血),挑取可疑菌落涂片染色进一步确认。如果没有,则继续培养 24 h。

6.2.2　麦康凯琼脂平板:观察麦康凯琼脂平板上有无细菌生长,如果有细菌生长,则注意是否为粉红色或其他颜色的菌落,进行生化鉴定和药敏试验,若没有,则继续培养 24 h。观察巧克力琼脂平板是否有细小的、无色透明似水滴状的菌落,疑似流感嗜血杆菌(在血琼脂平板上不生长或生长不良)。没有疑似嗜血杆菌菌落但是巧克力琼脂平板上长出中等、较大的菌落,应结合麦康凯琼脂平板上的菌落特征,判断是否为同一种细菌,或者通过涂片染色进行确认。

6.2.3　鉴定:根据菌落观察和涂片结果确认为阳性或阴性菌后,选择合适的鉴定卡片,

挑取菌落制成菌悬液,用微生物鉴定仪、传统生化试验、MALDI‐TOF‐MS进行鉴定。

6.3·第三日(结果报告)

6.3.1 阳性结果

6.3.1.1 仪器报告细菌鉴定结果,需再次观察原始平板上的菌落特征,判断其与仪器结果是否相吻合,只有相吻合时,才可以发出报告。不符合时再查找原因,是平板菌落不纯,还是机器鉴定结果有误或者其他原因等。

6.3.1.2 培养出的病原菌(金黄色葡萄球菌、A群β溶血链球菌)报告菌名及菌量,应进行鉴定和药敏试验。

6.3.2 阴性结果:鼻腔标本检测出奈瑟菌属、甲型链球菌,报告为"正常菌群"。

6.4·真菌培养:参见《真菌检验标准操作程序》。

7. 操作流程

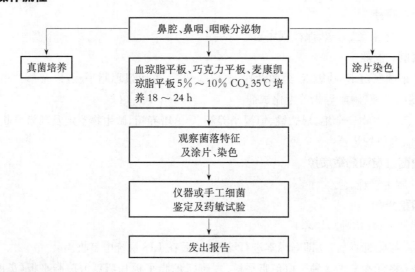

8. 结果解释

8.1·上呼吸道(鼻腔、鼻咽、咽喉)主要病原菌

部 位	革兰阳性	革兰阴性	备 注
鼻腔	金黄色葡萄球菌		MRSA筛查
鼻咽	化脓链球菌	流感嗜血杆菌	
	溶血隐秘杆菌	脑膜炎奈瑟菌	
	肺炎链球菌		
咽喉	β溶血链球菌	流感嗜血杆菌	
	白喉棒状杆菌	淋病奈瑟菌	

8.2·百日咳鲍特菌在鲍金培养基(Bordet-Gengou medium)上是否有小而平滑、凸出、像水银滴、能折射光的菌落,并注意其是否具有黏性及溶血性(疑似),需培养3~5日。

8.3·淋病奈瑟菌也可引起咽炎,需特殊培养(淋病奈瑟菌平板)。

8.4·咽喉标本若在血琼脂平板上出现β溶血菌落,应加做杆菌肽试验,区别于A群链球菌。

9. 临床意义

9.1·正常人的鼻腔内存在一定数量与种类的正常菌群,当机体免疫功能下降或出现外伤时,可使一些细菌甚至病原菌(耐甲氧西林金黄色葡萄球菌、A 群 β 溶血链球菌)等侵入而致病。

9.2·正常人的咽喉内存在一定数量与种类的正常菌群,当机体免疫功能下降或出现外伤时,可使一些细菌甚至病原菌侵入而致病。咽喉培养主要用于诊断链球菌咽喉炎,其次用于诊断百日咳、白喉与淋病奈瑟菌引起的咽炎。

参考文献

[1] 中国合格评定国家认可委员会.医学实验室质量和能力认可准则的应用要求：CNAS - CL02 - A001：2023[S/OL].(2023 - 08 - 01)[2023 - 09 - 26].https://www.cnas.org.cn/rkgf/sysrk/rkyyzz/2023/08/912141.shtml.

[2] Karen C Carroll, Michael A Pfaller. Manual of Clinical Microbiology[M]. 13th ed. Washington DC：American Society for Microbiology，2023.

[3] 国家卫生健康委员会.临床微生物检验基本技术标准：WS/T 805—2022[S/OL].(2022 - 11 - 02)[2023 - 09 - 26].http://www.nhc.gov.cn/wjw/s9492/202211/d9bbe1d4d4cf49408bbbb65ae401aeb5.shtml.

(周庭银)

眼部标本培养标准操作规程

×××医院检验科微生物组作业指导书		文件编号：××-JYK-××-××-××	
版次/修改：第　　版/第　　次修改		生效日期：	第　页　共　页
编写人：	审核人：		批准人：

1. 目的

规范眼部标本检验标准操作规程,确保检验结果准确、可靠。

2. 标本类型

眼部分泌物。

3. 标本采集

参见《标本采集、运送、保存程序》。

4. 试剂、仪器

4.1·细菌鉴定卡、药敏卡、药敏纸片、血琼脂平板、巧克力琼脂平板、麦康凯琼脂平板,以及革兰染液、瑞氏染液、氧化酶试剂、触酶试剂等相关生化试剂。

4.2·二级生物安全柜、显微镜、恒温培养箱、CO_2培养箱、微生物鉴定及药敏分析仪、接种环、接种针、电热灼烧器。

5. 细菌鉴定和药敏质控

参见《质量管理》。

6. 检验步骤

6.1·第一日(接种与培养)

6.1.1 接收标本后,立即对标本进行编号,然后在 LIS 系统中签收。

6.1.2 将标本分别接种于血琼脂平板、巧克力琼脂平板和麦康凯琼脂平板,置于 5％～10％ CO_2 环境中 35℃培养 18～24 h,观察细菌生长情况。真菌培养时需要接种于沙氏平板,置于 30℃培养 5 日,每日观察生长情况。

6.2·第二日(观察细菌生长情况):观察各种固体培养基上的细菌生长情况及其处理,并将其记录在程序单上(日期、涂片、分纯、上机、手工生化和药敏等)。

6.2.1 血琼脂平板:打开血琼脂平板,首先观察是否有细菌生长,如果有细菌生长,初步确认是阳性菌还是阴性菌,挑取可疑菌落涂片染色进一步确认。如果没有,则继续培养 24 h。

6.2.2 巧克力琼脂平板:观察巧克力琼脂平板上是否有细小、无色透明似水滴状的菌落,疑似流感嗜血杆菌。

6.2.3 麦康凯琼脂平板:观察麦康凯琼脂平板上有无细菌生长,如果有细菌生长(粉红色、无色等其他颜色的菌落),进行生化鉴定和药敏试验,若没有,则继续培养 24 h。

6.2.4 鉴定:根据菌落观察和涂片结果确认为阳性或阴性菌后,选择合适的鉴定卡片,挑取菌落制成菌悬液,用微生物鉴定仪、传统生化试验和 MALDI - TOF - MS 进行鉴定。

6.3·第三日(结果报告)

6.3.1 阳性结果

6.3.1.1　仪器报告细菌鉴定结果后,需再次观察原始平板上的菌落特征,判断其与仪器结果是否相吻合,只有相吻合时,才可以发出报告;不相吻合时需要查找原因,是平板菌落不纯,还是机器鉴定结果有误或者其他原因等。

6.3.1.2　报告菌名和抗菌药物药敏试验结果。

6.3.2　阴性结果:经培养 48 h,仍无细菌生长者,报告"培养 2 日无细菌生长";经培养 5 日,仍无真菌生长者,报告"培养 5 日无真菌生长"。

7. 操作流程

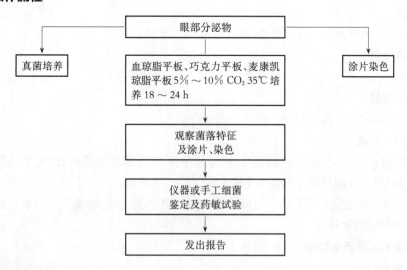

8. 结果解释

8.1·眼部标本主要病原菌

常　　见	少　　见	罕　　见
金黄色葡萄球菌 间隙莫拉菌 埃及嗜血杆菌或流感嗜血杆菌	肺炎链球菌 β 溶血链球菌 肠杆菌属 铜绿假单胞杆菌属 不动杆菌属	白喉棒状杆菌 淋病奈瑟菌(新生儿眼炎常见)

8.2·眼部真菌性感染主要由曲霉属、镰刀霉属和白念珠菌等真菌引起。

9. 临床意义

感染性眼病是眼科的常见病和多发病。由细菌引起的眼部感染是常见的致盲因素之一,条件致病菌、耐药菌株成为当前感染的主要菌株。临床上常见的丝状真菌感染多为茄病镰刀菌。

参考文献

[1] 中国合格评定国家认可委员会.医学实验室质量和能力认可准则的应用要求:CNAS-CL02-A001:2023[S/OL].(2023-08-01)[2023-09-26].https://www.cnas.org.cn/rkgf/sysrk/rkyyzz/2023/08/912141.shtml.

[2] Karen C Carroll, Michael A Pfaller. Manual of Clinical Microbiology [M]. 13th ed. Washington DC: American Society for Microbiology, 2023.

(周庭银)

耳部标本培养标准操作规程

×××医院检验科微生物组作业指导书		文件编号：××-JYK-××-××-××	
版次/修改：第　　版/第　　次修改		生效日期：　　　　　第　页 共　页	
编写人：		审核人：	批准人：

1. 目的

规范耳部标本培养标准操作规程，确保检验结果准确、可靠。

2. 标本类型

耳部标本。

3. 标本采集

参见《标本采集、运送、保存程序》。

4. 试剂、仪器

4.1·细菌鉴定卡、药敏卡、药敏纸片、血琼脂平板、麦康凯琼脂平板，以及革兰染液、瑞氏染液、氧化酶试剂、触酶试剂等相关生化试剂。

4.2·二级生物安全柜、显微镜、恒温培养箱、CO_2 培养箱、微生物鉴定及药敏分析仪、电热灼烧器、接种环和接种针等。

5. 细菌鉴定和药敏质控

参见《质量管理》。

6. 检验步骤

6.1·第一日（接种与培养）

6.1.1　接收标本后，立即对标本进行编号，然后在 LIS 系统中签收。

6.1.2　将标本分别接种于血琼脂平板和麦康凯琼脂平板，置于 5%～10% CO_2 环境中 35℃培养 18～24 h，观察细菌生长情况。

6.2·第二日（观察细菌生长情况）：观察各种固体培养基上的细菌生长情况及其处理，并将其记录在程序单上（日期、生长情况、涂片、分纯、上机、手工生化、药敏等）。

6.2.1　血琼脂平板：打开血琼脂平板，首先观察是否有细菌生长，如果有细菌生长，初步确认是阳性菌还是阴性菌，挑取可疑菌落涂片染色进一步确认。如果没有，则继续培养 24 h。

6.2.2　麦康凯琼脂平板：观察麦康凯琼脂平板上有无细菌生长，如果有细菌生长（粉红色、无色等其他颜色的菌落），进行生化鉴定和药敏试验，若没有，则继续培养 24 h。

6.2.3　鉴定：根据菌落观察和涂片结果确认为阳性或阴性菌后，选择合适的鉴定卡片，挑取菌落制成菌悬液，用微生物鉴定仪、传统生化试验、MALDI‑TOF‑MS 进行鉴定。

6.3·第三日（结果报告）

6.3.1　阳性结果

6.3.1.1　仪器报告细菌鉴定结果后，需再次观察原始平板上的菌落特征，判断其与仪器结果是否相吻合，相吻合时才可以发出报告，记录药敏试验结果；不相吻合时需要查找原因，是平板菌落不纯，还是机器鉴定结果有误或者其他原因等。

6.3.1.2　报告菌名和药物药敏试验结果。

6.3.2　阴性结果：经培养 48 h，仍无细菌生长者，报告"培养 2 日无细菌生长"。

7. 操作流程

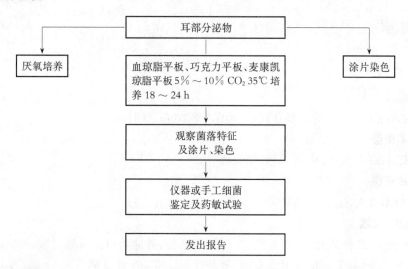

8. 结果解释

8.1·耳部标本常见病原菌

慢性中耳炎	急性中耳炎	外 耳 炎
变形杆菌 铜绿假单胞菌 厌氧菌	肺炎链球菌 化脓链球菌 卡他莫拉菌，流感嗜血杆菌	铜绿假单胞菌 化脓链球菌 金黄色葡萄球菌

8.2·耳部感染亦可由白喉棒状杆菌、放线菌、分枝杆菌和肺炎支原体等引起，但临床上较少见。化脓性中耳炎可由金黄色葡萄球菌和链球菌引起。真菌性外耳道炎在临床也不少见。

9. 临床意义

耳部的常见疾病为中耳炎和外耳道炎，其主要的病因常为各种化脓性细菌引起的感染。因此，对耳部分泌物进行病原菌培养及抗菌药物敏感试验，以便为临床合理使用抗菌药物提供依据。

参考文献

[1] 中国合格评定国家认可委员会.医学实验室质量和能力认可准则的应用要求：CNAS - CL02 - A001：2023[S/OL].(2023 - 08 - 01)[2023 - 09 - 26].https：//www.cnas.org.cn/rkgf/sysrk/rkyyzz/2023/08/912141.shtml.

[2] Karen C Carroll，Michael A Pfaller. Manual of Clinical Microbiology [M]. 13th ed. Washington DC：American Society for Microbiology，2023.

[3] 国家卫生健康委员会.临床微生物检验基本技术标准：WS/T 805—2022[S/OL].(2022 - 11 - 02)[2023 - 09 - 26].http：//www.nhc.gov.cn/wjw/s9492/202211/d9bbe1d4d4cf49408bbbb65ae401aeb5.shtml.

（周庭银）

穿刺液标本培养标准操作规程

×××医院检验科微生物组作业指导书		文件编号：××-JYK-××-××-××	
版次/修改：第　版/第　次修改		生效日期：	第　页 共　页
编写人：		审核人：	批准人：

1. 目的

规范穿刺液标本培养标准操作规程,确保检验结果准确、可靠。

2. 标本类型

胸腔积液、腹水、心包液、关节液、鞘膜液等。

3. 标本采集

参见《标本采集、运送、保存程序》。

4. 试剂、仪器

4.1·细菌鉴定卡、药敏卡、药敏纸片、血琼脂平板、普通巧克力琼脂平板、麦康凯琼脂平板,以及革兰染液、瑞氏染液、氧化酶试剂、触酶试剂等相关生化试剂。

4.2·二级生物安全柜、显微镜、恒温培养箱、CO_2培养箱、微生物鉴定及药敏分析仪、接种环、接种针、电热灼烧器。

5. 细菌鉴定和药敏质控

参见《质量管理》。

6. 检验步骤

6.1·第一日(接种与培养)

6.1.1　接收标本后,立即对标本进行编号,然后在 LIS 系统中签收。

6.1.2　将标本分别接种于血琼脂平板、巧克力琼脂平板和麦康凯琼脂平板,置于 5%～10% CO_2 环境中 35℃培养 18～24 h,观察细菌生长情况,为提高阳性检出率,临床医护人员可将穿刺液标本接种至多功能液体培养瓶增菌培养。

6.2·第二日(观察细菌生长情况):观察各种固体培养基上的细菌生长情况及其处理,并将其记录在程序单上(日期、生长情况、涂片、分纯、上机、手工生化、药敏等)。

6.2.1　血琼脂平板:打开血琼脂平板,首先观察是否有细菌生长,如果有细菌生长,初步确认是阳性菌还是阴性菌,挑取可疑菌落涂片染色进一步确认。如果没有,则继续培养 24 h。

6.2.2　巧克力琼脂平板:观察巧克力琼脂平板是否有疑似流感嗜血杆菌的细小、无色透明似水滴状的菌落(多数在血琼脂平板上不生长),若没有疑似菌落但是巧克力琼脂平板上长出中等、较大的菌落,应结合麦康凯琼脂平板上的菌落特征,判断是否为同一种细菌,或者通过涂片、染色进行确认。如果没有菌生长,则继续培养 24 h。

6.2.3　麦康凯琼脂平板:观察麦康凯琼脂平板上有无细菌生长,如果有粉红色、无色等其他颜色的菌落生长,进行生化鉴定和药敏试验,若没有,则继续培养 24 h。

6.2.4　鉴定:根据菌落观察和涂片结果确认为阳性或阴性菌后,选择合适的鉴定卡片,挑取菌落制成菌悬液,用微生物鉴定仪、传统生化试验、MALDI - TOF - MS 进行鉴定。

6.3 · 第三日(结果报告)

6.3.1　阳性结果

6.3.1.1　仪器报告细菌鉴定结果后,需再次观察原始平板上的菌落特征,判断其与仪器结果是否相吻合,相吻合时才可以发出报告,记录药敏试验结果;不吻合时再查找原因,是平板菌落不纯,还是机器鉴定结果有误或者其他原因等。

6.3.1.2　查到细菌,报告菌名和药敏试验结果。

6.3.2　阴性结果:经培养 48 h,仍无细菌生长者,报告"培养 2 日无细菌生长"。

6.4 · 厌氧菌培养:参见《厌氧菌检验标准操作规程》。

6.5 · 结核分枝杆菌培养:参见《分枝杆菌属检验标准操作规程》。

7. 操作流程

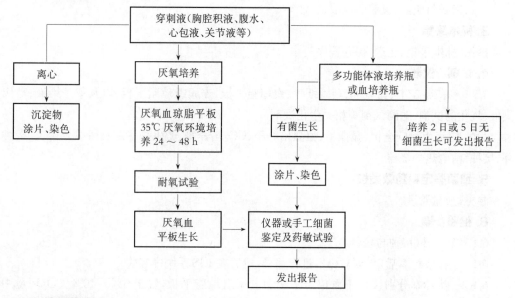

8. 结果解释

8.1 · 穿刺液为无菌标本,培养出的细菌或真菌均为病原菌,应进行鉴定和药敏试验。

8.2 · 穿刺液(胸腔积液、腹水、心包液、关节液及鞘膜液等)直接接种阳性率低,应接种于多功能体液培养瓶以提高阳性检出率。

8.3 · 体液均需做厌氧培养,故运送过程严格维持厌氧环境;最好做床边接种,可提高厌氧菌检出率。

9. 临床意义

各个部位穿刺液(胸腔积液、腹水、心包液、关节液及鞘膜液等)的细菌学检查对于确定该部位是否有细菌感染具有重要的诊断价值。正常穿刺液是无菌的,若从患者穿刺液中查见病原菌或条件致病菌则提示该部位有细菌感染。胸腔感染的病原菌以结核分枝杆菌多见,其次是金黄色葡萄球菌、溶血链球菌、大肠埃希菌和铜绿假单胞菌等;腹腔感染的病原菌以肠道细菌如大肠埃希菌、粪肠球菌及结核分枝杆菌多见;心包炎和关节腔液以金黄色葡萄球菌、溶血链球菌、大肠埃希菌和铜绿假单胞菌等多见。

(周庭银)

引流液标本培养标准操作规程

×××医院检验科微生物组作业指导书		文件编号：××-JYK-××-××-××	
版次/修改：第　版/第　次修改		生效日期：	第　页 共　页
编写人：		审核人：	批准人：

1. 目的

规范引流液标本培养标准操作规程，确保检验结果准确、可靠。

2. 标本类型

十二指肠引流液、腹腔引流液、胆汁等。

3. 标本采集

参见《标本采集、运送、保存程序》。

4. 试剂、仪器

4.1·细菌鉴定卡、药敏卡、药敏纸片、血琼脂平板、麦康凯琼脂平板，以及革兰染液、瑞氏染液、氧化酶试剂、触酶试剂等相关生化试剂。

4.2·二级生物安全柜、显微镜、恒温培养箱、CO_2培养箱、微生物鉴定及药敏分析仪、接种环、接种针、电热灼烧器。

5. 细菌鉴定和药敏质控

参见《质量管理》。

6. 检验步骤

6.1·第一日（接种与培养）

6.1.1　接收标本后，立即对标本进行编号，然后在 LIS 系统中签收。

6.1.2　将标本分别接种于血琼脂平板和麦康凯琼脂平板，置于 5‰～10‰ CO_2 环境中35℃培养 18～24 h，观察细菌生长情况。为提高阳性检出率，临床医护人员可将引流液标本接种至多功能培养瓶增菌培养。

6.2·第二日（观察细菌生长情况）：观察各种固体培养基上的细菌生长情况及其处理，并将其记录在程序单上（日期、涂片、分纯、上机、手工生化、药敏等）。

6.2.1　血琼脂平板：打开血琼脂平板，首先观察是否有细菌生长，如果有细菌生长，初步确认是阳性菌还是阴性菌，挑取可疑菌落涂片染色进一步确认。如果没有，则继续培养 24 h。

6.2.2　麦康凯琼脂平板：观察麦康凯琼脂平板上有无细菌生长，如果有粉红色、无色等其他颜色的菌落生长，进行生化鉴定和药敏试验，若没有，则继续培养 24 h。

6.2.3　鉴定：根据菌落观察和涂片结果确认为阳性或阴性菌后，选择合适的鉴定卡片，挑取菌落制成菌悬液，用微生物鉴定仪、传统生化试验、MALDI-TOF-MS进行鉴定。

6.3·第三日（结果报告）

6.3.1　阳性结果

6.3.1.1　仪器报告细菌鉴定结果后，需再次观察原始平板上的菌落特征，判断其与仪器结果是否相吻合，相吻合时才可以发出报告，记录药敏试验结果，不吻合的话再查找原因，是平板菌落不纯,还是机器鉴定结果有误或者其他原因等。

6.3.1.2　查到细菌,报告菌名和药敏试验结果。

6.3.2　阴性结果:经培养 48 h,仍无细菌生长者,报告"培养 2 日无细菌生长"。

6.4·厌氧菌培养:参见《厌氧菌检验标准操作规程》。

6.5·结核分枝杆菌培养:参见《分枝杆菌属检验标准操作规程》。

7. 操作流程

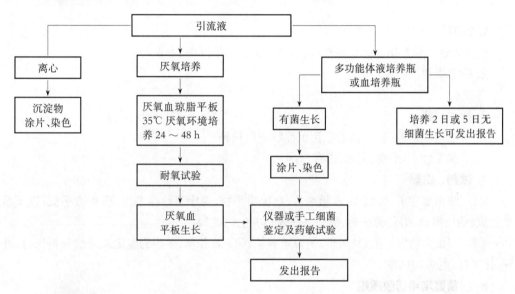

8. 结果解释

8.1·引流液为无菌标本,培养出的细菌或真菌为病原菌,但也应考虑到引流管细菌定植及污染情况。

8.2·胆汁标本若有细菌生长,应联系临床确认此标本是直接穿刺取得还是于胆总管等处取得。

9. 临床意义

9.1·正常引流液是无菌的,但引流管容易发生细菌定植或污染。若从患者引流液中查见病原菌或条件致病菌(排除引流管细菌定植或污染)则提示该部位有细菌感染。革兰阴性菌主要为大肠埃希菌、铜绿假单胞菌、不动杆菌属;革兰阳性菌依次为葡萄球菌属、肠球菌属、链球菌属;厌氧菌中最常见的是脆弱类杆菌和消化链球菌。

9.2·正常胆汁无菌,即使从门静脉或肠道反流进入胆道的细菌,正常情况下也可经肝脏免疫机制、库普弗细胞吞噬功能及胆流的冲刷作用而被吞噬或排入肠道。只有在机体免疫力降低、胆道出现梗阻等严重病变后,胆汁才会出现细菌。

参考文献

[1] 中国合格评定国家认可委员会.医学实验室质量和能力认可准则的应用要求:CNAS－CL02－A001:2023[S/OL].(2023－08－01)[2023－09－26].https://www.cnas.org.cn/rkgf/sysrk/rkyyzz/2023/08/912141.shtml.

(周庭银)

腹透液标本培养标准操作规程

×××医院检验科微生物组作业指导书		文件编号：××-JYK-××-××-××	
版次/修改：第　版/第　次修改		生效日期：	第　页 共　页
编写人：	审核人：		批准人：

1. 目的

规范腹透液标本培养标准操作规程,确保检验结果准确、可靠。

2. 标本类型

腹透液。

3. 标本采集

3.1 · 取 50 mL 腹透液,离心后用沉淀物进行接种。

3.2 · 参见《标本采集、运送、保存程序》。

4. 试剂、仪器

4.1 · 细菌鉴定卡、药敏卡、药敏纸片、血琼脂平板、麦康凯琼脂平板、巧克力平板,以及革兰染液、瑞氏染液、氧化酶试剂、触酶试剂等相关生化试剂。

4.2 · 二级生物安全柜、显微镜、恒温培养箱、CO_2培养箱、微生物鉴定及药敏分析仪、接种环、接种针、电热灼烧器。

5. 细菌鉴定和药敏质控

参见《质量管理》。

6. 检验步骤

6.1 · 第一日(接种与培养)

6.1.1　接收标本后,立即对标本进行编号,然后在 LIS 系统中签收。

6.1.2　取沉淀物接种多功能体液培养瓶或接种血琼脂平板,置于 5% ～ 10% CO_2 环境中 35℃培养 18～24 h,观察细菌生长情况。

6.2 · 第二日(观察细菌生长情况):观察多功能体液培养瓶上的细菌生长情况及其处理,并将其记录在程序单上(日期、涂片、分纯、上机、药敏等)。

6.2.1　血琼脂平板:打开血琼脂平板,首先观察是否有细菌生长,如果有细菌生长,初步确认是阳性菌还是阴性菌,挑取可疑菌落涂片染色进一步确认。如果没有,则继续培养 24 h。

6.2.2　麦康凯琼脂平板:观察麦康凯琼脂平板上有无细菌生长,如果有粉红色、无色等其他颜色的菌落生长,进行生化鉴定和药敏试验,若没有,则继续培养 24 h。

6.2.3　巧克力平板:观察巧克力平板上有无细菌生长,如果有灰色的菌落生长,进行卫星试验、生化鉴定和药敏试验,若没有,则继续培养 24 h。

6.2.4　鉴定:根据菌落观察和涂片结果确认为阳性或阴性菌后,选择合适的鉴定卡片,挑取菌落制成菌悬液,用微生物鉴定仪、传统生化试验、MALDI - TOF - MS 进行鉴定。

6.3 · 第三日(结果报告)

6.3.1　阳性结果

6.3.1.1 仪器报告细菌鉴定结果后,需再次观察原始平板上的菌落特征,判断其与仪器结果是否相吻合,相吻合时才可以发出报告,记录药敏试验结果,不吻合的话再查找原因,是平板菌落不纯,还是机器鉴定结果有误或者其他原因等。

6.3.1.2 查到细菌,报告菌名和药敏试验结果。

6.3.2 阴性结果:经培养 48 h,仍无细菌生长者,报告"培养 2 日无细菌生长"。

6.4·厌氧菌培养:参见《厌氧菌检验标准操作规程》。

6.5·结核分枝杆菌培养:参见《分枝杆菌属检验标准操作规程》。

7. 操作流程

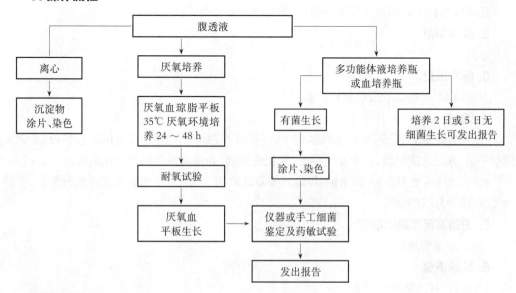

8. 结果解释

8.1·取 50 mL 腹透液,离心后用沉渣进行接种。

8.2·腹透液为无菌标本,培养出的细菌或真菌为病原菌。

9. 临床意义

正常腹透液是无菌的,但引流管容易发生细菌定植或污染。若从患者腹透液中查见病原菌或条件致病菌(排除引流管细菌定植或污染)则提示该部位有细菌感染。革兰阴性菌主要为大肠埃希菌、铜绿假单胞菌、不动杆菌属;革兰阳性菌依次为葡萄球菌属、肠球菌属、链球菌属;厌氧菌中最常见的是脆弱类杆菌和消化链球菌。

参考文献

[1] 中国合格评定国家认可委员会.医学实验室质量和能力认可准则的应用要求:CNAS - CL02 - A001:2023[S/OL].(2023 - 08 - 01)[2023 - 09 - 26].https://www.cnas.org.cn/rkgf/sysrk/rkyyzz/2023/08/912141.shtml.

[2] Karen C Carroll, Michael A Pfaller. Manual of Clinical Microbiology [M]. 13th ed. Washington DC: American Society for Microbiology, 2023.

[3] 国家卫生健康委员会.临床微生物检验基本技术标准:WS/T 805—2022[S/OL].(2022 - 11 - 02)[2023 - 09 - 26].http://www.nhc.gov.cn/wjw/s9492/202211/d9bbe1d4d4cf49408bbbb65ae401aeb5.shtml.

(周庭银)

尿液标本培养标准操作规程

×××医院检验科微生物组作业指导书		文件编号：××-JYK-××-××-××	
版次/修改：第　版/第　次修改		生效日期：	第　页 共　页
编写人：	审核人：		批准人：

1. 目的

规范尿液标本培养标准操作规程,确保检验结果准确、可靠。

2. 标本类型

尿液。

3. 标本采集

参见《标本采集、运送、保存程序》。

4. 试剂、仪器

4.1·细菌鉴定卡、药敏卡、真菌鉴定卡、药敏纸片、血琼脂平板、尿定位显色平板、麦康凯琼脂平板、沙氏琼脂平板,以及革兰染液、氧化酶试剂、触酶试剂等相关生化试剂。

4.2·二级生物安全柜、显微镜、恒温培养箱、CO_2培养箱、微生物鉴定及药敏分析仪、电热灼烧器、接种环、接种针。

5. 细菌鉴定和药敏质控

参见《质量管理》。

6. 检验步骤

6.1·第一日(接种与培养)

6.1.1　接收标本后,立即对标本进行编号,然后在 LIS 系统中签收。

6.1.2　将尿标本用定量接种环或无菌微量加样器取尿液 1 μL 或 10 μL 分别接种于血琼脂平板和麦康凯琼脂平板,置于 5％～10％ CO_2环境中 35℃培养 18～24 h,观察细菌生长情况。

6.1.3　菌落计数：见《尿液定量培养标准操作规程》。

6.2·第二日(观察细菌生长情况)：观察各种固体培养基上的细菌生长情况及其处理,并将其记录在程序单上(日期、涂片、分纯、上机、手工生化、药敏、不生长、放一天等)。

6.2.1　血琼脂平板：打开血琼脂平板,首先观察是否有细菌生长,如果有细菌生长,初步确认是阳性菌还是阴性菌,挑取可疑菌落涂片染色进一步确认,计算平板上的菌落数。若没有菌生长,则继续培养 24 h。

6.2.2　麦康凯琼脂平板：观察麦康凯琼脂平板上有无细菌生长,如果有粉红色、无色等其他颜色的菌落生长,进行生化鉴定和药敏试验;仍无细菌生长,则继续培养 24 h。

6.2.3　鉴定：根据菌落观察和涂片结果确认为阳性或阴性菌后,选择合适的鉴定卡片,挑取菌落制成菌悬液,用微生物鉴定仪、传统生化试验、MALDI－TOF－MS进行鉴定。

6.3·第三日(结果报告)

6.3.1　阴性结果：应报告"接种 1 μL 无菌生长(＜1 000 CFU/mL,无临床意义的生长)",

或"接种 10 μL 无菌生长（＜100 CFU/mL，无临床意义的生长）"，仅报告"无菌生长"不准确。如果为严格无菌操作采集的尿液，可报告"无菌生长"。

6.3.2　阳性结果：尿液细菌培养检查必须报告细菌的种属、菌落计数及药敏结果。

6.3.2.1　无明确意义的阳性结果报告——纯培养：革兰×性×菌生长，菌落数×CFU/mL；混合菌生长：革兰×性×菌生长，菌落数×CFU/mL，注明是混合菌。

6.3.2.2　有意义的阳性结果报告：报告细菌种名、药敏结果及菌落数。

6.4·厌氧菌培养：参见《厌氧菌检验标准操作规程》。

6.5·结核分枝杆菌培养：参见《分枝杆菌属检验标准操作规程》。

7. 操作流程

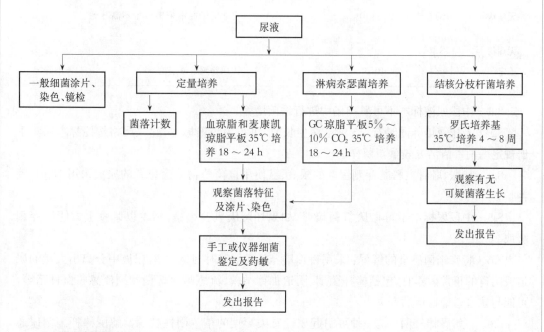

8. 结果解释

8.1·单种细菌菌落数＞10^5 CFU/mL 可能为感染；＜10^4 CFU/mL 可能为污染，10^4～10^5 CFU/mL 需要根据患者的临床症状进行分析，大部分肾盂肾炎和膀胱炎可以根据这些参数正确地判断出来。对于复杂的尿道感染可多次送检，连续 3 次清洁中段晨尿培养＞10^5 CFU/mL，则提示与尿道感染有高度的相关性，根据不同的培养情况制订不同的解释标准（表 1）。

表 1　临床症状及白细胞尿和菌尿结果的解释

临床 表现	白细胞尿 ≥10^4/mL	菌尿 （CFU/mL）	病原菌 种数	解　释	是否做 药敏试验
有症状	＋	大肠埃希菌或腐生 葡萄球菌≥10^3，其 他菌种≥10^5	≤2	尿路感染、急性肾盂肾炎菌落计 数≥10^4 CFU/mL 有意义 急 性 前 列 腺 炎 菌 落 计 数 ≥ 10^3 CFU/mL 有意义	是

(续表)

临床 表现	白细胞尿 $\geqslant 10^4/mL$	菌尿 （CFU/mL）	病原菌 种数	解　　释	是否做 药敏试验
有症状	+	$<10^3$		有炎症但无菌尿，正在使用抗菌药 物，慢生长或难生长病原菌感染， 无病原菌感染	不确定
有症状	+	$\geqslant 10^5$	$\leqslant 2$	免疫功能正常患者：重复做尿液 细菌学和细胞学检查（可能处于尿 路感染的起始阶段）	否
				免疫功能缺陷患者（如化疗或移植 患者）	是
无症状	不定	$10^3 \sim 10^4$	$\geqslant 1$	可能由于标本采集质量不高导致 污染	否
无症状	不定	$>10^5$	$\geqslant 2$	定植	否
不定	−	$<10^3$		无尿路感染或定植	不确定

8.2·中段尿液标本不可置肉汤中进行增菌培养。

8.3·若尿液培养同时有≥3 种细菌生长时，可视为污染标本，建议严格按照标本采集手册规定的消毒清洁方式重新留样送检。

8.4·导尿、耻骨上膀胱穿刺留取的尿液、已使用抗菌药物治疗患者的尿液采用 10 μL 接种量。

8.5·中段尿标本不可做厌氧菌培养，如果怀疑厌氧菌感染，标本以耻骨上方膀胱穿刺吸取。

8.6·特殊细菌感染的解释：采用特殊培养基或培养时间＞24 h，尿液中分离出大量的尿道或阴道的正常菌群时，包括棒杆菌属、阴道加德纳菌、流感嗜血杆菌和副流感嗜血杆菌等，可能与尿道感染性疾病有关。

8.6.1　解脲棒杆菌：是一种可引起尿道感染罕见的革兰阳性杆菌。解脲棒杆菌菌尿通常发生于严重免疫缺陷、泌尿道侵入性操作或长期住院的老年患者，并与肾盂肾炎有关，且在无抗菌药物治疗情况下可自动消失。

8.6.2　解葡萄糖苷棒杆菌：也称为生殖棒杆菌，可以导致前列腺炎和尿道炎，并能产生大量尿素酶。

8.6.3　流感嗜血杆菌和副流感嗜血杆菌：尿道感染的发生率很低，建议在儿童的尿培养中加用巧克力平板。

8.6.4　很少导致尿道感染的细菌：厌氧菌、放线杆菌属、乳杆菌属、α溶血链球菌、凝固酶阴性葡萄球菌（年轻女性尿标本分离腐生葡萄球菌除外）、棒杆菌属和一些不常见革兰阴性杆菌。

9. 临床意义

尿液的细菌学检查（中段尿培养加计数）对于泌尿道感染的诊断有重要价值。正常尿液是无菌的，而外尿道有正常菌群寄生，标本的采集必须无菌操作。另外，细菌培养必须结合菌落计数辨别是否为泌尿道感染。有病原菌或条件致病菌生长，菌落计数≥10^5 CFU/mL 常提示感染（膀胱炎、肾盂肾炎、肾或膀胱结核等）。常见病原菌主要有大肠埃希菌、葡萄球菌、肠球菌等。

参考文献

［1］中国合格评定国家认可委员会.医学实验室质量和能力认可准则的应用要求：CNAS－CL02－A001：2023［S/OL］.（2023－08－01）［2023－09－26］.https://www.cnas.org.cn/rkgf/sysrk/rkyyzz/2023/08/912141.shtml.

［2］Karen C Carroll，Michael A Pfaller. Manual of Clinical Microbiology［M］. 13th ed. Washington DC：American Society for Microbiology，2023.

［3］国家卫生健康委员会.临床微生物检验基本技术标准：WS/T 805—2022［S/OL］.（2022－11－02）［2023－09－26］.http://www.nhc.gov.cn/wjw/s9492/202211/d9bbe1d4d4cf49408bbbb65ae401aeb5.shtml.

（周庭银）

尿液定量培养标准操作规程

×××医院检验科微生物组作业指导书		文件编号：××-JYK-××-××-××	
版次/修改：第　　版/第　　次修改		生效日期：	第　页 共　页
编写人：	审核人：		批准人：

1. 目的

规范尿液定量培养标准操作规程，确保尿定量培养准确性。

2. 标本类型

尿液。

3. 标本采集

参见《标本采集、运送、保存程序》。

4. 试剂、仪器

4.1 · 血琼脂平板。

4.2 · 二级生物安全柜、显微镜、恒温培养箱、CO_2 培养箱。

5. 细菌鉴定和药敏质控

参见《质量管理》。

6. 检验步骤

用无菌定量接种环（1 μL 或 10 μL）取尿液 1 环接种于血琼脂平板上，均匀涂布，35℃培养18～24 h，计数生长的菌落数，乘以 1 000 或 100，求出每毫升的菌落数。

7. 注意事项

7.1 · 采用中段尿、膀胱穿刺尿、导管直接导出的尿液或夹住导尿管远端从导尿管穿刺出来的尿液进行定量培养，不可使用导管导出至尿袋中的尿液进行定量培养。

7.2 · 采用血琼脂平板进行尿液定量培养。

7.3 · 使用定量接种环取混匀但未离心的尿液标本时应见接种环内有尿液形成的薄膜。

7.4 · 接种环在血琼脂平板上不可重复划线，避免菌落重叠导致计数不准。

7.5 · 接种好的平板放入含 5%～10% 的 CO_2 孵箱，35℃±2℃培养 24 h，观察并进行菌落计数。若无菌生长，应继续培养至 48 h 观察并计数，报告计数单位为每毫升菌落形成单位。

7.6 · 计算平板上的菌落数，菌落计数≥10^5 CFU/mL 可能为感染，进行细菌鉴定及药敏试验；细菌种类若超过 3 种以上，提示污染，不予鉴定。

参考文献

[1] 中国合格评定国家认可委员会.医学实验室质量和能力认可准则的应用要求：CNAS－CL02－A001：2023[S/OL].(2023－08－01)[2023－09－26].https://www.cnas.org.cn/rkgf/sysrk/rkyyzz/2023/08/912141.shtml.

[2] Karen C Carroll，Michael A Pfaller. Manual of Clinical Microbiology [M]. 13th ed. Washington DC：American Society for Microbiology，2023.

（周庭银）

粪便标本培养标准操作规程

×××医院检验科微生物组作业指导书		文件编号：××-JYK-××-××-××	
版次/修改：第　　版/第　　次修改		生效日期：	第　　页 共　　页
编写人：	审核人：		批准人：

1. 目的

规范粪便标本培养标准操作规程,确保检验结果准确、可靠。

2. 标本类型

粪便、直肠拭子。

3. 标本采集

参见《标本采集、运送、保存程序》。

4. 试剂、仪器

4.1·细菌鉴定卡,沙门、志贺菌属琼脂(SS)或木糖赖氨酸脱氧胆酸盐琼脂(XLD)平板,碱性蛋白胨水、药敏卡、药敏纸片、诊断血清、革兰染液、氧化酶试剂、触酶试剂等相关生化试剂。

4.2·二级生物安全柜、显微镜、恒温培养箱、CO_2培养箱、微生物鉴定及药敏分析仪、接种环、接种针、电热灼烧器。

5. 细菌鉴定和药敏质控

参见《质量管理》。

6. 检验步骤

6.1·第一日(接种与培养)

6.1.1　接收标本后,立即对标本进行编号,然后在 LIS 系统中签收。

6.1.2　挑取粪便中的脓性血、黏液或直肠拭子直接接种于 XLD 平板、SS 平板或 HE 平板(至少 2 种)及 SBG 沙门增菌液;"米泔样水便"接种于碱性蛋白胨水。增菌培养 4~6 h 再移种于 XLD 平板(提高沙门菌的阳性检出率),次日观察其生长情况。

6.2·第二日(观察细菌生长情况):检查固体培养基上的细菌生长情况,并将其记录在程序单上(日期、生长情况、分纯、手工生化、克氏双糖铁斜面或三糖铁等)。

6.2.1　XLD 琼脂平板:打开 XLD 琼脂平板,检查培养基上是否具有粉红色(疑似志贺菌)或中心具有黑色的红色菌落(疑似沙门菌),如果有,则进行初步生化鉴定。如果没有,则继续培养 24 h。

6.2.2　SS 平板:观察 SS 平板,检查是否有无色透明的菌落(疑似志贺菌)及中心黑色的菌落(疑似沙门菌),如果有,则进行初步生化鉴定。如果没有,则继续培养 24 h。

6.2.3　初步生化鉴定:从平板分别挑取可疑菌落 3~5 个,分别接种在克氏双糖铁(KIA)斜面或三糖铁(TSI)和动力吲哚脲酶半固体(MIU)。观察其生化反应(表 1)。

6.3·第三日(结果报告)

表 1　伤寒、副伤寒沙门菌的初步生化鉴别

菌　　种	KIA/TSI			MIU		
	斜面/底层	产气	H₂S	动力	吲哚	脲酶
福氏志贺菌	K/A	-/少	-	-	-/+	-
伤寒沙门菌	K/A	-	+/-	+	-	-
甲型副伤寒沙门菌	K/A	+	-/+	+	-	-
乙型副伤寒沙门菌	K/A	+	+	+	-	-
丙型副伤寒沙门菌	K/A	+	+	+	-	-

注：A，产酸（黄色）；K，产碱（红色）；+，阳性；-，阴性；+/-，多数阳性；-/+，多数阴性

　　6.3.1　可根据初步生化鉴定结果，挑取可疑菌落，做血清学鉴定。必要时进行传统生化、API20E、全自动微生物生化鉴定系统、MALDI-TOF-MS鉴定。

　　6.3.2　结果报告：查到肠道病原菌，报告其菌名和药敏结果。

　　6.4·结核分枝杆菌：参见《分枝杆菌属检验标准操作规程》。

7. 操作流程

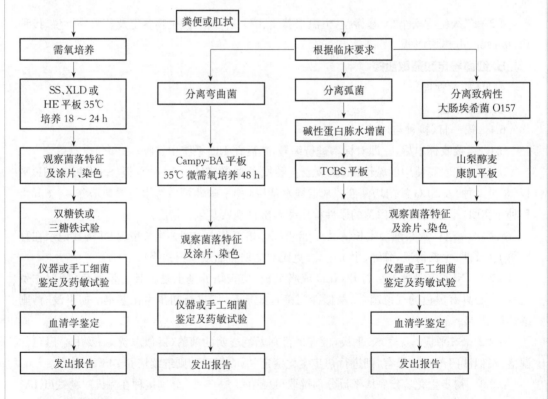

8. 结果解释

8.1·肠道感染主要致病菌及其培养特征见表2。

表 2 肠道感染主要致病菌及其培养特征

细 菌 名 称	培 养 基	菌 落 特 征	备 注
沙门菌	XLD	中心黑色的红色菌落	
志贺菌	XLD	粉红色菌落	
霍乱弧菌	TCBS	黄色菌落	
副溶血弧菌等	TCBS	绿色菌落	
邻单胞菌、气单胞菌	麦康凯琼脂平板	无色菌落	
耶尔森菌属	麦康凯琼脂平板	无色菌落	
弯曲菌属	胆酸盐琼脂 CCDA	半透明菌落	初次分离 5%～10% CO_2 和 85%氮
致病性大肠埃希菌	山梨醇麦康凯平板	粉红色菌落	
出血性大肠埃希菌 O157	山梨醇麦康凯平板	无色透明菌落,不发酵山梨醇	
艰难梭菌	头孢西丁果糖琼脂平板 CCFA	黄色菌落	(需毒素检测)
产单核细胞李斯特菌	血琼脂平板	β溶血菌落	

8.2·志贺菌最好使用甘油盐水缓冲液(buffered glycerol saline solution)运送粪便标本,因志贺菌在粪便标本中所能生存的时间极为短暂,容易被其他正常菌的代谢物抑制。

8.3·HE 及 XLD 最好新鲜配制(有效期为 1 周)。SS 琼脂平板,虽然名称代表沙门菌(salmonella 及 shigella),但经过研究对志贺菌属分离不佳。

9. 临床意义

正常情况下肠道内有多种细菌寄生,包括大量的厌氧菌、肠球菌、大肠埃希菌、肠杆菌、变形杆菌、粪产碱杆菌等。引起感染性腹泻的病原微生物如下。

9.1·细菌性:产毒素性腹泻,包括霍乱弧菌、产肠毒素性大肠埃希菌等;侵袭性腹泻,包括志贺菌、肠致病性大肠埃希菌和肠侵袭性大肠埃希菌等;食物中毒,包括沙门菌、金黄色葡萄球菌、副溶血性弧菌、蜡样芽孢杆菌和肉毒梭菌等;伪膜性肠炎,包括艰难梭菌或金黄色葡萄球菌;慢性腹泻,可能由结核杆菌引起。

9.2·真菌性:念珠菌、毛霉菌病。

9.3·病毒性:轮状病毒等。

10. 传染病报告

培养出的肠道病原菌需根据国家相应法律、法规进行传染病报告。霍乱弧菌同时送 CDC 复核。

参考文献

[1] 中国合格评定国家认可委员会.医学实验室质量和能力认可准则的应用要求:CNAS‐CL02‐A001:2023[S/OL].(2023‐08‐01)[2023‐09‐26].https://www.cnas.org.cn/rkgf/sysrk/rkyyzz/2023/08/912141.shtml.

[2] Karen C Carroll, Michael A Pfaller. Manual of Clinical Microbiology[M]. 13th ed. Washington DC: American Society for Microbiology, 2023.

[3] 国家卫生健康委员会.临床微生物检验基本技术标准:WS/T 805—2022[S/OL].(2022‐11‐02)[2023‐09‐26].http://www.nhc.gov.cn/wjw/s9492/202211/d9bbe1d4d4cf49408bbbb65ae401aeb5.shtml.

(周庭银)

中心静脉导管标本培养标准操作规程

×××医院检验科微生物组作业指导书		文件编号：××-JYK-××-××-××	
版次/修改：第　版/第　次修改		生效日期：	第　页 共　页
编写人：		审核人：	批准人：

1. 目的

规范中心静脉导管标本培养标准操作规程,确保检验结果的准确、可靠。

2. 标本类型

多腔中心静脉置管(CVC)、经外周静脉置入中心静脉导管(PICC)、隧道式中心静脉置管及皮下植入式输液港(PORT - A)等。

3. 标本采集

参见《标本采集、运送、保存程序》。

4. 试剂、仪器

4.1·细菌鉴定卡、药敏纸片、血琼脂平板、麦康凯琼脂平板,革兰染液、氧化酶试剂、触酶试剂等相关生化试剂。

4.2·二级生物安全柜、显微镜、恒温培养箱、CO_2培养箱、微生物鉴定及药敏分析仪、接种环、接种针、电热灼烧器。

5. 细菌鉴定和药敏质控

参见《质量管理》。

6. 检验步骤

6.1·第一日(接种与培养)

6.1.1　接收标本后,立即对标本进行编号,然后在LIS系统中签收。

6.1.2　用无菌镊子将5 cm导管(近心端)在血琼脂平板和麦康凯琼脂平板上交叉滚动4次,然后弃之,在35℃、5%～10% CO_2孵箱培养18～24 h,观察细菌生长情况。

6.2·第二日(观察细菌生长情况):观察各种固体培养基上的细菌生长情况并进行相应处理,将其记录在程序单上(日期、涂片、手工生化、分纯、上机、药敏等)。

6.2.1　血琼脂平板:打开血琼脂平板,首先观察是否有细菌生长,如果有细菌生长,初步确认是革兰阳性菌还是革兰阴性菌,挑取可疑菌落涂片染色进一步确认。如果没有,则继续培养24 h。

6.2.2　麦康凯琼脂平板:观察麦康凯琼脂平板上有无细菌生长,如果有细菌生长(粉红色、无色等其他颜色的菌落),进行生化鉴定和药敏试验,若没有,则继续培养24 h。

6.2.3　鉴定:根据菌落观察和涂片结果确认为阳性或阴性菌后,选择合适的鉴定卡片,挑取菌落制成菌悬液,用微生物鉴定仪、传统生化试验、MALDI - TOF - MS进行鉴定。

6.3·第三日(结果报告)

6.3.1　阳性结果

6.3.1.1　仪器报告细菌鉴定结果后,需再次观察原始平板上的菌落特征,判断其与仪器结果是否相吻合,相吻合时,才可以发出报告。不吻合时再查找原因,是平板菌落不纯,还是机器鉴定结果有误或者其他原因等。

6.3.1.2 静脉导管为无菌标本,培养出的细菌或真菌须结合外周血培养结果排除导管定植或污染,才能确定为病原菌,若导管培养为阳性,临床未同时采集血培养,应及时联系病房询问患者状况,如有发热等情况应提示临床立即采集血培养,鉴别是否为导管相关性血流感染。分离菌应进行鉴定和药敏试验,报告菌名和药敏试验结果。

6.3.2 阴性结果:经培养 48 h,仍无细菌生长者,报告"培养 2 日无细菌生长"。

6.4 · 结核分枝杆菌培养:参见《分枝杆菌属检验标准操作规程》。

6.5 · 真菌培养:可用沙氏培养基。

7. 操作流程

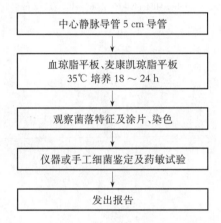

8. 结果解释

8.1 · 如血琼脂平板上生长≥15 个菌落,提示有潜在导管相关性感染,应进行细菌鉴定和药敏试验,同时建议抽血做血培养。

8.2 · 若为 2 种细菌生长,且每个平板上菌落计数均≥15 个菌落,应进行细菌鉴定和药敏,建议做血培养确证。

8.3 · 导管相关性血流感染(CRBSI)诊断与解释(表 1)。

表 1　CRBSI 鉴定方法与解释

血培养	导管 Maki 法		是否 CRBSI	注　释
	培养	菌落数		
一或两套阳性	+	需要≥15	是	
一或两套阳性	−		否	金黄色葡萄球菌和念珠菌时不能否认
两套阴性	+	不论多少	否	导管定植菌
两套阴性	−		否	

8.4 · 导管是引起心脏和血液感染的重要诱因,必须同时采集静脉血和导管标本进行培养,若两个培养结果为相同病原体,且导管培养阳性早于静脉血培养阳性 2 h 时,则高度怀疑

为导管相关性血液感染;平板上定量培养检测,若导管培养出的菌量是静脉血的 5 倍或更高,也应高度怀疑为导管相关性血液感染。

9. 临床意义

判断中心静脉导管是否有细菌生长,指导临床医师是否需要拔除导管还是保留导管。

参考文献

[1] 中国合格评定国家认可委员会.医学实验室质量和能力认可准则的应用要求:CNAS - CL02 - A001:2023[S/OL].(2023 - 08 - 01)[2023 - 09 - 26].https://www.cnas.org.cn/rkgf/sysrk/rkyyzz/2023/08/912141.shtml.

[2] Karen C Carroll, Michael A Pfaller. Manual of Clinical Microbiology [M]. 13th ed. Washington DC: American Society for Microbiology, 2023.

[3] 国家卫生健康委员会.临床微生物检验基本技术标准:WS/T 805—2022[S/OL].(2022 - 11 - 02)[2023 - 09 - 26].http://www.nhc.gov.cn/wjw/s9492/202211/d9bbe1d4d4cf49408bbbb65ae401aeb5.shtml.

(周庭银)

脓液及伤口标本培养标准操作规程

×××医院检验科微生物组作业指导书	文件编号：××-JYK-××-××-××	
版次/修改：第　版/第　　次修改	生效日期：	第　页共　页
编写人：	审核人：	批准人：

1. 目的

规范脓液及伤口标本培养标准操作规程，确保检验结果准确、可靠。

2. 标本类型

脓液及伤口分泌物。

3. 标本采集

参见《标本采集、运送、保存程序》。

4. 试剂、仪器

4.1·细菌鉴定卡、药敏纸片，血琼脂平板、麦康凯琼脂平板，诊断血清、革兰染液、氧化酶试剂、触酶试剂等相关生化试剂。

4.2·二级生物安全柜、显微镜、恒温培养箱、CO_2培养箱、微生物鉴定及药敏分析仪、接种环、接种针、电热灼烧器。

5. 细菌鉴定和药敏质控

参见《质量管理》。

6. 检验步骤

6.1·第一日（接种与培养）

6.1.1　接收标本后，立即对标本进行编号，然后在 LIS 系统中签收。

6.1.2　将标本分别接种于血琼脂平板和麦康凯琼脂平板，置于 5％～10％ CO_2 环境中 35℃培养 18～24 h，观察细菌生长情况。

6.2·第二日（观察细菌生长情况）：观察各种固体培养基上的细菌生长情况并进行相应处理，将其记录在程序单上（日期、涂片、分纯、上机、手工生化、药敏等）。

6.2.1　血琼脂平板：打开血琼脂平板，首先观察是否有细菌生长，如果有细菌生长，初步确认是阳性菌还是阴性菌，挑取可疑菌落涂片染色进一步确认。如果没有菌生长，则继续培养 24 h。

6.2.2　麦康凯琼脂平板：观察麦康凯琼脂平板上有无细菌生长，如果有细菌生长（粉红色、无色等其他颜色的菌落），进行生化鉴定和药敏试验，若没有菌生长，则继续培养 24 h。

6.2.3　鉴定：根据菌落观察和涂片结果确认为阳性或阴性菌后，选择合适的鉴定卡片，挑取菌落制成菌悬液，用微生物鉴定仪、传统生化试验、MALDI-TOF-MS 进行鉴定。

6.3·第三日（报告结果）

6.3.1　阳性结果

6.3.1.1　仪器报告细菌鉴定结果后，需再次观察原始平板上的菌落特征，判断其与仪器结果是否相吻合，相吻合时才可以发出报告；不吻合时再查找原因，是平板菌落不纯，还是机器鉴定结果有误或者其他原因等。

6.3.1.2 脓液及伤口分泌物培养出的细菌或真菌均为病原菌,应进行鉴定和药敏试验,报告菌名和药敏试验结果。

6.3.2 阴性结果:经培养 48 h,仍无细菌生长,报告"培养 2 日无细菌生长"。

6.4·结核分枝杆菌培养:参见《分枝杆菌属检验标准操作规程》。

6.5·真菌培养:可用沙氏培养基。

7. 操作流程

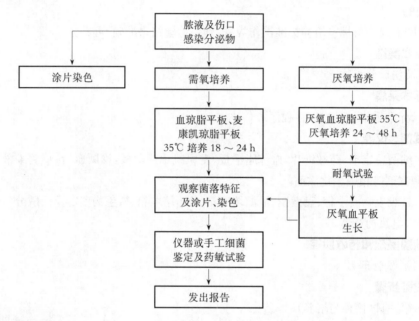

8. 结果解释

8.1·对于某些特殊患者如气性坏疽患者,在菌种鉴定及药敏试验结果尚未报出之前,根据标本直接涂片镜检情况,采取治疗措施。

8.2·脓液及伤口分泌物标本在血琼脂平板上 35℃培养 24~48 h 后,若出现针尖样大菌落,涂片革兰染色形态为细长,应加做抗酸染色以排除快速生长分枝杆菌。

8.3·对于猫、狗等咬伤的伤口分泌物,在 24 h 观察菌落无生长时,可延长培养时间,以免漏检侵蚀艾肯菌(培养 72~96 h,可能呈现针尖状、草帽状或斗笠状等菌落形态,氧化酶阳性,麦康凯琼脂平板不生长)。

8.4·厌氧菌培养取得样本后,拭子应立即置于厌氧运送管,尽可能少让样本暴露于空气中。穿刺时最好以针筒直接抽取,避免接触环境中氧气。

9. 临床意义

从脓液及伤口分泌物标本中能检出的病原微生物种类很多,其中,局部化脓性感染(包括毛囊炎、疖、痈、甲沟炎、扁桃体炎、乳腺炎、中耳炎、外耳道疖肿、外耳道炎、细菌性结膜炎、脓疱疮、外科切口及创伤感染等)最常见的病原菌是葡萄球菌和链球菌。化脓性骨髓炎、化脓性关节炎的主要病原菌是金黄色葡萄球菌。慢性骨髓炎和慢性化脓性关节炎病原菌中,除上述细菌外,主要为结核分枝杆菌。脓液标本中可检出铜绿假单胞菌、变形杆菌和类白喉棒状杆菌等,常为继发性感染或污染所致。气性坏疽主要病原菌为产气荚膜梭菌,其次为水肿梭菌、败毒梭菌及溶组织梭菌等。坏疽常继发于葡萄球菌、链球菌、大肠埃希菌或其他需氧菌感染。器官脓肿和机体深部组织的脓肿多为厌氧菌感染。

参考文献

[1] 中国合格评定国家认可委员会.医学实验室质量和能力认可准则的应用要求:CNAS-CL02-A001:2023[S/OL].(2023-08-01)[2023-09-26].https://www.cnas.org.cn/rkgf/sysrk/rkyyzz/2023/08/912141.shtml.

[2] Karen C Carroll, Michael A Pfaller. Manual of Clinical Microbiology [M]. 13th ed. Washington DC: American Society for Microbiology, 2023.

[3] 国家卫生健康委员会.临床微生物检验基本技术标准:WS/T 805—2022[S/OL].(2022-11-02)[2023-09-26].http://www.nhc.gov.cn/wjw/s9492/202211/d9bbe1d4d4cf49408bbbb65ae401aeb5.shtml.

(周庭银)

褥疮溃疡标本培养标准操作规程

×××医院检验科微生物组作业指导书		文件编号：××-JYK-××-××-××	
版次/修改：第　版/第　次修改		生效日期：	第　页 共　页
编写人：	审核人：		批准人：

1. 目的

规范褥疮溃疡标本培养标准操作规程，确保检验结果准确、可靠。

2. 标本类型

褥疮溃疡标本。

3. 标本采集

参见《标本采集、运送、保存程序》。

4. 试剂、仪器

4.1·细菌鉴定卡、药敏卡、药敏纸片、血琼脂平板、麦康凯琼脂平板，诊断血清、革兰染液、氧化酶试剂、触酶试剂等相关生化试剂。

4.2·二级生物安全柜、显微镜、恒温培养箱、CO_2培养箱、微生物鉴定及药敏分析仪、接种环、接种针、电热灼烧器。

5. 细菌鉴定和药敏质控

参见《质量管理》。

6. 检验步骤

6.1·第一日（接种与培养）

6.1.1　接收标本后，立即对标本进行编号，然后在 LIS 系统中签收。

6.1.2　将标本分别接种于血琼脂平板和麦康凯琼脂平板，置于 5%～10% CO_2 环境中 35℃培养 18～24 h，观察细菌生长情况。

6.2·第二日（观察细菌生长情况）：观察各种固体培养基上的细菌生长情况并进行相应处理，将其记录在程序单上（日期、涂片、分纯、上机、手工生化、药敏等）。

6.2.1　血琼脂平板：打开血琼脂平板，首先观察是否有细菌生长，如果有细菌生长，初步确认是革兰阳性菌还是革兰阴性菌，挑取可疑菌落涂片染色进一步确认。如果没有菌生长，则继续培养 24 h。

6.2.2　麦康凯琼脂平板：观察麦康凯琼脂平板上有无细菌生长，如果有细菌生长（粉红色、无色等其他颜色的菌落），进行生化鉴定和药敏试验，若没有菌生长，则继续培养 24 h。

6.2.3　鉴定：根据菌落观察和涂片结果确认为阳性或阴性菌后，选择合适的鉴定卡片，挑取菌落制成菌悬液，用微生物鉴定仪、传统生化试验、MALDI-TOF-MS 进行鉴定。

6.3·第三日（结果报告）

6.3.1　阳性结果

6.3.1.1　仪器报告细菌鉴定结果后，需再次观察原始平板上的菌落特征，判断其与仪器结果是否相吻合，如果相吻合，可以发出报告，若不吻合再查找原因，是平板菌落不纯，还是机器鉴定结果有误或者其他原因等。

6.3.1.2 褥疮溃疡标本培养出的细菌或真菌均为病原菌,应进行鉴定药敏试验,报告菌名和药敏试验结果。

6.3.2 阴性结果:经培养48 h,仍无细菌生长者,报告"培养2日无细菌生长"。

6.4·结核分枝杆菌培养:参见《分枝杆菌属检验标准操作规程》。

6.5·真菌培养:可用沙氏培养基。

7. 操作流程

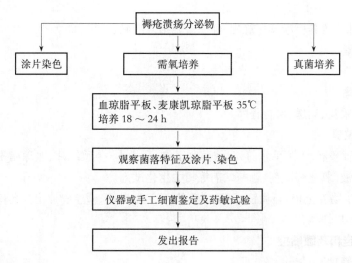

8. 结果解释

8.1·褥疮感染的病原菌以葡萄球菌属和肠杆菌科为主,其次为非发酵菌(其中又以铜绿假单胞菌为主)和其他病原菌。引起褥疮创面感染的真菌以白假丝酵母菌、热带假丝酵母菌和克柔假丝酵母菌为主。

8.2·采集褥疮溃疡标本时应采集褥疮边缘的脓性分泌物,拭子放在运送培养基中,立即送检,不要采集创口表面的渗液。

9. 临床意义

褥疮感染是由于身体局部组织长期受压,血液循环障碍,导致组织失去正常功能而出现破损和坏死,进而伴发感染,尤以中老年长期卧床、糖尿病患者最为常见。

参考文献

[1] 中国合格评定国家认可委员会.医学实验室质量和能力认可准则的应用要求:CNAS - CL02 - A001:2023[S/OL].(2023 - 08 - 01)[2023 - 09 - 26].https://www.cnas.org.cn/rkgf/sysrk/rkyyzz/2023/08/912141.shtml.

[2] Karen C Carroll, Michael A Pfaller. Manual of Clinical Microbiology [M]. 13th ed. Washington DC: American Society for Microbiology, 2023.

[3] 国家卫生健康委员会.临床微生物检验基本技术标准:WS/T 805—2022[S/OL].(2022 - 11 - 02)[2023 - 09 - 26].http://www.nhc.gov.cn/wjw/s9492/202211/d9bbe1d4d4cf49408bbbb65ae401aeb5.shtml.

(周庭银)

组织标本培养标准操作规程

×××医院检验科微生物组作业指导书		文件编号：××-JYK-××-××-××	
版次/修改：第　版/第　次修改		生效日期：	第　页 共　页
编写人：	审核人：		批准人：

1. 目的

规范组织标本培养标准操作规程，确保检验结果准确、可靠。

2. 标本类型

组织标本。

3. 标本采集

参见《标本采集、运送、保存程序》。

4. 试剂、仪器

4.1·组织研磨器、无菌手术剪刀、细菌鉴定卡、药敏卡、药敏纸片、血琼脂平板、麦康凯琼脂平板，革兰染液、氧化酶试剂、触酶试剂等相关生化试剂。

4.2·二级生物安全柜、显微镜、恒温培养箱、CO_2培养箱、微生物鉴定及药敏分析仪、接种环、接种针、电热灼烧器。

5. 细菌鉴定和药敏质控

参见《质量管理》。

6. 检验步骤

6.1·第一日（接种与培养）

6.1.1　接收标本后，立即对标本进行编号，然后在 LIS 系统中签收。

6.1.2　取组织块标本（脑、肺、淋巴管、心肌赘生物等）置于无菌研磨器中（若标本较大，则用无菌剪刀将其剪成 2～3 cm 小块），加入约 300 μL 肉汤研磨成匀浆，研磨好的标本用无菌拭子取出，接种于血琼脂平板和麦康凯琼脂平板（或 EMB 琼脂平板），35℃培养 18～24 h 后，观察细菌生长情况。需要时，可采用厌氧菌培养流程进行操作。

6.2·第二日（观察细菌生长情况）：观察各种固体培养基上的细菌生长情况并进行相应处理，将其记录在程序单上（日期、涂片、手工生化、分纯、上机、药敏等）。

6.2.1　血琼脂平板：打开血琼脂平板，首先观察是否有细菌生长，如果有细菌生长，初步确认是阳性菌还是阴性菌，挑取可疑菌落涂片染色进一步确认。如果没有，则继续培养 24 h。

6.2.2　麦康凯琼脂平板：观察麦康凯琼脂平板上有无细菌生长，如果有细菌生长（粉红色、无色等其他颜色的菌落），进行生化鉴定和药敏试验，若没有，则继续培养 24 h。

6.2.3　鉴定：根据菌落观察和涂片结果确认为阳性或阴性菌后，选择合适的鉴定卡片，挑取菌落制成菌悬液，用微生物鉴定仪、传统生化试验、MALDI‑TOF‑MS 进行鉴定。

6.3·第三日（结果报告）

6.3.1　阳性结果

6.3.1.1　仪器报告细菌鉴定结果后，需再次观察原始平板上的菌落特征，判断其与仪器结果是否相吻合,相吻合时,才可以发出报告。不吻合需再查找原因,是平板菌落不纯,还是机器鉴定结果有误或者其他原因等。

6.3.1.2 组织标本为无菌标本,培养出的细菌或真菌均为病原菌,应进行鉴定和药敏试验,报告菌名和药敏试验结果。心内膜炎患者手术切除的组织,培养细菌或真菌应结合术前血培养的结果进行分析,以确诊导致心内膜感染的致病菌,以便临床进行长期用药治疗。

6.3.2 阴性结果:经培养 48 h,仍无细菌生长者,报告"培养 2 日无细菌生长"。

6.4·厌氧菌培养:参见《厌氧菌检验标准操作规程》。

6.5·结核分枝杆菌培养:参见《分枝杆菌属检验标准操作规程》。

6.6·真菌培养:可用沙氏培养基。

7. 操作流程

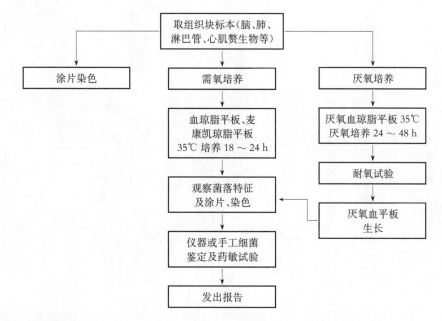

8. 结果解释

8.1·表浅的感染组织和各种窦道标本可用棉签擦拭、小刀刮取、穿刺抽吸或手术切除,对窦道和瘘管应深部刮取,获得部分管壁组织。

8.2·深部组织标本可在手术过程中采取穿刺活检或抽取分泌物送检,也可使用相应的内镜采集活检标本。标本置无菌容器并加入少量生理盐水以保持湿度,或置肉汤增菌液中送检。如怀疑为军团菌感染,肺组织切片不要滴加生理盐水(能抑制军团菌生长)。如果怀疑为厌氧菌感染,应把组织放入运送培养基内立即送检。

8.3·不可研磨的标本,如骨或软骨等,先将标本放入脑心浸液肉汤中培养。

8.4·将组织剪切或研磨后点种。如怀疑为毛霉目真菌感染时,不宜研磨。

9. 临床意义

表浅的皮肤、黏膜感染有炎症或坏死的组织,如细菌或真菌引起的皮肤烧伤创面感染,厌氧菌引起的牙周炎,真菌引起的各种体癣、头癣等。深部组织感染是指由病原微生物引起的深部组织感染,包括心脏瓣膜、支气管、肺、肝、胆、脾、胃等器官的病变,一般都比较严重,甚至危及生命,且久治不愈,只有通过内镜和手术获得相应的组织标本,才能帮助诊断和治疗。

参考文献

[1] 中国合格评定国家认可委员会.医学实验室质量和能力认可准则的应用要求:CNAS-CL02-A001:2023[S/OL].(2023-08-01)[2023-09-26].https://www.cnas.org.cn/rkgf/sysrk/rkyyzz/2023/08/912141.shtml.

[2] Karen C Carroll, Michael A Pfaller. Manual of Clinical Microbiology [M]. 13th ed. Washington DC: American Society for Microbiology, 2023.

[3] 国家卫生健康委员会.临床微生物检验基本技术标准:WS/T 805—2022[S/OL].(2022-11-02)[2023-09-26].http://www.nhc.gov.cn/wjw/s9492/202211/d9bbe1d4d4cf49408bbbb65ae401aeb5.shtml.

(周庭银)

生殖道标本培养标准操作规程

×××医院检验科微生物组作业指导书		文件编号：××-JYK-××-××-××	
版次/修改：第　　版/第　　次修改		生效日期：	第　页 共　页
编写人：	审核人：		批准人：

1. 目的

规范生殖道标本培养标准操作规程，确保检验结果准确、可靠。

2. 标本类型

男性尿道、女性外生殖道、内生殖道脓肿或抽吸液等标本。

3. 标本采集

参见《标本采集、运送、保存程序》。

4. 试剂、仪器

4.1·细菌鉴定卡、药敏卡、药敏纸片、血琼脂平板、淋病奈瑟菌平板、麦康凯琼脂平板，以及革兰染液、氧化酶试剂、触酶试剂等相关生化试剂。

4.2·二级生物安全柜、显微镜、恒温培养箱、CO_2培养箱、微生物鉴定及药敏分析仪、接种环、接种针、电热灼烧器。

5. 细菌鉴定和药敏质控

参见《质量管理》。

6. 检验步骤

6.1·第一日（接种与培养）

6.1.1　接收标本后，立即对标本进行编号，然后在 LIS 系统中签收。

6.1.2　将标本分别接种于血琼脂平板和麦康凯琼脂平板，置于 5％～10％ CO_2 环境中35℃培养 18～24 h，观察细菌生长情况。

6.1.3　疑似淋病患者的标本，应接种于淋病奈瑟菌琼脂平板，置于 5％～10％ CO_2 环境中 35℃培养 18～24 h，观察细菌生长情况。

6.1.4　疑似软下疳患者的标本（杜克嗜血杆菌感染），应接种于选择性巧克力琼脂平板，置于 5％～10％ CO_2 环境中 35℃培养 18～24 h，观察细菌生长情况。

6.2·第二日（观察细菌生长情况）：观察各种固体培养基上的细菌生长情况并进行相应处理，将其记录在程序单上（日期、涂片、分纯、上机、手工生化、药敏等）。

6.2.1　血琼脂平板：打开血琼脂平板，首先观察是否有细菌生长，如果有细菌生长，初步确认是阳性菌还是阴性菌，挑取可疑菌落涂片染色进一步确认。如果没有，则继续培养 24 h。

6.2.2　巧克力琼脂平板：观察巧克力琼脂平板是否有细小、无色透明似水滴状的菌落（疑似杜克嗜血杆菌）。如果没有菌生长，则继续培养 24 h。

6.2.3　淋病奈瑟菌在淋病奈瑟菌琼脂平板上形成较小、光滑、凸起、无色透明或呈灰白色的菌落，做氧化酶试验，若阳性，则进一步鉴定；若无细菌生长，则继续培养 24 h。

6.2.4　鉴定：根据菌落观察和涂片结果确认为阳性或阴性菌后，选择合适的鉴定卡片，挑取菌落制成菌悬液,用微生物鉴定仪、传统生化试验、MALDI-TOF-MS进行鉴定。

6.3·第三日(结果报告)

6.3.1 阳性结果:仪器报告细菌鉴定结果后,需再次观察原始平板上的菌落特征,判断其与仪器结果是否相吻合,相吻合时才可以发出报告;不吻合时再查找原因,是平板菌落不纯,还是机器鉴定结果有误或者其他原因等。培养出的病原菌应进行鉴定、药敏试验,报告病原菌名和药敏试验结果。

6.3.2 阴性结果

6.3.2.1 男性尿道标本、子宫颈分泌物、女性阴道分泌物经培养2日,仍无病原菌生长者,报告"培养2日无病原菌生长"。

6.3.2.2 无菌部位标本细菌培养2日未检出细菌,报告为"培养2日无细菌生长"。

6.3.2.3 淋病奈瑟菌培养阴性,报告为"未检出淋病奈瑟菌"。

6.4·厌氧菌培养:参见《厌氧菌检验标准操作规程》。

6.5·结核分枝杆菌培养:参见《分枝杆菌属检验标准操作规程》。

7. 操作流程

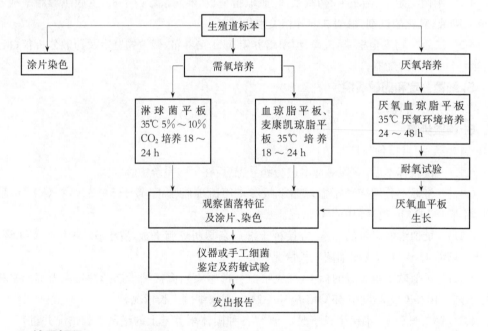

8. 结果解释

8.1·人体的生殖道有多种病原体,主要包括淋病奈瑟菌、念珠菌属、杜克嗜血杆菌、阴道加特纳菌、沙眼衣原体、人乳头瘤病毒、疱疹病毒等。

8.2·外生殖道标本检出肠杆菌科、金黄色葡萄球菌、肠球菌属等通常无临床意义。

8.3·内生殖道脓肿或抽吸液标本分离出肠杆菌科、葡萄球菌属、肠球菌属等及厌氧菌可考虑为病原菌。

8.4·从产妇患者(在怀孕35～37周时)的阴道和会阴标本分离B群链球菌(无乳链球菌)很重要,因为这种微生物可引起严重的新生儿脓毒症和新生儿脑膜炎。

8.5·产单核细胞李斯特菌在生殖道标本中容易被误认为类白喉棒状杆菌,可引起先兆流产,应引起临床注意。

8.6·软下疳是由杜克嗜血杆菌(又称软下疳杆菌)引起的一种性病,临床以急性疼痛性生殖器溃疡、局部淋巴结肿大、化脓为特点。杜克嗜血杆菌不同于流感嗜血杆菌,它是一种呈链状或长丝状的革兰阴性杆菌,而流感嗜血杆菌是革兰阴性小球杆菌,应引起检验人员的注意。

8.7·阴道加特纳菌:革兰阴性、细长、多形状杆菌。兼性厌氧菌:在绵羊血琼脂平板上生长的菌落为细小、露珠状,有狭窄的绿色环出现,在含人血琼脂平板上有 β 溶血。

9. 临床意义

正常的内生殖道是无菌的,而外生殖器(包括男性尿道口和女性阴道)有多种细菌寄生,如尿道口常见有葡萄球菌、类白喉棒状杆菌和非结核分枝杆菌等,阴道常见有乳酸杆菌、双歧杆菌、消化球菌等。查见病原菌提示有细菌感染,如急、慢性前列腺炎,睾丸炎,精囊炎,附睾炎,阴道炎,急、慢性淋病等。阴道加特纳菌与细菌性阴道炎(BV)有关。BV 可以导致多种严重的妇科并发症,如子宫全切的术后感染、绒毛膜炎、羊水感染、早产、产后子宫内膜炎等。阴道加特纳菌还能引起新生儿致死性和非致死性菌血症和软组织感染。

参考文献

[1] 中国合格评定国家认可委员会.医学实验室质量和能力认可准则的应用要求:CNAS - CL02 - A001:2023[S/OL].(2023 - 08 - 01)[2023 - 09 - 26].https://www.cnas.org.cn/rkgf/sysrk/rkyyzz/2023/08/912141.shtml.

[2] Karen C Carroll, Michael A Pfaller. Manual of Clinical Microbiology [M]. 13th ed. Washington DC: American Society for Microbiology, 2023.

[3] 国家卫生健康委员会.临床微生物检验基本技术标准:WS/T 805—2022[S/OL].(2022 - 11 - 02)[2023 - 09 - 26].http://www.nhc.gov.cn/wjw/s9492/202211/d9bbe1d4d4cf49408bbbb65ae401aeb5.shtml.

(周庭银)

前列腺标本培养标准操作规程

×××医院检验科微生物组作业指导书	文件编号：××-JYK-××-××-××	
版次/修改：第　　版/第　　次修改	生效日期：	第　　页　共　　页
编写人：	审核人：	批准人：

1. 目的

规范前列腺标本培养标准操作规程，确保检验结果准确、可靠。

2. 标本类型

前列腺标本。

3. 标本采集

参见《标本采集、运送、保存程序》。

4. 试剂、仪器

4.1·细菌鉴定卡、药敏卡、药敏纸片，血琼脂平板、麦康凯琼脂平板，革兰染液、氧化酶试剂、触酶试剂等相关生化试剂。

4.2·二级生物安全柜、显微镜、恒温培养箱、CO_2培养箱、微生物鉴定及药敏分析仪、接种环、接种针、电热灼烧器。

5. 细菌鉴定和药敏质控

参见《质量管理》。

6. 检验步骤

6.1·第一日（接种与培养）

6.1.1　接收标本后，立即对标本进行编号，然后在 LIS 系统中签收。

6.1.2　用接种环挑取前列腺标本，分别接种于血琼脂平板和麦康凯琼脂平板，或者将标本直接接种于体液培养瓶，增菌培养。置于 5%～10% CO_2 环境中 35℃培养 18～24 h，观察细菌生长情况。

6.2·第二日（观察细菌生长情况及其处理）：观察各种固体培养基上有无细菌生长并进行相应处理，记录在程序单上（日期、涂片、手工生化、分纯、上机、药敏等）。

6.2.1　血琼脂平板：打开血琼脂平板，观察是否有细菌生长，如果有菌生长，初步确认是阳性菌还是阴性菌，挑取可疑菌落涂片染色进一步确认。如果没有细菌生长，则继续培养24 h。

6.2.2　麦康凯琼脂平板：观察麦康凯琼脂平板上有无细菌生长，如果有细菌生长（粉红色、无色等其他颜色的菌落），进行生化鉴定和药敏试验，若没有细菌生长，则继续培养24 h。

6.2.3　副流感嗜血杆菌也可引起前列腺感染，必要时增加巧克力琼脂平板。

6.2.4　鉴定：根据菌落观察和涂片结果确认为阳性或阴性菌后，选择鉴定卡片，挑取菌落制成菌悬液，用微生物鉴定仪、传统生化试验、MALDI-TOF-MS进行鉴定。

6.3·第三日（结果报告）

6.3.1　阳性结果

6.3.1.1　仪器报告细菌鉴定结果后，需再次观察原始平板上的菌落特征，判断其与仪器结果是否相吻合,如果相吻合,可以发出报告。若不吻合需再查找原因,是平板菌落不纯,还是机器鉴定结果有误或者其他原因等。

6.3.1.2　报告菌名和抗菌药物药敏试验结果。

6.3.2　阴性结果:经培养 48 h,仍无细菌生长者,报告"培养 2 日无细菌生长"。

6.4·结核分枝杆菌培养:参见《分枝杆菌属检验标准操作规程》。

6.5·真菌培养:参见《真菌检验标准操作程序》。

7. 操作流程

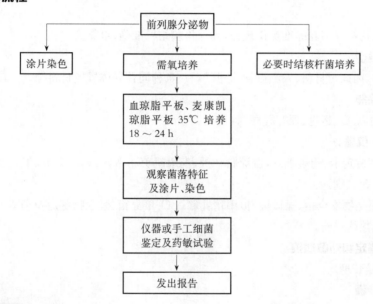

8. 结果解释

8.1·前列腺炎的主要致病菌

常　　见	少　　见	备　　注
凝固酶阴性葡萄球菌 金黄色葡萄球菌 副流感嗜血杆菌 大肠埃希菌 肺炎克雷伯菌 假单胞菌属	结核分枝杆菌 淋病奈瑟菌 支原体 衣原体	淋病奈瑟菌感染所致的前列腺炎应引起临床上重视

8.2·副流感嗜血杆菌本寄生于人类呼吸道,主要引起急、慢性呼吸系统感染,也可引起前列腺感染,因此前列腺标本分离培养中应增加巧克力琼脂平板。

9. 临床意义

细菌感染所致的慢性前列腺炎是男性常见的泌尿系统疾病,好发于青壮年男性,可导致男性性功能障碍及不育症,是泌尿科最常见却又非常棘手的一种感染性疾病。细菌感染是其发病的主要原因。

（周庭银）

人体植入物标本培养标准操作规程

×××医院检验科微生物组作业指导书		文件编号：××-JYK-××-××-××	
版次/修改：第　　版/第　　次修改		生效日期：	第　　页　共　　页
编写人：	审核人：		批准人：

1. 目的

人体植入物标本培养标准操作规程，确保检验结果准确、可靠。

2. 标本类型

人工假体、内固定材料、人工血管、心脏瓣膜、各种同种异体置换材料等。

3. 标本采集

参见《标本采集、运送、保存程序》。

4. 试剂、仪器

4.1·细菌鉴定卡、药敏纸片，血琼脂平板、麦康凯琼脂平板，革兰染液、氧化酶试剂、触酶试剂等相关生化试剂。

4.2·二级生物安全柜、显微镜、恒温培养箱、CO_2培养箱、微生物鉴定及药敏分析仪、接种环、接种针、电热灼烧器。

5. 细菌鉴定和药敏质控

参见《质量管理》。

6. 检验步骤

6.1·第一日（接种与培养）

6.1.1　接收标本后，立即对标本进行编号，然后在 LIS 系统中签收。

6.1.2　将标本分别接种于血琼脂平板和麦康凯琼脂平板，置于 5％～10％ CO_2 环境中35℃培养 18～24 h，观察细菌生长情况。

6.2·第二日（观察细菌生长情况）：观察各种固体培养基上的细菌生长情况并进行相应处理，将其记录在程序单上（日期、涂片、分纯、继续培养、上机、手工生化、药敏等）。

6.2.1　血琼脂平板：打开血琼脂平板，首先观察是否有细菌生长，如果有细菌生长，初步确认是阳性菌还是阴性菌，挑取可疑菌落涂片染色进一步确认。如果没有菌生长，则继续培养 24 h。

6.2.2　麦康凯琼脂平板：观察麦康凯琼脂平板上有无细菌生长，如果有细菌生长（粉红色、无色等其他颜色的菌落），进行生化鉴定和药敏试验，若没有细菌生长，则继续培养 24 h。

6.2.3　鉴定：根据菌落观察和涂片结果确认为阳性或阴性菌后，选择合适的鉴定卡片，挑取菌落制成菌悬液，用微生物鉴定仪、传统生化试验、MALDI-TOF-MS 进行鉴定。

6.3·第三日（报告结果）

6.3.1　阳性结果

6.3.1.1　仪器报告细菌鉴定结果后，需再次观察原始平板上的菌落特征，判断其与仪器结果是否相吻合，相吻合时才可以发出报告；不吻合时再查找原因，是平板菌落不纯，还是机器鉴定结果有误或者其他原因等。

6.3.1.2　脓液及伤口分泌物培养出的细菌或真菌均为病原菌,应进行鉴定和药敏试验,报告菌名和药敏试验结果。

6.3.2　阴性结果:经培养 48 h,仍无细菌生长者,报告"培养 2 日无细菌生长"。

6.4·结核分枝杆菌培养:参见《分枝杆菌属检验标准操作规程》。

6.5·真菌培养:可用沙氏培养基。

7. 操作流程

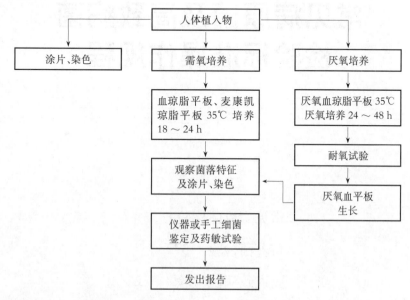

8. 结果解释

8.1·人工关节置换术后感染,假体松动,伤口内有恶性液体流出。局部消毒后,用穿刺针穿刺关节液或通过手术获取组织标本,送细菌培养。

8.2·乳腺植入物最常见的感染原因是破裂、植入物周围形成的胶原被膜挛缩及感染。感染局部有分泌物直接取标本做细菌培养。

8.3·分枝杆菌也可引起乳腺植入物感染,特别是龟分枝杆菌和偶发分枝杆菌导致的感染。真菌如曲霉菌也可通过直接接种或在植入物填充物中休眠多个月后而感染植入物。放线菌可通过胸壁侵蚀引起乳腺感染,并且据报告在少数情况下可表现为乳腺肿物。

9. 临床意义

引起人体植入物感染的主要致病菌以革兰阳性球菌为主,包括金黄色葡萄球菌、凝固酶阴性葡萄球菌、链球菌和肠球菌;而革兰阴性菌以鲍曼不动杆菌、铜绿假单胞菌、大肠埃希菌等为主。其次为分枝杆菌和厌氧菌。葡萄球菌属多发生于假体周围感染,糖尿病是极易继发葡萄球菌感染的重要危险因素;同时葡萄球菌易形成生物被膜且长期寄植于感染部位,难以清除。即使体外敏感的抗菌药物如万古霉素,也难以穿透被膜而杀灭被膜内细菌,这也是导致假体周围感染经久难愈的原因。而革兰阴性菌中,铜绿假单胞菌和鲍曼不动杆菌也具有形成生物被膜的能力,故也难以用药物清除。

(周庭银)

第十一章
常见病原菌及高致病菌
检验标准操作规程

葡萄球菌属检验标准操作规程

×××医院检验科微生物组作业指导书	文件编号：××-JYK-××-××-××	
版次/修改：第 版/第 次修改	生效日期：	第 页 共 页
编写人：	审核人：	批准人：

1. 概述

葡萄球菌属是一类触酶试验阳性的革兰阳性球菌,包括金黄色葡萄球菌、金黄色葡萄球菌金黄色亚种、金黄色葡萄球菌厌氧亚种、表皮葡萄球菌、溶血葡萄球菌、人葡萄球菌、头状葡萄球菌、模仿葡萄球菌、山羊葡萄球菌、科氏葡萄球菌、马葡萄球菌、沃氏葡萄球菌、施氏葡萄球菌、松鼠葡萄球菌、中间葡萄球菌、海豚葡萄球菌、腐生葡萄球菌、路登葡萄球菌等 66 个种和亚种。金黄色葡萄球菌是最重要的致病葡萄球菌。

2. 标本类型

血液、尿液、痰、肺泡灌洗液、脑脊液、穿刺液、脓液、分泌物等标本。

3. 鉴定

3.1·形态与染色：革兰阳性球菌,成单、双、短链或不规则葡萄状排列。

3.2·培养特性：金黄色葡萄球菌在血琼脂平板上的典型菌落为金黄色,周围有明显的β溶血环,部分菌落也可呈灰白色或柠檬色,或发生溶血性变异,产生非溶血或者不完全溶血菌落,应注意鉴别。在高盐甘露醇平板上呈淡橙黄色菌落。表皮葡萄球菌在血琼脂平板上菌落为白色或柠檬色,多数不溶血。

3.3·生化反应：金黄色葡萄球菌触酶试验阳性,分解葡萄糖、麦芽糖、蔗糖和甘露醇,不分解棉子糖和水杨苷,明胶、血浆凝固酶和 DNA 酶试验阳性,七叶苷试验阴性。

3.4·鉴别要点

3.4.1 本菌属特征：革兰阳性球菌,呈葡萄状排列,触酶试验阳性。金黄色葡萄球菌在血琼脂平板上菌落呈金黄色或白色,DNA 酶和血浆凝固酶试验均阳性,发酵甘露醇。

3.4.2 与微球菌属的鉴别：葡萄球菌属葡萄糖 O/F 试验为发酵型,镜下以葡萄状排列为主,菌体较小。而微球菌属为氧化型或无反应,镜下以四联排列为主,且菌体较大。

3.4.3 与链球菌属的鉴别：葡萄球菌属葡萄糖 O/F 试验为发酵型,触酶试验阳性,链球菌属葡萄糖 O/F 试验为氧化型,触酶试验阴性。

3.4.4 凝固酶试验阳性葡萄球菌的鉴别

菌 名	凝固酶	触酶	溶血	碱性磷酸酶	甘露醇	耐热核酸酶	脲酶	精氨酸	V-P	新生霉素耐药
金黄色葡萄球菌金黄色亚种	+	+	+	+	+	v	+	+	-
金黄色葡萄球菌厌氧亚种	+	-	+	ND	+	ND	ND	-	-
施氏葡萄球菌聚集亚种	+	+	(+)	+	d	+	+	+	-
中间葡萄球菌	+	+	v	+	d	+	+	v	-

(续表)

菌　　名	凝固酶	触酶	溶血	碱性磷酸酶	甘露醇	耐热核酸酶	脲酶	精氨酸	V-P	新生霉素耐药
海豚葡萄球菌	+	+	v	+	(+)	−	+	+	−	−
猪葡萄球菌	v	+	−	+	−	+	v	+	−	−
水獭葡萄球菌	+	+	+	+	d	(±)	+	−	−	−

注:"＋"为90％以上菌株阳性,"－"为90％以上菌株阴性,"d"为11％～89％阳性,"v"为可变,"ND"为无资料

3.5·操作步骤

3.5.1　涂片、染色:观察菌落特征,在血平板上挑取可疑菌落,涂片、染色后镜检。

3.5.2　传统鉴定法:根据涂片染色结果,做触酶试验、凝固酶试验,选择合适的鉴定卡片,制成适合的麦氏菌液浓度(0.5～3.0 McF),用自动化微生物鉴定仪、传统生化试验进行鉴定。

3.5.3　MALDI-TOF-MS鉴定:用无菌针或牙签蘸取单个菌落,均匀涂布在质谱鉴定板上,滴加1 μL甲酸,待干后滴加1 μL质谱基质液,等待基质液干后,放入MALDI-TOF-MS质谱仪中进行鉴定。

4. 药敏

参见《抗菌药物敏感试验标准操作规程》及CLSI M100-S32及最新版本文件。

5. 质量控制

参见《质量管理》。

6. 结果解释

6.1·由于葡萄球菌分布广泛,故从临床标本中分离到金黄色葡萄球菌将其定为致病菌时应慎重,应根据凝固酶试验进一步确认。对可疑菌株的鉴定,最好利用商品化的鉴定系统根据生化图谱进行确定。凝固酶阴性葡萄球菌分离自无菌部位如脑脊液、导管相关性血流感染时,通常被视为致病菌。

6.2·甲氧西林耐药的金黄色葡萄球菌(MRSA)对多种广谱强效抗菌药物呈多重耐药性。如果检测出耐甲氧西林的葡萄球菌菌株,则报告除头孢洛林外,耐所有青霉素、头孢菌素、碳青霉烯类和β-内酰胺药或β-内酰胺酶抑制剂类抗生素,对氨基糖苷类和大环内酯类抗生素常协同耐药。若葡萄球菌属对四环素敏感,则对多西环素和米诺环素敏感。某些菌对四环素中介或耐药,而对多西环素和米诺环素敏感。临床感染葡萄球菌的患者用喹诺酮类治疗3～4日后,原来敏感的葡萄球菌易产生耐药。所以对这类葡萄球菌需多次反复进行药敏试验。大环内酯类耐药葡萄球菌包括固有耐药和诱导耐药。所以临床实验室须进行D试验以检测克林霉素诱导性耐药,根据D试验结果来报告克林霉素的耐药性。

7. 临床意义

7.1·葡萄球菌属在自然界分布很广,存在于空气、水、尘埃及皮肤上的葡萄球菌大多数无致病性。金黄色葡萄球菌主要引起局部组织的化脓性感染(疖、痈和创伤感染),以及菌血症、心内膜炎等全身性感染,也可引起骨髓炎、化脓性关节炎、肺炎和深部脓肿等。腐生葡萄球菌引起尿道感染、前列腺炎、外伤和菌血症等。溶血葡萄球菌引起心内膜炎、菌血症、腹膜

炎、尿道感染、外伤和关节炎等。

7.2·MRSA 的治疗：轻度感染可选用 SMZ‑TMP 和喹诺酮类，严重全身感染可选用万古霉素或其他糖肽类药物。

8. 鉴定流程

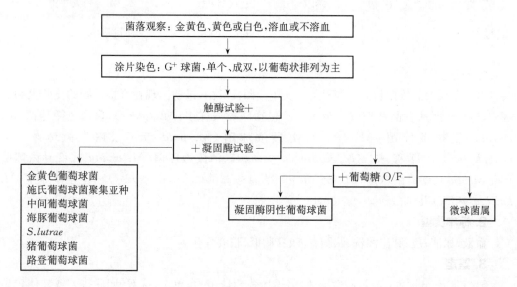

参考文献

[1] 中国合格评定国家认可委员会.医学实验室质量和能力认可准则的应用要求：CNAS‑CL02‑A001：2023[S/OL].(2023‑08‑01)[2023‑09‑26].https://www.cnas.org.cn/rkgf/sysrk/rkyyzz/2023/08/912141.shtml.

[2] Karen C Carroll，Michael A Pfaller. Manual of Clinical Microbiology[M]. 13th ed. Washington DC：American Society for Microbiology，2023.

（周庭银）

微球菌属检验标准操作规程

×××医院检验科微生物组作业指导书	文件编号：××-JYK-××-××-××	
版次/修改：第　　版/第　　次修改	生效日期：	第　　页　共　　页
编写人：	审核人：	批准人：

1. 概述

微球菌属为放线菌目微球菌科的一类革兰阳性球菌，最初出现在脊椎动物的皮肤上和土壤中，通常也能从食品和空气中分离到。包括藤黄微球菌（*M. luteus*）、玫瑰色微球菌（*M. roseus*）、里拉微球菌（*M. lylae*）、南极微球菌（*M. antarcticus*）、内生微球菌（*M. endophyticus*）、西宫微球菌（*M. nishinomiyaensis*）、活泼微球菌（*M. vividus*）、变异微球菌（*M. varians*）、克氏微球菌（*M. kristinae*）、栖息微球菌（*M. sedentarius*）和喜盐微球菌（*M. halobius*）等10几个菌种。

2. 标本类型

血液、尿液、痰、肺泡灌洗液、脑脊液、穿刺液、脓液等标本。

3. 鉴定

3.1·形态与染色：革兰阳性球菌，菌体比葡萄球菌大，单个、成双、四联排列或立体包裹状、不规则团块。

3.2·培养特性：在血琼脂平板上菌落小于葡萄球菌，呈圆形、黄色菌落。在营养琼脂平板上菌落呈黄色。

3.3·生化反应：触酶试验阳性，不分解葡萄糖，氧化酶和6.5％氯化钠耐盐试验均为阳性，胆汁七叶苷、精氨酸双水解酶、枸橼酸盐和硝酸盐还原试验均为阴性。

3.4·鉴别要点

3.4.1　革兰阳性球菌，菌体较大，菌落呈黄色，触酶试验阳性。

3.4.2　微球菌属与葡萄球菌属的鉴别

方　　法	微球菌	葡萄球菌
葡萄糖 O/F 试验	氧化	发酵
氧化酶试验	+	－
杆菌肽抑制试验	+	－
呋喃唑酮抑制试验	－	+

3.5·操作步骤

3.5.1　涂片、染色：观察菌落特征，在血平板上挑取可疑菌落，涂片、染色后镜检。

3.5.2　根据涂片染色结果，做触酶试验，选择合适的鉴定卡片，制成适合的麦氏菌液浓度（0.5～3.0 McF），用自动化微生物鉴定仪、传统生化试验或 MALDI - TOF - MS 质谱仪进行鉴定。

4. 药敏

一般不需要做药物敏感试验。

5. 质量控制

见《质量管理》。

6. 结果解释

微球菌属寄生于皮肤、黏膜、口咽部,在临床标本分离培养时注意与葡萄球菌相区别。

7. 临床意义

藤黄微球菌主要存在于泥土、水等外界环境及正常人和动物皮肤表面,一般不致病,但可为条件致病菌,引起伤口等局部组织感染,也能引起严重感染,如心内膜炎等疾病。

8. 鉴定流程

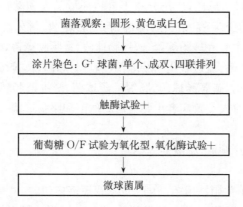

菌落观察:圆形、黄色或白色

涂片染色:G⁺ 球菌,单个、成双、四联排列

触酶试验＋

葡萄糖 O/F 试验为氧化型,氧化酶试验＋

微球菌属

参考文献

[1] 中国合格评定国家认可委员会.医学实验室质量和能力认可准则的应用要求:CNAS - CL02 - A001:2023[S/OL].(2023 - 08 - 01)[2023 - 09 - 26].https://www.cnas.org.cn/rkgf/sysrk/rkyyzz/2023/08/912141.shtml.

[2] Karen C Carroll,Michael A Pfaller. Manual of Clinical Microbiology[M]. 13th ed. Washington DC:American Society for Microbiology,2023.

(周庭银)

肠球菌属检验标准操作规程

×××医院检验科微生物组作业指导书	文件编号：××-JYK-××-××-××
版次/修改：第　　版/第　　次修改	生效日期：　　　第　页 共　页
编写人：	审核人：　　　　批准人：

1. 概述

肠球菌为革兰阳性（G⁺）球菌，广泛分布于自然环境及人和动物消化道内。肠球菌属包括粪肠球菌、屎肠球菌、鸟肠球菌、铅黄肠球菌、鹑鸡肠球菌、耐久肠球菌、驴肠球菌、鼠肠球菌、鸽肠球菌、犬肠球菌、木戴胜鸟肠球菌、假鸟肠球菌、盲肠肠球菌、殊异肠球菌、浅黄色肠球菌、亮黄肠球菌、浅黄肠球菌、血过氧化物肠球菌、病臭肠球菌、莫拉维亚肠球菌、蒙氏肠球菌、棉子糖肠球菌、解糖肠球菌、硫黄肠球菌、肠绒毛肠球菌、戴维斯肠球菌、赫尔曼肠球菌、海水肠球菌等40余种。其中对人类致病者主要为粪肠球菌和屎肠球菌。

2. 标本类型

血液、尿液、脑脊液、穿刺液、脓液等标本。

3. 鉴定

3.1·形态与染色：革兰阳性球菌，单个、成双或短链排列。

3.2·培养特性：在血琼脂平板上35℃培养18～24 h，形成较小、灰白色、有α或γ溶血环的菌落。在麦康凯琼脂平板上形成较小、干燥、粉红色菌落。

3.3·生化反应：触酶试验阴性，分解甘露醇，胆汁七叶苷试验阳性，在含6.5％氯化钠的肉汤中生长，多数菌株PYR试验阳性，对杆菌肽耐药。

3.4·鉴别要点

3.4.1　本菌属特征：革兰阳性球菌，触酶试验阴性，在6.5％氯化钠中生长，胆汁七叶苷试验阳性，45℃中生长。

3.4.2　与链球菌属和乳球菌属的鉴别：肠球菌属能在pH 9.6肉汤和45℃中生长，胆汁七叶苷和盐耐受试验阳性，而链球菌属和乳球菌属则相反。

3.4.3　粪肠球菌与屎肠球菌、鸟肠球菌的鉴别：粪肠球菌不分解L-阿拉伯糖，分解山梨醇。屎肠球菌能分解L-阿拉伯糖，分解山梨醇不定。鸟肠球菌分解L-阿拉伯糖、山梨醇。

3.5·操作步骤

3.5.1　涂片、染色：观察菌落特征，挑取可疑菌落，涂片、染色后镜检。

3.5.2　根据涂片染色结果，做触酶试验，选择合适的鉴定卡片，制成适合的麦氏菌液浓度（0.5～3.0 McF），用自动化微生物鉴定仪、传统生化试验或MALDI-TOF-MS质谱仪进行鉴定。

4. 药敏

参见《抗菌药物敏感试验标准操作规程》及CLSI M100-S32及最新版本文件。

5. 质量控制

见《质量管理》。

6. 结果解释

6.1·在β-内酰胺酶阴性肠球菌中，氨苄西林药敏试验结果可预测阿莫西林-克拉维酸、氨苄西林-舒巴坦、哌拉西林和哌拉西林-他唑巴坦等敏感性。青霉素药敏试验可预测氨苄西林、阿莫西林、氨苄西林-舒巴坦、阿莫西林-克拉维酸、哌拉西林和哌拉西林-他唑巴坦等药敏结果。粪肠球菌中氨苄西林药敏结果可以预测亚胺培南的药敏结果。

6.2·对于血培养和脑脊液培养分离出的肠球菌,需做 β-内酰胺酶检测,若 β-内酰胺酶阳性,则对氨基青霉素、羧基青霉素和脲基青霉素均耐药。若为耐万古霉素肠球菌(VRE)加做替考拉宁、氯霉素、红霉素、四环素和利福平药敏试验,根据结果进行治疗。氨基糖苷类高水平耐药株(HLAR)可用庆大霉素 120 μg/片筛选,无抑菌环为耐药,抑菌环≥10 mm 为非HLAR,对于抑菌环为 7～9 mm 的菌株需用稀释法确认。对于肠球菌属,头孢菌素类、氨基糖苷类(仅筛选高水平耐药性)、磺胺甲唑、甲氧苄啶和克林霉素在体外可能有活性(敏感),但在临床上耐药,所以不能报告肠球菌对这些药物敏感。

7. 临床意义

肠球菌为院内感染的重要病原菌,不仅可引起尿路感染、皮肤软组织感染,还可引起危及生命的腹腔感染、败血症、心内膜炎和脑膜炎,由于其固有耐药性,所致感染治疗困难。粪肠球菌和屎肠球菌主要引起医院感染,最常见为尿道感染(大部分与尿道器械操作、导尿等有关),其次为腹部和盆腔等部位的创伤和外科术后感染。近年来,肠球菌属氨苄西林耐药株和庆大霉素高耐药株逐渐增多,耐万古霉素的肠球菌国外也有较多报道,已使肠球菌所致重症感染的治疗成为临床棘手的问题。

8. 鉴定流程

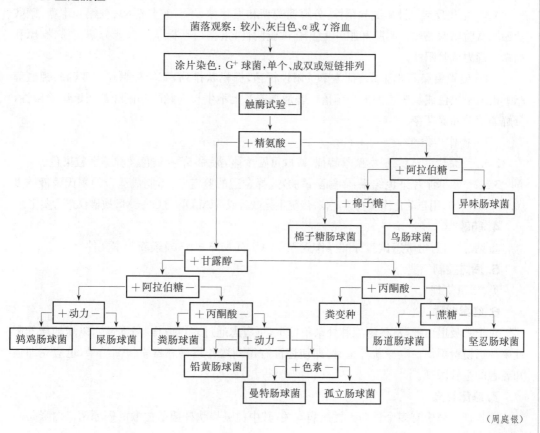

(周庭银)

棒状杆菌属检验标准操作规程

×××医院检验科微生物组作业指导书		文件编号：××-JYK-××-××-××	
版次/修改：第　　版/第　　次修改		生效日期：	第　页　共　页
编写人：	审核人：		批准人：

1. 概述

棒杆菌属为一群菌体一端或两端膨大呈棒状的革兰阳性杆菌,菌体染色不均匀,呈不规则栅栏状排列。目前有 129 个种或亚种,与人类有关的棒杆菌有 54 种,包括白喉棒杆菌、假白喉棒杆菌、拥挤棒杆菌、硬质小麦棒杆菌、解葡萄糖苷棒杆菌、杰氏棒杆菌、马氏棒杆菌、假结核棒杆菌、纹带棒杆菌和解脲棒杆菌等。

2. 标本类型

血液、痰、肺泡灌洗液、脑脊液等标本。

3. 鉴定

3.1 · 形态与染色：革兰阳性,呈棒状,排列不规则,常呈 X、V、L、Y 或栅栏状。

3.2 · 培养特性：血琼脂平板上 35℃培养 18～24 h 呈灰白色的菌落,似干酪状,无或有狭窄溶血环。在亚碲酸钾血琼脂平板上形成黑色或灰黑色菌落。

3.3 · 生化反应：触酶试验阳性,分解葡萄糖和麦芽糖,不分解甘露醇、蔗糖和木糖,硝酸盐还原试验阳性,脲酶、明胶和胆汁七叶苷试验阴性,重型白喉棒状杆菌能分解淀粉、糖原和糊精。毒力试验阳性。

3.4 · 鉴别要点：本菌属特征为革兰阳性杆菌,栅栏状排列,有异染颗粒。亚碲酸钾血琼脂平板上呈黑色或灰黑色的典型菌落。普通培养基上不生长。触酶和硝酸盐还原试验阳性,分解葡萄糖和麦芽糖。

3.5 · 操作步骤

3.5.1　涂片、染色：观察菌落特征,挑取可疑菌落,涂片、革兰染色及异染颗粒染色。

3.5.2　根据涂片染色结果,做触酶试验,选择合适的鉴定卡片,制成适合的麦氏菌液浓度(0.5～3.0 McF),用自动化微生物鉴定仪、传统生化试验或 MALDI - TOF - MS 质谱仪进行鉴定。

4. 药敏

参见《抗菌药物敏感试验标准操作规程》及 CLSI M45 - A3 及最新版本文件。

5. 质量控制

见《质量管理》。

6. 结果解释

对于呼吸道白喉,从鼻咽红肿处采集标本,可考虑通过多点取样(鼻咽部),以增加培养阳性率。当镜检疑似白喉棒状杆菌时,即使还没有得到培养结果和毒素检测结果,也应立即通知患者的主管医师。

7. 临床意义

棒状杆菌属中有多个种与人类疾病有关,其中白喉棒状杆菌是白喉的病原菌。白喉是一种急性呼吸道传染病,主要侵犯口咽、鼻咽等部位,局部形成灰白色假膜。一般不进入血液,产生的外毒素可损害心肌和神经系统,病死率高,死亡的病例中 50% 以上是由于心肌受损发展到充血性心力衰竭所致。此外,本菌可侵犯眼结膜、外耳道、阴道和皮肤伤口等。

8. 鉴定流程

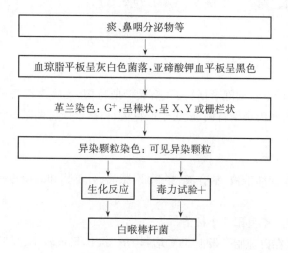

参考文献

[1] 中国合格评定国家认可委员会.医学实验室质量和能力认可准则的应用要求:CNAS－CL02－A001:2023[S/OL].(2023－08－01)[2023－09－26].https://www.cnas.org.cn/rkgf/sysrk/rkyyzz/2023/08/912141.shtml.

[2] Karen C Carroll, Michael A Pfaller. Manual of Clinical Microbiology[M]. 13th ed. Washington DC: American Society for Microbiology, 2023.

(周庭银)

李斯特菌属检验标准操作规程

×××医院检验科微生物组作业指导书		文件编号：××-JYK-××-××-××	
版次/修改：第　　版/第　　次修改		生效日期：	第　页 共　页
编写人：	审核人：		批准人：

1. 概述

李斯特菌属包括产单核细胞李斯特菌、格氏李斯特菌、无害李斯特菌、伊氏李斯特菌、伊氏李斯特菌伊氏亚种、斯氏李斯特菌、威氏李斯特菌、玛撒李斯特菌等。代表菌种为产单核细胞李斯特菌。

2. 标本类型

血液、尿液、痰、肺泡灌洗液、脑脊液、穿刺液、脓液、分泌物和粪便等标本。

3. 鉴定

3.1·形态与染色：革兰阳性小杆菌。

3.2·培养特性：在血琼脂平板上 35℃培养 18～24 h，形成较小、圆形、光滑而有狭窄β溶血环的菌落。

3.3·生化反应：触酶试验阳性，分解葡萄糖，不分解蔗糖、木糖、甘露醇，甲基红、VP 和 CAMP 试验阳性，吲哚、脲酶和硝酸盐还原试验阴性。

3.4·鉴别要点

3.4.1　本菌属特征：革兰阳性短杆菌，菌落较小，有狭窄的β溶血环，25℃时有动力，37℃时无动力，触酶、CAMP 试验阳性，分解葡萄糖。

3.4.2　产单核细胞李斯特菌与粪肠球菌的鉴别：两者均具有耐盐、耐碱、耐胆汁等特点，但可通过触酶试验加以鉴别。

3.4.3　产单核细胞李斯特菌与无乳链球菌的鉴别：两者 CAMP 试验均为阳性，但产单核细胞李斯特菌触酶试验阳性，无乳链球菌触酶试验阴性。

3.5·操作步骤

3.5.1　涂片、染色：观察菌落特征，挑取可疑菌落，涂片、染色后镜检。

3.5.2　根据涂片染色结果，做触酶试验，选择合适的鉴定卡片，制成适合的麦氏菌液浓度（0.5～3.0 McF），用自动化微生物鉴定仪、传统生化试验或 MALDI - TOF - MS 质谱仪进行鉴定。

4. 药敏

参见《抗菌药物敏感试验标准操作规程》及 CLSI M45 - A3 及最新版本文件。

5. 质量控制

见《质量管理》。

6. 结果解释

本菌容易被认为是污染的杂菌（类白喉杆菌）而丢弃。幼龄培养呈革兰阳性，48 h 后多转为革兰阴性。因此当遇到 25℃培养有动力的杆菌，而按照革兰阴性杆菌鉴定不符时，应考虑到李斯特菌的可能。

7. 临床意义

产单核细胞李斯特菌在自然界分布很广,土壤、水、人和动物粪便中均可存在,常伴随 EB 病毒引起传染性单核细胞增多症,也可引起脑膜炎、菌血症等。

8. 鉴定流程

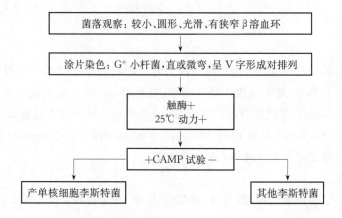

```
菌落观察：较小、圆形、光滑、有狭窄β溶血环
            │
涂片染色：G⁺ 小杆菌,直或微弯,呈 V 字形成对排列
            │
         触酶＋
        25℃ 动力＋
            │
      ＋CAMP 试验 －
     ┌───────┴───────┐
产单核细胞李斯特菌      其他李斯特菌
```

参考文献

[1] 中国合格评定国家认可委员会.医学实验室质量和能力认可准则的应用要求：CNAS－CL02－A001：2023[S/OL].(2023－08－01)[2023－09－26].https://www.cnas.org.cn/rkgf/sysrk/rkyyzz/2023/08/912141.shtml.

[2] Karen C Carroll, Michael A Pfaller. Manual of Clinical Microbiology[M]. 13th ed. Washington DC：American Society for Microbiology，2023.

（周庭银）

丹毒丝菌属检验标准操作规程

×××医院检验科微生物组作业指导书	文件编号：××-JYK-××-××-××	
版次/修改：第　　版/第　　次修改	生效日期：	第　页　共　页
编写人：	审核人：	批准人：

1. 概述

丹毒丝菌属（Erysipelothrix）为丹毒丝菌目丹毒丝菌科的一类革兰阳性菌，为微弯的细杆菌，广泛分布于自然界，通常寄生于哺乳动物、鸟类和鱼。目前属内有 8 个种，猪红斑丹毒丝菌（E. rhusiopathiae）、扁桃体丹毒丝菌（E. tonsillarum）、意外丹毒丝菌（E. inopinata）、幼虫丹毒丝菌（E. larvae）、杀鱼丹毒丝菌（E. piscisicarius）、E. anatis、E. aquatica、E. urinaevulpis。仅猪红斑丹毒丝菌与人类疾病有关。

2. 标本类型

血液、尿液、痰、肺泡灌洗液、脑脊液、穿刺液、脓液、分泌物和粪便等标本。

3. 鉴定

3.1·形态与染色：革兰阳性杆菌，菌体细长、长短不一。

3.2·培养特性：在血琼脂平板上 35℃培养 18～24 h，光滑型菌落细小、圆形、凸起、有光泽，粗糙型菌落较大、表面呈颗粒状、周围有轻微的溶血，延长培养时间则溶血更明显、更清晰。在亚碲酸钾血琼脂平板上出现黑色菌落。

3.3·生化反应：触酶试验阴性，TSI 中产硫化氢是该菌主要的特点（表 1）。

表 1　猪红斑丹毒丝菌主要生化反应

试　　验	结　　果	试　　验	结　　果
葡萄糖	+	H_2S(TSI)	+
阿拉伯糖	+	明胶	−
果糖	+	胆汁七叶苷	−
水杨苷	+	脲酶	−
半乳糖	+	动力	−
乳糖	−	硝酸盐	−
甘露醇	−	海藻糖	−
蔗糖	−	精氨酸双水解酶	+

注：+，90%以上菌株阳性；−，90%以上菌株阴性

3.4·鉴别要点

3.4.1　本菌属特征：革兰阳性细长杆菌，血琼脂平板上呈细小、光滑型菌落或较大粗颗粒菌落，无动力，TSI 中产 H_2S。

3.4.2　与产单核细胞李斯特菌的鉴别：猪红斑丹毒丝菌为 α 溶血或不溶血的菌落，触酶试验阴性，而产单核细胞李斯特菌菌落为狭窄的 β 溶血，触酶试验阳性。

3.4.3　与贝氏库特菌的鉴别：猪红斑丹毒丝菌动力和触酶试验阴性，分解葡萄糖，而贝

氏库特菌则相反,并且其陈旧培养物菌体呈多形性长丝状,鞭毛染色呈周鞭毛。

3.4.4 与假白喉棒状杆菌鉴别:两者镜下形态相似,易将猪红斑丹毒丝菌误认为假白喉杆菌,可以加做 H_2S 试验。

3.5·操作步骤

3.5.1 涂片、染色:观察菌落特征,挑取可疑菌落,涂片、染色后镜检。

3.5.2 根据涂片染色结果,做触酶试验,选择合适的鉴定卡片,制成适合的麦氏菌液浓度(0.5～3.0 McF),用自动化微生物鉴定仪、传统生化试验或 MALDI－TOF－MS 质谱仪进行鉴定。

4. 药敏

4.1·猪红斑丹毒丝菌首选的抗菌药物为青霉素或氨苄西林,药敏试验执行 CLSI M45－A3 药敏试验方法及标准,没有纸片扩散法的折点标准。

4.2·药敏试验的药物种类选择原则

分类	抗菌药物名称
必选	氨苄西林、青霉素
可选	头孢吡肟、头孢噻肟、头孢曲松、亚胺培南、美罗培南、红霉素、环丙沙星、左氧氟沙星、加替沙星、克林霉素

注:上述药敏试验所选药物仅有 MIC 判读折点,具体参照 CLSI M45－A3 及最新文件

5. 质量控制

见《质量管理》。

6. 结果解释

本菌革兰染色中有时呈长丝形,单独存在,有时呈短链或 V 形排列,与放线菌近似。易被脱色而呈革兰阴性的杆菌,其间夹着革兰阳性颗粒。

7. 临床意义

猪红斑丹毒丝菌是人畜共患的病原菌。人感染本菌可引起人类丹毒,主要发生在兽医、屠宰工及渔业工人身上,因接触动物或动物产品,通过受损的皮肤感染。感染部位肿胀、疼痛、呈紫色、发硬,但不化脓,偶尔也会引起局部的淋巴管炎、关节炎,对于免疫缺陷的患者也可引起心内膜炎等疾病。

8. 鉴定流程

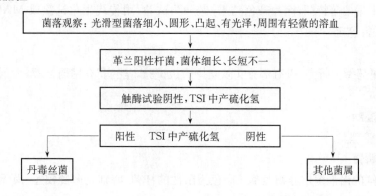

菌落观察:光滑型菌落细小、圆形、凸起、有光泽,周围有轻微的溶血

↓

革兰阳性杆菌,菌体细长、长短不一

↓

触酶试验阴性,TSI 中产硫化氢

↓

阳性　　TSI 中产硫化氢　　阴性

丹毒丝菌 / 其他菌属

(周庭银)

诺卡菌属检验标准操作规程

×××医院检验科微生物组作业指导书		文件编号：××-JYK-××-××-××	
版次/修改：第　　版/第　　次修改		生效日期：	第　　页　共　　页
编写人：		审核人：	批准人：

1. 概述

诺卡菌属包括脓肿诺卡菌、巴西诺卡菌、皮氏诺卡菌、星形诺卡菌、鼻疽诺卡氏菌、豚鼠耳炎诺卡菌、假巴西诺卡菌、老兵诺卡菌、圣乔治诺卡菌和华莱士诺卡菌等 130 多种。对人或动物致病的有星形诺卡菌、巴西诺卡菌、鼻疽诺卡氏菌和豚鼠诺卡氏菌 4 种。

2. 标本类型

血液、痰、肺泡灌洗液、脑脊液、穿刺液、脓液等标本。

3. 鉴定

3.1·形态与染色：革兰阳性的分枝菌丝或断裂成杆菌,抗酸染色呈部分抗酸性。

3.2·培养特性：注意寻找标本中的颗粒接种培养,在不含抗生素的沙氏培养基(SDA)或营养琼脂培养基上,22℃或 35℃均可缓慢生长,需 5～7 日可见表面有皱褶,呈颗粒状、黄色或深橙色菌落。在血琼脂平板上菌落较小、白色,时间延长可出现橙色。

3.3·生化反应：触酶试验阳性,分解葡萄糖,不分解甘露醇、肌醇、酪蛋白、酪氨酸和黄嘌呤,溶菌酶试验阳性,淀粉、明胶试验阴性。

3.4·鉴别要点

3.4.1 本菌属特征：革兰阳性,菌体为丝状,抗酸染色呈部分抗酸性,生长缓慢,菌落较小,分解葡萄糖,不分解酪蛋白、酪氨酸和黄嘌呤。

3.4.2 星形诺卡菌与分枝杆菌的鉴别：星形诺卡不易脱色,革兰染色性弱。

3.4.3 星形诺卡菌与分枝杆菌属和放线菌属的鉴别：三者镜下形态相似,但星形诺卡菌抗酸染色弱阳性,分枝杆菌属强阳性,放线菌属则为阴性。

3.5·操作步骤

3.5.1 观察菌落特征,挑取可疑菌落,涂片、染色后镜检。

3.5.2 根据菌落特征、涂片染色结果,做触酶试验,用传统生化试验或 MALDI－TOF－MS 质谱仪进行鉴定。

4. 药敏

诺卡菌属药敏无折点,仅有部分文献支持药敏试验,"热病"有用药推荐,大剂量磺胺类药物首选。

5. 质量控制

见《质量管理》。

6. 结果解释

6.1·新鲜的诺卡菌培养物经革兰染色为阳性的杆菌,特别是菌龄较短,尚无菌丝体出现时,其形态类似细菌,鉴定中应予以注意。

6.2·培养早期,菌体裂解为较多的球菌或杆菌状,分枝状菌丝较少;培养后期可见丰富菌丝体形成。

6.3·有些患者痰培养诺卡菌阳性,但没有诺卡菌感染的临床证据,星形诺卡菌可能是呼吸道的正常菌群,有些患有空洞性结核、癌、囊性纤维化、哮喘或其他潜在疾病的患者,其呼吸道都可能有诺卡菌的寄生。

7. 临床意义

诺卡菌感染多为外源性。星形诺卡菌可引起原发性化脓性肺部感染,可出现类似结核的症状。肺部病灶可向其他组织和器官扩散,形成皮下脓肿、多发性瘘管、脑脓肿、腹膜炎等。巴西诺卡菌可因外伤侵入皮下组织而产生慢性化脓性肉芽组织,表现为肿胀、脓肿及多发性瘘管,如足和腿部的所谓足分枝菌病。皮疽诺卡氏菌引起牛的皮疽病。豚鼠诺卡氏菌可引起足分枝菌病。可用磺胺药治疗。

8. 鉴定流程

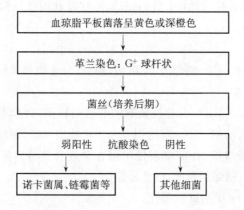

参考文献

[1] 中国合格评定国家认可委员会.医学实验室质量和能力认可准则的应用要求:CNAS - CL02 - A001:2023[S/OL].(2023 - 08 - 01)[2023 - 09 - 26].https://www.cnas.org.cn/rkgf/sysrk/rkyyzz/2023/08/912141.shtml.

[2] Karen C Carroll, Michael A Pfaller. Manual of Clinical Microbiology[M]. 13th ed. Washington DC: American Society for Microbiology, 2023.

（周庭银）

马杜拉放线菌属检验标准操作规程

×××医院检验科微生物组作业指导书		文件编号：××-JYK-××-××-××	
版次/修改：第　　版/第　　次修改		生效日期：	第　页　共　页
编写人：		审核人：	批准人：

1. 概述

马杜拉放线菌属(*Actinomadura*)为高温单孢菌科的一类细菌，主要分离自土壤。目前有105个种或亚种，包括马杜拉马杜拉放线菌(*A. madurae*)、白乐杰马杜拉放线菌(*A. pelletieri*)、拉丁马杜拉放线菌(*A. latina*)、千叶马杜拉放线菌(*A. chibensis*)、乳脂马杜拉放线菌(*A. cremea*)、达松维尔马杜拉放线菌(*A. dassonvillei*)、产亚硝酸盐马杜拉放线菌(*A. nitritigenes*)、痰液马杜拉放线菌(*A. sputi*)、酒红马杜拉放线菌(*A. vinacea*)等，代表菌种为马杜拉马杜拉放线菌。

2. 标本类型

血液、尿液、痰、肺泡灌洗液、脑脊液、穿刺液、脓液、分泌物和粪便等标本。

3. 鉴定

3.1·形态与染色：革兰阳性、有分枝菌丝的非裂殖杆菌，菌丝不易断裂，短而细，在小培养中常见气生菌丝形成长的孢子链。窦道引流物中可检出"硫黄颗粒"，压片可见该菌。

3.2·培养特性：生长缓慢，在需氧条件下可在常规真菌培养基和分枝杆菌培养基上生长，形成蜡样、黏液、堆积、褶皱的菌落，颜色不定。

3.3·生化反应(表1)：触酶试验阳性。

表1　马杜拉放线菌属的主要生化反应

试　　验	结　　果	试　　验	结　　果
触酶	+	鼠李糖	+
葡萄糖	+	纤维二糖	+
乳糖	+	侧金盏花醇	+
木糖	+	七叶苷	+
阿拉伯糖	+	明胶	+
麦芽糖	+	硝酸盐	+
海藻糖	+	脲酶	-

注：+,90%以上菌株阳性；-,90%以上菌株阴性

3.4·鉴别要点

3.4.1　本菌属特征：革兰阳性杆菌，有分枝菌丝，生长缓慢，触酶阳性，分解多种糖类，硝酸盐还原试验阳性。

3.4.2　与灰色链霉菌的鉴别：马杜拉放线菌脲酶试验阴性、硝酸盐还原试验阳性。而灰色链霉菌则相反，两者菌体形态也有差异。

3.4.3　马杜拉马杜拉放线菌与其他相关菌属的鉴别(表2)。

表 2　鉴别的关键性试验

试　验	马杜拉 马杜拉放线菌	白乐杰 马杜拉放线菌	索马里 链霉菌	灰色 链霉菌	白色 链霉菌	热普通 链霉菌
酪蛋白	+	+	+	+	+	+
酪氨酸	+	+	+	+	+	ND
黄嘌呤	-	-	-	+	+	-
次黄嘌呤	+	+	-	+	+	-
脲酶	-	-	-	+	+	ND
七叶苷	+	-	ND	ND	ND	ND
明胶水解	+	+	-	-	+	+
乳糖	+	-	-	-	-	ND
硝酸盐还原	+	+	-	-	-	+
阿拉伯糖	+	-	-	-	-	+
木糖	+	-	-	-	-	+

注：+，90%以上菌株阳性；-，90%以上菌株阴性；ND，无资料

3.5·操作步骤

3.5.1　涂片、染色：观察菌落特征，挑取可疑菌落，涂片、染色后镜检。

3.5.2　根据涂片染色结果，做触酶试验，选择合适的鉴定卡片，制成适合的麦氏菌液浓度（0.5～3.0 McF），用自动化微生物鉴定仪、传统生化试验或 MALDI - TOF - MS 质谱仪进行鉴定。

4. 药敏试验的药物种类选择

分类	抗菌药物名称
可选	阿米卡星、阿莫西林-克拉维酸、头孢曲松、环丙沙星、克拉霉素、亚胺培南、利奈唑胺、米诺环素、莫西沙星、复方磺胺甲噁唑、妥布霉素、头孢吡肟、头孢噻肟、多西环素、庆大霉素

注：具体参照 CLSI M24 - 3rd 最新版本文件

5. 质量控制

见《质量管理》。

6. 结果解释与要点提示

马杜拉放线菌可引起放线菌足分枝菌病，是一种累及皮下组织、肌肉及骨骼下肢的慢性感染，容易形成窦道。可分为放线菌性足菌肿和真菌性足菌肿。主要特点是通过窦道排出的分泌物中含大量分枝状菌丝的颗粒。临床上首选复方磺胺甲噁唑与链霉素联合用药，平均疗程为 9 个月。

参考文献

[1] 中国合格评定国家认可委员会.医学实验室质量和能力认可准则的应用要求：CNAS - CL02 - A001：2023［S/OL］.（2023 - 08 - 01）［2023 - 09 - 26］.https://www.cnas.org.cn/rkgf/sysrk/rkyyzz/2023/08/912141.shtml.

[2] Karen C Carroll，Michael A Pfaller. Manual of Clinical Microbiology［M］. 13th ed. Washington DC：American Society for Microbiology，2023.

（周庭银）

埃希菌属检验标准操作规程

×××医院检验科微生物组作业指导书	文件编号：××-JYK-××-××-××
版次/修改：第　版/第　次修改	生效日期：	第　页 共　页
编写人：	审核人：	批准人：

1. 概述

埃希菌属（*Escherichia*）为肠杆菌目肠杆菌科的一属。目前属内有 10 个种及亚种，包括艾伯特埃希菌（*E. albertii*）生物Ⅰ型、艾伯特埃希菌生物Ⅱ型、蟑螂埃希菌（*E. blattae*）、大肠埃希菌（*E. coli*）、弗格森埃希菌（*E. fergusonii*）、赫尔曼埃希菌（*E. hermannii*）、布莱特埃希氏菌（*E. blattae*）、非脱羧埃希氏菌（*E. adecarbo-xylata*）、旱獭埃希菌（*E. marmotae*）和伤口埃希菌（*E. vulneris*）。大肠埃希菌是埃希菌属的代表种。

2. 标本类型

血液、尿液、痰、肺泡灌洗液、脑脊液、穿刺液、脓液等标本。

3. 鉴定

3.1·形态与染色：革兰阴性杆菌。

3.2·培养特性：在血琼脂平板上 35℃培养 18～24 h，呈灰白色菌落。在麦康凯琼脂平板上形成不透明、粉红色或无色菌落，少数呈黏稠状菌落。

3.3·生化反应：氧化酶试验阴性、三糖铁琼脂（TSI）为 A/A，发酵葡萄糖、乳糖、甘露醇等多种糖类，产酸产气，动力、赖氨酸脱羧酶和硝酸盐还原试验阳性，脲酶、丙二酸盐、苯丙氨酸脱氨酶试验均为阴性，IMViC＋＋－－（占 94.6％）。

3.4·鉴别要点

3.4.1　本菌属特征：TSI 为 A/A，发酵葡萄糖、乳糖、甘露醇等多种糖类，产酸产气，IMViC＋＋－－。

3.4.2　与痢疾志贺菌的鉴别（表 1）：无动力而乳糖迟发酵的菌株易与痢疾志贺菌相混淆。

表 1　大肠埃希菌与痢疾志贺菌鉴别

菌　种	赖氨酸	黏液酸盐	甘露醇	乳　糖	动　力
大肠埃希菌	90	95	98	95	95
不活泼大肠埃希菌	40	30	93	25	5
痢疾志贺菌	0	0	0	0	0

注：数字为阳性％

3.4.3　与肺炎克雷伯菌的鉴别：少数黏液样菌落的大肠埃希菌在麦康凯琼脂平板上易与肺炎克雷伯菌菌落相混淆，大肠埃希菌黏液样菌落呈深粉红色，而肺炎克雷伯菌则呈浅粉红色，无动力。IMViC－－＋＋。

3.5·操作步骤

3.5.1　氧化酶试验：参见《氧化酶试验标准操作规程》。

3.5.2　鉴定：从麦康凯琼脂平板上挑取可疑菌落，用微生物鉴定仪、传统生化反应或MALDI‐TOF‐MS质谱仪进行细菌鉴定。

4. 药敏

参见《抗菌药物敏感试验标准操作规程》及CLSI M100‐S32及最新版本文件。

5. 质量控制

见《质量管理》。

6. 结果解释

产生超广谱β‐内酰胺酶（ESBL）是大肠埃希菌最主要的耐药机制之一。ESBL大部分由质粒介导，经典的为TEM型及SHV型广谱酶衍生的超广谱β‐内酰胺酶，还包括PER型酶及CTX型酶等，中国ESBL基因型以CTXM型为主。对重症感染者首选碳青霉烯类抗生素进行治疗。

7. 临床意义

大肠埃希菌是肠道正常菌群，也是医院感染和社区感染的常见病原菌，可引起人体各部位感染，以泌尿道感染为主（泌尿道感染中大肠埃希菌感染引起的比例可达90%）。还可引起菌血症、新生儿脑膜炎、胆囊炎、手术后腹腔感染及灼伤创面感染等疾病。

8. 鉴定流程

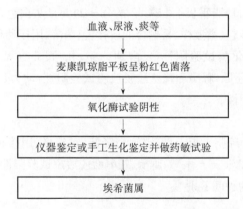

血液、尿液、痰等

↓

麦康凯琼脂平板呈粉红色菌落

↓

氧化酶试验阴性

↓

仪器鉴定或手工生化鉴定并做药敏试验

↓

埃希菌属

参考文献

[1] 中国合格评定国家认可委员会.医学实验室质量和能力认可准则的应用要求：CNAS‐CL02‐A001：2023[S/OL].（2023‐08‐01）[2023‐09‐26].https://www.cnas.org.cn/rkgf/sysrk/rkyyzz/2023/08/912141.shtml.

[2] Karen C Carroll，Michael A Pfaller. Manual of Clinical Microbiology[M]. 13th ed. Washington DC：American Society for Microbiology，2023.

（周庭银）

克雷伯菌属检验标准操作规程

×××医院检验科微生物组作业指导书		文件编号：××-JYK-××-××-××	
版次/修改：第　　版/第　　次修改		生效日期：	第　页 共　页
编写人：		审核人：	批准人：

1. 概述

克雷伯菌属（*Klebsiella*）是肠杆菌目肠杆菌科的一属，为革兰阴性菌，杆状，在自然环境中普遍存在。克雷伯菌属包括肺炎克雷伯菌、肺炎克雷伯肺炎亚种、肺炎克雷伯氏菌臭鼻亚种、肺炎克雷伯氏菌鼻硬结亚种、产气克雷伯菌、产酸克雷伯菌、肉芽肿克雷伯菌、新加坡克雷伯菌和异栖克雷伯菌等30多个种和亚种。原来的植生克雷伯菌、土生克雷伯菌、解鸟氨酸脱羧酶克雷伯菌从克雷伯菌属中分出，成立一个新的菌属"拉乌尔菌属"。

2. 标本类型

血液、尿液、痰、肺泡灌洗液、脑脊液、穿刺液、脓液等标本。

3. 鉴定

3.1·形态与染色：革兰阴性粗短杆菌。

3.2·培养特性：在血琼脂平板上35℃培养18～24 h呈灰白色、不溶血的菌落。在麦康凯琼脂平板上形成大而隆起、黏液样、易融合的、粉红色菌落，用接种环挑取呈丝状粘连。

3.3·生化反应：氧化酶试验阴性，发酵葡萄糖、乳糖、蔗糖等多种糖类，TSI为A/A，IMViC－－＋＋，硝酸盐还原、脲酶和赖氨酸脱羧酶试验阳性，动力、H_2S、鸟氨酸脱羧酶和精氨酸双水解酶试验均为阴性。

3.4·鉴别要点

3.4.1　本菌属特征：琼脂平板上菌落较大、隆起、黏液样，用接种环挑取呈丝状粘连，发酵葡萄糖等多种糖类，IMViC－－＋＋，脲酶、赖氨酸脱羧酶试验阳性，动力试验阴性。

3.4.2　克雷伯菌属的种间鉴别

菌　　名	吲哚	VP	枸橼酸盐	脲酶	赖氨酸	丙二酸盐	乳糖
肺炎克雷伯菌	0	98	98	95	98	93	98
产酸克雷伯菌	99	95	95	90	99	98	100
鼻硬结克雷伯菌	0	0	0	0	0	95	0
臭鼻克雷伯菌	0	0	30	10	40	3	30

注：数字为阳性%

3.5·操作步骤

3.5.1　氧化酶试验：参见《氧化酶试验标准操作规程》。

3.5.2　鉴定：从麦康凯琼脂平板上挑取可疑菌落，用微生物鉴定仪、传统生化反应或MALDI-TOF-MS质谱仪进行细菌鉴定。

4. 药敏

参见《抗菌药物敏感试验标准操作规程》及 CLSI M100 - S32 及最新版本文件。

5. 质量控制

见《质量管理》。

6. 结果解释

肺炎克雷伯菌可产生 ESBL,据国内文献报道产酶率在 30％以上,产酶株对青霉素、头孢菌素及单酰胺类抗生素均产生耐药。但其对头霉素、部分加酶抑制剂的复合抗菌药和碳青霉烯类抗菌药敏感。

7. 临床意义

肺炎克雷伯菌是人类呼吸道的常居菌,在人和动物肠道内也常见,是一种条件致病菌。在临床分离到的克雷伯菌属中,肺炎克雷伯菌占 80％以上,是本属中最为常见的病原菌,可引起肺炎、脑膜炎、腹膜炎、泌尿系统感染、菌血症等疾病。

8. 鉴定流程

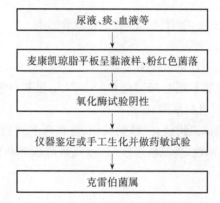

```
┌─────────────────────────────────┐
│        尿液、痰、血液等           │
└─────────────────────────────────┘
                 ↓
┌─────────────────────────────────┐
│ 麦康凯琼脂平板呈黏液样、粉红色菌落 │
└─────────────────────────────────┘
                 ↓
┌─────────────────────────────────┐
│         氧化酶试验阴性            │
└─────────────────────────────────┘
                 ↓
┌─────────────────────────────────┐
│   仪器鉴定或手工生化并做药敏试验   │
└─────────────────────────────────┘
                 ↓
┌─────────────────────────────────┐
│           克雷伯菌属             │
└─────────────────────────────────┘
```

参考文献

[1] 中国合格评定国家认可委员会.医学实验室质量和能力认可准则的应用要求：CNAS - CL02 - A001：2023[S/OL].(2023 - 08 - 01)[2023 - 09 - 26].https://www.cnas.org.cn/rkgf/sysrk/rkyyzz/2023/08/912141.shtml.

[2] Karen C Carroll，Michael A Pfaller. Manual of Clinical Microbiology[M]. 13th ed. Washington DC：American Society for Microbiology，2023.

（周庭银）

肠杆菌属检验标准操作规程

×××医院检验科微生物组作业指导书		文件编号：××-JYK-××-××-××	
版次/修改：第　版/第　次修改		生效日期：	第　页 共　页
编写人：	审核人：		批准人：

1. 概述

肠杆菌属（*Enterobacter*）为革兰阴性菌，兼性厌氧，呈棒状，属于肠杆菌目肠杆菌科。肠杆菌属与医学有关的主要包括产气肠杆菌、河生肠杆菌生物群1、阿氏肠杆菌、生癌肠杆菌、阴沟肠杆菌阴沟亚种、日沟维肠杆菌、阴沟肠杆菌溶解亚种、霍氏肠杆菌霍氏亚种、霍氏肠杆菌大原亚种和施氏亚种、神户肠杆菌等。阪崎肠杆菌已从肠杆菌属中分出，成立一个新的菌属命名为阪崎克洛诺杆菌。

2. 标本类型

血液、尿液、痰、肺泡灌洗液、脑脊液、穿刺液、脓液等标本。

3. 鉴定

3.1·形态与染色：革兰阴性粗短杆菌。

3.2·培养特性：在血琼脂平板上 35℃培养 18～24 h，呈灰白色、不溶血的菌落。在麦康凯琼脂培养基上形成粉红色（乳糖发酵）菌落。

3.3·生化反应：氧化酶试验阴性，发酵葡萄糖、乳糖等多种糖类，不发酵卫矛醇，TSI 为 A/A，IMViC－－＋＋，动力阳性、鸟氨酸脱羧酶、赖氨酸脱羧酶和精氨酸双水解酶试验均为不定。

3.4·鉴别要点

3.4.1　本菌属特征：发酵葡萄糖等多种糖类，IMViC－－＋＋，动力阳性、鸟氨酸脱羧酶和赖氨酸脱羧酶试验均为不定。

3.4.2　产气肠杆菌与成团泛菌的鉴别：前者鸟氨酸脱羧酶和赖氨酸脱羧酶试验为阳性，而后者相反。

3.4.3　阴沟肠杆菌与成团泛菌的鉴别：前者鸟氨酸脱羧酶、精氨酸双水解酶试验均阳性，赖氨酸脱羧酶试验阴性；后者鸟氨酸脱羧酶、精氨酸双水解酶、赖氨酸脱羧酶试验均阴性，并产黄色色素。

3.4.4　阴沟肠杆菌与产气肠杆菌的鉴别：前者精氨酸双水解酶试验阳性，赖氨酸脱羧酶试验阴性；后者相反。

3.5·操作步骤

3.5.1　氧化酶试验：参见《氧化酶试验标准操作规程》。

3.5.2　鉴定：从麦康凯琼脂平板上挑取可疑菌落，用自动化微生物鉴定仪、传统生化试验或 MALDI－TOF－MS 质谱仪进行细菌鉴定。

4. 药敏

参见《抗菌药物敏感试验标准操作规程》及 CLSI M100－S32 及最新版本文件。

5. 质量控制

见《质量管理》。

6. 结果解释

阴沟肠杆菌既存在 ESBL 问题，又存在 AmpC 酶的问题，故耐药情况严重，应根据药敏试验和耐药机制检测报告选药。如果检测出上述两种酶（ESBL、AmpC），体外药敏试验对青霉素类、头孢菌素类或氨曲南敏感，应报告对所有青霉素类、头孢菌素类或氨曲南耐药，同时对头霉素和酶抑制剂也耐药。重症感染患者首选碳青霉烯类抗生素进行治疗。产气肠杆菌与阴沟肠杆菌一样，临床上用三代头孢菌素治疗的过程中易产生耐药性，通常在治疗 3~4 日即转化为耐药株，因此，应定期重复检测菌株的敏感性。

7. 临床意义

肠杆菌属广泛存在于水、土壤等环境中，是肠道正常菌群的成员之一，是重要的条件致病菌，可引起泌尿道感染、呼吸道感染、伤口感染及菌血症等疾病。

8. 鉴定流程

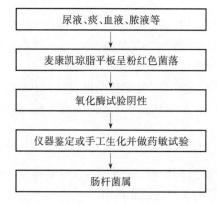

参考文献

[1] 中国合格评定国家认可委员会.医学实验室质量和能力认可准则的应用要求：CNAS‑CL02‑A001：2023[S/OL].（2023‑08‑01）[2023‑09‑26].https://www.cnas.org.cn/rkgf/sysrk/rkyyzz/2023/08/912141.shtml.

[2] Karen C Carroll，Michael A Pfaller. Manual of Clinical Microbiology[M]. 13th ed. Washington DC：American Society for Microbiology，2023.

（周庭银）

沙雷菌属检验标准操作规程

×××医院检验科微生物组作业指导书		文件编号：××-JYK-××-××-××	
版次/修改：第　版/第　次修改		生效日期：	第　页 共　页
编写人：	审核人：		批准人：

1. 概述

沙雷菌属包括嗜虫沙雷菌、无花果沙雷菌、居泉沙雷菌、液化沙雷菌群、黏质沙雷菌黏质亚种、黏质沙雷菌黏质生物群Ⅰ、芳香沙雷菌生物群Ⅰ、芳香沙雷菌生物群Ⅱ、普城沙雷菌、深红沙雷菌、嗜线虫沙雷菌/解脲沙雷菌等。临床标本中以黏质沙雷菌最常见。

2. 标本类型

血液、尿液、痰、肺泡灌洗液、脑脊液、穿刺液、脓液等标本。

3. 鉴定

3.1·形态与染色：革兰阴性杆菌。

3.2·培养特性：在血琼脂平板上35℃培养18～24 h，菌落中等大小，呈红色。在麦康凯琼脂平板上菌落呈红色，部分菌株呈无色菌落。

3.3·生化反应：氧化酶试验阴性，发酵葡萄糖、蔗糖、甘露醇、水杨苷和肌醇，不发酵乳糖、卫矛醇和鼠李糖，TSI为K/A，IMViC－－＋＋，DNA酶、赖氨酸脱羧酶和鸟氨酸脱羧酶试验均为阳性。

3.4·鉴别要点

3.4.1　本菌属特征：大部分菌株产红色色素，发酵葡萄糖，不发酵乳糖，DNA酶、脂酶、明胶酶、赖氨酸脱羧酶和鸟氨酸脱羧酶试验均阳性。

3.4.2　黏质沙雷菌与深红沙雷菌和普城沙雷菌的鉴别：三者均能产生两种不同的红色色素（灵菌红素和吡羧酸），但黏质沙雷菌发酵山梨醇，不发酵L-阿拉伯糖和棉子糖，鸟氨酸脱羧酶试验阳性；深红沙雷菌则相反。普城沙雷菌发酵L-阿拉伯糖，赖氨酸脱羧酶试验阴性，可与黏质沙雷菌相鉴别。

3.5·操作步骤

3.5.1　氧化酶试验：参见《氧化酶试验标准操作规程》。

3.5.2　鉴定：从麦康凯琼脂平板上挑取可疑菌落，用自动化微生物鉴定仪、传统生化试验或MALDI-TOF-MS质谱仪进行细菌鉴定。

4. 药敏

参见《抗菌药物敏感试验标准操作规程》及CLSI M100-S32及最新版本文件。

5. 质量控制

见《质量管理》。

6. 结果解释

黏质沙雷菌易产诱导酶，临床上用三代头孢菌素治疗易产生耐药性，通常在治疗3～4日敏感株即转化为耐药株，因此，应定期重复检测菌株的敏感性。

7. 临床意义

黏质沙雷菌是医源性感染的重要的条件致病菌之一,可引起肺炎、泌尿道感染、菌血症和外科手术切口感染等。其主要的传播方式是人与人之间的传播,留置导尿管的患者是医院感染的易感人群。此菌可导致医院感染暴发流行。

8. 鉴定流程

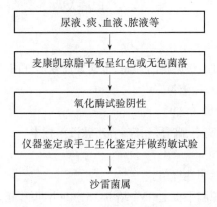

```
┌─────────────────────────┐
│    尿液、痰、血液、脓液等    │
└─────────────────────────┘
┌─────────────────────────┐
│ 麦康凯琼脂平板呈红色或无色菌落 │
└─────────────────────────┘
┌─────────────────────────┐
│        氧化酶试验阴性        │
└─────────────────────────┘
┌─────────────────────────┐
│ 仪器鉴定或手工生化鉴定并做药敏试验 │
└─────────────────────────┘
┌─────────────────────────┐
│          沙雷菌属          │
└─────────────────────────┘
```

参考文献

[1] 中国合格评定国家认可委员会.医学实验室质量和能力认可准则的应用要求:CNAS‐CL02‐A001:2023[S/OL].(2023‐08‐01)[2023‐09‐26].https://www.cnas.org.cn/rkgf/sysrk/rkyyzz/2023/08/912141.shtml.

[2] Karen C Carroll,Michael A Pfaller. Manual of Clinical Microbiology[M]. 13th ed. Washington DC:American Society for Microbiology,2023.

（周庭银）

变形杆菌属检验标准操作规程

×××医院检验科微生物组作业指导书		文件编号：××-JYK-××-××-××	
版次/修改：第　版/第　次修改	生效日期：		第　页 共　页
编写人：	审核人：		批准人：

1. 概述

变形杆菌属为肠杆菌目摩根菌科的一属，包含普通变形杆菌、奇异变形杆菌、产黏变形杆菌、潘氏变形杆菌和雷氏变形杆菌等。

2. 标本类型

血液、尿液、痰、肺泡灌洗液、脑脊液、穿刺液、脓液等标本。

3. 鉴定

3.1·形态与染色：革兰阴性杆菌。

3.2·培养特性：在血琼脂平板上 35℃培养 18～24 h，可蔓延成波纹状薄膜，布满整个平板表面(迁徙现象)，在麦康凯琼脂平板上形成圆形、扁平、无色、半透明菌落。

3.3·生化反应：氧化酶试验阴性，发酵葡萄糖和蔗糖，不发酵乳糖、肌醇和甘露醇，KCN生长，动力、H_2S、脲酶和苯丙氨酸脱氨酶试验均为阳性，TSI 为 K/A。

3.4·鉴别要点

3.4.1　本菌属特征：血琼脂平板上菌落呈迁徙生长，脲酶、H_2S、苯丙氨酸脱氨酶试验均为阳性。

3.4.2　变形杆菌属种间的鉴别

菌　名	VP	H_2S(TSI)	吲哚	脲酶	鸟氨酸	麦芽糖	苯丙氨酸
奇异变形杆菌	50	98	2	98	99	0	98
普通变形杆菌	0	95	98	95	0	97	99
潘氏变形杆菌	0	30	0	100	0	100	99
产黏变形杆菌	100	0	0	100	0	100	100

注：数字为阳性%

3.5·步骤

3.5.1　氧化酶试验：参见《氧化酶试验标准操作规程》。

3.5.2　鉴定：从麦康凯琼脂平板上挑取可疑菌落，用自动化微生物鉴定仪、传统生化试验或 MALDI-TOF-MS 质谱仪进行鉴定进行细菌鉴定。

4. 药敏

参见《抗菌药物敏感试验标准操作规程》及 CLSI M100-S32 及最新版本文件。

5. 质量控制

见《质量管理》。

6. 结果解释

略。

7. 临床意义

普通变形杆菌广泛存在于泥土和污水及人、畜粪便中,为条件致病菌,当机体抵抗力下降时,可引起泌尿道感染、呼吸道感染、腹膜炎、胃肠炎(潜伏期 3～20 h,起病急骤,恶心、呕吐,腹痛,腹泻为水样便,带黏液、恶臭、无脓血,一日数次至十余次)等各种感染。

8. 鉴定流程

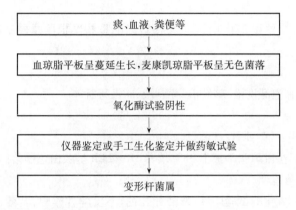

痰、血液、粪便等

↓

血琼脂平板呈蔓延生长,麦康凯琼脂平板呈无色菌落

↓

氧化酶试验阴性

↓

仪器鉴定或手工生化鉴定并做药敏试验

↓

变形杆菌属

参考文献

[1] 中国合格评定国家认可委员会.医学实验室质量和能力认可准则的应用要求:CNAS-CL02-A001:2023[S/OL].(2023-08-01)[2023-09-26].https://www.cnas.org.cn/rkgf/sysrk/rkyyzz/2023/08/912141.shtml.

[2] Karen C Carroll,Michael A Pfaller. Manual of Clinical Microbiology[M]. 13th ed. Washington DC:American Society for Microbiology,2023.

(周庭银)

摩根菌属检验标准操作规程

×××医院检验科微生物组作业指导书	文件编号：××-JYK-××-××-××
版次/修改：第　版/第　次修改	生效日期：　　　　　第　页共　页
编写人：	审核人：　　　　批准人：

1. 概述

摩根菌属内有 2 个种和 2 个亚种，即摩根摩根菌、摩根摩根菌摩根亚种、摩根摩根菌西伯尼亚种和耐冷摩根菌。

2. 标本类型

血液、尿液、痰、肺泡灌洗液、脑脊液、穿刺液、脓液等标本。

3. 鉴定

3.1·形态与染色：革兰阴性杆菌。

3.2·培养特性：在血琼脂平板上 35℃培养 18～24 h 呈灰白色菌落。在麦康凯琼脂平板上呈无色、半透明的菌落。

3.3·生化反应：氧化酶试验阴性，发酵葡萄糖，不发酵甘露醇、乳糖、蔗糖，动力、脲酶和苯丙氨酸脱氨酶试验、鸟氨酸脱羧酶试验为阳性，VP、枸橼酸盐、精氨酸双水解酶试验均为阴性，TSI 为 K/A，IMViC＋＋－－。

3.4·鉴别要点

3.4.1　本菌属特征：麦康凯琼脂平板上形成无色的菌落，IMViC＋＋－－，脲酶、苯丙氨酸脱氨酶试验阳性。

3.4.2　摩根菌属的鉴别

菌　　名	吲　哚	赖氨酸	动力(36℃)	海藻糖	甘　油
摩根摩根菌	95	1	95	0	5
摩根摩根菌生物Ⅰ群	100	100	0	0	100
摩根摩根菌塞氏亚种	50	29	79	100	7

注：数字为阳性%

3.5·操作步骤

3.5.1　氧化酶试验：参见《氧化酶试验标准操作规程》。

3.5.2　鉴定：从麦康凯琼脂平板上挑取可疑菌落，用自动化微生物鉴定仪、传统生化试验或 MALDI－TOF－MS 质谱仪进行细菌鉴定。

4. 药敏

参见《抗菌药物敏感试验标准操作规程》及 CLSI M100－S32 及最新版本文件。

5. 质量控制

见《质量管理》。

6. 结果解释

摩根菌属的特征是枸橼酸盐和阿东醇试验阴性而鸟氨酸脱羧酶试验阳性。

7. 临床意义

摩根摩根菌存在于人类、犬和其他哺乳动物及爬行动物的粪便中，是条件致病菌和继发感染菌，可引起呼吸道、泌尿道和伤口感染，以及菌血症等，也是医源性感染的病原菌。

8. 鉴定流程

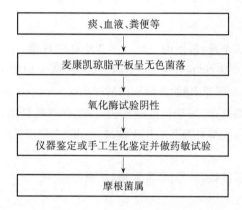

参考文献

[1] 中国合格评定国家认可委员会.医学实验室质量和能力认可准则的应用要求：CNAS-CL02-A001：2023[S/OL].(2023-08-01)[2023-09-26].https://www.cnas.org.cn/rkgf/sysrk/rkyyzz/2023/08/912141.shtml.

[2] Karen C Carroll，Michael A Pfaller. Manual of Clinical Microbiology[M]. 13th ed. Washington DC：American Society for Microbiology，2023.

（周庭银）

枸橼酸杆菌属检验标准操作规程

×××医院检验科微生物组作业指导书	文件编号：××-JYK-××-××-××
版次/修改：第　版/第　次修改	生效日期：　　　　第　页 共　页
编写人：	审核人：　　　　批准人：

1. 概述

枸橼酸杆菌属内有 12 个种,包括丙二酸盐阴性枸橼酸杆菌、布拉克枸橼酸杆菌、法氏枸橼酸杆菌(*C. farmeri*,即原来的"丙二酸盐阴性枸橼酸杆菌生物群 1")、弗劳地枸橼酸杆菌、柯氏枸橼酸杆菌[*C. koseri*,即原来的"异型枸橼酸杆菌(*C. diversum*)"]、啮齿枸橼酸杆菌、塞氏枸橼酸杆菌、魏氏枸橼酸杆菌、杨氏枸橼酸杆菌、吉尔枸橼酸杆菌、莫氏枸橼酸杆菌。其中弗劳地枸橼酸杆菌、科泽枸橼酸杆菌及布拉克枸橼酸杆菌为最常见的 3 种医院感染菌。

2. 标本类型

血液、尿液、痰、肺泡灌洗液、脑脊液、穿刺液、脓液等标本。

3. 鉴定

3.1 · 形态与染色：革兰阴性杆菌。

3.2 · 培养特性：在血琼脂平板上 35℃培养 18～24 h,形成灰白色、湿润、边缘整齐的不溶血菌落。在麦康凯琼脂平板上形成中等大小、混浊的粉红色菌落。

3.3 · 生化反应：氧化酶试验阴性,发酵葡萄糖和甘露醇,不发酵 L 阿拉伯糖,甲基红、硝酸盐还原试验均为阳性,大多数枸橼酸盐试验为阳性,赖氨酸脱羧酶、鸟氨酸脱羧酶试验(异型枸橼酸杆菌为阳性)、VP 试验均为阴性。

3.4 · 鉴别要点

3.4.1　本菌属特征：在麦康凯琼脂平板上多数呈粉红色菌落,赖氨酸、鸟氨酸脱羧酶试验阴性或阳性,大多数菌株产 H_2S。

3.4.2　枸橼酸杆菌属的种间鉴别

菌　　名	吲哚	H_2S	脲酶	鸟氨酸	枸橼酸盐	蔗糖	纤维二糖
弗劳地枸橼酸杆菌	33	78	44	0	78	89	44
柯氏枸橼酸杆菌	99	0	75	99	99	40	99
无丙二酸枸橼酸杆菌	100	5	85	95	95	9	100
法摩枸橼酸杆菌	100	0	59	100	10	100	100
杨氏枸橼酸杆菌	15	65	80	5	75	20	45
布氏枸橼酸杆菌	33	60	47	93	87	7	73
魏氏枸橼酸杆菌	0	100	100	0	100	0	0
塞氏枸橼酸杆菌	83	0	100	100	83	0	100
C.rodentium	0	0	100	100	0	0	100
C.gillenii	0	67	0	0	33	33	67
C.murliniae	100	67	67	0	100	33	100

注：数字为阳性%

3.5·操作步骤

3.5.1　氧化酶试验：参见《氧化酶试验标准操作规程》。

3.5.2　鉴定：从麦康凯琼脂平板上挑取可疑菌落，用自动化微生物鉴定仪、传统生化试验或 MALDI‐TOF‐MS 质谱仪进行细菌鉴定。

4. 药敏

参见《抗菌药物敏感试验标准操作规程》及 CLSI M100‐S32 及最新版本文件。

5. 质量控制

见《质量管理》。

6. 结果解释

本菌易产生诱导酶，临床上用三代头孢菌素治疗易产生耐药性，通常在治疗 3～4 日后敏感株即转化为耐药株，因此，应反复检测菌株的敏感性。

7. 临床意义

弗劳地枸橼酸杆菌是人和动物肠道的正常菌群，也是条件致病菌，能引起腹泻和肠道外感染如脑膜炎、菌血症等疾病。

8. 鉴定流程

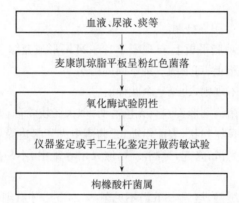

血液、尿液、痰等
↓
麦康凯琼脂平板呈粉红色菌落
↓
氧化酶试验阴性
↓
仪器鉴定或手工生化鉴定并做药敏试验
↓
枸橼酸杆菌属

参考文献

[1] 中国合格评定国家认可委员会.医学实验室质量和能力认可准则的应用要求：CNAS‐CL02‐A001：2023[S/OL].(2023‐08‐01)[2023‐09‐26].https://www.cnas.org.cn/rkgf/sysrk/rkyyzz/2023/08/912141.shtml.

[2] Karen C Carroll, Michael A Pfaller. Manual of Clinical Microbiology[M]. 13th ed. Washington DC：American Society for Microbiology，2023.

（周庭银）

假单胞菌属检验标准操作规程

×××医院检验科微生物组作业指导书		文件编号：××-JYK-××-××-××	
版次/修改：第　　版/第　　次修改		生效日期：	第　页 共　页
编写人：		审核人：	批准人：

1. 概述

假单胞菌属（*Pseudomonas*）是一类需氧的革兰阴性细菌，它位于假单胞菌科下，已知物种有 191 个。假单胞菌属有 12 个种与人类感染相关，包括铜绿假单胞菌、荧光假单胞菌、恶臭假单胞菌、斯氏假单胞菌、门多萨假单胞菌、类产碱假单胞菌、产碱假单胞菌、维罗纳假单胞菌和蒙太利假单胞菌、摩西假单胞菌、浅黄假单胞菌、栖稻假单胞菌。铜绿假单胞菌是假单胞菌属的代表菌种。

2. 标本类型

血液、尿液、痰、肺泡灌洗液、脑脊液、穿刺液、脓液等标本。

3. 鉴定

3.1·形态与染色：革兰阴性杆菌。

3.2·培养特性：在血琼脂平板上 35℃培养 18～24 h，形成蓝绿色、透明溶血环的菌落，有生姜味。在麦康凯琼脂平板上，可形成 5 种不同的菌落。

3.2.1　典型型：菌落不规则，边缘呈伞状伸展。

3.2.2　大肠菌样型：菌落圆形，凸起，无色透明，似大肠埃希菌菌落。

3.2.3　粗糙型：菌落呈纽扣状，表面粗糙，或菌落中央隆起边缘扁平。

3.2.4　黏液型：菌落光滑，隆起，呈黏液状，嵌入培养基中，不易挑起，似肺炎克雷伯菌菌落，但是无色。

3.2.5　侏儒型：生长缓慢，培养 18 h 尚不见菌落，24 h 后才有细小菌落。

3.3·生化特性：氧化酶试验阳性；分解葡萄糖，不分解乳糖、麦芽糖、甘露醇和蔗糖；动力、枸橼酸盐、精氨酸双水解酶和硝酸盐还原试验均阳性；吲哚、赖氨酸和鸟氨酸脱羧酶试验阴性。

3.4·鉴别要点

3.4.1　本菌属特征：蓝绿色或荧光色菌落，有生姜味，动力和氧化酶试验阳性，在 4℃时不生长而在 42℃时可以生长。

3.4.2　与荧光假单胞菌和恶臭假单胞菌的鉴别：三者均可产生荧光色素，但铜绿假单胞菌 42℃时生长，后两者则不能生长。

3.5·操作步骤

3.5.1　氧化酶试验：参见《氧化酶试验标准操作规程》。

3.5.2　鉴定：从麦康凯琼脂平板上挑取可疑菌落，用自动化微生物鉴定仪、传统生化试验或 MALDI-TOF-MS 质谱仪进行细菌鉴定。

4. 药敏

参见《抗菌药物敏感试验标准操作规程》及 CLSI M100-S32 及最新版本文件。

5. 质量控制

见《质量管理》。

6. 结果解释

感染铜绿假单胞菌的患者,经抗生素治疗 3～4 日后,易产生耐药性。因此对铜绿假单胞菌要经常做抗生素药敏试验。

7. 临床意义

铜绿假单胞菌广泛分布于水、空气、土壤,以及正常人体皮肤、呼吸道与肠道黏膜中,为条件致病菌。当手术、化疗、放疗、激素治疗等使人体抵抗力下降时容易引起感染。可引起烧伤创面感染、肺部感染、泌尿道感染、中耳炎、脑膜炎、菌血症等。

8. 鉴定流程

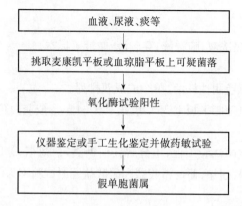

参考文献

[1] 中国合格评定国家认可委员会.医学实验室质量和能力认可准则的应用要求:CNAS-CL02-A001:2023[S/OL].(2023-08-01)[2023-09-26].https://www.cnas.org.cn/rkgf/sysrk/rkyyzz/2023/08/912141.shtml.

[2] Karen C Carroll, Michael A Pfaller. Manual of Clinical Microbiology[M]. 13th ed. Washington DC: American Society for Microbiology, 2023.

(周庭银)

产碱杆菌属检验标准操作规程

×××医院检验科微生物组作业指导书	文件编号：××-JYK-××-××-××
版次/修改：第　　版/第　　次修改	生效日期：　　　　　　第　页 共　页
编写人：	审核人：　　　　　　批准人：

1. 概述

产碱杆菌属（*Alcaligenes*）为伯克菌目产碱菌科的一属好氧或兼性厌氧发酵型革兰阴性杆菌。代表菌种为粪产碱杆菌、水产碱杆菌、广泛产碱杆菌、真养产碱杆菌。与临床有关的只有粪产碱杆菌一个种。

2. 标本类型

血液、尿液、痰、肺泡灌洗液、脑脊液、穿刺液、脓液等标本。

3. 鉴定

3.1·形态与染色：革兰阴性杆菌，单个或成双排列。

3.2·培养特性：在血琼脂平板上35℃培养18～24 h，形成灰白色菌落。在麦康凯琼脂平板上呈无色透明菌落。

3.3·生化反应：氧化酶试验阳性，不分解任何糖类，葡萄糖 O/F 为产碱型，动力和枸橼酸盐试验阳性，明胶、脲酶、吲哚、葡萄糖酸盐和硝酸盐还原试验均为阴性。

3.4·鉴别要点

3.4.1　本菌属特征：菌落有水果味，氧化酶和动力试验阳性，葡萄糖 O/F 为产碱型。

3.4.2　与产碱假单胞菌的鉴别：两者的形态和生化反应很相似，极易混淆，可采用鞭毛染色加以鉴别。粪产碱杆菌周身鞭毛，产碱假单胞菌是一端鞭毛。

3.4.3　与木糖氧化无色杆菌木糖氧化亚种的鉴别：粪产碱杆菌不分解木糖，木糖氧化无色杆菌木糖氧化亚种能分解木糖。

3.5·操作步骤

3.5.1　氧化酶试验：参见《氧化酶试验标准操作规程》。

3.5.2　鉴定：从麦康凯琼脂平板上挑取可疑菌落，用自动化微生物鉴定仪、传统生化试验或 MALDI‑TOF‑MS 质谱仪进行细菌鉴定。

4. 药敏

参见《抗菌药物敏感试验标准操作规程》及 CLSI M100‑S32 及最新版本文件。

5. 质量控制

见《质量管理》。

6. 结果解释

粪产碱杆菌对氨苄西林、氨曲南、庆大霉素耐药，木糖氧化无色杆菌氧化亚种通常对氨基糖苷类、氨苄西林、氯霉素、氟喹诺酮类耐药。

7. 临床意义

粪产碱杆菌广泛分布于自然界、水和土壤中，也存在于人和动物的肠道中，并污染人体皮肤和医疗器材,是医院感染的病原菌之一。该菌可引起各种机会感染,包括心内膜炎、外伤感染和菌血症等。

8. 鉴定流程

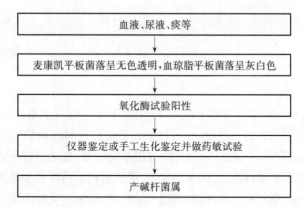

参考文献

[1] 中国合格评定国家认可委员会.医学实验室质量和能力认可准则的应用要求: CNAS-CL02-A001: 2023[S/OL].(2023-08-01)[2023-09-26].https://www.cnas.org.cn/rkgf/sysrk/rkyyzz/2023/08/912141.shtml.

[2] Karen C Carroll, Michael A Pfaller. Manual of Clinical Microbiology[M]. 13th ed. Washington DC: American Society for Microbiology, 2023.

(周庭银)

不动杆菌属检验标准操作规程

×××医院检验科微生物组作业指导书		文件编号：××-JYK-××-××-××	
版次/修改：第　　版/第　　次修改		生效日期：	第　页　共　页
编写人：		审核人：	批准人：

1. 概述

不动杆菌属（*Acinetobacter*）为假单胞菌目莫拉菌科的一属好氧或兼性厌氧发酵型革兰阴性杆菌。广泛存在于自然界的土壤、水和污物中。不动杆菌属包括醋酸钙不动杆菌、鲍曼不动杆菌、贝杰林克不动杆菌、贝雷占不动杆菌、吉洛不动杆菌、吉伦伯格不动杆菌、医院不动杆菌、洛菲不动杆菌、琼氏不动杆菌、约氏不动杆菌、耐放射线不动杆菌和溶血不动杆菌、小不动杆菌、逊德勒不动杆菌、乌尔新不动杆菌、皮特不动杆菌、土壤不动杆菌等。其中，临床意义最大的是鲍曼不动杆菌。

2. 标本类型

血液、尿液、痰、肺泡灌洗液、脑脊液、穿刺液、脓液等标本。

3. 鉴定

3.1·形态与染色：革兰阴性球杆菌，单个或成双排列，有时呈丝状或链状。

3.2·培养特性：在麦康凯琼脂等平板上 35℃ 培养 18～24 h，形成粉红色菌落，48 h 后菌落呈深红色，部分菌株呈黏液性菌落。洛菲不动杆菌在麦康凯琼脂等平板上形成圆形、光滑的无色菌落。

3.3·生化反应：氧化酶试验阴性，葡萄糖 O/F 为 +/-，动力、硝酸盐还原试验均阴性，42℃时生长。洛菲不动杆菌，不分解任何糖类，葡萄糖 O/F 为产碱型。

3.4·鉴别要点

3.4.1 本菌属特征：氧化酶试验阴性，无动力，葡萄糖 O/F 为 +/-，硝酸盐还原试验阴性。

3.4.2 鲍曼不动杆菌与洛菲不动杆菌的鉴别：鲍曼不动杆菌葡萄糖 O/F 为氧化型，41℃时生长；洛菲不动杆菌葡萄糖 O/F 为产碱型，41℃时不生长。

3.4.3 鲍曼不动杆菌与大肠埃希菌和弗劳地枸橼酸杆菌的鉴别：三者在麦康凯琼脂平板上的菌落形态相似，但可通过气味初步辨别。鲍曼不动杆菌无气味，大肠埃希菌有吲哚味，弗劳地枸橼酸杆菌有酸牛奶味。

3.5·操作步骤

3.5.1 氧化酶试验：参见《氧化酶试验标准操作规程》。

3.5.2 鉴定：从麦康凯琼脂平板上挑取可疑菌落，用自动化微生物鉴定仪、传统生化试验或 MALDI-TOF-MS 质谱仪进行细菌鉴定。

4. 药敏

参见《抗菌药物敏感试验标准操作规程》及 CLSI M100-S32 及最新版本文件。

5. 质量控制

见《质量管理》。

6. 结果解释

6.1·鲍曼不动杆菌已发现了多重耐药菌株,耐亚胺培南不动杆菌在中国台湾地区达25％,在澳大利亚和中国大陆地区达20％左右,所以每个分离菌株都应进行药敏试验。

6.2·若鲍曼不动杆菌对四环素敏感,则对多西环素(doxycycline)和米诺环素也敏感。有些鲍曼不动杆菌对四环素中介或耐药,而对多西环素和米诺环素敏感。

7. 临床意义

鲍曼不动杆菌分布于自然界和医院环境中,是人类皮肤、呼吸道、胃肠道、生殖道的正常菌群,是一种条件致病菌,可引起各种感染和医院感染。在不动杆菌属中感染率最高的是鲍曼不动杆菌,可引起腹膜炎、脑膜炎、骨髓炎、关节炎、菌血症和肺炎等。

8. 鉴定流程

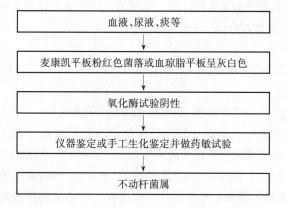

参考文献

[1] 中国合格评定国家认可委员会.医学实验室质量和能力认可准则的应用要求：CNAS‑CL02‑A001：2023[S/OL].(2023‑08‑01)[2023‑09‑26].https://www.cnas.org.cn/rkgf/sysrk/rkyyzz/2023/08/912141.shtml.

[2] Karen C Carroll, Michael A Pfaller. Manual of Clinical Microbiology[M]. 13th ed. Washington DC：American Society for Microbiology，2023.

（周庭银）

色杆菌属检验标准操作规程

×××医院检验科微生物组作业指导书		文件编号：××-JYK-××-××-××	
版次/修改：第　　版/第　　次修改		生效日期：	第　页　共　页
编写人：	审核人：		批准人：

1. 概述

色杆菌属为奈瑟球菌目色杆菌科的一属好氧或兼性厌氧发酵型革兰阴性杆菌。可偶尔引起哺乳动物包括人类的严重化脓性感染或败血症。包括紫色杆菌、水生色杆菌、溶血色杆菌等。其中与人类疾病有关的是紫色杆菌。原河流色杆菌从色杆菌属中分离出，建立了一个新菌属 *Iodobacter*，命名为 *I. flubiatilis*。

2. 标本类型

血液、尿液、痰、肺泡灌洗液、脑脊液、穿刺液、脓液等标本。

3. 鉴定

3.1·形态与染色：革兰阴性杆菌，具有极端鞭毛和周鞭毛。

3.2·培养特性：在血琼脂平板上35℃培养18～24 h，形成紫黑色的菌落。在麦康凯琼脂平板上呈紫色菌落。在营养琼脂平板上菌落为紫色。大约91%的菌株产生紫色色素。

3.3·生化反应：氧化酶试验不定，发酵葡萄糖，不发酵乳糖、麦芽糖，硝酸盐还原和动力试验均为阳性，赖氨酸脱羧酶和七叶苷试验均为阴性。产色素的菌株通常吲哚试验阴性，不产色素的菌株吲哚试验阳性。

3.4·鉴别要点

3.4.1　本菌属特征：革兰阴性杆菌，在琼脂平板上菌落产生紫色色素，发酵葡萄糖。

3.4.2　不产色素的紫色杆菌与气单胞菌的鉴别：两者易混淆，但不产色素的紫色杆菌赖氨酸脱羧酶为阴性，不分解麦芽糖和甘露醇，而气单胞菌则相反。

3.5·操作步骤

3.5.1　氧化酶试验：参见《氧化酶试验标准操作规程》。

3.5.2　鉴定：从麦康凯琼脂平板或血琼脂平板上挑取可疑菌落，用自动化微生物鉴定仪、传统生化试验或 MALDI-TOF-MS 质谱仪进行细菌鉴定。

4. 药敏

参见《抗菌药物敏感试验标准操作规程》及 CLSI M100-S32 及最新版本文件。

5. 质量控制

见《质量管理》。

6. 结果解释

紫色杆菌对氨基糖苷类、氯霉素及四环素敏感，但对青霉素及头孢菌素类耐药。

7. 临床意义

紫色杆菌在水域与土壤中存在，人类很少感染，感染一般是因接触水和土壤引起的，可引起局部伤口感染或脓毒症导致的多器官脓肿、腹泻及泌尿道感染等疾病。

8. 鉴定流程

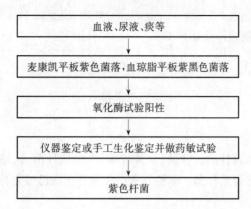

血液、尿液、痰等

↓

麦康凯平板紫色菌落，血琼脂平板紫黑色菌落

↓

氧化酶试验阳性

↓

仪器鉴定或手工生化鉴定并做药敏试验

↓

紫色杆菌

参考文献

[1] 中国合格评定国家认可委员会.医学实验室质量和能力认可准则的应用要求：CNAS–CL02–A001：2023［S/OL］.(2023–08–01)［2023–09–26］.https://www.cnas.org.cn/rkgf/sysrk/rkyyzz/2023/08/912141.shtml.

[2] Karen C Carroll，Michael A Pfaller. Manual of Clinical Microbiology［M］. 13th ed. Washington DC：American Society for Microbiology，2023.

（周庭银）

金黄杆菌属检验标准操作规程

×××医院检验科微生物组作业指导书		文件编号：××-JYK-××-××-××	
版次/修改：第　版/第　次修改		生效日期：	第　页　共　页
编写人：		审核人：	批准人：

1. 概述

金黄杆菌属包括黏金黄杆菌、产吲哚金黄杆菌、人金黄杆菌、人型金黄杆菌、特里维斯金黄杆菌等。代表菌种是黏金黄杆菌。原脑膜败血金黄杆菌现已经划分到伊丽莎白菌属，命名为脑膜败血伊丽莎白菌。

2. 标本类型

血液、尿液、痰、肺泡灌洗液、脑脊液、穿刺液、脓液等标本。

3. 鉴定

3.1·形态与染色：革兰阴性杆菌。

3.2·培养特性：在血琼脂平板上35℃培养18~24 h，呈黄色菌落。麦康凯琼脂平板上生长不佳或不生长。在营养琼脂平板上生长，形成亮黄色菌落。

3.3·生化反应：氧化酶试验阳性；分解葡萄糖、麦芽糖和甘露醇，不分解蔗糖和木糖；葡萄糖 O/F 为氧化型；七叶苷、吲哚和明胶试验均为阳性；动力、枸橼酸盐和硝酸盐还原试验阴性。

3.4·鉴别要点

3.4.1　本菌属特征：菌落黄色，氧化酶试验阳性，葡萄糖 O/F 为氧化型，吲哚试验阳性，动力和硝酸盐还原试验阴性。

3.4.2　脑膜脓毒金黄杆菌与阪崎肠杆菌、成团泛菌的鉴别：脑膜脓毒金黄杆菌氧化酶试验阳性，后两者为阴性。

3.4.3　脑膜脓毒金黄杆菌与产吲哚金黄杆菌和吲哚金黄杆菌的鉴别：脑膜脓毒金黄杆菌分解甘露醇，DNA 酶试验阳性，不水解淀粉，而后两者则相反。

3.5·操作步骤

3.5.1　氧化酶试验：参见《氧化酶试验标准操作规程》。

3.5.2　鉴定：从血琼脂平板上挑取有光泽的黄色菌落，用自动化微生物鉴定仪、传统生化试验或 MALDI-TOF-MS 质谱仪进行细菌鉴定。

4. 药敏

参见《抗菌药物敏感试验标准操作规程》及 CLSI M100-S32 及最新版本文件。

5. 质量控制

见《质量管理》。

6. 结果解释

该菌对氨基糖苷类、β-内酰胺类、四环素类、氯霉素类有天然耐药性，但对利福平、红霉素、克林霉素及复方磺胺敏感。

7. 临床意义

脑膜脓毒金黄杆菌广泛存在于土壤和水中,是一种条件致病菌,也是医院感染常见菌之一,可引起术后感染和菌血症,也可致新生儿脑膜炎。

8. 鉴定流程

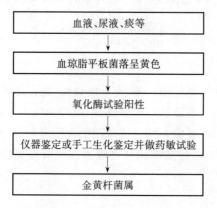

参考文献
[1] 中国合格评定国家认可委员会.医学实验室质量和能力认可准则的应用要求:CNAS - CL02 - A001:2023[S/OL].(2023 - 08 - 01)[2023 - 09 - 26].https://www.cnas.org.cn/rkgf/sysrk/rkyyzz/2023/08/912141.shtml.

[2] Karen C Carroll, Michael A Pfaller. Manual of Clinical Microbiology[M]. 13th ed. Washington DC: American Society for Microbiology,2023.

(周庭银)

肺炎链球菌检验标准操作规程

×××医院检验科微生物组作业指导书		文件编号：××-JYK-××-××-××	
版次/修改：第　　版/第　　次修改		生效日期：	第　页 共　页
编写人：	审核人：		批准人：

1. 概述

肺炎链球菌是一种球状的革兰阳性菌，有 α 溶血性，是链球菌属下的一种菌。传染途径可经由人与人之间直接接触到带菌的口鼻分泌物，或经由吸入含有此病原菌之飞沫，通常需要长时间或密切接触才可引起感染。肺炎链球菌的带菌者可能会因为本身免疫功能减低或同时感染呼吸道病毒性疾病等，导致细菌从呼吸道或血液侵袭器官，进而引发中耳炎、败血症、菌血症、肺炎及脑膜炎。

2. 标本类型

血液、尿液、痰、肺泡灌洗液、脑脊液、穿刺液、脓液等标本。

3. 鉴定

3.1·形态与染色：革兰阳性球菌，矛头状，成双或链状排列。

3.2·培养特性：在血琼脂平板上，菌落中央呈脐窝状、表面光滑、灰色、扁平，周围有草绿色 α 溶血环。

3.3·生化反应：触酶试验阴性，不被胆汁溶解。胆盐溶菌试验阳性，Optochin 试验敏感（抑菌环＞14 mm）。

3.4·鉴定：巧克力平板无生长，从血琼脂平板上挑取纯菌落，用微生物鉴定仪、传统生化反应或质谱仪进行细菌鉴定。

3.5·操作步骤

3.5.1　涂片、染色：观察菌落特征，挑取可疑菌落，涂片、染色后镜检。镜下：G^+ 球菌，多成双排列，矛头状。

3.5.2　根据涂片染色结果，做触酶试验，选择合适的鉴定卡片，制成适合的麦氏菌液浓度（0.5～3.0 McF），用自动化微生物鉴定仪、传统生化试验或 MALDI-TOF-MS 质谱仪进行鉴定。

4. 药敏

参见《抗菌药物敏感试验标准操作规程》及 CLSI M100-S32 及最新版本文件。

5. 质量控制

见《质量管理》。

6. 结果解释

肺炎链球菌容易发生自溶现象，因此对初代培养的菌落应做好及时的分纯和传代，避免因生长时间过长引起菌落自溶。肺炎链球菌是引起儿童脑膜炎和老年肺炎的重要病原体，无菌部位分离的肺炎链球菌应检测青霉素的 MIC 值。青霉素耐药肺炎链球菌（PRSP）及多重耐药肺炎链球菌（MDRSP）菌株的增加，给临床治疗带来一定的困难。

7. 临床意义

肺炎链球菌是儿童肺炎、脑膜炎、中耳炎等疾病的首要病原菌,也是成人和老年人社区获得性肺炎的主要病原体。肺炎链球菌感染在不同人群中的表现疾病有所差异,儿童易患脑膜炎,老年人易患肺炎。肺炎链球菌的预防控制重点为保护易感人群,在儿童和老年人等高危人群中进行肺炎链球菌疫苗接种是预防肺炎链球菌性疾病的重要措施。

8. 鉴定流程

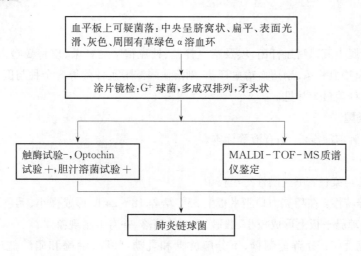

参考文献

[1] 中国合格评定国家认可委员会.医学实验室质量和能力认可准则的应用要求:CNAS-CL02-A001:2023[S/OL].(2023-08-01)[2023-09-26].https://www.cnas.org.cn/rkgf/sysrk/rkyyzz/2023/08/912141.shtml.

[2] Karen C Carroll,Michael A Pfaller. Manual of Clinical Microbiology[M]. 13th ed. Washington DC:American Society for Microbiology,2023.

（周庭银）

嗜血杆菌属检验标准操作规程

×××医院检验科微生物组作业指导书		文件编号：××-JYK-××-××-××	
版次/修改：第　　版/第　　次修改		生效日期：　　　　　　第　　页 共　　页	
编写人：	审核人：		批准人：

1. 概述

嗜血杆菌属中流感嗜血杆菌、埃及嗜血杆菌、杜克雷嗜血杆菌、皮特曼嗜血杆菌、副流感嗜血杆菌、溶血嗜血杆菌、副溶血嗜血杆菌、副溶血嗜沫嗜血杆菌等 8 个种与医学有关。临床上以流感嗜血杆菌最为常见。

2. 标本类型

血液、痰、肺泡灌洗液、脑脊液等标本。

3. 鉴定

3.1·形态与染色：革兰阴性短小杆菌。

3.2·培养特性：在巧克力琼脂平板上 35℃培养 18～24 h，形成微小、无色透明似露滴状的菌落。在血琼脂平板上形成极小、圆形、透明的菌落，并有卫星现象。

3.3·生化反应：分解葡萄糖，不分解蔗糖和乳糖，吲哚、触酶和硝酸盐还原试验均为阳性。

3.4·鉴别要点

3.4.1　本菌属特征：革兰阴性小杆菌，多形性，菌落无色透明，似露滴状，卫星现象阳性，生长需要 X、V 两种因子，普通培养基不生长。

3.4.2　嗜血杆菌属的种间鉴别

菌　　名	X 因子	V 因子	溶血	葡萄糖	蔗糖	甘露醇	木糖	触酶	硫化氢
流感嗜血杆菌	+	+	−	+	−	−	+	+	−
埃及嗜血杆菌	+	+	−	+	−	−	−	+	−
溶血嗜血杆菌	+	+	+	+	−	−	+	+	+
杜克嗜血杆菌	+	−	−	−	−	−	−	−	−
副流感嗜血杆菌	−	+	−	+	+	+	−	V	+
副溶血嗜血杆菌	−	+	+	+	−	−	+	+	+
惰性嗜血杆菌	−	+	−	W	W	−	−	V	−
副嗜沫嗜血杆菌	−	+	−	+	+	+	V	−	+
嗜沫嗜血杆菌	W	−	−	+	+	+	−	−	+

注：+，90%以上菌株阳性；−，90%以上菌株阴性；V，11%～89%菌株阳性；W，弱发酵反应

3.5·操作步骤

3.5.1　涂片、染色：呈革兰阴性短小杆菌。

3.5.2　鉴定：从巧克力琼脂平板上挑取可疑菌落，用自动化微生物鉴定仪、传统生化试验或 MALDI-TOF-MS 质谱仪进行细菌鉴定。

4. 药敏

参见《抗菌药物敏感试验标准操作规程》及 CLSI M100 - S32 及最新版本文件。

5. 质量控制

见《质量管理》。

6. 结果解释

如果检测出 β-内酰胺酶阳性流感嗜血杆菌,则提示对青霉素、氨苄西林、阿莫西林耐药(耐药机制大多为 TEM1 型 β-内酰胺酶)。如果流感嗜血杆菌 β-内酰胺酶阴性,而对氨苄西林耐药(BLNAR),则对阿莫西林-克拉维酸、氨苄西林-舒巴坦、头孢克洛、头孢他啶、头孢尼西、头孢丙烯、头孢呋辛均耐药。

7. 临床意义

流感嗜血杆菌常寄居于正常人呼吸道(在呼吸道定植者可达到人群的 50%),当机体抵抗力下降时,可引起人类呼吸道感染;也可随血液入侵组织内部,引起脑膜炎、关节脓肿或其他部位的化脓性感染。副流感嗜血杆菌寄居在人类的上呼吸道,可引起呼吸道感染,偶尔引起心内膜炎等。

8. 鉴定流程

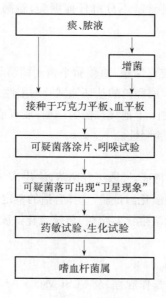

参考文献

[1] 中国合格评定国家认可委员会.医学实验室质量和能力认可准则的应用要求:CNAS - CL02 - A001:2023[S/OL].(2023 - 08 - 01)[2023 - 09 - 26].https://www.cnas.org.cn/rkgf/sysrk/rkyyzz/2023/08/912141.shtml.

[2] Karen C Carroll, Michael A Pfaller. Manual of Clinical Microbiology[M]. 13th ed. Washington DC: American Society for Microbiology, 2023.

(周庭银)

卡他莫拉菌检验标准操作规程

×××医院检验科微生物组作业指导书	文件编号：××-JYK-××-××-××	
版次/修改：第　版/第　次修改	生效日期：	第　页 共　页
编写人：	审核人：	批准人：

1. 概述

卡他莫拉菌曾属于布兰汉菌属，现已划归到莫拉菌属。

2. 标本类型

痰、肺泡灌洗液、脑脊液、穿刺液、脓液等标本。

3. 鉴定

3.1·形态与染色：革兰阴性双球菌，呈咖啡豆形。

3.2·培养特性：在血琼脂平板上 35℃培养 18～24 h 形成灰白色或红棕色、不溶血的菌落。培养 48 h，形成表面干燥的菌落，如用接种环推移，整个菌落可移动（有特殊手感）。

3.3·生化反应：氧化酶试验阳性，不分解任何糖类，触酶、DNA 酶和硝酸盐还原试验阳性。

3.4·鉴别要点

3.4.1　本菌属特征：革兰阴性双球菌，血琼脂平板上菌落呈灰白色，推移菌落时有特殊的手感，不分解糖类，氧化酶、DNA 酶和硝酸盐还原试验均阳性。

3.4.2　与其他莫拉菌属的鉴别：卡他莫拉菌为球菌，成双或呈肾形排列，DNA 酶试验阳性；莫拉菌属为球杆菌，DNA 酶试验阴性。

3.5·操作步骤

3.5.1　涂片、染色：观察菌落特征，挑取可疑菌落，涂片、染色后镜检。

3.5.2　根据涂片染色结果，做氧化酶试验，选择合适的鉴定卡片，制成适合的麦氏菌液浓度（0.5～3.0 麦氏单位），用自动化微生物鉴定仪、传统生化试验或 MALDI‐TOF‐MS 质谱仪进行鉴定。

4. 药敏

参见《抗菌药物敏感试验标准操作规程》及 CLSI M45‐A3 及最新版本文件。

5. 质量控制

见《质量管理》。

6. 结果解释

卡他莫拉菌与其他奈瑟球菌相似，临床上应注意区别。检测出 β-内酰胺酶阳性的卡他莫拉菌则提示对青霉素、氨苄西林和阿莫西林耐药。

7. 临床意义

卡他莫拉菌是人类和动物上呼吸道的正常寄生菌之一，现已证实本菌可引起下呼吸道感染及结膜炎、中耳炎、鼻窦炎、支气管炎，偶尔引起菌血症、心内膜炎、脓胸、脑膜炎、尿道炎等。

8. 鉴定流程

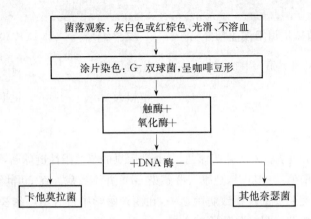

参考文献

[1] 中国合格评定国家认可委员会.医学实验室质量和能力认可准则的应用要求：CNAS - CL02 - A001：2023[S/OL].(2023 -
08 - 01)[2023 - 09 - 26].https://www.cnas.org.cn/rkgf/sysrk/rkyyzz/2023/08/912141.shtml.

[2] Karen C Carroll，Michael A Pfaller. Manual of Clinical Microbiology[M]. 13th ed. Washington DC：American Society for
Microbiology，2023.

（周庭银）

B 族链球菌检验标准操作规程

×××医院检验科微生物组作业指导书	文件编号：××-JYK-××-××-××
版次/修改：第　版/第　次修改	生效日期：　　　第　页 共　页
编写人：	审核人：　　　批准人：

1. 概述

B 族链球菌(GBS)学名为无乳链球菌，是兼性厌氧的革兰阳性链球菌，正常寄居于阴道和直肠，属于条件致病菌。一般正常健康人群感染 GBS 并不致病。在 20 世纪 70 年代，GBS 已被证实为围生期母婴感染的主要致病菌之一，在围产医学中占有不可忽视的地位，同时它也是婴幼儿败血症和脑膜炎最常见的原因。

2. 标本类型

阴道分泌物、血液、痰、肺泡灌洗液、脑脊液、穿刺液、脓液等标本。

3. 鉴定

3.1·形态与染色：革兰阳性球菌，固体培养基上呈链状排列。

3.2·培养特性：在血琼脂平板上，菌落较小，灰白色，菌落周围有明显较大的完全透明 β 溶血环。

3.3·生化反应：触酶试验阴性，CAMP 试验阳性，马尿酸钠试验阳性。

3.4·鉴别要点

3.4.1　本菌特征为：革兰阳性球菌，灰白色、链状排列、菌落较小、表面光滑、菌落周围有狭窄 β 溶血环，CAMP 试验阳性。

3.4.2　鉴定：从血琼脂平板上挑取纯菌落，用微生物鉴定仪、传统生化反应或 MALDI - TOF - MS 质谱仪进行细菌鉴定。

3.5·操作步骤

3.5.1　涂片、染色：观察菌落特征，挑取可疑菌落，涂片、染色后镜检。

3.5.2　根据涂片染色结果，做触酶试验和 CAMP 试验，选择合适的鉴定卡片，制成适合的麦氏菌液浓度(0.5～3.0 麦氏单位)，用自动化微生物鉴定仪、传统生化试验或 MALDI - TOF - MS 质谱仪进行鉴定。

4. 药敏

参见《抗菌药物敏感试验标准操作规程》及 CLSI M100 - S32 及最新版本文件。

5. 质量控制

见《质量管理》。

6. 结果解释

6.1·B 族链球菌能正常定植于人下生殖道及胃肠道，直肠为主要定植部位，可通过会阴上行至阴道，属于条件致病菌。怀孕后雌激素分泌增多、阴道上皮合成糖原增多、机体免疫力下降等使阴道环境改变，细菌得以生长，使得阴道内正常菌群发生改变，更容易发生 GBS 的定植与感染。

6.2·孕妇感染 GBS 可表现为菌血症、泌尿系统感染、胎膜感染、子宫内膜感染及创伤感染。

6.3·母婴传播是新生儿传染 GBS 的主要途径,GBS 的母婴传播发生在分娩过程中,新生儿暴露于 GBS 定植的产道,导致新生儿 GBS 的传染。新生儿感染 GBS 主要表现为早期侵入性感染,以新生儿败血症为主要临床表现。

7. 临床意义

B 族链球菌通常定植在胃肠道、会阴和阴道,会引发任何年龄患者的侵袭性感染,但常见于新生儿、老年人和有易感因素的成人(如妊娠、糖尿病和免疫力低下)。其传播的主要途径为垂直传播,且与分娩有关,如果孕妇感染 GBS,新生儿就可能在出生时吸入感染的羊水或通过产道时感染 GBS。新生儿感染 GBS 能够导致败血症、肺炎和脑膜炎,发病率和死亡率较高,也可能遗留长期病理状态如耳聋、视力受损、发育障碍及脑瘫等。

8. 鉴定流程

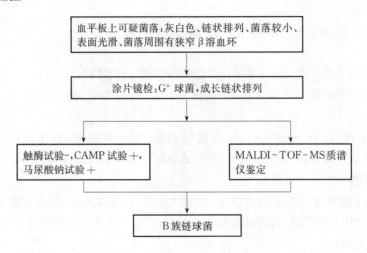

参考文献

[1] 中国合格评定国家认可委员会.医学实验室质量和能力认可准则的应用要求:CNAS‐CL02‐A001:2023[S/OL].(2023‐08‐01)[2023‐09‐26].https://www.cnas.org.cn/rkgf/sysrk/rkyyzz/2023/08/912141.shtml.

[2] Karen C Carroll, Michael A Pfaller. Manual of Clinical Microbiology[M]. 13th ed. Washington DC: American Society for Microbiology, 2023.

(周庭银)

化脓链球菌检验标准操作规程

×××医院检验科微生物组作业指导书		文件编号：××-JYK-××-××-××	
版次/修改：第　　版/第　　次修改		生效日期：	第　　页 共　　页
编写人：	审核人：		批准人：

1. 概述

化脓链球菌是链球菌属中的一种细胞外的革兰阳性菌，也是一种耐氧细菌。此物种在临床上对人类很重要，因为它们是一种不常见但通常可致病的病原细菌，是皮肤微生物群的一部分，可导致 A 型链球菌感染。此物种是具有兰斯菲尔德链球菌 A 组抗原的主要物种，所以通常也被称为 A 族链球菌(GAS)。

2. 标本类型

血液、尿液、痰、肺泡灌洗液、脑脊液、穿刺液、脓液等标本。

3. 鉴定

3.1·形态与染色：革兰阳性球菌，固体培养基上呈链状排列。

3.2·培养特性：在血琼脂平板上，菌落呈针尖大小、白色，周围出现完全透明的 β 溶血环。

3.3·生化反应：触酶试验阴性，分解葡萄糖，不分解菊糖，杆菌肽敏感(抑菌圈＞10 mm)，PYR 试验阳性，胆汁溶解和 CAMP 试验阴性，对 Optochin 耐药。

3.4·鉴别要点

3.4.1　本菌属特征为革兰阳性球菌，成链状排列，针尖样菌落，菌落周围有明显 β 溶血环，触酶和 CAMP 试验阴性；杆菌肽敏感(＞10 mm)，复方磺胺甲噁唑耐药，对地衣杆菌素敏感，具有 A 群抗原。

3.4.2　鉴定：从血琼脂平板上挑取纯菌落，用微生物鉴定仪、传统生化反应或 MALDI - TOF - MS 质谱仪进行细菌鉴定。

3.5·操作步骤

3.5.1　涂片、染色：观察菌落特征，挑取可疑菌落，涂片、染色后镜检。

3.5.2　根据涂片染色结果，做触酶试验，选择合适的鉴定卡片，制成适合的麦氏菌液浓度(0.5～3.0麦氏单位)，用自动化微生物鉴定仪、传统生化试验或 MALDI - TOF - MS 质谱仪进行鉴定。

4. 药敏

参见《抗菌药物敏感试验标准操作规程》及 CLSI M100 - S32 及最新版本文件。

5. 质量控制

见《质量管理》。

6. 结果解释

6.1·化脓链球菌是引起化脓性感染的主要病原菌，致病力最强，可引起痈、蜂窝组织炎、急性咽炎、丹毒、脓疱疮、猩红热、医源性伤口感染和产后感染等。此外，其感染后也可发生急、慢性风湿热和急性肾小球肾炎等严重变态反应性并发症。

6.2·化脓链球菌可以不作青霉素药敏试验,该菌仍对青霉素敏感,只有某些无乳链球菌可能对青霉素产生中介结果。如果检测出链球菌对青霉素敏感,同时该菌被认为对氨苄西林、阿莫西林-克拉维酸、氨苄西林-舒巴坦、阿莫西林、头孢克洛、头孢唑林、头孢地尼、头孢布烯、头孢曲松、头孢吡肟、头孢唑肟、头孢噻肟等敏感,则不必进行上述抗生素的药敏试验。

6.3·如果检测出本菌对苯唑西林≤19 mm,应当检测青霉素、头孢唑肟和头孢曲松的MIC,因为可能发生青霉素耐药或中介敏感现象。

6.4·如果检测出链球菌对红霉素敏感或耐药,则提示该菌对克拉霉素、阿奇霉素、地红霉素敏感或耐药。

7. 临床意义

化脓链球菌是引起化脓性感染的主要病原菌,致病力最强,可引起痈、蜂窝织炎、急性咽炎、丹毒、脓疱疮、猩红热、医源性伤口感染和产后感染等。此外,其感染后也可发生急、慢性风湿热和急性肾小球肾炎等严重变态反应性并发症。

8. 鉴定流程

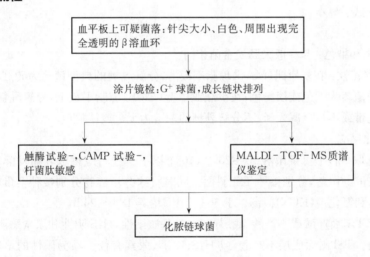

参考文献 ......

[1] 中国合格评定国家认可委员会.医学实验室质量和能力认可准则的应用要求：CNAS-CL02-A001：2023[S/OL].(2023-08-01)[2023-09-26].https://www.cnas.org.cn/rkgf/sysrk/rkyyzz/2023/08/912141.shtml.

[2] Karen C Carroll, Michael A Pfaller. Manual of Clinical Microbiology[M]. 13th ed. Washington DC：American Society for Microbiology, 2023.

(周庭银)

致泻性大肠埃希菌检验标准操作规程

×××医院检验科微生物组作业指导书		文件编号：××-JYK-××-××-××	
版次/修改：第　版/第　次修改		生效日期：	第　页 共　页
编写人：	审核人：		批准人：

1. 概述

致泻性大肠埃希菌（Diarrheagenic Escherichia coli，DEC）是全球腹泻的主要病原体之一。根据毒力基因、致病机制和流行病学特征将其分为五种：肠产毒性大肠埃希菌（ETEC）、肠聚集性大肠埃希菌（EAEC）、肠侵袭性大肠埃希菌（EIEC）、肠致病性大肠埃希菌（EPEC）和肠出血性大肠埃希菌（EHEC）。所有年龄段人群均可感染，症状包括但不限于腹泻，可引起肠胃炎和营养吸收不良等。

2. 标本类型

粪便或肛拭子标本。

3. 鉴定

3.1·形态和染色：与一般大肠埃希菌相同。

3.2·培养特性：在麦康凯（MAC）琼脂平板上，分解乳糖的典型菌落为砖红色至桃红色，不分解乳糖的菌落为无色或淡粉色；在伊红亚甲蓝（EMB）琼脂平板上，分解乳糖的典型菌落为中心紫黑色带或不带金属光泽，不分解乳糖的菌落为无色或淡粉色。

3.3·生化反应

3.3.1　选取平板上可疑菌落 10～20 个（10 个以下全选），应挑取乳糖发酵，以及乳糖不发酵和迟缓发酵的菌落，分别接种 TSI 斜面。同时将这些培养物分别接种至蛋白胨水、尿素琼脂（pH 7.2）和氰化钾（KCN）肉汤。于 36℃±1℃培养 18 h～24 h。

3.3.2　TSI 斜面产酸或不产酸，底层产酸，靛基质阳性，H_2S 阴性和尿素酶阴性的培养物为大肠埃希菌。TSI 斜面底层不产酸，或 H_2S、KCN、尿素有任一项为阳性的培养物，均非大肠埃希菌。必要时做革兰染色和氧化酶试验：革兰阴性杆菌，氧化酶阴性。

3.3.3　从平板上挑取经纯化的可疑菌落用无菌稀释液制备成浊度适当的菌悬液，使用传统生化鉴定试剂盒、微生物鉴定系统鉴定，或直接用纯菌落进行 MALDI‐TOF‐MS 鉴定。

3.4·鉴别要点：IMViC＋＋－－，与大肠埃希菌生化反应相似，不宜区分。应使用 PCR 确认试验进行具体分型，传统血清凝集试验不做首选试验，为选做试验。

3.5·操作步骤

3.5.1　氧化酶试验：参见《氧化酶试验标准操作规程》。

3.5.2　致泻性大肠埃希菌的 PCR 鉴定（确认试验）：取生化反应符合或质谱鉴定为大肠埃希菌的菌落进行 PCR 确认试验。每次 PCR 反应使用 EPEC、EIEC、ETEC、STEC/EHEC、EAEC 标准菌株作为阳性对照。同时，使用大肠埃希菌 ATCC25922 或等效标准菌株作为阴性对照，以灭菌去离子水作为空白对照，控制 PCR 体系污染。致泻性大肠埃希菌特征性基因见表 1。5 种致泻性大肠埃希菌 PCR 反应结果解读参考表 2。注意：实际操作中，不同 PCR 体系、反应条件、结果判读等，需参照不同试剂盒产品说明书。

表 1　5 种致泻性大肠埃希菌特征基因

类　　别	特征性基因	
EPEC	$escV$ 或 eae、$bfpB$	
STEC/EHEC	$escV$ 或 eae、$stx1$、$stx2$	
EIEC	$invE$ 或 $ipaH$	$uidA$
ETEC	lt、stp、sth	
EAEC	$astA$、$aggR$、pic	

表 2　5 种致泻性大肠埃希菌特征基因结果解读

类　　别	目标条带的种类组合	
EAEC	$aggR$、$astA$、pic 中一条或一条以上阳性	
EPEC	$bfpB(+/-)$，$escV^a(+)$，$stx1(-)$，$stx2(-)$	
STEC/EHEC	$escV^a(+/-)$，$stx1(+)$，$stx2(-)$，$bfpB(-)$ $escV^a(+/-)$，$stx1(-)$，$stx2(+)$，$bfpB(-)$ $escV^a(+/-)$，$stx1(+)$，$stx2(+)$，$bfpB(-)$	$uidA^c(+/-)$
ETEC	lt、stp、sth 中一条或一条以上阳性	
EIEC	$invE^b(+)$	

注：[a] 在判定 EPEC 或 SETC/EHEC 时，$escV$ 与 eae 基因等效；[b] 在判定 EIEC 时，$invE$ 与 $ipaH$ 基因等效。[c] 97% 以上大肠埃希菌为 $uidA$ 阳性

3.5.3　致泻性大肠埃希菌的血清学鉴定（选做试验）：取 PCR 试验确认为致泻性大肠埃希菌的菌株进行血清学试验。注意：不同凝集方法和结果判读需参照不同试剂盒产品说明书。当生产商的使用说明书与下面的描述有偏差时，按生产商提供的使用说明书进行。

3.5.3.1　O 抗原鉴定

3.5.3.1.1　假定试验：挑取经生化试验和 PCR 试验证实为致泻性大肠埃希菌的营养琼脂平板上的菌落，根据致泻性大肠埃希菌的类别，选用大肠埃希菌单价或多价 OK 血清做玻片凝集试验。当与某一种多价 OK 血清凝集时，再与该多价血清所包含的单价 OK 血清做凝集试验。致泻性大肠埃希菌所包括的 O 抗原群见表 3。如与某一单价 OK 血清呈现凝集反应，即为假定试验阳性。

表 3　5 种致泻性大肠埃希菌主要 O 抗原

类　　别	DEC 主要的 O 抗原
EPEC	O26 O55 O86 O111ab O114 O119 O125ac O127 O128ab O142 O158 等
STEC/EHEC	O4 O26 O45 O91 O103 O104 O111 O113 O121 O128 O157 等

（续表）

类　　别	DEC 主要的 O 抗原
EIEC	O28ac O29 O112ac O115 O124 O135 O136 O143 O144 O152 O164 O167 等
ETEC	O6 O11 O15 O20 O25 O26 O27 O63 O78 O85 O114 O115 O128ac O148 O149 O159 O166 O167 等
EAEC	O9 O62 O73 O101 O134 等

3.5.3.1.2　证实试验：用 0.85％灭菌生理盐水制备 O 抗原悬液，稀释至与麦氏 3 号比浊管相当的浓度。原效价为 1∶160～1∶320 的 O 血清，用 0.5％盐水稀释至 1∶40。将稀释血清与抗原悬液于 10 mm×75 mm 试管内等量混合，做单管凝集试验。混匀后放于 50℃±1℃水浴箱内，经 16 h 后观察结果。如出现凝集，可证实为该 O 抗原。

3.5.3.2　H 抗原鉴定

3.5.3.2.1　取菌株穿刺接种至半固体琼脂管，36℃±1℃培养 18～24 h，取顶部培养物 1 环接种至 BHI 液体培养基中，于 36℃±1℃培养 18～24 h。加入福尔马林至终浓度为 0.5％，做玻片凝集或试管凝集试验。

3.5.3.2.2　若待测抗原与血清均无明显凝集，应从首次穿刺培养管中挑取培养物，再进行 2～3 次半固体管穿刺培养，按照 3.5.3.1 进行试验。

4. 药敏

参见《抗菌药物敏感试验标准操作规程》及 CLSI M100 - S32 及最新版本文件。

5. 质量控制

见《质量管理》。

6. 结果解释

疑似致泻性大肠埃希菌感染，分离菌应先鉴定为大肠埃希菌，再分别通过不同的方法鉴定到种、型，如分离到上述 5 种致腹泻病原菌，应立即向临床发出报告。

7. 临床意义

7.1·EHEC 引起严重的出血性肠炎，临床表现为低热、痉挛性腹痛，开始水样便，继而血样便。

7.2·EPEC 是婴儿腹泻的重要病原菌，伴有低热、呕吐和腹泻，黏液便不带血。轻者不用抗生素治疗，严重 EPEC 感染者，需要用抗生素治疗。

7.3·ETEC 是引起旅游者和婴儿腹泻的病原菌，鉴定主要依据肠毒素和血清学鉴定，临床表现为水样腹泻、恶心、呕吐、寒战，有时发生脱水及中毒症状。轻者不用抗生素，较重者用抗生素药物治疗。

7.4·EIEC 与志贺菌有共同抗原，其发病机制与痢疾相似，可引起痢疾样症状，发热和肠炎，黏液血便，便中有红、白细胞。

8. 鉴定流程

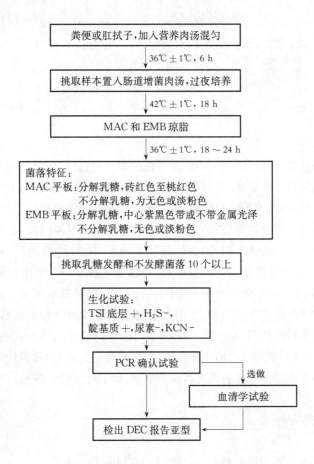

粪便或肛拭子,加入营养肉汤混匀

↓ 36℃±1℃, 6 h

挑取样本置入肠道增菌肉汤,过夜培养

↓ 42℃±1℃, 18 h

MAC 和 EMB 琼脂

↓ 36℃±1℃, 18～24 h

菌落特征:
MAC 平板:分解乳糖,砖红色至桃红色
　　　　　不分解乳糖,为无色或淡粉色
EMB 平板:分解乳糖,中心紫黑色带或不带金属光泽
　　　　　不分解乳糖,无色或淡粉色

↓

挑取乳糖发酵和不发酵菌落 10 个以上

↓

生化试验:
TSI 底层＋,H₂S-,
靛基质＋,尿素-,KCN－

↓

PCR 确认试验 ——————→ 选做

血清学试验

检出 DEC 报告亚型 ←——————

参考文献

[1] 中国合格评定国家认可委员会.医学实验室质量和能力认可准则的应用要求：CNAS－CL02－A001：2023［S/OL］.(2023－08－01)［2023－09－26］.https://www.cnas.org.cn/rkgf/sysrk/rkyyzz/2023/08/912141.shtml.

[2] Karen C Carroll，Michael A Pfaller. Manual of Clinical Microbiology［M］. 13th ed. Washington DC：American Society for Microbiology，2023.

（付盼）

沙门菌属检验标准操作规程

×××医院检验科微生物组作业指导书		文件编号：××-JYK-××-××-××		
版次/修改：第　版/第　次修改		生效日期：		第　页 共　页
编写人：		审核人：		批准人：

1. 概述

沙门菌属于肠杆菌科沙门菌属，2 600 多种血清型，目前属内包括肠道沙门菌种和邦戈沙门菌种。肠道沙门菌分 6 个亚种，分别为肠道沙门菌肠道亚种（亚种Ⅰ，1 504 个血清型，来自人类和温血动物，如伤寒血清型、鼠伤寒血清型等）、肠道沙门菌萨拉姆亚种（亚种Ⅱ，502 个血清型）、肠道沙门菌亚利桑那亚种（亚种Ⅲa，95 个血清型）、肠道沙门菌双相亚利桑那亚种（亚种Ⅲb，有 333 个血清型）、肠道沙门菌豪顿亚种（亚种Ⅳ，有 72 个血清型）和肠道沙门菌印第卡亚种（亚种Ⅵ，有 13 个血清型）。邦戈沙门菌曾属于亚种Ⅴ，有 22 个血清型。沙门菌目前已经发现 1 800 种以上，按抗原成分可分为甲、乙、丙、丁、戊等基本菌型。其中与人类疾病有关的主要为甲组的甲型副伤寒沙门菌、乙组的乙型副伤寒沙门菌和鼠伤寒沙门菌、丙组的丙型副伤寒沙门菌和猪霍乱沙门菌、丁组的伤寒沙门菌和肠炎沙门菌。其中伤寒沙门菌和甲、乙、丙型副伤寒沙门菌引起的急性消化道传染病（伤寒和副伤寒）为我国法定乙类传染病。非伤寒沙门菌引起的食物中毒主要表现为胃肠炎症状，如呕吐、腹泻、腹痛。

2. 标本类型

粪便、血液、脓液等标本。

3. 鉴定

3.1·形态与染色：革兰阴性杆菌，菌体细长，有周鞭毛。

3.2·培养特性：在麦康凯琼脂平板上 35℃培养 18～24 h，形成无色透明的菌落。SS 琼脂平板上呈无色透明菌落，但大部分菌落中央呈黑色（产 H_2S）。

3.3·生化反应：氧化酶试验阴性，发酵葡萄糖，不发酵乳糖，TSI 为 K/A，动力、赖氨酸脱羧酶和硝酸盐还原试验均为阳性，大多数菌株 H_2S 试验阳性，IMViC－＋－－或－＋－＋。

3.4·鉴别要点

3.4.1　本菌属特征：选择 SS 平板上无色透明、半透明或中心黑色的菌落，TSI 为 K/A，H_2S 阳性或阴性，动力试验阳性，IMViC－＋－－或－＋－＋，氧化酶、脲酶试验阴性。符合上述特性者，可通过血清凝集试验做出诊断。

3.4.2　与志贺菌属的鉴别：少数伤寒沙门菌在 TSI 上 H_2S 阴性，动力不明显，易与志贺菌属相混淆，可用血清凝集试验相鉴别。

3.5·操作步骤

3.5.1　观察菌落特征，挑取可疑菌落，做 TSI 试验。参见《细菌学检验标准操作规程》。

3.5.2　血清学鉴定：参见《沙门菌血清学检测标准操作规程》。

3.5.3　鉴定：从 SS 琼脂平板上挑取纯菌落，用自动化微生物鉴定仪、传统生化试验或 MALDI－TOF－MS 质谱仪进行细菌鉴定。

4. 药敏

参见《抗菌药物敏感试验标准操作规程》及 CLSI M100 - S32 及最新版本文件。

5. 质量控制

见《质量管理》。

6. 结果解释

沙门菌属的鉴定应依赖于传统或商品化系统生化反应和血清学两种方法。若生化反应符合沙门菌，但 A~F 多价血清不凝集，首先考虑是否存在表面抗原(Vi 抗原)，因为 Vi 抗原能阻断 O 抗原与相应抗体发生凝集，加热可将其破坏。应将细菌制成菌悬液，放入沸水中加热 15~30 min，冷却后再次做凝集试验。若去除 Vi 抗原后仍不凝集，此时应考虑是否为 A~F 以外菌群，应送专业实验室进行鉴定。

7. 临床意义

沙门菌主要通过污染的食品和水源经口感染，引起人类和动物的沙门菌病，出现相应的临床症状或亚临床感染，主要有胃肠炎、菌血症、肠热症等。

8. 鉴定流程

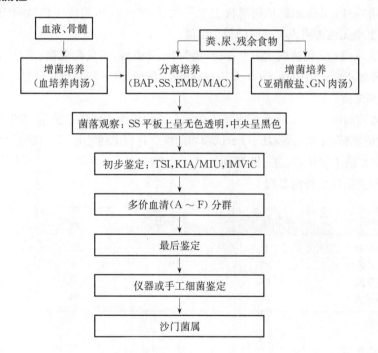

参考文献

[1] 中国合格评定国家认可委员会.医学实验室质量和能力认可准则的应用要求：CNAS - CL02 - A001：2023[S/OL].(2023 - 08 - 01)[2023 - 09 - 26].https://www.cnas.org.cn/rkgf/sysrk/rkyyzz/2023/08/912141.shtml.

[2] Karen C Carroll，Michael A Pfaller. Manual of Clinical Microbiology[M]. 13th ed. Washington DC：American Society for Microbiology，2023.

（周庭银）

志贺菌属检验标准操作规程

×××医院检验科微生物组作业指导书	文件编号：××-JYK-××-××-××
版次/修改：第　　版/第　　次修改	生效日期：　　　　第　页　共　页
编写人：	审核人：　　　　批准人：

1. 概述

志贺菌属有 4 个血清群（或亚群）：A 群为痢疾志贺菌，B 群为福氏志贺菌，C 群为鲍氏志贺菌，D 群为宋内志贺菌。

2. 标本类型

粪便、肛拭子标本。

3. 鉴定

3.1·形态与染色：革兰阴性杆菌。

3.2·培养特性：在麦康凯琼脂平板上 35℃培养 18～24 h，形成无色透明的小菌落。在 SS 琼脂平板上呈无色透明或半透明的较小菌落。

3.3·生化反应：氧化酶试验阴性，发酵葡萄糖、甘露醇，不发酵乳糖、蔗糖，TSI 为 K/A，甲基红和硝酸盐还原试验阳性，动力、VP、枸橼酸盐、脲酶、H_2S 和醋酸盐试验均阴性。

3.4·鉴别要点

3.4.1　本菌属特征：在 SS 琼脂平板上为无色透明或半透明的小菌落，TSI 为 K/A，发酵葡萄糖，不发酵乳糖，无动力，脲酶、H_2S 试验均阴性。符合上述特性者，可通过血清凝集试验做出诊断。如血清不凝集，应进一步鉴别。

3.4.2　志贺菌属的种间鉴别

菌　　名	半乳糖苷酶	鸟氨酸	甘露醇	乳　糖
福氏志贺菌	1	0	95	1
痢疾志贺菌	30	0	0	0
鲍氏志贺菌	10	2	97	1
宋内志贺菌	90	98	99	2*

注：数字为阳性%；* 迟反应

3.5·操作步骤

3.5.1　观察菌落特征，挑取可疑菌落，做 TSI 试验。参见《三糖铁试验标准操作规程》。

3.5.2　血清学鉴定：参见《志贺菌血清学检测标准操作规程》。

3.5.3　鉴定：从 SS 琼脂平板上挑取纯菌落，用自动化微生物鉴定仪、传统生化试验或 MALDI‐TOF‐MS 质谱仪进行细菌鉴定。

4. 药敏

参见《抗菌药物敏感试验标准操作规程》及 CLSI M100‐S32 及最新版本文件。

5. 质量控制

见《质量管理》。

6. 结果解释

一般志贺菌不进入血液,所以只取粪便和肛拭标本做培养。本菌大多数菌株对氯霉素、链霉素、氨苄西林耐药,多数菌株对卡那霉素、庆大霉素敏感。

7. 临床意义

志贺菌属引起细菌性痢疾,表现为腹痛、发热、大量水样便,1～2 日后转为少量腹泻(有里急后重现象),便中含有血液、黏液和白细胞。临床主要有两种类型:急性细菌性痢疾,又分典型和不典型两种,后者症状不典型,容易造成误诊和漏诊;慢性细菌性痢疾,常因急性菌痢治疗不彻底,造成反复发作、迁延不愈,病程超过 2 个月以上视为慢性菌痢。

8. 鉴定流程

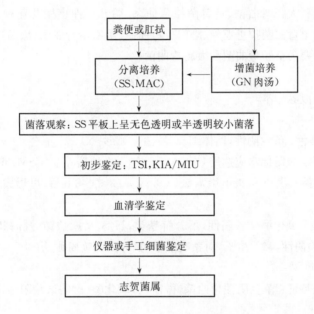

参考文献

[1] 中国合格评定国家认可委员会.医学实验室质量和能力认可准则的应用要求:CNAS - CL02 - A001:2023[S/OL].(2023 - 08 - 01)[2023 - 09 - 26].https://www.cnas.org.cn/rkgf/sysrk/rkyyzz/2023/08/912141.shtml.

[2] Karen C Carroll, Michael A Pfaller. Manual of Clinical Microbiology[M]. 13th ed. Washington DC:American Society for Microbiology,2023.

(周庭银)

弯曲菌属检验标准操作规程

×××医院检验科微生物组作业指导书		文件编号：××-JYK-××-××-××		
版次/修改：第　版/第　次修改		生效日期：		第　页 共　页
编写人：	审核人：		批准人：	

1. 概述

弯曲菌属原归于弧菌属。鉴于该菌不发酵葡萄糖，DNA 组成上与弧菌属有别，1973 年 Veron 建议另立一新属，称之为弯曲菌属。目前属内有 29 个种和 13 个亚种，与人类疾病有关的是空肠弯曲菌、空肠弯曲菌空肠亚种、空肠弯曲菌德莱亚种、唾液弯曲菌、简明弯曲菌、曲形弯曲菌、直肠弯曲菌、大肠弯曲菌、乌普萨拉弯曲菌、胎儿弯曲菌胎儿亚种、人型支原体弯曲菌、豚肠弯曲菌、拉里弯曲菌拉里亚种、幽门炎弯曲菌、屠宰场弯曲菌、黑岛弯曲菌等。引起人类腹泻等疾病的主要为空肠弯曲菌和大肠弯曲菌。

2. 标本类型

粪便、肛拭、血液等标本。

3. 鉴定

3.1·形态与染色：革兰阴性，菌体细长，弯曲呈弧形。

3.2·培养特性：粪便标本应选用 CCDA 活性炭无血液培养基（CSM）或 CampyCVA 等选择培养基。在弯曲菌 CCDA 平板上微需氧（5% CO_2）培养 48 h 后，可形成半透明、边缘整齐的菌落。

3.3·生化反应：氧化酶试验阳性，不分解糖类，H_2S、马尿酸钠、触酶和硝酸盐还原试验均为阳性，脲酶试验阴性，42℃生长，对萘啶酸敏感，对头孢噻吩耐药。

3.4·鉴别要点

3.4.1 本菌属特征：革兰阴性弯曲菌，微需氧，氧化酶、触酶试验阳性，不分解糖类，42℃时生长。

3.4.2 空肠弯曲菌与胎儿弯曲菌的鉴别：空肠弯曲菌马尿酸钠试验阳性，25℃时不生长；而胎儿弯曲菌则相反。

3.4.3 空肠弯曲菌与幽门螺杆菌的鉴别：空肠弯曲菌脲酶试验阴性，42℃时生长；而幽门螺杆菌脲酶试验强阳性，42℃时不生长。

3.5·操作步骤

3.5.1 氧化酶试验：参见《氧化酶试验标准操作规程》。

3.5.2 鉴定：从 CCDA 平板上挑取可疑菌落，用仪器鉴定或手工生化（触酶、H_2S、马尿酸钠、萘啶酸敏感试验）进行细菌鉴定，或用 MALD-TOF-MS 质谱仪进行鉴定。

4. 药敏

参见《抗菌药物敏感试验标准操作规程》及 CLSI M45-A3 及最新版本文件。

5. 质量控制

见《质量管理》。

6. 结果解释

本菌感染轻症患者，一般不需要治疗。体外药敏显示弯曲菌对氨基糖苷类、氟喹诺酮、红霉素、四环素、氯霉素、林可霉素、呋喃妥因和亚胺培南均敏感，对青霉素、万古霉素、利福平、甲氧苄啶等耐药。

7. 临床意义

弯曲菌属可引起肠外感染和慢性持续感染。空肠弯曲菌是引起散发性细菌性肠炎最常见的菌种之一，可引起婴幼儿和成人腹泻。临床表现为水样便，每日 3～20 次，以后转为黏液脓血便。胎儿弯曲菌则主要引起肠外感染，如菌血症、关节炎、脑膜炎、肺部感染等。

8. 鉴定流程

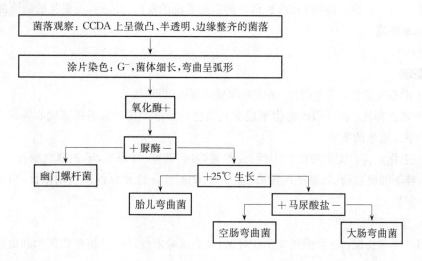

参考文献

[1] 中国合格评定国家认可委员会.医学实验室质量和能力认可准则的应用要求：CNAS-CL02-A001：2023[S/OL].(2023-08-01)[2023-09-26].https://www.cnas.org.cn/rkgf/sysrk/rkyyzz/2023/08/912141.shtml.

[2] Karen C Carroll，Michael A Pfaller. Manual of Clinical Microbiology[M]. 13th ed. Washington DC：American Society for Microbiology，2023.

（周庭银）

霍乱弧菌检验标准操作规程

×××医院检验科微生物组作业指导书	文件编号：××-JYK-××-××-××
版次/修改：第　　版/第　　次修改	生效日期：　　　　　　第　　页　共　　页
编写人：	审核人：　　　　　　批准人：

1. 概述

霍乱弧菌可分为古典生物型和 El-Tor 生物型；根据菌体抗原（即 O 抗原）又可分为 155 个血清群，其中 O1 血清群和 O139 血清群能引起霍乱的发病和流行，是霍乱的病原菌。

2. 标本类型

粪便标本。

3. 鉴定

3.1·形态与染色：革兰阴性，菌体弯曲呈弧形或逗点状。

3.2·培养特性：在 TCBS 琼脂平板上呈黄色的菌落。在双氢链霉素洗衣粉琼脂平板上形成中心呈灰褐色的菌落。

3.3·生化反应：氧化酶试验阳性；发酵葡萄糖、蔗糖、甘露醇，不发酵乳糖和 L-阿拉伯糖；动力、赖氨酸脱羧酶、鸟氨酸脱羧酶、霍乱红、硝酸盐还原和黏丝试验均阳性；精氨酸双水解酶试验阴性。

3.4·鉴别要点

3.4.1　本菌特征：革兰阴性弧菌或杆菌，动力试验阳性，O1 群霍乱弧菌诊断血清凝集试验阳性。

3.4.2　与气单胞菌属、邻单胞菌属的鉴别

试　　　验	霍乱弧菌拟态弧菌	气单胞菌属	邻单胞菌属
O/129 敏感试验(150 μg)	S	R	S
氨苄西林(10 μg)	S	R	R
黏丝试验	+	-	-
肌醇	-	-	+
精氨酸	-	+	+

注：+，90%以上菌株阳性；-，90%以上菌株阴性；S，敏感；R，耐药

3.4.3　确诊 O1 群霍乱弧菌必须具备的条件：涂片为革兰阴性弧菌或杆菌；TCBS 等选择培养基上典型的菌落特征；动力试验阳性，符合生化特性；O1 群霍乱弧菌诊断血清凝集试验阳性。

3.5·操作步骤

3.5.1　在碱性蛋白胨水(pH 8.6)中，37℃培养 6～8 h 后转种于 TCBS 平板。

3.5.2　玻片凝集试验：从 TCBS 琼脂平板或双氢链霉素洗衣粉琼脂平板上挑取可疑菌落，与霍乱多价诊断血清做玻片凝集试验，以生理盐水为阴性对照，诊断血清凝集、生理盐水

不凝者为阳性。做初步鉴定试验后,将此高度怀疑菌送疾病预防控制中心(CDC)做最后鉴定。

4. 药敏

参见《抗菌药物敏感试验标准操作规程》及 CLSI M100 - S32 及最新版本文件。

5. 质量控制

见《质量管理》。

6. 结果解释

初次分离时,采用 pH 为 8.6 的碱性蛋白胨水增菌 6～8 h,液体呈均匀混浊,表面形成菌膜。根据 O1 群菌其 O 抗原中的 ABC 因子,又可进一步将其分为小川(AB)、稻叶(AC)和彦岛(ABC)等 3 个血清型;还可根据其产毒基因的有无和对人的侵袭力,划分为流行株和非流行株,流行株才是霍乱真正的病原菌。部分菌株不被 O1 群霍乱弧菌多价血清所凝集,被称为非 O1 群霍乱弧菌,以往也称为不凝集弧菌或不凝集霍乱弧菌。

7. 临床意义

霍乱弧菌是烈性肠道传染病霍乱的病原菌,该菌能产生霍乱肠毒素,作用于小肠黏膜,引起肠液大量分泌,表现为严重腹泻(米泔水样便)、呕吐、脱水和酸中毒,病死率很高。

8. 鉴定流程

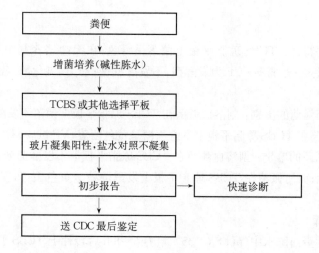

参考文献

[1] 中国合格评定国家认可委员会.医学实验室质量和能力认可准则的应用要求:CNAS - CL02 - A001:2023[S/OL].(2023 - 08 - 01)[2023 - 09 - 26].https://www.cnas.org.cn/rkgf/sysrk/rkyyzz/2023/08/912141.shtml.

[2] Karen C Carroll, Michael A Pfaller. Manual of Clinical Microbiology[M]. 13th ed. Washington DC: American Society for Microbiology, 2023.

(周庭银)

副溶血弧菌检验标准操作规程

×××医院检验科微生物组作业指导书	文件编号：××-JYK-××-××-××
版次/修改：第　　版/第　　次修改	生效日期：　　　　　第　页 共　页
编写人：	审核人：　　　　批准人：

1. 概述

副溶血弧菌属于弧菌科、弧菌属，是一种嗜盐性弧菌。

2. 标本类型

粪便标本。

3. 鉴定

3.1 · 形态与染色：革兰阴性杆菌。

3.2 · 培养特性：在 TCBS 琼脂平板上 35℃培养 18～24 h，呈绿色菌落。

3.3 · 生化反应：氧化酶试验阳性；发酵葡萄糖、麦芽糖，不发酵乳糖、蔗糖；吲哚、赖氨酸脱羧酶、鸟氨酸脱羧酶和硝酸盐还原试验均阳性；在不含氯化钠和含 10％氯化钠蛋白胨水中不生长。

3.4 · 鉴别要点

3.4.1　本菌属特征：TCBS 琼脂平板上菌落呈绿色；在无盐培养基中不生长，在含 7％ NaCl 的培养基中生长；葡萄糖 O/F 为发酵型，不发酵蔗糖；动力、氧化酶、赖氨酸脱羧酶试验阳性。

3.4.2　与溶藻弧菌的鉴别：副溶血弧菌在 TCBS 琼脂平板上菌落不发酵蔗糖呈绿色，VP 试验阴性；溶藻弧菌在 TCBS 琼脂平板上发酵蔗糖呈黄色菌落，VP 试验阳性。

3.4.3　与河弧菌的鉴别：副溶血弧菌在 TCBS 琼脂平板上不发酵蔗糖菌落呈绿色，赖氨酸脱羧酶试验阳性；而河弧菌在 TCBS 琼脂平板上发酵蔗糖呈黄色菌落，赖氨酸脱羧酶试验阴性。

3.5 · 操作步骤

3.5.1　在碱性蛋白胨水中(pH 8.6) 35℃培养 6～8 h 后转种于 TCBS 平板。

3.5.2　氧化酶试验参见《氧化酶试验标准操作规程》。

3.5.3　从 TCBS 琼脂平板上挑取可疑菌落，用自动化微生物鉴定仪、传统生化试验或 MALDI - TOF - MS 质谱仪进行细菌鉴定。

4. 药敏

参见《抗菌药物敏感试验标准操作规程》及 CLSI M45 - A3 及最新版本文件。

5. 质量控制

见《质量管理》。

6. 结果解释

生长所需最适氯化钠浓度为 3.5％，在无盐培养基中不能生长。最适 pH 为 7.7～8.0，在普通培养基上增加氯化钠的浓度，以利于此菌的生长。

7. 临床意义

副溶血弧菌常存在于近海海水、海产品及盐渍食品中,可引起胃肠炎。患者可出现恶心、呕吐、腹部痉挛、低热和寒战,腹泻为水样便,偶尔血便,症状期为 2～3 日,偶尔有个别死亡的病例。也可引起伤口、眼睛和耳部感染。

8. 鉴定流程

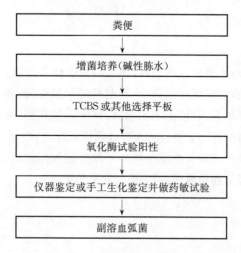

```
        粪便
         ↓
   增菌培养(碱性胨水)
         ↓
   TCBS 或其他选择平板
         ↓
    氧化酶试验阳性
         ↓
仪器鉴定或手工生化鉴定并做药敏试验
         ↓
      副溶血弧菌
```

参考文献

［1］中国合格评定国家认可委员会.医学实验室质量和能力认可准则的应用要求:CNAS-CL02-A001:2023［S/OL］.(2023-08-01)［2023-09-26］.https://www.cnas.org.cn/rkgf/sysrk/rkyyzz/2023/08/912141.shtml.

［2］Karen C Carroll, Michael A Pfaller. Manual of Clinical Microbiology［M］. 13th ed. Washington DC: American Society for Microbiology,2023.

(周庭银)

耶尔森菌属检验标准操作规程

×××医院检验科微生物组作业指导书	文件编号：××-JYK-××-××-××
版次/修改：第　　版/第　　次修改	生效日期：　　　　第　　页 共　　页
编写人：	审核人：　　　　批准人：

1. 概述

耶尔森菌属(*Yersinia*)原属耶尔森菌科,现已归为肠杆菌目肠杆菌科的一个属。耶尔森菌属包括鼠疫耶尔森菌、假结核耶尔森菌、小肠结肠炎耶尔森菌、弗氏耶尔森菌、克氏耶尔森菌、鲁氏耶尔森菌、莫氏耶尔森菌、伯氏耶尔森菌、罗氏耶尔森菌、阿氏耶尔森菌、中间耶尔森菌、线虫耶尔森菌等30多个种和亚种。对人有致病性的有3种：小肠结肠炎耶尔森菌、假结核耶尔森菌和鼠疫耶尔森菌。只有小肠结肠炎耶尔森菌和假结核耶尔森菌已确定是食源性病原体。鼠疫耶尔森菌可引起黑疸病,但不通过食品传染。

2. 标本类型

粪便、血液等标本。

3. 鉴定

3.1·形态与染色：革兰阴性球杆菌。

3.2·培养特性：血琼脂平板35℃培养18～24 h呈灰白色菌落。在麦康凯琼脂平板上形成无色、半透明的菌落。

3.3·生化反应：氧化酶试验阴性,发酵葡萄糖、蔗糖和山梨醇,产酸不产气,不发酵乳糖；H_2S、赖氨酸脱羧酶和精氨酸双水解酶试验为阴性；VP试验25℃时为阳性,35℃时为阴性；25℃时有动力,35℃时无动力。

3.4·鉴别要点

3.4.1　本菌属特征：发酵葡萄糖；25℃有动力,35℃无动力；VP试验25℃为阳性,35℃为阴性；甲基红、大多数鸟氨酸脱羧酶和脲酶试验均为阳性。

3.4.2　耶尔森菌属的种间鉴别

菌　　名	吲哚	脲酶	蔗糖	鸟氨酸	水杨苷	山梨醇	鼠李糖
小肠结肠炎耶尔森菌	50	75	95	95	20	99	1
弗氏耶尔森菌	100	70	100	95	92	100	99
中间耶尔森菌	100	80	100	100	100	100	100
克氏耶尔森菌	30	77	0	92	15	100	0
罗氏耶尔森菌	0	62	100	25	0	100	0
鼠疫耶尔森菌	0	5	0	0	70	50	1
假结核耶尔森菌	0	95	0	0	25	0	70

注：数字为阳性%

3.5·操作步骤

3.5.1　氧化酶试验：参见《氧化酶试验标准操作规程》。

3.5.2 鉴定：从麦康凯琼脂平板上挑取可疑菌落，用自动化微生物鉴定仪、传统生化试验或 MALDI‐TOF‐MS 质谱仪进行细菌鉴定。

4. 药敏

参见《抗菌药物敏感试验标准操作规程》及 CLSI M100‐S32 及最新版本文件。

5. 质量控制

见《质量管理》。

6. 结果解释

本菌能产生 β‐内酰胺酶，对青霉素、第一代头孢菌素耐药，因而临床多选用喹诺酮类药物（诺氟沙星、环丙沙星、氧氟沙星或左氧氟沙星等）治疗，症状较重者可选用第三代头孢菌素（头孢曲松、头孢他啶等）或氨基糖苷类药物。

7. 临床意义

小肠结肠炎耶尔森菌是一种人畜共患病原菌。人类经口感染引起肠道感染性疾病，根据感染后定居部位不同，可分为小肠结肠炎、末端回肠炎、胃肠炎等（以结肠炎为多见），也可引起菌血症。患者可出现发热、黏液便或水样便，腹痛多位于回盲部，需与阑尾炎相鉴别。该菌还可引起结节性红斑及关节炎等。

8. 鉴定流程

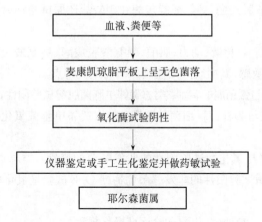

参考文献

[1] 中国合格评定国家认可委员会.医学实验室质量和能力认可准则的应用要求：CNAS‐CL02‐A001：2023[S/OL].(2023‐08‐01)[2023‐09‐26].https：//www.cnas.org.cn/rkgf/sysrk/rkyyzz/2023/08/912141.shtml.

[2] Karen C Carroll，Michael A Pfaller. Manual of Clinical Microbiology[M]. 13th ed. Washington DC：American Society for Microbiology，2023.

（周庭银）

邻单胞菌属检验标准操作规程

×××医院检验科微生物组作业指导书	文件编号：××-JYK-××-××-××	
版次/修改：第　版/第　次修改	生效日期：	第　页 共　页
编写人：	审核人：	批准人：

1. 概述

邻单胞菌属属于肠杆菌目中的弧菌科,只有 1 个种,即类志贺邻单胞菌,与腹泻有关。

2. 标本类型

粪便、痰等标本。

3. 鉴定

3.1·形态与染色：革兰阴性短小杆菌。

3.2·培养特性：在血琼脂平板上 35℃ 培养 18～24 h,呈灰色菌落。在麦康凯琼脂平板上形成无色菌落。

3.3·生化反应：氧化酶试验阳性；发酵葡萄糖、麦芽糖、肌醇,不发酵甘露醇、蔗糖；动力、精氨酸双水解酶、赖氨酸脱羧酶、鸟氨酸脱羧酶和硝酸盐还原试验均为阳性；对 O/129 敏感。

3.4·鉴别要点

3.4.1　本菌属特征：氧化酶、动力、肌醇、赖氨酸脱羧酶、鸟氨酸脱羧酶、精氨酸双水解酶试验均阳性,对 O/129 敏感,其中肌醇阳性是该菌的主要特点。

3.4.2　邻单胞菌属与弧菌属的鉴别：类志贺邻单胞菌肌醇试验阳性,弧菌属细菌则为阴性。

3.4.3　邻单胞菌属与肠杆菌科细菌的鉴别：类志贺邻单胞菌氧化酶试验阳性,而肠杆菌科细菌则为阴性。

3.4.4　邻单胞菌属与氧化酶试验阳性的非发酵菌的鉴别：类志贺邻单胞菌葡萄糖 O/F 试验呈发酵型,而氧化酶试验阳性的非发酵菌葡萄糖 O/F 试验呈氧化型或产碱型。

3.5·操作步骤

3.5.1　氧化酶试验：参见《氧化酶试验标准操作规程》。

3.5.2　鉴定：从麦康凯琼脂平板上挑取可疑菌落,用自动化微生物鉴定仪、传统生化试验或 MALDI - TOF - MS 质谱仪进行细菌鉴定。

4. 药敏

参见《抗菌药物敏感试验标准操作规程》及 CLSI M100 - S32 及最新版本文件。

5. 质量控制

见《质量管理》。

6. 结果解释

大多数菌株产生 β-内酰胺酶,对青霉素耐药,许多菌株对氨基糖苷类(除奈替米星)和四环素耐药。

7. 临床意义

类志贺邻单胞菌引起肠道内感染,一般表现为腹泻,与进食生水和海产品有关,好发于温暖的季节。肠道外感染主要引起菌血症,可伴有脑膜炎。也偶可从胆汁、伤口、关节液和淋巴结中分离出。

8. 鉴定流程

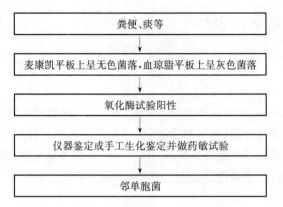

参考文献
[1] 中国合格评定国家认可委员会.医学实验室质量和能力认可准则的应用要求:CNAS-CL02-A001:2023[S/OL].(2023-08-01)[2023-09-26].https://www.cnas.org.cn/rkgf/sysrk/rkyyzz/2023/08/912141.shtml.
[2] Karen C Carroll, Michael A Pfaller. Manual of Clinical Microbiology[M]. 13th ed. Washington DC: American Society for Microbiology, 2023.

(周庭银)

气单胞菌属检验标准操作规程

×××医院检验科微生物组作业指导书		文件编号：××-JYK-××-××-××	
版次/修改：第　版/第　　次修改		生效日期：	第　页 共　页
编写人：	审核人：		批准人：

1. 概述

气单胞菌属（*Aeromonas*）又称产气单孢菌属，为气单胞菌目气单胞菌科的一属，包括3个复合群。嗜水气单胞菌复合群：嗜水气单胞菌、杀鲑气单胞菌。豚鼠气单胞菌复合群：豚鼠气单胞菌、中间气单胞菌、嗜矿泉气单胞菌。维罗纳气单胞菌复合群：维罗纳气单胞菌、简氏气单胞菌、舒氏气单胞菌、脆弱气单胞菌。嗜水气单胞菌临床上最为常见。

2. 标本类型

血液、痰、肺泡灌洗液、粪便等标本。

3. 鉴定

3.1·形态与染色：革兰阴性杆菌。

3.2·培养特性：在血琼脂平板上35℃培养18～24 h，呈灰白色或淡灰色菌落，有狭窄的β溶血环。在麦康凯琼脂平板上呈无色、半透明菌落。

3.3·生化反应：氧化酶试验阳性；发酵葡萄糖、蔗糖、L-阿拉伯糖，产酸产气，不发酵乳糖；TSI为K/A；七叶苷、精氨酸双水解酶、赖氨酸脱羧酶和硝酸盐还原试验均阳性；O/129耐药。

3.4·鉴别要点

3.4.1　本菌属特征：氧化酶试验阳性，发酵葡萄糖、L-阿拉伯糖等多种糖类，硝酸盐还原试验阳性，鸟氨酸脱羧酶试验阴性，O/129耐药。

3.4.2　气单胞菌属的种间鉴别

菌　　种	VP	赖氨酸	精氨酸	鸟氨酸	蔗糖	甘露醇	头孢噻吩
豚鼠气单胞菌	-	-	+	-	+	+	R
嗜水气单胞菌	+	+	+	-	+	+	R
简氏气单胞菌	+	+	+	-	-	+	R
舒氏气单胞菌	V	V	+	-	+	-	S
尺骨气单胞菌	-	+	+	-	V	+	R
维罗纳气单胞菌温和变种	+	+	+	-	+	+	S
维罗纳气单胞菌维罗纳变种	+	+	-	+	+	+	S

注：+，90%以上菌株阳性；-，90%以上菌株阴性；V，11%～89%以上菌株阳性；S，敏感；R，耐药

3.5·操作步骤

3.5.1　氧化酶试验：参见《氧化酶试验标准操作规程》。

3.5.2　鉴定：从麦康凯琼脂平板上挑取可疑菌落，用自动化微生物鉴定仪、传统生化试验或MALDI-TOF-MS质谱仪进行细菌鉴定。

4. 药敏

参见《抗菌药物敏感试验标准操作规程》及 CLSI M45 - A3 及最新版本文件。

5. 质量控制

见《质量管理》。

6. 结果解释

大多数气单胞菌产生 β-内酰胺酶,对青霉素、氨苄西林、羧苄西林、替卡西林耐药,但对广谱的头孢菌素、氨基糖苷类、氯霉素、四环素、甲氧苄啶-磺胺甲噁唑和喹诺酮类药物敏感。

7. 临床意义

气单胞菌为水中常居菌,可引起人类肠内感染和肠外感染,为引起夏季腹泻的常见病原菌。肠内感染主要表现为腹泻(水样便,严重者出现痢疾样脓血便),肠外感染主要为菌血症、伤口感染、心内膜炎、脑膜炎等疾病。

8. 鉴定流程

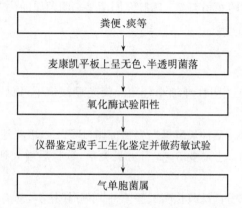

| 粪便、痰等 |
| 麦康凯平板上呈无色、半透明菌落 |
| 氧化酶试验阳性 |
| 仪器鉴定或手工生化鉴定并做药敏试验 |
| 气单胞菌属 |

参考文献

［1］中国合格评定国家认可委员会.医学实验室质量和能力认可准则的应用要求：CNAS - CL02 - A001：2023［S/OL］.(2023 - 08 - 01)［2023 - 09 - 26］.https://www.cnas.org.cn/rkgf/sysrk/rkyyzz/2023/08/912141.shtml.

［2］Karen C Carroll，Michael A Pfaller. Manual of Clinical Microbiology［M］. 13th ed. Washington DC：American Society for Microbiology，2023.

(周庭银)

军团菌属检验标准操作规程

×××医院检验科微生物组作业指导书		文件编号：××-JYK-××-××-××	
版次/修改：第 版/第 次修改		生效日期：	第 页 共 页
编写人：	审核人：		批准人：

1. 概述

军团菌属细菌是一群病死率较高的引起急性呼吸道传染病的病原菌,该菌属包括 58 种,已从人体分离出的有嗜肺军团菌、米克戴德军团菌、伯兹曼军团菌、约旦军团菌、长滩军团菌、瓦兹魏斯军团菌、杜莫夫军团菌、戈曼军团菌、辛辛那提军团菌、菲氏军团菌、海克莱军团菌、麦氏军团菌、伯明翰军团菌、彻氏军团菌、圣海伦斯军团菌、图森军团菌、茴芹军团菌、兰斯格军团菌、巴黎军团菌、橡树岭军团菌等。嗜肺军团菌是军团菌属的代表种。

2. 标本类型

痰等标本。

3. 鉴定

3.1·形态与染色：革兰阴性纤细小杆菌。荧光显微镜下可见被荧光抗体包被的发亮菌体。

3.2·培养特性：在缓冲活性炭酵母提出物琼脂(BCYEα)培养基上,本菌生长缓慢,应每日观察生长情况,在 BCYEα 上需要 3～5 日方见菌落,数日后增大到 4～5 mm,菌落呈灰白色,有光泽。

3.3·生化反应：大部分菌株氧化酶试验阳性,不分解糖类,动力、明胶、马尿酸钠试验阳性,触酶试验弱阳性,多数菌株产生 β-内酰胺酶。

3.4·鉴别要点

3.4.1 本菌属特征：革兰阴性细小杆菌,有多形性,苏丹黑染色可显蓝黑色或蓝灰色脂肪滴。在 BCYEα 平板上 3～5 日形成蓝灰色、有光泽的菌落。普通琼脂平板上不生长。

3.4.2 根据在 BCYEα 琼脂上生长的菌落,在紫外线 365 nm 灯光照射下产生红色荧光可推断为红色军团菌;产生蓝白色荧光,如氧化酶阳性,则为博氏和其他军团菌,如氧化酶阴性,则为杜氏、戈氏、彻氏、图森山军团菌;产生无色荧光,则根据马尿酸水解、氧化酶及其他生化反应进一步鉴定。

3.5·操作步骤

3.5.1 涂片、染色：革兰阴性杆菌。

3.5.2 鉴定：直接进行荧光抗体染色及生化反应。

4. 药敏

军团菌目前无标准的试验方法和解释标准,肉汤稀释和 E-test 方法报告 MIC 值可作为参考。首选用药为大环内酯类、喹诺酮类,对 β-内酰胺类抗生素体外敏感但体内疗效差。

5. 质量控制

见《质量管理》。

6. 结果解释

本菌虽然对营养和培养环境要求严格,但在外环境分布较广,并可长期存活,可通过污染水源和空气而传播致病。从临床或环境标本中分离军团菌时,需先对标本做酸处理(军团菌耐酸而其他杂菌则易被酸杀灭),并使用选择性琼脂平板(在 BCYE 琼脂平板上加入抗生素等抑制杂菌),以提高军团菌的检出率。军团菌对多种抗菌药物敏感,包括红霉素、利福平、氨基糖苷类抗生素、β-内酰胺类抗生素、氯霉素、复方磺胺甲噁唑、多西环素和氟喹诺酮类等。

7. 临床意义

军团菌病是一种以肺部感染为主的全身性疾病,嗜肺军团菌是军团菌病的病原菌,可通过空气传播进入肺脏,临床表现多种多样,易侵犯患有慢性器质性疾病、免疫功能低下的患者。也可从河水、空调器的冷却水、浴室和雾化器等处分离到,为医院感染的主要致病菌之一。

8. 鉴定流程

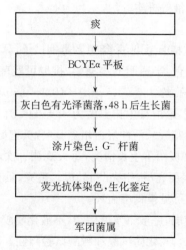

参考文献

[1] 中国合格评定国家认可委员会.医学实验室质量和能力认可准则的应用要求：CNAS－CL02－A001：2023[S/OL].(2023－08－01)[2023－09－26].https://www.cnas.org.cn/rkgf/sysrk/rkyyzz/2023/08/912141.shtml.

[2] Karen C Carroll, Michael A Pfaller. Manual of Clinical Microbiology[M]. 13th ed. Washington DC：American Society for Microbiology，2023.

（周庭银）

鲍特菌属检验标准操作规程

×××医院检验科微生物组作业指导书		文件编号：××-JYK-××-××-××	
版次/修改：第　版/第　次修改		生效日期：	第　页 共　页
编写人：		审核人：	批准人：

1. 概述

鲍特菌属为生丝微菌目硝化杆菌科的一属好氧或兼性厌氧发酵型革兰阴性微小的球杆菌。为哺乳动物的寄生菌和致病菌，在呼吸道上皮纤毛间定居和繁殖。本属与人类关系密切的菌有 3 种：百日咳鲍特菌、副百日咳鲍特菌和支气管炎鲍特菌。

2. 标本类型

鼻咽拭子、鼻咽抽吸物、痰液等标本。

3. 鉴定

3.1·形态与染色：疑似鲍特菌感染，采集患者鼻咽拭子、鼻咽抽吸物或痰液，在鲍特菌培养基上培养 2～3 天，发现银灰色、半透明的小菌落，挑取可疑菌落，涂片、染色、镜检，镜下鲍特菌为革兰阴性、短小的球杆菌，约 $(0.5\sim1.5\ \mu m)\times(0.2\sim0.5\ \mu m)$ 大小。

3.2·培养特性：专性需氧，最适宜生长温度为 35～37℃，pH 6.8～7.2，需接种在专门培养基：鲍-金(BG)培养基(含青霉素)、活性炭血培养基(含头孢氨苄)或商品化鲍特菌培养基。接种孵育 48 h 后即开始观测平板菌落生长情况，每天观测一次，最长孵育至 5 日。鲍特菌疑似菌落：银灰色、细小、圆形、表面光滑、中央凸起、边缘整齐、具有珍珠般光泽，有黏稠感的不透明的菌落。在加血培养基上可见模糊溶血环。

3.3·生化反应：生化反应弱，一般不发酵糖类，不液化明胶，不产生硫化氢，不形成吲哚，不还原硝酸盐，不利用枸橼酸盐，氧化酶试验和触酶试验阳性。

3.4·鉴别要点：副百日咳鲍特菌和支气管炎鲍特菌生长较快，菌落较大、饱满、水滴状，百日咳鲍特菌生长缓慢，菌落较小、灰白色。百日咳鲍特菌和支气管炎鲍特菌氧化酶试验阳性，副百日咳鲍特菌氧化酶试验阴性。

3.5·操作步骤

3.5.1　触酶实验：取少许可疑菌落均匀涂于含 3‰ H_2O_2 的触酶试剂的玻片上，有气泡产生为阳性。

3.5.2　氧化酶试验：在平板上挑取可疑菌落做氧化酶试验进行初步分类。

3.6·质谱鉴定：挑取可疑菌落，用 MALDI-TOF-MS 质谱仪鉴定。注意副百日咳鲍特菌和支气管炎鲍特菌质谱不易区分，应通过氧化酶试验进行区分。

4. 药敏

试验选择原则：红霉素、阿奇霉素、克拉霉素、复方磺胺甲噁唑。

5. 质量控制

见《质量管理》。

6. 结果解释

百日咳鲍特菌生长缓慢,2～3 天后可形成肉眼可见的细沙样微小菌落,延长培养时间后会长成灰白色、水滴状、半透明菌落,副百日咳鲍特菌和支气管炎鲍特菌相比百日咳鲍特菌生长快速,菌落较大。质谱鉴定可以有效鉴别鲍特菌属,但对副百日咳鲍特菌和支气管炎鲍特菌无法有效区分,应使用氧化酶试验进行甄别。

7. 临床意义

百日咳是一种主要由百日咳鲍特菌传播,侵袭呼吸道并引发急性呼吸道感染的传染病,为一种流行周期为 2～5 年的区域性疾病,人类是百日咳杆菌的唯一宿主,主要通过飞沫经空气传播,患病对象主要为 5 岁以下婴幼儿。疫苗是预防和控制传染性疾病最有效的手段,但过去的 10 年中,全球百日咳发病率仍然出现了明显上升的趋势。在儿童急性百日咳感染治疗上,美国应用红霉素治疗百日咳的历史已超过 50 年。我国 20 世纪 80 年代后,抗生素治疗以红霉素等大环内酯类为主,且其治疗效果最佳。近年来,百日咳鲍特菌的耐药性是一个值得关注的问题。百日咳鲍特菌由于取材和培养均比较困难,成功的分离和培养有利于百日咳的及时诊断与治疗。

8. 鉴定流程

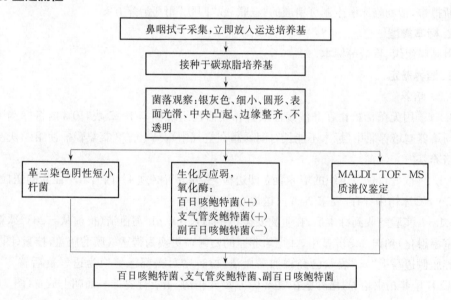

参考文献

[1] 中国合格评定国家认可委员会.医学实验室质量和能力认可准则的应用要求:CNAS-CL02-A001:2023[S/OL].(2023-08-01)[2023-09-26].https://www.cnas.org.cn/rkgf/sysrk/rkyyzz/2023/08/912141.shtml.

[2] Karen C Carroll, Michael A Pfaller. Manual of Clinical Microbiology[M]. 13th ed. Washington DC: American Society for Microbiology, 2023.

[3] 王传清,朱启镕.百日咳与非百日咳迁延性慢性咳嗽儿童及青少年临床特征分析[J].临床儿科杂志,2010,28(6):542-544.

(周庭银)

幽门螺杆菌检验标准操作规程

×××医院检验科微生物组作业指导书	文件编号：××-JYK-××-××-××
版次/修改：第　　版/第　　次修改	生效日期：　　　　　第　页 共　页
编写人：	审核人：　　　　　批准人：

1. 概述

　　幽门螺杆菌是一种革兰阴性、螺旋状、带鞭毛的微需氧型菌，是慢性胃炎、消化性溃疡和胃癌的主要致病因素。WHO 指出幽门螺杆菌是胃癌的一级致癌物，根除幽门螺杆菌可显著降低胃癌风险。近年来随着抗生素的滥用，耐药性导致药物治疗幽门螺杆菌的成功率越来越低，临床迫切需要方便快捷的幽门螺杆菌检测方法和精准耐药分析方法。目前，市场上已开发出幽门螺杆菌培养药敏检测新技术，包含肉汤培养基、幽门螺杆菌药敏检测试剂盒（微生物检验法）。通过肉汤培养基对胃黏膜标本进行幽门螺杆菌培养，幽门螺杆菌药敏选择 5 种常用抗生素（阿莫西林、克拉霉素、甲硝唑、左氧氟沙星、呋喃唑酮）进行耐药性分析，提供个体化的诊断报告，帮助临床医生制订精准的"三联"或"四联"用药治疗方案。

2. 标本类型

　　胃黏膜组织、胃液等标本。

3. 培养鉴定

　　3.1·培养

　　3.1.1　用无菌活检钳在非溃疡面取胃黏膜活检组织标本 1～2 块，10 s 内将标本迅速挑进肉汤培养基培养瓶中（标本不能长时间暴露在空气中），马上拧紧瓶盖轻摇使组织块浸没在肉汤培养基中。

　　3.1.2　取好胃黏膜组织的培养瓶立即送检（室温放置必须 4 h 内），若不能立即送检，建议放入 2～8℃冰箱中保存（要求 24 h 内送检）。

　　3.1.3　实验室收到标本后，在生物安全柜中加入 500 μL 马血清（提前从 −20℃冰箱中取出至室温融化）到肉汤培养基中，并把培养瓶的密封盖更换为带透气膜的瓶盖，拧紧（图 1），并在培养瓶侧边写上"＋"表示已经添加马血清，检查密封盖都已更换为透气盖后置于 37℃、10% CO_2 培养箱中培养，培养瓶在放入 CO_2 培养箱前，带有标签的一面朝上放置（图 2）。

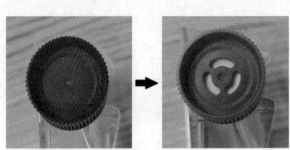

密封盖(换盖前)　　　透气盖(换盖后)

图 1　更换瓶盖

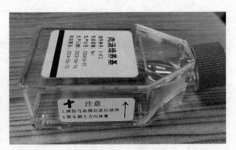

如图示箭头朝上方向放置

图 2　放置方式

3.2·鉴定

3.2.1 放有标本的培养瓶培养第 2 日开始早晚各观察一次菌液的浑浊度。肉眼观察菌液有一定的浑浊度,则进行幽门螺杆菌初步鉴定,滴 2 滴酶促反应液和 2 滴酚红溶液至 EP 反应管内,再加 20 μL 菌液吹打混匀。

3.2.2 观察颜色变化情况:10 min 内由淡黄色变成红色或者紫罗兰色,可以初步鉴定阳性,在当日将培养液接种到幽门螺杆菌药敏板中,进一步鉴定和进行药敏分析,包括进行氧化酶试验和 PCR 试验鉴定幽门螺杆菌培养阳性。

3.2.3 如果 10 min 内没有颜色变化,则继续培养,原则上最多培养 4 日,没有变色的培养液在第 4 日不建议接种到幽门螺杆菌药敏板中。

4. 药敏

4.1·药敏板:第 1 孔为阳性对照无抗生素;第 2 孔为低浓度阿莫西林,第 3 孔为高浓度阿莫西林;第 4 孔为低浓度克拉霉素,第 5 孔为高浓度克拉霉素;第 6 孔为低浓度甲硝唑,第 7 孔为高浓度甲硝唑;第 8 孔为低浓度左氧氟沙星,第 9 孔为高浓度左氧氟沙星;第 10 孔为低浓度呋喃唑酮,第 11 孔为高浓度呋喃唑酮;第 12 孔为阴性对照,不加菌液。

4.2·将培养阳性菌液接种到药敏板中,第 1～11 孔中每孔加入 30 μL 菌液,第 12 孔不加菌液做阴性对照。

4.3·接种后的药敏板在培养箱中(培养箱设置培养条件为 37℃,CO_2 浓度为 10%)培养3 日,然后进行幽门螺杆菌药敏测试。注意:接种操作应在无菌操作台上进行,无菌操作台在使用前 15～30 min 开启紫外灯灭菌。

4.4·配制底物反应液:向 5 mg 氧化酶底物粉末加入 5 mL 纯化水,上下晃动充分混匀溶解,配制终浓度为 1 mg/mL 的底物反应液。底物反应液现用现配,应为无色,如有变蓝则废弃。通常底物反应液在 10 min 后被空气氧化变蓝色,会影响药敏结果判读,因此新鲜配制好的底物反应液必须在 10 min 内加入药敏孔中。

4.5·用移液枪在每个微孔中加入 50 μL 底物反应液,1 min 内变蓝立即拍照。如果变蓝色,说明幽门螺杆菌生长。如果不变色,说明幽门螺杆菌不生长。阳性对照孔变蓝马上拍照记录结果,如果反应时间过长容易产生背景干扰,影响结果分析。

5. 质量控制

质量控制采用标准菌株 ATCC43504 进行试验,把标准菌株 ATCC43504 接种到肉汤培养基,第二日起每日观察培养液浊度,当培养液出现一定浊度时进行鉴定(图 3)和药敏分析(图 4),质量控制结果符合标准说明培养和药敏试剂合格,可以用于临床样本的检测。

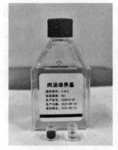

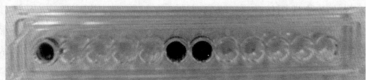

图 3 培养瓶出现一定浊度　　　　　　图 4 药敏分析

6. 结果解释

6.1·幽门螺杆菌的菌液浊度一般应为半透明液体,如果出现乳白色的培养液就很可能是其他细菌生长,培养结果判读为阴性。

6.2·尿素酶鉴定是一个逐渐变红加深的过程,如果加入培养液后立即变红且随后没有任何变化,则可能是其他细菌生长,培养结果判读为阴性。

6.3·尿素酶变红和氧化酶变蓝两个结果同时为阳性,培养结果才能按照阳性给出报告。

6.4·若幽门螺杆菌在某种抗生素的低浓度和高浓度下培养都不生长,判定为敏感。在某种抗生素低浓度下培养生长,高浓度下培养不生长,判定为中敏。在某种抗生素的低浓度和高浓度下培养都生长,判定为耐药。

7. 临床意义

幽门螺杆菌检测采用新型的液体培养技术,对胃黏膜组织中的幽门螺杆菌进行自动化培养,解决了传统的固体培养技术需要对胃黏膜标本进行研磨、涂板、增菌培养,并且操作复杂,容易增加标本污染风险等问题。此项幽门螺杆菌培养技术成功率高达 90%,并将培养时间从传统的 14 日出报告,缩短为 2~3 日,大大推进了幽门螺杆菌培养在临床中的应用。而且幽门螺杆菌培养液可直接接种于幽门螺杆菌药敏板,选择指南中的 5 种常用抗生素(阿莫西林、克拉霉素、甲硝唑、左氧氟沙星、呋喃唑酮)进行药物敏感性分析,解决了幽门螺杆菌治疗中出现的耐药问题,避免经验用药和抗生素滥用,大大提高了幽门螺杆菌的根除率。

8. 备注

8.1·使用××公司专用 CO_2 培养箱(摇床转速设置为 80 转/min)。

8.2·每次关闭培养箱门后都要等待温度达到 37℃、CO_2 浓度达到 10% 后方可离开。

8.3·每日检查 CO_2 培养箱底部托盘内是否有无菌水,水量不足时应及时补充。

8.4·确认摇床控制面板上显示时间大于 24 h,通常每 4 日重置一下时间为 99.99 h。

8.5·加入马血清到液体培养瓶中的操作应在无菌操作台上进行,无菌操作台在使用前 15~30 min 开启紫外灯灭菌。

8.6·肉汤培养基在仓储、物流中需要全程在 2~8℃冷藏保存。取样后运输过程中,始终保持瓶口朝上,胃黏膜组织始终浸入溶液中。

8.7·幽门螺杆菌对多黏菌素、三甲氧苄氨嘧啶、磺胺和萘啶酸具有天然耐药性,在肉汤培养基中加入这些抗生素可以提高培养的特异性,避免其他杂菌生长。

8.8·××公司的幽门螺杆菌药敏板按照微量肉汤折点浓度法原理设计,每种药物包被高低两个浓度孔,高浓度为耐药浓度,低浓度为中度敏感浓度,两孔均不生长为敏感,低浓度孔生长而高浓度孔不生长为中敏,两孔均生长为耐药。选择指南中用于根除幽门螺杆菌的 5 种常用抗生素(阿莫西林、克拉霉素、甲硝唑、左氧氟沙星、呋喃唑酮)进行耐药性分析,根据 CLSI 和文献资料确定阿莫西林、克拉霉素、左氧氟沙星和呋喃唑酮的耐药浓度为 1 μg/mL,中度敏感浓度为 0.5 μg/mL;确定甲硝唑耐药浓度为 8 μg/mL,中度敏感浓度为 4 μg/mL。

9. 鉴定流程

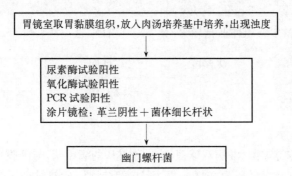

胃镜室取胃黏膜组织,放入肉汤培养基中培养,出现浊度

尿素酶试验阳性
氧化酶试验阳性
PCR 试验阳性
涂片镜检:革兰阴性＋菌体细长杆状

幽门螺杆菌

参考文献

[1] 中国合格评定国家认可委员会.医学实验室质量和能力认可准则的应用要求：CNAS‑CL02‑A001：2023［S/OL］.（2023‑08‑01）［2023‑09‑26］.https://www.cnas.org.cn/rkgf/sysrk/rkyyzz/2023/08/912141.shtml.

[2] Karen C Carroll，Michael A Pfaller. Manual of Clinical Microbiology［M］. 13th ed. Washington DC：American Society for Microbiology，2023.

（周庭银）

淋病奈瑟菌检验标准操作规程

×××医院检验科微生物组作业指导书		文件编号：××-JYK-××-××-××	
版次/修改：第　版/第　次修改		生效日期：	第　页 共　页
编写人：	审核人：		批准人：

1. 概述

淋病奈瑟菌又称淋球菌、淋病双球菌，是导致淋病的病原菌，与脑膜炎奈瑟菌同属于革兰阴性的奈瑟菌属。淋病奈瑟菌为好氧细菌，不具备移动性，成双排列。实验室中一般在巧克力细菌培养基(成分为高压加热的血琼脂)上培养淋病奈瑟菌，以满足其复杂的营养需要，加入 CO_2 可加速其生长。

2. 标本类型

阴道分泌物、尿道分泌物、眼分泌物、肛周分泌物等多种分泌物标本。

3. 鉴定

3.1·形态与染色：革兰阴性双球菌，成双、肾形排列，或咖啡豆形态，凹面相对。

3.2·培养特性：初次分离时需在 $5\% \sim 10\%$ CO_2 环境中生长。在血琼脂平板上 35℃ 培养 $18 \sim 24$ h，形成凸起、光滑、无色或灰白色、不溶血菌落。在巧克力培养基上培养 24 h，形成圆形、光滑、湿润、半透明或灰白色菌落，用接种环触之有黏性，菌落大小和透明度与取材部位和淋病菌型别有关。如继续培养，菌落面积增大成扁平菌落，表面变得粗糙，边缘可出现皱缩。

3.3·生化反应：氧化酶试验阳性，触酶试验阳性，分解葡萄糖，脲酶、吲哚、DNA 酶、硝酸盐还原试验均为阴性。

3.4·鉴别要点

3.4.1　本菌属特征：革兰阴性双球菌，分解葡萄糖，氧化酶和触酶试验阳性，硝酸盐还原试验阴性。

3.4.2　淋病奈瑟菌与相似菌的鉴别

菌　　名	葡萄糖	麦芽糖	乳糖	蔗糖	硝酸盐	还原 DNA 酶
淋病奈瑟菌	+	-	-	-	-	-
脑膜炎奈瑟菌	+	+	-	-	-	-
卡他莫拉菌	-	-	-	-	+	+

注：+,90%以上菌株阳性；-,90%以上菌株阴性

3.4.3　淋病奈瑟菌与卡他莫拉菌的鉴别：淋病奈瑟菌分解葡萄糖，硝酸盐还原试验阴性，而卡他莫拉菌则相反。两者虽可根据标本来源加以区分，但并非绝对，因为通过性行为，卡他莫拉菌也可引起尿道炎，而淋病奈瑟菌也能引起咽喉炎，应引起注意。涂片不典型，做淋病奈瑟菌培养，同时做普通细菌培养，有细菌生长排除淋病奈瑟菌。

3.5·操作步骤

3.5.1　涂片、染色：观察菌落特征，挑取可疑菌落，涂片、染色后镜检。

3.5.2　根据涂片染色结果,做氧化酶试验,选择合适的鉴定卡片,制成适合的麦氏菌液浓度(0.5～3.0 McF),用自动化微生物鉴定仪、传统生化试验或 MALDI-TOF-MS 质谱仪进行鉴定。

4. 药敏

由于耐药菌株的出现,为保障临床治疗效果,临床分离的淋球菌均需要进行药物敏感性试验。常用的药敏实验方法有纸片扩散法、琼脂稀释法和 E-test 法等。参见《抗菌药物敏感试验标准操作规程》及 CLSI M100-S32 及最新版本文件。

5. 质量控制

见《质量管理》。

6. 结果解释

淋球菌为革兰阴性圆形或椭圆形球菌,常成对排列,菌体接触面扁平或稍凹。无鞭毛,无芽孢,从患者新分离株可有荚膜。该菌抵抗力弱,对一般消毒剂敏感。在干燥环境中数小时内死亡,在脓液中保持传染性 10～20 h,在 50℃ 5 min 即灭活。对环丙沙星、青霉素较敏感,但易产生耐药性。检测出 β-内酰胺酶阳性的淋病奈瑟菌则提示对青霉素、氨苄西林和阿莫西林耐药。

7. 临床意义

淋病奈瑟菌是淋病的病原菌,人类是唯一自然宿主,主要由性接触而传播,还可能通过毛巾、浴池等间接传播。通过侵袭感染泌尿生殖道、口咽部和肛门直肠黏膜,引起咽喉炎、尿道炎,男性附睾炎、前列腺炎,女性阴道炎、子宫炎等。人群普遍易感。新生儿可经过产道时被感染而引起淋球菌结膜炎。

8. 鉴定流程

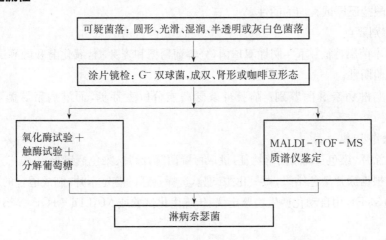

参考文献

[1] 中国合格评定国家认可委员会.医学实验室质量和能力认可准则的应用要求:CNAS-CL02-A001:2023[S/OL].(2023-08-01)[2023-09-26].https://www.cnas.org.cn/rkgf/sysrk/rkyyzz/2023/08/912141.shtml.

[2] Karen C Carroll, Michael A Pfaller. Manual of Clinical Microbiology[M]. 13th ed. Washington DC: American Society for Microbiology, 2023.

（周庭银）

脑膜炎奈瑟菌检验标准操作规程

×××医院检验科微生物组作业指导书		文件编号：××-JYK-××-××-××	
版次/修改：第　　版/第　　次修改		生效日期：	第　页　共　页
编写人：	审核人：		批准人：

1. 概述

脑膜炎奈瑟菌(Neisseria meningitidis)，又名脑膜炎双球菌或脑脊髓膜炎双球菌，简称为脑膜炎球菌，是一种革兰阴性菌，因其所导致的脑膜炎、流行性脑膜炎而闻名，亦会造成脑膜炎球菌血症。只感染人类，并无寄生的动物，是唯一令细菌性感染脑膜炎成为流行病的病菌。主要通过口水、呼吸道分泌物传播，包括咳嗽、打喷嚏、亲吻等都会造成传播。

2. 标本类型

脑脊液、鼻咽拭子、分泌液、穿刺液、血液、痰等标本。

3. 鉴定

3.1·形态与染色：革兰阴性双球菌，肾形或咖啡豆状，常成双排列，凹面相对。

3.2·培养特性：初次分离时需在 $5\% \sim 10\%$ CO_2 环境中生长。在血琼脂平板上 35℃ 培养 $18 \sim 24$ h，形成灰色、湿润、透明或半透明、不溶血的菌落。在巧克力琼脂平板上，形成圆形、凸起、湿润、有光泽、灰色、似露滴状菌落。

3.3·生化反应：氧化酶试验阳性，触酶试验阳性，分解葡萄糖和麦芽糖，脲酶、吲哚、DNA酶、硝酸盐还原试验均为阴性。

3.4·鉴别要点

3.4.1　本菌属特征：革兰阴性双球菌，分解葡萄糖和麦芽糖，氧化酶和触酶试验阳性，硝酸盐还原试验阴性。

3.4.2　与淋病奈瑟菌鉴别：脑膜炎奈瑟菌能分解麦芽糖，而淋病奈瑟菌不能分解麦芽糖。

3.5·操作步骤

3.5.1　涂片、染色：观察菌落特征，挑取可疑菌落，涂片、染色后镜检。

3.5.2　根据涂片染色结果，做氧化酶试验，选择合适的鉴定卡片，制成适合的麦氏菌液浓度(0.5～3.0 McF)，用自动化微生物鉴定仪、传统生化试验或 MALDI-TOF-MS 质谱仪进行鉴定。

4. 药敏

参见《抗菌药物敏感试验标准操作规程》及 CLSI M100-S32 及最新版本文件。

5. 质量控制

见《质量管理》。

6. 结果解释

6.1·脑膜炎奈瑟菌多存在于脑膜炎患者和携带者鼻咽部，可通过飞沫传播，冬末春初为流行高峰期，感染者多为幼儿和青少年。感染后多数患者呈携带状态或隐性感染，少数出现上呼吸道感染症状,极少数发展成菌血症、脑脊髓膜炎。

6.2·脑膜炎奈瑟菌对青霉素、磺胺类、链霉素和金霉素敏感。产酶株引起感染应考虑用头孢曲松或头孢噻肟替代。

6.3·脑膜炎奈瑟菌可产生自溶酶,人工培养时若不及时移种,数日后菌体自溶。

6.4·脑膜炎奈瑟菌对外界环境的抵抗力弱,干燥、阳光、湿热及一般消毒剂很快将细菌杀死。本菌可产生自溶酶。体外 25℃ 及碱性环境中很快导致菌体肿胀、裂解死亡。

7. 临床意义

流行性脑脊髓膜炎(简称流脑)是由脑膜炎奈瑟菌通过呼吸道传播引起的化脓性脑膜炎。人类是脑膜炎奈瑟菌唯一的易感宿主。细菌由鼻咽部侵入机体,依靠菌毛的作用黏附于鼻咽部黏膜上皮细胞表面。多数人感染后表现为带菌状态或隐性感染,细菌仅在体内短暂停留后被机体清除。只有少数人发展成脑膜炎。机体对脑膜炎奈瑟菌感染的免疫力主要依赖于体液免疫。

8. 鉴定流程

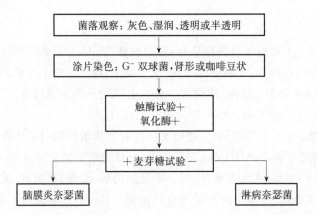

参考文献

[1] 中国合格评定国家认可委员会.医学实验室质量和能力认可准则的应用要求:CNAS‐CL02‐A001:2023[S/OL].(2023‐08‐01)[2023‐09‐26].https://www.cnas.org.cn/rkgf/sysrk/rkyyzz/2023/08/912141.shtml.

[2] Karen C Carroll, Michael A Pfaller. Manual of Clinical Microbiology[M]. 13th ed. Washington DC: American Society for Microbiology, 2023.

(周庭银)

布鲁菌属检验标准操作规程

×××医院检验科微生物组作业指导书		文件编号：××-JYK-××-××-××	
版次/修改：第　　版/第　　次修改		生效日期：	第　页 共　页
编写人：	审核人：		批准人：

1. 概述

布鲁菌属分为 10 个生物种：马耳他布鲁菌（*B. melitensis*，也称羊布鲁菌）、流产布鲁菌（*B. abortus*，也称牛布鲁菌）、猪布鲁菌（*B. suis*）、犬布鲁菌（*B. canis*）、绵羊布鲁菌（*B. ovis*）、鼠布鲁菌（*B. meotomae*）、*B. delphini*、*B. pinnipedialis*、*B. ceti* 和 *Brucella inopinata* sp.nov.。其中引起人类疾病的有马耳他布鲁菌、流产布鲁菌、猪布鲁菌和犬布鲁菌。

2. 标本类型

血液等标本。

3. 鉴定

3.1·形态与染色：疑似布鲁菌感染时，采集血液 5 mL，血培养仪阳性报警，使用无菌注射器从阳性瓶内取培养物 2～3 滴进行涂片、革兰染色，镜下发现呈片状的阴性小球杆菌，染色很弱，瑞氏染色可见单个或成堆，或像细沙样。血琼脂平板上的菌落涂片、染色后，镜下可见革兰阴性小球杆菌，两端钝圆，大小不一，单个或成对。

3.2·培养特性：涂片查见细菌后，使用无菌注射器从培养瓶内取培养物 2～3 滴接种在血琼脂平板和巧克力平板上，5％ CO_2，35℃孵育，每日观察其生长情况。一般 18～24 h 不生长或仅第一区有少许菌膜，不易观察到，48 h 后形成圆形、凸起、不溶血、无色或灰色、较湿润的微小菌落，72 h 逐渐增大（单个菌落最大直径很少＞1 mm）。麦康凯平板不生长。液体培养物浑浊，无菌膜。

3.3·生化反应：氧化酶试验阳性，分解葡萄糖，不分解阿拉伯糖和半乳糖，触酶、尿素、硝酸盐还原阳性，硫化氢（H_2S）、精氨酸双水解酶试验均为阴性。

3.4·鉴别要点：血培养报警时间长；涂片革兰染色见阴性小球杆菌或呈细沙状（比常见的其他革兰阴性菌细小）；48～72 h 才见针尖状无色不溶血微小菌落；氧化酶试验阳性，过氧化氢酶试验阳性，尿素酶快速分解（1 h 内）。

3.5·操作步骤

3.5.1　氧化酶试验：在血琼脂平板上挑取可疑菌落做氧化酶试验进行初步分类。

3.5.2　若氧化酶阳性，选择鉴定卡片，然后挑取菌落制成菌悬液，用自动化微生物鉴定仪、传统生化试验或 MALDI‐TOF‐MS 质谱仪进行鉴定。

4. 药敏

试验选择原则：利福平＋多西环素，多西环素＋链霉素。

5. 质量控制

见《质量管理》。

6. 结果解释

6.1·马耳他布鲁菌初次分离在血培养仪中需3～5日,甚至需更长时间才报警。有时接种后24 h未见细菌生长,极易被认为是仪器偶然出现的假阳性,培养应延长到48 h后再观察。

6.2·仪器报警,在取阳性标本革兰染色时,最好制两张涂片,一张备用,以防再次涂片造成生物污染。如涂片革兰染色未见细菌,可取备用片进行瑞氏染色,在瑞氏染色涂片中易查见形态清楚、成堆着紫色的小球杆菌。

6.3·如果临床上怀疑马耳他布鲁菌感染,但血培养仪不报警,应进行涂片,加做瑞氏染色,若涂片未见细菌,需延长培养时间。

7. 临床意义

布鲁菌病是由布鲁菌属细菌引起的人畜共患病,是世界范围内的动物源性传染病,多见于发展中国家。这种疾病常流行于地中海盆地、中东、亚洲西部、非洲和拉丁美洲。布鲁菌病通过直接接触破溃皮肤、黏膜、血液或摄入被污染的食物传播给人。以往易感人群多见于乳品厂、屠宰场的工人,他们通过手接触动物或动物器官,造成直接感染。如果食用未经巴氏消毒的乳制品,特别是从流行区生产的乳制品,布鲁菌病感染的危险性大大增加。血、骨髓培养对布鲁菌病的诊断和治疗起着极其重要的作用。

8. 鉴定流程

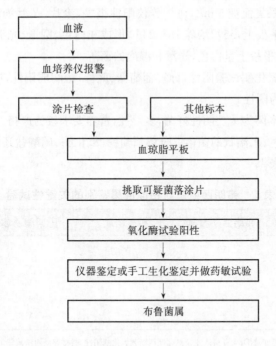

参考文献

[1] 中国合格评定国家认可委员会.医学实验室质量和能力认可准则的应用要求:CNAS‐CL02‐A001:2023[S/OL].(2023‐08‐01)[2023‐09‐26].https://www.cnas.org.cn/rkgf/sysrk/rkyyzz/2023/08/912141.shtml.

[2] Karen C Carroll, Michael A Pfaller. Manual of Clinical Microbiology[M]. 13th ed. Washington DC: American Society for Microbiology, 2023.

(周庭银)

弗朗西斯菌属检验标准操作规程

×××医院检验科微生物组作业指导书		文件编号：××-JYK-××-××-××	
版次/修改：第　版/第　次修改		生效日期：	第　页　共　页
编写人：	审核人：		批准人：

1. 概述

弗朗西斯菌属内有 10 个种和亚种，包括土拉热弗朗西斯菌、土拉热弗朗西斯菌土拉热亚种、土拉热弗朗西斯菌中亚细亚亚种、土拉热弗朗西斯菌全北区亚种、新凶手弗朗西斯菌、蜃楼弗朗西斯菌、船城弗朗西斯菌、杀鲍鱼弗朗西斯菌广州弗朗西斯菌等。代表菌种为土拉热弗朗西斯菌。

2. 标本类型

血液、溃疡刮出物、淋巴结穿刺液、胃肠道冲洗液和痰液等标本。

3. 鉴定

3.1·形态与染色：革兰阴性杆菌，多形性，球状、杆状、长丝状在动物体内可形成荚膜，无鞭毛。

3.2·培养特性：采集血液 5 mL，血培养仪阳性报警，涂片、革兰染色。其他标本直接接种于哥伦比亚血琼脂平板上，35℃培养 18～24 h，形成灰白色、圆形、光滑、较小、黏液、水滴状的菌落，在巧克力琼脂平板上呈白色、光滑和湿润的菌落。

3.3·生化反应：氧化酶试验阴性，分解葡萄糖、蔗糖，触酶弱阳性，尿素、吲哚、动力、H_2S 和硝酸盐还原试验均为阴性。

3.4·鉴别要点：本菌为革兰阴性杆菌，多形性，营养要求较为严格。在含胱氨酸、葡萄糖血琼脂平板上呈蓝灰色、水滴状的菌落。分解葡萄糖，氧化酶、硝酸盐还原试验均为阴性。与其他相似菌的鉴别见表 1。

表 1　弗朗西斯菌与相似菌属鉴别的关键性试验

特　　　性	弗朗西斯菌属	布鲁菌属	巴斯德菌属	阿菲波菌
氧化酶	V[a]	V	+	+
专性需氧	+	+	−	−
在肉汤中呈链状	−	+	V	−
蔗糖	−	−	+	+
对青霉素敏感	−	−	V	ND

注：+，阳性；−，阴性；V，可变；ND，无资料；[a] 土拉热弗朗西斯菌氧化酶阴性，蜃楼弗朗西斯菌氧化酶阳性（Kovacs 改良法）

3.5·操作步骤

3.5.1　氧化酶试验：参见《氧化酶试验标准操作规程》。

3.5.2　鉴定：挑取可疑菌落，进行传统生化反应或其他鉴定。

4. 药敏

本菌对氨基糖苷类抗菌药物敏感，对四环素较敏感，对青霉素耐药，临床首选链霉素或庆大霉素。

5. 质量控制

见《质量管理》。

6. 结果解释

6.1·在普通培养基上不生长,只有加入血液、胱氨酸和半胱氨酸等营养物质才能生长,在添加 IsoVitale X 和酵母提取物的巧克力平板上生长更好。在培养基中加入氨苄西林可减少杂菌污染。

6.2·生长缓慢,有时可能需要 2～4 日才能看到菌落(但有少数 18～24 h 即可看到菌落)。

6.3·因美国微生物学家 T.小弗朗西斯对该属中图莱里杆菌研究有贡献,故本属以其姓名命名。

7. 临床意义

7.1·人感染土拉热弗朗西斯菌的途径较多,可因动物咬伤或食入被污染食物而感染,也可经空气传播引起呼吸道感染,或通过某些昆虫或节肢动物(如蚊、蜱)叮咬而传播。

7.2·本菌侵入人体后,经淋巴管侵入淋巴结引起炎症,如未能被机体消灭,则可形成菌血症并侵入肝、脾、深部淋巴结及骨髓等网状内皮系统,在其中形成结核性肉芽肿。也可由呼吸道侵入肺内形成支气管肺炎,伴肺泡壁坏死,出现多发的坏死性肉芽肿、纵隔淋巴结肿大。

8. 鉴定流程

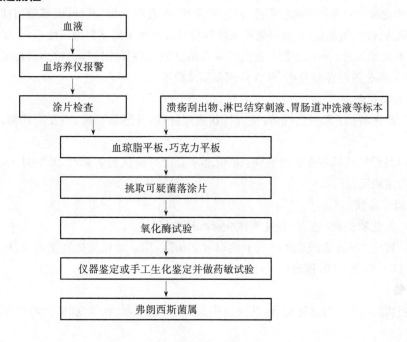

参考文献

[1] 中国合格评定国家认可委员会.医学实验室质量和能力认可准则的应用要求:CNAS-CL02-A001:2023[S/OL].(2023-08-01)[2023-09-26].https://www.cnas.org.cn/rkgf/sysrk/rkyyzz/2023/08/912141.shtml.

[2] Karen C Carroll, Michael A Pfaller. Manual of Clinical Microbiology[M]. 13th ed. Washington DC: American Society for Microbiology, 2023.

(周庭银)

鼠疫耶尔森菌检验标准操作规程

×××医院检验科微生物组作业指导书		文件编号：××-JYK-××-××-××	
版次/修改：第　版/第　次修改		生效日期：	第　页 共　页
编写人：	审核人：		批准人：

1. 概述

鼠疫耶尔森菌属于耶尔森菌属，现归入肠杆菌科，原系动物感染性疾病的病原菌，人通过接触被感染的动物或被污染的食物而患病。

2. 标本类型

淋巴结穿刺液，肿胀部位组织液、脓液，血液，痰和尸体标本等。

3. 鉴定

3.1·形态与染色：革兰阴性，直杆状或球杆状。

3.2·培养特性：采集血液 5 mL，血培养仪阳性报警，涂片、革兰染色。其他标本直接接种于血琼脂平板，28℃培养 18～24 h 后，可见较小的露滴状菌落，继续培养则菌落增大至 1～2 mm，中央厚而致密，周边逐渐变薄。取可疑菌落进行涂片、染色、镜检。

3.3·生化反应：氧化酶试验阴性；发酵葡萄糖，不发酵乳糖、蔗糖；大部分菌株还原硝酸盐；动力、脲酶、赖氨酸脱羧酶、鸟氨酸脱羧酶和精氨酸双水解酶试验为阴性；TSI 为 K/A。

3.4·血清学试验：可用于检查鼠疫耶尔森菌抗原或特异性抗体。敏感而特异的试验方法有 ELISA、固相放射免疫分析、SPA 协同凝集试验等。

3.5·鉴别要点

3.5.1　本菌特征：革兰阴性菌，呈直杆状或球杆状，发酵葡萄糖，不发酵乳糖，动力试验阴性。

3.5.2　与假结核耶尔森菌的鉴别：鼠疫耶尔森菌脲酶试验为阴性，25℃时无动力；假结核耶尔森菌则相反。

3.6·操作步骤

3.6.1　氧化酶试验：参见《氧化酶试验标准操作规程》。

3.6.2　鉴定：从麦康凯琼脂平板上挑取可疑菌落，用自动化微生物鉴定仪、传统生化试验或 MALDI‐TOF‐MS 质谱仪进行细菌鉴定。

4. 药敏

抗菌药物的选择：首选链霉素，其次为庆大霉素、氯霉素、氨苄西林、磺胺类及三代头孢菌素等。

5. 质量控制

参见《质量管理》。

6. 结果解释

6.1·分离到病原菌及用生化鉴定和检测到特异的毒力因子，可确诊，应立即报告 CDC 进一步鉴定。

6.2·有多种啮齿类动物、家猫接触史或跳蚤叮咬史,若出现严重的发热性疾病,腹股沟、腋窝及淋巴结出现严重的肿痛等症状则应怀疑鼠疫感染。

6.3·鼠疫具有很高的病死率(≥50%),疑似鼠疫感染者应强行使用抗生素做早期治疗,链霉素为最佳选择。

6.4·鼠疫耶尔森菌生长需要特殊因子,如缬氨酸、蛋氨酸、苯丙氨酸、苏氨酸,以及生物素、硫胺素等。在培养基中加入甘氨酸、异亮氨酸、半胱氨酸,并将培养基置于二氧化碳环境下细菌生长速度可加快。

6.5·尸体可取肝、脾、肺、病变淋巴结等标本。陈旧尸体取骨髓标本。

7. 临床意义

鼠疫耶尔森菌是烈性传染病鼠疫的病原菌。健康人与啮齿类感染动物或感染人群接触,或通过鼠蚤的叮咬而受到感染。主要引起腺鼠疫、肺鼠疫和败血性鼠疫三种临床类型的感染。

8. 危急值报告

检出鼠疫耶尔森菌,应立即向有关部门报告,并将菌种送到专业实验室进行鉴定。

9. 鉴定流程

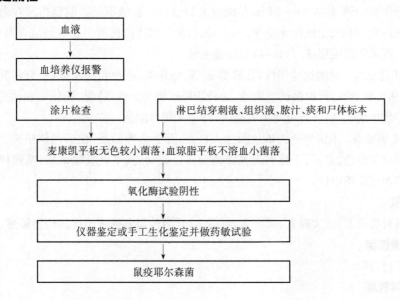

参考文献

[1] 中国合格评定国家认可委员会.医学实验室质量和能力认可准则的应用要求:CNAS-CL02-A001:2023[S/OL].(2023-08-01)[2023-09-26].https://www.cnas.org.cn/rkgf/sysrk/rkyyzz/2023/08/912141.shtml.

[2] Karen C Carroll, Michael A Pfaller. Manual of Clinical Microbiology[M]. 13th ed. Washington DC: American Society for Microbiology, 2023.

(周庭银)

炭疽芽孢杆菌检验标准操作规程

×××医院检验科微生物组作业指导书		文件编号：××-JYK-××-××-××	
版次/修改：第　版/第　　次修改		生效日期：	第　页 共　页
编写人：	审核人：		批准人：

1. 概述

属于需氧芽孢杆菌属，为致病性细菌中最大的革兰阳性杆菌，能引起羊、牛、马等动物及人类的炭疽病。炭疽杆菌曾在战争中作为致死战剂之一。

2. 标本类型

脓液、分泌物或渗出物，吸入性炭疽的咳痰、肺泡灌洗液、粪便、血液等。

3. 鉴定

3.1·形态染色：革兰阳性大杆菌，芽孢为卵圆形。

3.2·培养特性：采集血液 5 mL，血培养仪阳性报警，涂片、革兰染色。其他标本直接接种于血琼脂平板，35℃培养 18～24 h，形成较大、灰白色、边缘不整齐的菌落。在营养琼脂平板上形成灰白色、扁平、干燥而无光泽、不透明、边缘不整齐的菌落。在肉汤培养基中，液体澄清，无菌膜，有絮状沉淀形成。14～44℃皆能生长。

3.3·生化反应：触酶试验阳性，分解葡萄糖、麦芽糖、蔗糖和海藻糖，不分解甘露醇和水杨苷，噬菌体裂解、青霉素抑菌试验阳性，卵磷脂酶试验弱阳性，吲哚、硫化氢和动力试验均为阴性。在牛乳中生长 2～3 日可使牛乳凝固，然后又缓慢融化。

3.4·鉴别要点：本菌特征为革兰阳性大杆菌，芽孢为卵圆形，位于菌体中央。在普通琼脂平板上形成灰白色、扁平、干燥而无光泽的菌落。无动力，牛乳凝固试验、噬菌体裂解试验和青霉素抑菌试验均阳性。

4. 药敏

本菌属对青霉素、庆大霉素、氯霉素、红霉素、环丙沙星和磺胺类抗菌药物敏感。

5. 质量控制

见《质量管理》。

6. 结果解释

6.1·皮肤炭疽的潜伏期通常为 2～3 日，最初出现小的丘疹，在随后的 24 h 内，丘疹周围出现水疱，随后溃烂、干燥，形成具有特征性的黑色弹性坏死，病灶周围可有广泛性水肿。

6.2·皮肤感染是由于皮肤有伤口，损伤就在该局部发生。低于 20% 的未经治疗的病例是致命性的。

7. 临床意义

炭疽芽孢杆菌主要引起食草动物炭疽病，也可传染给人和肉食动物（人因食用或接触患炭疽病的动物及畜产品而发生感染），人类以皮肤炭疽较多见。

8. 鉴定流程

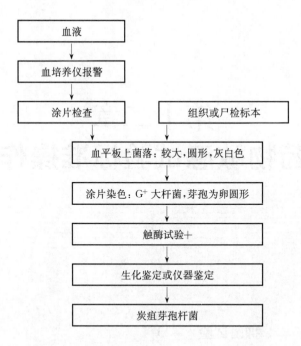

参考文献

[1] 中国合格评定国家认可委员会.医学实验室质量和能力认可准则的应用要求：CNAS-CL02-A001：2023[S/OL].(2023-08-01)[2023-09-26].https://www.cnas.org.cn/rkgf/sysrk/rkyyzz/2023/08/912141.shtml.

[2] Karen C Carroll, Michael A Pfaller. Manual of Clinical Microbiology[M]. 13th ed. Washington DC：American Society for Microbiology，2023.

（周庭银）

第十二章
抗菌药物敏感试验标准操作规程

K‑B 法标准操作规程

×××医院检验科微生物组作业指导书		文件编号：××‑JYK‑××‑××‑××		
版次/修改：第　　版/第　　次修改		生效日期：		第　页 共　页
编写人：		审核人：		批准人：

1. 实验原理

将含有定量抗菌药物的纸片贴在已接种受试菌的琼脂平板上,纸片中所含的药物吸收琼脂中水分溶解后不断向纸片周围扩散形成递减的药物浓度梯度,从而在纸片的周围形成透明的抑菌圈。抑菌圈的大小可反映受试菌对测定药物的敏感程度,并与该药对测试菌的最低抑菌浓度(minimal inhibitory concentration, MIC)呈负相关。

2. 仪器和试剂

2.1·仪器：普通孵箱,5% CO_2 孵箱,纸片分配器或镊子,细菌比浊仪或 0.5 麦氏比浊管、直尺或游标卡尺。

2.2·试剂

2.2.1　抗菌药物纸片：目前多为商品化产品。开封后的纸片可置于密闭的容器中,2～8℃保存,使用前需提前拿出平衡至室温。

2.2.2　培养基：水解酪蛋白(Mueller-Hinton, M‑H)培养基是 CLSI 推荐的兼性厌氧菌和需氧菌药敏试验标准培养基。对某些营养要求高的细菌需加入补充物质,如流感嗜血杆菌采用 HTM 琼脂,淋病奈瑟菌采用加 1% 生长添加剂的 GC 琼脂,链球菌属菌和脑膜炎奈瑟菌采用加 5% 羊血的 M‑H 琼脂。

3. 质量控制

质量控制是保证药敏试验结果准确性的前提。不同种属的细菌,其药敏试验所选择的标准菌株有所不同,具体见各菌属纸片扩散法药物敏感试验标准操作规程。

4. 操作步骤

4.1·菌悬液的制备：可采用直接菌落悬滴法和细菌液体生长法。从孵育了 16～24 h 的非选择培养上,挑取单个或形态相似的几个菌落,直接用肉汤或盐水制成浊度为 0.5 McF 的菌悬液,此法称为直接菌落悬滴法。

4.2·平板涂布：无菌棉拭子蘸取菌悬液,在液体上方管内壁将多余菌液旋转挤去后,用自动旋转接种仪接种平板或手工在琼脂表面均匀涂布 3 次,每次旋转平板 60°,最后沿平板内缘涂抹一周。

4.3·贴药物纸片：接种好的平板在室温下干燥 3～5 min(不要超过 15 min),用纸片分配器或无菌镊子将含药纸片紧贴于琼脂表面,各纸片中心相距＞24 mm,纸片距平板内缘＞15 mm,纸片贴上后不可再移动,因为抗菌药物会立即自动扩散到培养基内。

4.4·孵育：在纸片贴好后 15 min 内将平板放入 35℃孵箱。非苛养菌接种的 M‑H 琼脂平板放至普通孵箱。苛养菌接种的各类琼脂平板放至 5% CO_2 孵箱。葡萄球菌和肠球菌必须孵育 24 h 以检测对头孢西丁和万古霉素的耐药性,其他的非苛养菌和流感嗜血杆菌孵育

16～18 h,链球菌属和奈瑟菌属孵育 20～24 h。

5. 结果判断

用游标卡尺或直尺测量抑菌圈直径(抑菌圈的边缘应是无明显细菌生长的区域),测量时应将平板置于黑色背景下,肉眼判读;测量有些抗菌药的抑菌圈时需要将平板对着光,如万古霉素、利奈唑胺和苯唑西林等。由于培养基中可能存在拮抗剂,甲氧苄啶和磺胺类药物抑菌圈内可允许出现菌株轻微生长,因此,在测量抑菌圈直径时,可忽视轻微生长(20％或较少菌苔生长)而测量较明显抑制的边缘。变形杆菌属的菌株可扩散到某些抗菌药物的抑菌圈内,所以在明显的抑菌圈内有薄膜样爬行生长可以忽略。抑菌圈直径结果的判读也可使用自动化药敏测量仪。每日应先测量质控菌株的抑菌圈直径,以判断质控是否合格;然后测量试验菌株的抑菌圈直径。

6. 报告方式

抑菌圈直径的解释标准参照美国临床和实验室标准化协会(Clinical and Laboratory Standards Institute,CLSI)标准,CLSI 每年会对药敏试验的折点进行讨论和修改,因此实验室应按照现行版本的折点和报告方式进行报告,目前药敏试验结果的报告方式包括:"敏感""剂量依赖敏感""中介""耐药"和"非敏感"等,具体定义如下。

6.1·敏感(S):是指菌株能被使用推荐剂量治疗感染部位可达到的抗菌药物浓度所抑制。

6.2·剂量依赖敏感(susceptible-dose dependent,SDD):是指基于给患者使用特定剂量抗菌药物的情况下,菌株对药物的敏感情况。为达到有效治疗药敏试验结果为 SDD(无论是 MIC 法,还是纸片扩散法)的菌株,有必要将药物剂量调整到高于"敏感"界值的剂量(比如增加剂量,增加药物使用频次,或同时提高剂量和使用频次)。应考虑到最大的批准剂量,因为更高的药物暴露可赋予更大的可能性覆盖"剂量依赖敏感"的菌株。

6.3·中介(I):指抗菌药物 MIC 接近血液和组织中通常可达到的浓度,疗效低于敏感菌株。还表示药物在生理浓集的部位具有临床效力(如尿液中的喹诺酮类和β-内酰胺类)或者可用高于正常剂量的药物进行治疗(如β-内酰胺类)。另外,中介还作为缓冲区,以防止微小的、未受控制的技术因素导致较大的错误结果,特别是对那些药物毒性范围窄的药物。

6.4·耐药(R):指菌株不能被常规剂量抗菌药物达到的浓度所抑制,和(或)证明 MIC 或抑菌圈直径落在某些特殊的微生物耐药机制范围(如β-内酰胺酶),在治疗研究中表现抗菌药物对菌株的临床疗效不可靠。

6.5·非敏感(NS):由于没有耐药菌株或耐药菌发生罕见,此分类特指仅有敏感解释标准的分离菌株。分离菌株 MIC 值高于或抑菌圈直径低于敏感折点时,应报告为非敏感(注:非敏感的分离菌并不意味一定具有某种耐药机制,在敏感折点建立之后,野生型菌株中可能会碰到 MIC 值高于敏感折点但缺乏耐药机制的情况;对产生"非敏感"的菌株,应当确证菌株的鉴定和药敏结果)。

7. 注意事项

7.1·纸片扩散法不能区分万古霉素敏感和中介的金黄色葡萄球菌,不能区分万古霉素敏感、中介和耐药的凝固酶阴性葡萄球菌,应使用 MIC 法测定葡萄球菌对万古霉素的敏感性。

7.2·纸片扩散法只适用于大多数快生长的需氧菌,对于一些菌种,无标准的纸片扩散法和判定标准;如棒杆菌属、李斯特菌属、丹毒丝菌属、诺卡菌属和弯曲菌属等。

7.3·对于肠杆菌目细菌和铜绿假单胞菌,血培养阳性肉汤可作为接种物,采用纸片扩散法进行药敏试验。培养基为 M - H 琼脂,接种物为使用血培养系统报阳 8 h 内革兰阴性杆菌的阳性血培养肉汤,每块 M - H 琼脂平板滴 4 滴血培养液,用无菌棉签将血培养液在琼脂表面均匀涂布 3 次,每次旋转平板 60°,以确保接种物均匀分布;同时用血琼脂平板划线接种分离来做纯度检测。接下来贴抗菌药物纸片,并于 15 min 内放至普通孵箱孵育 8～10 h 或 16～18 h;然后根据相应的解释分类和抑菌圈直径折点报告结果。

参考文献

[1] 中国合格评定国家认可委员会.医学实验室质量和能力认可准则的应用要求:CNAS - CL02 - A001:2023[S/OL].(2023 - 08 - 01)[2023 - 09 - 26].https://www.cnas.org.cn/rkgf/sysrk/rkyyzz/2023/08/912141.shtml.

[2] Clinical and Laboratory Standards Institute. M100 - S32: Performance Standards for Antimicrobial Susceptibility Testing [S]. Wayne,PA:Clinical and Laboratory Standards Institute,2022.

(李丽)

肉汤稀释法标准操作规程

×××医院检验科微生物组作业指导书	文件编号：××-JYK-××-××-××	
版次/修改：第　版/第　次修改	生效日期：	第　页共　页
编写人：	审核人：	批准人：

1. 实验原理

稀释法药敏试验可用于定量测定某一抗菌药物对某一细菌的体外活性，试验时抗菌药物的浓度通常经过倍比（$\log^2$）系列稀释，能抑制待测菌肉眼可见生长的最低浓度称为 MIC。稀释法分为肉汤稀释法和琼脂稀释法，本规程主要讲肉汤稀释法。肉汤稀释法包括常量法和微量法，前者使用无菌的 13 mm×100 mm 试管，每一浓度抗菌药物的量至少为 1 mL（通常为 2 mL），后者使用的是具有圆底或锥形底小孔的微量稀释盘，小孔内装有 0.1 mL 肉汤。

2. 仪器和试剂

2.1·仪器：普通孵箱，5% CO_2 孵箱，移液管或微量加样器，分析天平，13 mm×100 mm 试管或 96 孔板，细菌比浊仪或标准麦氏比浊管。

2.2·试剂

2.2.1 培养基：M-H 肉汤，需氧菌、兼性厌氧菌在此培养基中生长良好。在该培养液中加入补充成分可支持流感嗜血杆菌、链球菌生长。离子校正的 M-H 肉汤是目前推荐的液体稀释法药敏试验培养基。

2.2.2 试验用抗生素标准品或参考药粉。

3. 质量控制

质量控制是保证药敏试验结果准确性的前提。不同种属的细菌，其药敏试验所选择的标准菌株有所不同，具体见各菌属药物敏感试验标准操作规程。

4. 操作步骤

4.1·药物稀释：药物原液的制备和稀释按 CLSI 的要求进行。常量法，每个试管中加入稀释好的抗菌药物溶液的最小量为 1 mL，因为加入等体积的接种物时，药物将被 1∶2 稀释，所以各试管中的抗菌药物浓度应是最终浓度的 2 倍。微量法，若小孔中抗菌药物溶液量是 0.1 mL，则每孔中抗菌药物浓度就是最终浓度，因为再加入菌液的量（0.005 mL）很少，对最终浓度影响很小。

4.2·菌液制备和接种：配制 0.5 McF 菌悬液。常量法，用肉汤将 0.5 麦氏菌液进行 1∶100 稀释（10^6 CFU/mL），分别取 1 mL 接种物加入装有 1 mL 抗菌药物溶液试管中，菌液终浓度为 $5×10^5$ CFU/mL。微量法，用肉汤将 0.5 麦氏菌液进行 1∶10 稀释（10^7 CFU/mL），分别取 0.005 mL 接种物加入小孔内，菌液终浓度为 $5×10^5$ CFU/mL。肉汤稀释法推荐的接种物最终浓度为 $5×10^5$ CFU/mL。稀释菌液于 15 min 内接种完毕。

4.3·孵育 35℃孵育 16～20 h，当试验菌为嗜血杆菌属、链球菌属时孵育时间应延长至 20～24 h，葡萄球菌和肠球菌对苯唑西林和万古霉素的药敏试验应延长孵育时间至 24 h。

5. 结果判断

以抑制细菌生长的最低药物浓度为 MIC。有时根据需要测定最低杀菌浓度(minimal bactericidal concentration，MBC)，即吸取无菌生长试管(微孔)中的菌液 0.1 mL，经适当稀释后涂布至琼脂表面，培养 16~18 h 后进行菌落计数。与原始接种浓度相比，杀死 99.9% 以上细菌所需的最低药物浓度即为该药的最低杀菌浓度。

6. 报告方式

MIC 值的解释标准参照 CLSI M100 文件，CLSI 每年会对药敏试验的折点进行讨论和修改，因此实验室应按照现行版本的折点和报告方式进行报告，目前药敏试验结果的报告方式包括："敏感""剂量依赖敏感""中介""耐药"和"非敏感"。

7. 注意事项

7.1 · 试验中，应取一份接种菌液在血平板上进行培养，以检查接种物的纯度，也应接种一个不含抗菌药物的试管或小孔作为生长对照。

7.2 · 肉汤稀释法结果可能会出现"跳管"现象，一般认为有 1 个"跳管"可忽略，若出现多个"跳管"或细菌在高浓度药物溶液中生长而在低浓度中不生长，需重复试验。

参考文献

［1］中国合格评定国家认可委员会.医学实验室质量和能力认可准则的应用要求：CNAS－CL02－A001：2023［S/OL］.(2023－08－01)［2023－09－26］.https://www.cnas.org.cn/rkgf/sysrk/rkyyzz/2023/08/912141.shtml.

［2］Clinical and Laboratory Standards Institute. M100－S32：Performance Standards for Antimicrobial Susceptibility Testing［S］. Wayne，PA：Clinical and Laboratory Standards Institute，2022.

(李丽)

琼脂稀释法标准操作规程

×××医院检验科微生物组作业指导书	文件编号：××-JYK-××-××-××	
版次/修改：第　版/第　次修改	生效日期：	第　页　共　页
编写人：	审核人：	批准人：

1. 实验原理

琼脂稀释法是将药物混匀于琼脂培养基中，配制含不同浓度药物的平板，使用多点接种器接种细菌，经孵育后观察细菌生长情况，以抑制细菌生长的最低药物浓度为该药的 MIC。

2. 仪器和试剂

2.1 · 仪器：普通孵箱，5% CO_2 孵箱，细菌点种仪或微量加样器，分析天平，细菌比浊仪或标准麦氏比浊管。

2.2 · 试剂

2.2.1　培养基：需氧菌和兼性厌氧用 M-H 琼脂，嗜血杆菌用 HTM 琼脂，链球菌属和脑膜炎奈瑟菌用加 5% 羊血 M-H 琼脂，淋病奈瑟菌用加 1% 生长添加剂的 GC 琼脂。

2.2.2　试验用抗生素标准品或参考药粉。

3. 质量控制

质量控制是保证药敏试验结果准确性的前提。不同种属的细菌，其药敏试验所选择的标准菌株有所不同，具体见各菌属药物敏感试验标准操作规程。

4. 操作步骤

4.1 · 含药琼脂制备：药物原液的制备和稀释按 CLSI 的要求进行。将已稀释的抗菌药物按一定的比例（如 1 : 9）加入已融化的温度为 45~50℃ 的 M-H 琼脂中，混匀后倾注于平板。建议配制后的含药平板当日使用。

4.2 · 菌液制备和接种：配制 0.5 McF 菌悬液，将菌悬液用无菌肉汤或盐水进行稀释 10 倍（10^7 CFU/mL），以多点接种器吸取（为 1~2 μL）接种于琼脂表面，使平板接种菌量为 $1×10^4$ CFU/点。稀释的菌液于 15 min 内接种完毕。

4.3 · 孵育 35℃ 孵育 16~20 h，当试验菌为嗜血杆菌属、链球菌属时孵育时间应延长至 20~24 h，葡萄球菌和肠球菌对苯唑西林和万古霉素的药敏试验应延长孵育时间至 24 h。奈瑟菌属、链球菌属细菌需置于 5% CO_2 环境，幽门螺杆菌置微需氧环境中孵育。

5. 结果判断

将平板置于暗色、无反光表面上，记录完全抑制细菌生长的 MIC。

6. 报告方式

MIC 值的解释标准参照 CLSI M100 文件，CLSI 每年会对药敏试验的折点进行讨论和修改，因此实验室应按照现行版本的折点和报告方式进行报告，目前药敏试验结果的报告方式包括："敏感""剂量依赖敏感""中介""耐药"和"非敏感"。

7. 注意事项

7.1 · 一个特定抗菌药物的测试浓度范围应包含能够检测细菌的解释性折点（敏感、中介和耐药)的浓度,同时也应包含质控参考菌株的 MIC。

7.2·试验中,应先接种不含抗菌药物的平板以检查接种菌的生长情况及纯度,接种完含抗菌药物的平板后再接种一块不含抗菌药物的平板,以保证在接种过程中没有被污染。

参考文献

[1] 中国合格评定国家认可委员会.医学实验室质量和能力认可准则的应用要求:CNAS-CL02-A001:2023[S/OL].(2023-08-01)[2023-09-26].https://www.cnas.org.cn/rkgf/sysrk/rkyyzz/2023/08/912141.shtml.

[2] Clinical and Laboratory Standards Institute. M100-S32: Performance Standards for Antimicrobial Susceptibility Testing [S]. Wayne, PA: Clinical and Laboratory Standards Institute, 2022.

(李丽)

浓度梯度扩散法(E-test)标准操作规程

×××医院检验科微生物组作业指导书	文件编号:××-JYK-××-××-××	
版次/修改:第　版/第　次修改	生效日期:	第　页共　页
编写人:	审核人:	批准人:

1. 实验原理

E-test 法(Epsilometer test)是一种结合稀释法和扩散法原理对抗菌药物药敏试验直接定量的技术。E-test 条是一条 5 mm×50 mm 的无孔试剂载体,一面固定有一系列预先制备的浓度呈连续指数增长稀释的抗菌药物,另一面有读数和判别的刻度。抗菌药物的梯度可覆盖 20 个 MIC 对倍稀释浓度的宽度范围,其斜率和浓度范围对判别有临床意义的 MIC 范围和折点具有较好的关联。

2. 仪器和试剂

2.1·仪器:普通孵箱,5% CO_2 孵箱,E-test 加样器或镊子,细菌比浊仪或 0.5 麦氏比浊管。

2.2·试剂

2.2.1　E-test 条:目前基本为商品化产品。

2.2.2　培养基:需氧菌和兼性厌氧菌为 M-H 琼脂;链球菌属和脑膜炎奈瑟菌为 M-H 琼脂+5%绵羊血;嗜血杆菌为 HTM 琼脂;淋病奈瑟菌为 GC 琼脂+1%生长添加剂;厌氧菌为布鲁菌血琼脂。

3. 质量控制

质量控制是保证药敏试验结果准确性的前提。不同种属的细菌,其药敏试验所选择的标准菌株有所不同,具体见各菌属药物敏感试验标准操作规程。

4. 操作步骤

4.1·菌悬液的制备:可采用直接菌落悬滴法和细菌液体生长法。从孵育了 16~24 h 的非选择培养上,挑取单个或形态相似的几个菌落,直接用肉汤或盐水制成浊度为 0.5 McF 菌悬液,此法称为直接菌落悬滴法。

4.2·平板涂布:无菌棉拭子蘸取菌悬液,在液体上方管内壁将多余菌液旋转挤去后,用自动旋转接种仪接种平板或手工在琼脂表面均匀涂布 3 次,每次旋转平板 60°,最后沿平板内缘涂抹 1 周。

4.3·贴 E-test 条:接种好的平板在室温下干燥 3~5 min(不要超过 15 min),用 E-test 加样器或镊子将 E-test 条贴在已接种细菌的琼脂表面并轻压,试条全长应与琼脂平板紧密接触,试条 MIC 刻度面朝上。

4.4·孵育:孵育过夜,具体孵育时间参见《K-B法标准操作规程》。

5. 结果判断

读取椭圆形抑菌圈与 E-test 条的交界点值,即为该药的 MIC 值。

6. 报告方式

MIC 值的解释标准参照 CLSI 标准,CLSI 每年会对药敏试验的折点进行讨论和修改,因此实验室应按照现行版本的折点和报告方式进行报告,目前药敏试验结果的报告方式包括"敏感""剂量依赖敏感""中介""耐药"和"非敏感"。

7. 注意事项

7.1·贴 E‑test 条时,由于药物在试条放入琼脂平板后会立即扩散,所以一旦试条放入后就不能再移动。

7.2·直径 100 mm 平板最多贴 2 张 E‑test 条。

参考文献

[1] 中国合格评定国家认可委员会.医学实验室质量和能力认可准则的应用要求:CNAS‑CL02‑A001:2023[S/OL].(2023‑08‑01)[2023‑09‑26].https://www.cnas.org.cn/rkgf/sysrk/rkyyzz/2023/08/912141.shtml.

[2] Clinical and Laboratory Standards Institute. M100‑S32:Performance Standards for Antimicrobial Susceptibility Testing[S]. Wayne,PA:Clinical and Laboratory Standards Institute,2022.

（李丽）

肉汤微量稀释棋盘法联合药敏试验标准操作规程

×××医院检验科微生物组作业指导书	文件编号：××-JYK-××-××-××
版次/修改：第　版/第　次修改	生效日期：	第　页共　页
编写人：	审核人：	批准人：

1. 实验原理

联合药敏试验(antimicrobial combination test)是体外评估不同抗菌药物、不同药物剂量组合对病原体抑制效果的方法，是常规药敏试验的补充，仅对多重耐药菌或临床医师有特殊治疗需求的耐药菌进行。包括肉汤微量稀释棋盘法、琼脂稀释棋盘法、纸条法(包括 E-test 条和 MTS 条)、纸片扩散法和联合杀菌曲线等，首选肉汤微量稀释棋盘法。本操作规程主要介绍肉汤微量稀释棋盘法。

2. 仪器和试剂

2.1·仪器：普通孵箱，5% CO_2 孵箱，移液管或微量加样器，分析天平，96 孔板，细菌比浊仪或标准麦氏比浊管。

2.2·试剂

2.2.1 培养基：M-H 肉汤，需氧菌、兼性厌氧菌在此培养基中生长良好。在该培养液中加入补充成分可支持流感嗜血杆菌、链球菌生长。离子校正的 M-H 肉汤是目前推荐的液体稀释法药敏试验培养基。

2.2.2 试验用抗生素标准品或参考药粉。

3. 质量控制

目前国际上无专用的联合药敏试验质量控制要求，建议可按照 CLSI 文件推荐的稀释法(MIC 测定)或纸片扩散法的质控要求。

4. 操作步骤

4.1·药物溶液制备：抗菌药物 A 和抗菌药物 B 原液的制备和稀释按 CLSI 的要求进行。药物 A 和药物 B 经倍比系列稀释后，将两种药物分别加入 96 孔微量板二维的纵列和横列中，以得到不同的药物浓度组合，每孔中抗菌药物溶液量是 0.1 mL，抗菌药物浓度是最终浓度，因为再加入菌液的量(0.005 mL)很少，对最终浓度影响很小。

4.2·菌液制备和接种：配制 0.5 McF 菌悬液，用肉汤将 0.5 麦氏菌液进行 1∶10 稀释(10^7 CFU/mL)，分别取 0.005 mL 接种物加入小孔内，细菌终浓度为 $5×10^5$ CFU/mL。稀释菌液于 15 min 内接种完毕。

4.3·孵育：35℃孵育 16~20 h，当试验菌为嗜血杆菌属、链球菌属时孵育时间应延长至 20~24 h，葡萄球菌和肠球菌对苯唑西林和万古霉素的药敏试验应延长孵育时间至 24 h。

5. 结果判断

孵育后阅读单药及两药联合后的 MIC，常用部分抑菌浓度指数(fractional inhibitory concentration index，FIC)为判断依据。FIC 值的计算：联合 FIC = FIC 药物 A + FIC 药物 B，其中 FIC 药物 A = 药物联合时药物 A 的 MIC/单用药物 A 的 MIC，FIC 药物 B = 药物联合时药物 B 的 MIC/单用药物 B 的 MIC。FIC 的评定标准如下：联合 FIC≤0.5 为协同；0.5＜FIC≤1.0 为相加；1.0＜FIC≤2.0 为无关；FIC＞2.0 为拮抗。

6. 报告方式

联合药敏试验的报告方式不同于一般药敏试验，其报告形式包括：协同（synergism）、相加（additivity）、无关（autonomy）和拮抗（antagonism）4 种。协同作用提示两种药物联合后的抗菌活性显著大于各单药；相加作用提示两种药物联合后的抗菌活性较各单药稍有增加；无关作用提示两种抗菌药物的活性均不受另外一种药物的影响；拮抗作用提示一种抗菌药物的活性被另一种抗菌药物削弱。

7. 注意事项

7.1·肉汤微量稀释棋盘法可精确测定细菌对抗菌药物的敏感性，但该方法比较耗时，工作量大且对方法学技术要求高，一般用于科学研究，常规实验室通常较少开展。

7.2·肉汤微量稀释棋盘法联合药敏试验，需首先初步确定拟联合抗菌药物对待测菌的 MIC，根据所测 MIC，确定联合药敏试验中药物的最高浓度为 2 倍的 MIC_{90}。

参考文献

［1］中国合格评定国家认可委员会.医学实验室质量和能力认可准则的应用要求：CNAS-CL02-A001：2023［S/OL］.（2023-08-01）［2023-09-26］.https://www.cnas.org.cn/rkgf/sysrk/rkyyzz/2023/08/912141.shtml.

［2］Clinical and Laboratory Standards Institute. M100-S32：Performance Standards for Antimicrobial Susceptibility Testing［S］. Wayne，PA：Clinical and Laboratory Standards Institute，2022.

［3］丁丽，陈佰义，李敏，等.碳青霉烯类耐药革兰阴性菌联合药敏试验及报告专家共识［J］.中国感染与化疗杂志，2023，23（1）：80-90.

（李丽）

纸片扩散法联合药敏试验标准操作规程

×××医院检验科微生物组作业指导书	文件编号：××-JYK-××-××-××	
版次/修改：第　　版/第　　次修改	生效日期：	第　页　共　页
编写人：	审核人：	批准人：

1. 实验原理

联合药敏试验（antimicrobial combination test）是体外评估不同抗菌药物、不同药物剂量组合对病原体抑制效果的方法，是常规药敏试验的补充，仅对多重耐药菌或临床医师有特殊治疗需求的耐药菌进行。肉汤微量稀释棋盘法是参考方法，若实验室无法开展该方法，可以纸条法或纸片扩散法替代，但后者仅供临床参考，如需确认应采用参考方法。本操作规程主要介绍纸片扩散法联合药敏试验。

2. 仪器和试剂

2.1·仪器：普通孵箱，5% CO_2 孵箱，镊子，细菌比浊仪或 0.5 麦氏比浊管。

2.2·试剂

2.2.1　抗菌药物纸片：目前多为商品化产品。开封后的纸片可置于密闭的容器中，2～8℃保存，使用前需提前拿出平衡至室温。

2.2.2　培养基：需氧菌和兼性厌氧用 M-H 琼脂、嗜血杆菌用 HTM 琼脂，链球菌属和脑膜炎奈瑟菌用加 5% 羊血 M-H 琼脂，淋病奈瑟菌用加 1% 生长添加剂的 GC 琼脂。

3. 质量控制

目前国际上无专用的联合药敏试验质量控制要求，建议可按照 CLSI 文件推荐的纸片扩散法的质控要求。

4. 操作步骤

4.1·菌悬液制备和平板涂布：可采用直接菌落悬滴法和细菌液体生长法，配制 0.5 McF 菌悬液，无菌棉拭子蘸取菌悬液，用自动旋转接种仪接种平板或手工均匀涂布平板。

4.2·贴药物纸片：用无菌镊子将含药纸片紧贴于琼脂表面，两张不同抗菌药敏纸片以一定的距离放置，参考距离为一张纸片的边缘距离另外一张纸片的抑菌圈边缘 3～4 mm。

4.3·孵育 35℃孵育 16～20 h，葡萄球菌和肠球菌对苯唑西林和万古霉素的药敏试验应延长孵育时间至 24 h。当试验菌为嗜血杆菌属、链球菌属时需在 5% CO_2 孵箱，孵育时间应延长至 20～24 h。

5. 结果判断

孵育后根据两药间的抑菌圈扩大或缩小等现象，判断两药是否存在协同、相加、无关或拮抗现象。当 A、B 两药抑菌圈交界明显扩大或 A、B 两药抑菌圈向其中某一种药扩大或无抑菌作用的两药之间出现了抑菌区域均认为两药有协同作用；当 A、B 两药联合抑菌圈与单药抑菌圈一样无任何变化时认为两药是相加或无关作用；当 A、B 两药联合时，其中一种药在靠近另一种药一侧的抑菌圈出现截平现象认为两药有拮抗作用。

6. 报告方式

联合药敏试验的报告方式不同于一般药敏试验,其报告形式包括:协同(synergism)、相加(additivity)、无关(autonomy)和拮抗(antagonism)4种。以上4种结果,当采用金标准方法时,结果可确定;当采用非金标准方法如纸片扩散法联合药敏试验时,可报告:抗菌药物A和抗菌药物B联合可能存在协同作用,可能存在相加或无关作用,可能存在拮抗作用。

7. 注意事项

7.1·纸片扩散法具有操作简单且价格低廉的特点,但缺点是结果不易阅读,若常规纸片扩散法联合药敏试验结果模糊,难以判断,建议使用其他方法进行确认。

7.2·本规程主要介绍的是常规纸片扩散法联合药敏试验,目前有实验室采用纸片优加法,即为常规纸片扩散法的改良方法。改良法是将两张含抗菌药物A纸片和1张含抗菌药物B纸片贴在已接种菌液的M-H琼脂表面,3张纸片间的中心距离为25 mm,放置30 min后(纸片中的抗菌药物完全渗透入琼脂中)移去一张抗菌药物A纸片,再在相同位置上覆盖贴上抗菌药物B纸片,经孵育后测量抑菌圈直径,如果叠加位置的抑菌圈直径明显扩大认为具有协同作用。

参考文献

[1] 中国合格评定国家认可委员会.医学实验室质量和能力认可准则的应用要求:CNAS-CL02-A001:2023[S/OL].(2023-08-01)[2023-09-26].https://www.cnas.org.cn/rkgf/sysrk/rkyyzz/2023/08/912141.shtml.

[2] Clinical and Laboratory Standards Institute. M100-S32: Performance Standards for Antimicrobial Susceptibility Testing [S]. Wayne, PA: Clinical and Laboratory Standards Institute, 2022.

[3] 丁丽,陈佰义,李敏,等.碳青霉烯类耐药革兰阴性菌联合药敏试验及报告专家共识[J].中国感染与化疗杂志,2023,23(1):80-90.

(李丽)

肠杆菌目 K－B 法药物敏感试验标准操作规程

×××医院检验科微生物组作业指导书	文件编号：××-JYK-××-××-××	
版次/修改：第　　版/第　　次修改	生效日期：	第　　页 共　　页
编写人：	审核人：	批准人：

1. 基本要求

试 验 条 件	最低质量控制(QC)推荐
培养基：纸片扩散法(Mueller－Hinton 琼脂) 接种物：生长法或直接菌落悬液法，相当于 0.5 麦氏浊度标准；血培养阳性肉汤采用纸片扩散法测试选定抗菌药物 孵育：35℃±2℃，空气环境孵育 16～18 h	大肠埃希菌 ATCC25922 大肠埃希菌 ATCC 35218(监测 β-内酰胺/β-内酰胺酶抵制剂复合物)

2. 操作步骤

菌液制备、平板涂布、贴药物纸片、孵育、结果判断和报告参见《K－B法标准操作规程》相关内容(表1、表2)。

表 1　CLSI 药敏纸片分组

分　组	抗　菌　药　物
A 组	氨苄西林、头孢唑啉、庆大霉素、妥布霉素
B组	阿米卡星、阿莫西林-克拉维酸、氨苄西林-舒巴坦、阿奇霉素、头孢他啶-阿维巴坦、哌拉西林-他唑巴坦、头孢呋辛、头孢吡肟、头孢替坦、头孢西丁、头孢噻肟或头孢曲松、环丙沙星、左氧氟沙星、多立培南、亚胺培南、厄他培南、美罗培南、复方磺胺甲噁唑
C 组	氨曲南、头孢他啶、头孢洛林、氯霉素、四环素
U 组	头孢唑林、磷霉素、呋喃妥因、磺胺异噁唑、甲氧苄啶

表 2　全国细菌耐药监测网监测药物

抗菌药物种类	抗菌药物（加粗者为必须监测药物）
β-内酰胺类	**氨苄西林、头孢唑林、头孢呋辛、头孢西丁、头孢曲松(或头孢噻肟)、头孢他啶、氨曲南、阿莫西林-克拉维酸、氨苄西林-舒巴坦、头孢哌酮-舒巴坦、哌拉西林-他唑巴坦、头孢吡肟、亚胺培南(或美罗培南、多立培南)**、头孢洛林、头孢他啶-阿维巴坦
氨基糖苷类	**庆大霉素(或妥布霉素)、阿米卡星**
喹诺酮类	**左氧氟沙星(或环丙沙星)**
四环素类	四环素(或米诺环素或多西环素)
甘氨酰环素类	替加环素
多黏菌素类	黏菌素(或多黏菌素 B)
磷霉素	磷霉素(尿标本，大肠埃希菌)
磺胺类	复方磺胺甲噁唑
呋喃类	呋喃妥因(尿标本)

3. 注意事项

3.1·对于沙门菌和志贺菌,氨基糖苷类、第一代和二代头孢菌素及头霉素可能在体外试验显示活性,但在临床无效,不应报告为敏感。从粪便中分离的沙门菌和志贺菌,仅试验并报告氨苄西林、一种氟喹诺酮类和复方新诺明。对于肠道外分离的沙门菌应试验并报告一种三代头孢菌素,如需要可测试并报告氯霉素及阿奇霉素。伤寒样沙门菌(伤寒沙门菌和副伤寒沙门菌 A～C)无论肠道内还是肠道外,均需进行药敏试验,肠道内非伤寒样沙门菌不需常规进行药敏试验;所有志贺菌菌需进行药敏试验。对于沙门菌属和志贺菌属,全国细菌耐药监测网要求监测的药物为:氨苄西林、头孢曲松(或头孢噻肟)、左氧氟沙星(或环丙沙星)、复方磺胺甲噁唑、氯霉素和阿奇霉素。

3.2·由于三代头孢菌素的持续治疗,导致 AmpC β-内酰胺酶解阻遏,肠杆菌属、产气克雷伯菌、枸橼酸杆菌属和沙雷菌属可发展为耐药。因此,开始的敏感株在治疗 3～4 日后可转为耐药,对重复分离菌株须做药敏试验。

3.3·肠杆菌目细菌血培养阳性肉汤可作为接种物,采用纸片扩散法进行药敏试验。此方法抑菌圈直径折点 CLSI 有解释标准的抗菌药物是:氨苄西林、妥布霉素、头孢曲松、复方磺胺甲噁唑、头孢他啶和氨曲南。

参考文献

[1] 中国合格评定国家认可委员会.医学实验室质量和能力认可准则的应用要求:CNAS-CL02-A001:2023[S/OL].(2023-08-01)[2023-09-26].https://www.cnas.org.cn/rkgf/sysrk/rkyyzz/2023/08/912141.shtml.

[2] Clinical and Laboratory Standards Institute. M100-S32: Performance Standards for Antimicrobial Susceptibility Testing [S]. Wayne, PA: Clinical and Laboratory Standards Institute,2022.

(李丽)

假单胞菌属 K－B 法药物敏感试验标准操作规程

×××医院检验科微生物组作业指导书		文件编号：××-JYK-××-××-××	
版次/修改：第　　版/第　　次修改		生效日期：	第　页共　页
编写人：	审核人：		批准人：

1. 基本要求

试 验 条 件	最低质量控制(QC)推荐
培养基：纸片扩散法(Mueller－Hinton 琼脂) 接种物：生长法或直接菌落悬液法，相当于 0.5 麦氏浊度标准；血培养阳性肉汤采用纸片扩散法测试选定抗菌药物 孵育：35℃±2℃，空气环境孵育 16~18 h	铜绿假单胞菌 ATCC 27853 大肠埃希菌 ATCC 35218(监测 β-内酰胺/β-内酰胺酶抵制剂复合物)

2. 操作步骤

菌液制备、平板涂布、贴药物纸片、孵育、结果判断和报告参见《K－B 法标准操作规程》相关内容(表 1、表 2)。

表 1　CLSI 药敏纸片分组

分　组	抗 菌 药 物
A 组	头孢他啶、庆大霉素、妥布霉素、哌拉西林-他唑巴坦
B 组	阿米卡星、氨曲南、头孢吡肟、头孢他啶-阿维巴坦、环丙沙星、左氧氟沙星、多立培南、亚胺培南、美罗培南
C 组	
U 组	

表 2　全国细菌耐药监测网监测药物

抗菌药物种类	抗菌药物（加粗者为必须监测药物）
β-内酰胺类	哌拉西林、**哌拉西林-他唑巴坦**、**头孢他啶**、**氨曲南**、头孢哌酮-舒巴坦、**头孢吡肟**、**亚胺培南(或美罗培南、多立培南)**、头孢他啶-阿维巴坦
氨基糖苷类	**庆大霉素(或妥布霉素)**、阿米卡星
喹诺酮类	**环丙沙星(或左氧氟沙星)**
多黏菌素类	黏菌素(或多黏菌素 B)

3. 注意事项

3.1·纸片扩散法能可靠地测定分离于囊性纤维化患者的铜绿假单胞菌的敏感性，但在报告敏感结果之前，应将孵育时间延长至 24 h。

3.2·所有抗菌药物在延长治疗期间可致铜绿假单胞菌发生耐药，因此，起始敏感的菌株在开始治疗后 3～4 日内可发展为耐药株,对重复分离菌株需重新进行药敏试验。

3.3·铜绿假单胞菌血培养阳性肉汤可作为接种物,采用纸片扩散法进行药敏试验。此方法抑菌圈直径折点 CLSI 有解释标准的抗菌药物是:头孢他啶、妥布霉素、美罗培南和环丙沙星。

参考文献

[1] 中国合格评定国家认可委员会.医学实验室质量和能力认可准则的应用要求:CNAS - CL02 - A001:2023[S/OL].(2023 - 08 - 01)[2023 - 09 - 26].https://www.cnas.org.cn/rkgf/sysrk/rkyyzz/2023/08/912141.shtml.

[2] Clinical and Laboratory Standards Institute. M100 - S32: Performance Standards for Antimicrobial Susceptibility Testing [S]. Wayne,PA: Clinical and Laboratory Standards Institute,2022.

(李丽)

不动杆菌属 K-B 法药物敏感试验标准操作规程

×××医院检验科微生物组作业指导书	文件编号：××-JYK-××-××-××
版次/修改：第　版/第　　次修改	生效日期：　　　　第　页共　页
编写人：	审核人：　　　　批准人：

1. 基本要求

试 验 条 件	最低质量控制(QC)推荐
培养基：纸片扩散法(Mueller-Hinton 琼脂) **接种物**：生长法或直接菌落悬液法，相当于 0.5 麦氏浊度标准 **孵育**：35℃±2℃，空气环境孵育 20～24 h	大肠埃希菌 ATCC25922 铜绿假单胞菌 ATCC27853 大肠埃希菌 ATCC35218(监测 β-内酰胺/β-内酰胺酶抵制剂复合物)

2. 操作步骤

菌液制备、平板涂布、贴药物纸片、孵育、结果判断和报告参见《K-B 法标准操作规程》相关内容(表 1、表 2)。

表 1　CLSI 药敏纸片分组

分　组	抗 菌 药 物
A 组	氨苄西林-舒巴坦、头孢他啶、环丙沙星、左氧氟沙星、多立培南、亚胺培南、美罗培南、庆大霉素、妥布霉素
B 组	阿米卡星、哌拉西林-他唑巴坦、头孢吡肟、头孢噻肟、头孢曲松、多西环素、米诺环素、复方磺胺甲噁唑
C 组	
U 组	四环素

表 2　全国细菌耐药监测网监测药物

抗菌药物种类	抗菌药物（加粗者为必须监测药物）
β-内酰胺类	**头孢他啶、头孢噻肟(或头孢曲松)、氨苄西林-舒巴坦、头孢哌酮-舒巴坦、哌拉西林-他唑巴坦、头孢吡肟、亚胺培南(或美罗培南、多立培南)**
氨基糖苷类	**庆大霉素(或妥布霉素)、阿米卡星**
喹诺酮类	**左氧氟沙星(或环丙沙星)**
四环素类	四环素(或米诺环素或多西环素)
甘氨酰环素类	替加环素
多黏菌素类	黏菌素(或多黏菌素 B)
磺胺类	复方磺胺甲噁唑

3. 注意事项

3.1·对头孢哌酮-舒巴坦无 CLSI 标准,参考 CLSI 对铜绿假单胞菌的标准,纸片法≤15 mm 耐药,16～20 mm 中介,≥21 mm 敏感。

3.2·对替加环素无 CLSI 标准,参考 FDA 的折点判断标准,纸片法≤12 mm 耐药,13～15 mm 中介,≥16 mm 敏感。

参考文献

[1] 中国合格评定国家认可委员会.医学实验室质量和能力认可准则的应用要求:CNAS - CL02 - A001:2023[S/OL].(2023 - 08 - 01)[2023 - 09 - 26].https://www.cnas.org.cn/rkgf/sysrk/rkyyzz/2023/08/912141.shtml.

[2] Clinical and Laboratory Standards Institute. M100 - S32:Performance Standards for Antimicrobial Susceptibility Testing [S]. Wayne,PA:Clinical and Laboratory Standards Institute,2022.

(李丽)

嗜麦芽窄食单胞菌 K－B 法药物敏感试验标准操作规程

×××医院检验科微生物组作业指导书	文件编号：××-JYK-××-××-××
版次/修改：第　　版/第　　次修改	生效日期：　　　　第　页 共　页
编写人：	审核人：　　　　批准人：

1. 基本要求

试 验 条 件	最低质量控制(QC)推荐
培养基：纸片扩散法(Mueller－Hinton 琼脂) 接种物：生长法或直接菌落悬液法,相当于 0.5 麦氏浊度标准 孵育：35℃±2℃,空气环境孵育 20～24 h	大肠埃希菌 ATCC25922 铜绿假单胞菌 ATCC27853 大肠埃希菌 ATCC35218(监测 β-内酰胺/β-内酰胺酶抵制剂复合物)

2. 操作步骤

菌液制备、平板涂布、贴药物纸片、孵育、结果判断和报告参见《K－B法标准操作规程》相关内容(表 1、表 2)。

表 1　CLSI 药敏纸片分组

分　组	抗 菌 药 物
A 组	左氧氟沙星、米诺环素、复方磺胺甲噁唑
B 组	头孢他啶*
C 组	氯霉素*
U 组	

注：* 仅可用 MIC 法测试,纸片扩散法不可靠

表 2　全国细菌耐药监测网监测药物

抗菌药物种类	抗菌药物（加粗者为必须监测药物）
β-内酰胺类	头孢他啶
喹诺酮类	**左氧氟沙星**
四环素类	**米诺环素**
磺胺类	**复方磺胺甲噁唑**
氯霉素	氯霉素

3. 注意事项

3.1·临床工作中常检测头孢哌酮-舒巴坦对嗜麦芽窄食单胞菌的抗菌活性,判断标准参考 CLSI 对铜绿假单胞菌的标准,纸片法≤15 mm 耐药,16～20 mm 中介,≥21 mm 敏感。

3.2·嗜麦芽窄食单胞菌对多种临床常用抗菌药物耐药,可选择抗菌药物有限,有些抗菌

药物纸片法不可靠,需 MIC 法检测。

参考文献

[1] 中国合格评定国家认可委员会.医学实验室质量和能力认可准则的应用要求:CNAS－CL02－A001:2023[S/OL].(2023－08－01)[2023－09－26].https://www.cnas.org.cn/rkgf/sysrk/rkyyzz/2023/08/912141.shtml.

[2] Clinical and Laboratory Standards Institute. M100－S32:Performance Standards for Antimicrobial Susceptibility Testing [S]. Wayne, PA:Clinical and Laboratory Standards Institute,2022.

(李丽)

洋葱伯克霍尔德菌 K－B 法药物敏感试验标准操作规程

×××医院检验科微生物组作业指导书	文件编号：××-JYK-××-××-××
版次/修改：第　　版/第　　次修改	生效日期：　　　　　第　页 共　页
编写人：	审核人：　　　　　批准人：

1. 基本要求

试 验 条 件	最低质量控制(QC)推荐
培养基：纸片扩散法(Mueller－Hinton 琼脂) **接种物**：生长法或直接菌落悬液法,相当于 0.5 麦氏浊度标准 **孵育**：35℃±2℃,空气环境孵育 20~24 h	大肠埃希菌 ATCC25922 铜绿假单胞菌 ATCC27853 大肠埃希菌 ATCC35218(监测 β-内酰胺/β-内酰胺酶抵制剂复合物)

2. 操作步骤

菌液制备、平板涂布、贴药物纸片、孵育、结果判断和报告参见《K－B法标准操作规程》相关内容(表 1、表 2)。

表 1　CLSI 药敏纸片分组

分　组	抗 菌 药 物
A组	左氧氟沙星*、美罗培南、复方磺胺甲噁唑
B组	头孢他啶、米诺环素
C组	氯霉素*
U组	

注：* 仅可用 MIC 法测试,纸片扩散法不可靠

表 2　全国细菌耐药监测网监测药物

抗菌药物种类	抗菌药物 (加粗者为必须监测药物)
β-内酰胺类	**头孢他啶、美罗培南**
喹诺酮类	**左氧氟沙星**
四环素类	**米诺环素**
磺胺类	**复方磺胺甲噁唑**
氯霉素	氯霉素

3. 注意事项

3.1·临床工作中常检测头孢哌酮-舒巴坦对洋葱伯克霍尔德菌的抗菌活性,判断标准参考 CLSI 对铜绿假单胞菌的标准,纸片法≤15 mm 耐药,16~20 mm 中介,≥21 mm 敏感。

3.2·洋葱伯克霍尔德菌对多种临床常用抗菌药物耐药,可选择抗菌药物有限,有些抗菌药物纸片法不可靠,需 MIC 法检测。

(李丽)

葡萄球菌属 K－B 法药物敏感试验标准操作规程

×××医院检验科微生物组作业指导书	文件编号：××-JYK-××-××-××	
版次/修改：第　　版/第　　次修改	生效日期：	第　页 共　页
编写人：	审核人：	批准人：

1. 基本要求

试 验 条 件	最低质量控制（QC）推荐
培养基：纸片扩散法（Mueller－Hinton 琼脂） 接种物：菌落悬液法，相当于 0.5 麦氏标准浊度 孵育：35℃±2℃，空气环境孵育 16～18 h；24 h（头孢西丁测定金黄色葡萄球菌、路邓葡萄球菌、假中间葡萄球菌和施氏葡萄球菌以外的葡萄球菌属）	金黄色葡萄球菌 ATCC25923 大肠埃希菌 ATCC 35218（监测 β-内酰胺/β-内酰胺酶抵制剂复合物）

2. 操作步骤

　　菌液制备、平板涂布、贴药物纸片、孵育、结果判断和报告参见《K－B 法标准操作规程》相关内容（表 1、表 2）。

表 1　CLSI 药敏纸片分组

分组	抗 菌 药 物
A 组	阿奇霉素或克拉霉素或红霉素、克林霉素、苯唑西林*、头孢西丁（苯唑西林替代试验）、青霉素、复方磺胺甲噁唑
B 组	头孢罗膦（仅针对金黄色葡萄球菌）、达托霉素、利奈唑胺、米诺环素、多西环素、四环素、万古霉素*、利福平
C 组	氯霉素、环丙沙星（或左氧氟沙星）、莫西沙星、庆大霉素
U 组	呋喃妥因、磺胺异噁唑、甲氧苄啶

注：* 仅可用 MIC 法测试，纸片扩散法不可靠

表 2　全国细菌耐药监测网监测药物

抗菌药物种类	抗菌药物（加粗者为必须监测药物）
β-内酰胺类	**青霉素、苯唑西林、头孢罗膦**
氨基糖苷类	庆大霉素
大环内酯类	**红霉素**
林可酰胺类	**克林霉素**
喹诺酮类	**左氧氟沙星（或环丙沙星）**
糖肽类	**万古霉素**、替考拉宁
噁唑烷酮类	**利奈唑胺**
环脂肽类	达托霉素（除外呼吸道标本）

(续表)

抗菌药物种类	抗菌药物（加粗者为必须监测药物）
磺胺类	**复方磺胺甲噁唑**
四环素类	四环素（或米诺环素或多西环素）
利福霉素类	利福平
呋喃类	呋喃妥因（尿标本）

3. 注意事项

3.1·对于葡萄球菌属,仅测试青霉素及头孢西丁或苯唑西林两者中任一种,即可推测对各种β-内酰胺类药物的敏感性和耐药性,除外头孢罗膦,不建议常规测试其他β-内酰胺类药物。

3.2·由于某些抗菌药物(如呋喃妥因、复方磺胺甲噁唑或一种氟喹诺酮类药物)在尿液中通常可达到治疗急性、单纯性泌尿道感染的有效浓度,因此不建议对尿液中分离的腐生葡萄球菌常规进行药敏试验。

3.3·青霉素用于测试葡萄球菌对所有青霉素酶不稳定青霉素类的敏感性,当青霉素对葡萄球菌分离株抑菌圈直径≥29 mm,在报告青霉素结果为敏感前,应对葡萄球菌执行β-内酰胺酶诱导试验。

3.4·喹诺酮类治疗葡萄球菌引起的感染,在延长治疗期间,葡萄球菌敏感株可发展为耐药株。因此,起初敏感菌株在开始治疗后3~4日内可发展为耐药株,应对重复分离菌株进行鉴定。

参考文献

[1] 中国合格评定国家认可委员会.医学实验室质量和能力认可准则的应用要求:CNAS-CL02-A001:2023[S/OL].(2023-08-01)[2023-09-26].https://www.cnas.org.cn/rkgf/sysrk/rkyyzz/2023/08/912141.shtml.

[2] Clinical and Laboratory Standards Institute. M100-S32:Performance Standards for Antimicrobial Susceptibility Testing [S]. Wayne, PA:Clinical and Laboratory Standards Institute,2022.

(李丽)

肠球菌属 K-B 法药物敏感试验标准操作规程

×××医院检验科微生物组作业指导书	文件编号：××-JYK-××-××-××
版次/修改：第　　版/第　　次修改	生效日期：　　　　　第　　页 共　　页
编写人：	审核人：　　　　　批准人：

1. 基本要求

试 验 条 件	最低质量控制（QC）推荐
培养基：纸片扩散法（Mueller-Hinton 琼脂） 接种物：生长法或直接菌落悬液法，相当于 0.5 麦氏浊度标准 孵育：35℃±2℃，孵育 16～18 h；测万古霉素需孵育 24 h	金黄色葡萄球菌 ATCC25923

2. 操作步骤

菌液制备、平板涂布、贴药物纸片、孵育、结果判断和报告参见《K-B 法标准操作规程》相关内容（表 1、表 2）。

表 1　CLSI 药敏纸片分组

分　组	抗　菌　药　物
A 组	氨苄西林、青霉素
B 组	达托霉素*、利奈唑胺、万古霉素
C 组	庆大霉素（仅用于筛选高水平耐药株）、链霉素（仅用于筛选高水平耐药株）
U 组	环丙沙星、左氧氟沙星、磷霉素、呋喃妥因、四环素

注：* 仅可用 MIC 法测试，纸片扩散法不可靠

表 2　全国细菌耐药监测网监测药物

抗菌药物种类	抗菌药物（加粗者为必须监测药物）
β-内酰胺类	**青霉素（或氨苄西林）**
氨基糖苷类	**庆大霉素（高浓度）或链霉素（高浓度）**
喹诺酮类	左氧氟沙星（或环丙沙星）
糖肽类	**万古霉素**、替考拉宁
噁唑烷酮类	**利奈唑胺**
环脂肽类	达托霉素（除外呼吸道标本）
四环素类	米诺环素（或多西环素）
利福霉素类	利福平
呋喃类	呋喃妥因（尿标本）
磷霉素	磷霉素（尿标本，粪肠球菌）

3. 注意事项

3.1 · 对于肠球菌属，氨基糖苷类（除外高水平耐药试验）、头孢菌素、克林霉素和复方磺胺甲噁唑可以在体外显示活性但临床治疗无效，不应报告为敏感。

3.2 · 当使用纸片扩散法测试万古霉素敏感性时，应将平板孵育至 24 h 以确保准确检测耐药性，使用透射光检测抑菌圈；对于抑菌圈为中介的菌株，应进行 MIC 法检测。

参考文献

[1] 中国合格评定国家认可委员会.医学实验室质量和能力认可准则的应用要求：CNAS‐CL02‐A001：2023[S/OL].（2023‐08‐01）[2023‐09‐26].https：//www.cnas.org.cn/rkgf/sysrk/rkyyzz/2023/08/912141.shtml.

[2] Clinical and Laboratory Standards Institute. M100‐S32：Performance Standards for Antimicrobial Susceptibility Testing [S]. Wayne，PA：Clinical and Laboratory Standards Institute，2022.

（李丽）

链球菌属 K-B 法药物敏感试验标准操作规程

×××医院检验科微生物组作业指导书	文件编号：××-JYK-××-××-××
版次/修改：第　版/第　　次修改	生效日期：　　　　第　页共　页
编写人：	审核人：　　　　批准人：

1. 基本要求

试　验　条　件	最低质量控制(QC)推荐
培养基：纸片扩散法：含 5%绵羊血 MHA 或 MH-F 琼脂（含 5%脱纤维马血和 20 μg/mL NAD 的 MHA）	肺炎链球菌 ATCC49619
接种物：直接菌落悬液法，相当于 0.5 麦氏标准，使用绵羊血平板上过夜(18~20 h)生长菌落制备	纸片扩散法：金黄色葡萄球菌 ATCC25923 是评估苯唑西林纸片是否失效的最佳选择，在不含添加剂的 MHA 上可接受范围为 18~24 mm
孵育：35℃±2℃,5% CO_2环境孵育 20~24 h	

2. 操作步骤

菌液制备、平板涂布、贴药物纸片、孵育、结果判断和报告参见《K-B法标准操作规程》相关内容(表1、表2、表3、表4)。

表1　肺炎链球菌 CLSI 药敏纸片分组

分　组	抗　菌　药　物
A 组	红霉素、青霉素(苯唑西林纸片)、复方磺胺甲噁唑
B 组	头孢吡肟*、头孢噻肟*、头孢曲松*、美罗培南*、克林霉素、多西环素、左氧氟沙星、莫西沙星、氧氟沙星、泰利霉素、四环素、万古霉素
C 组	阿莫西林*、阿莫西林-克拉维酸*、头孢呋辛、头孢罗膦、氯霉素、厄他培南*、亚胺培南*、利奈唑胺、利福平
U 组	

注：* 仅可用 MIC 法测试,纸片扩散法不可靠

表2　β溶血链球菌 CLSI 药敏纸片分组

分　组	抗　菌　药　物
A 组	克林霉素、红霉素、青霉素或氨苄西林
B 组	头孢吡肟或头孢噻肟或头孢曲松、万古霉素
C 组	头孢罗林、氯霉素*、达托霉素*、左氧氟沙星、利奈唑胺
U 组	

注：* 仅可用 MIC 法测试,纸片扩散法不可靠

表 3　草绿色链球菌群 CLSI 药敏纸片分组

分　组	抗　菌　药　物
A 组	氨苄西林*、青霉素*
B 组	头孢吡肟、头孢噻肟、头孢曲松、万古霉素
C 组	氯霉素、克林霉素、红霉素、利奈唑胺
U 组	

注：* 仅可用 MIC 法测试，纸片扩散法不可靠

表 4　全国细菌耐药监测网监测药物

细菌名称	监测药物（加粗者为必须监测药物）
肺炎链球菌	分离自脑脊液的肺炎链球菌：**青霉素、万古霉素、头孢曲松（或头孢噻肟）、美罗培南**
	分离自脑脊液以外的肺炎链球菌：**青霉素（或苯唑西林纸片）、红霉素、克林霉素、左氧氟沙星（或莫西沙星）**、万古霉素、复方磺胺甲噁唑、阿莫西林-克拉维酸、头孢夫辛、头孢曲松（或头孢噻肟）、美罗培南、利奈唑胺
β溶血链球菌群	**红霉素、克林霉素**、青霉素（或氨苄西林）、头孢曲松（或头孢噻肟、头孢吡肟）、万古霉素、左氧氟沙星、利奈唑胺
草绿色链球菌群	**青霉素（或氨苄西林）**、红霉素、克林霉素、万古霉素、头孢曲松（或头孢噻肟、头孢吡肟）、利奈唑胺

3. 注意事项

3.1·对于肺炎链球菌，若苯唑西林抑菌圈直径≥20 mm，可报告肺炎链球菌对青霉素敏感（MIC≤0.06 μg/mL）；若苯唑西林抑菌圈直径≤19 mm，应测定青霉素和头孢噻肟或头孢曲松或美罗培南的 MIC。

3.2·当从青霉素严重过敏（高危过敏）的妊娠妇女分离到 B 群链球菌时，应对红霉素和克林霉素进行试验，并仅报告克林霉素结果，不报告红霉素结果。

3.3·表 4 中 β 溶血链球菌群包括具有 A（化脓链球菌）、C 或 G 群抗原形成大菌落的化脓链球菌及具有 B 群（无乳链球菌）抗原的菌株。草绿色链球菌群包括 5 个群：变异链球菌群、唾液链球菌群、牛链球菌群、咽峡炎链球菌群和缓症链球菌群。

参考文献

[1] 中国合格评定国家认可委员会.医学实验室质量和能力认可准则的应用要求：CNAS-CL02-A001：2023［S/OL］.（2023-08-01）［2023-09-26］.https://www.cnas.org.cn/rkgf/sysrk/rkyyzz/2023/08/912141.shtml.

[2] Clinical and Laboratory Standards Institute. M100-S32：Performance Standards for Antimicrobial Susceptibility Testing［S］. Wayne，PA：Clinical and Laboratory Standards Institute，2022.

（李丽）

脑膜炎奈瑟菌 K-B 法药物敏感试验标准操作规程

×××医院检验科微生物组作业指导书	文件编号：××-JYK-××-××-××
版次/修改：第　　版/第　　次修改	生效日期：　　　　　第　页 共　页
编写人：	审核人：　　　　　批准人：

1. 基本要求

试 验 条 件	最低质量控制(QC)推荐
培养基：纸片扩散法：含 5%绵羊血 MHA	肺炎链球菌 ATCC49619（5% CO_2 环境孵育）
接种物：直接菌落悬液法，相当于 0.5 麦氏标准，使用 35℃ 5% CO_2 环境孵育 20～24 h 巧克力平板上菌落制备。绵羊血平板上生长的菌落可用于接种物制备。然而，从绵羊血平板制备 0.5 麦氏标准菌悬液，实际含量大约低于 50% CFU/mL。在制备最终稀释浓度接种板条前，应按要求进行菌落计数	大肠埃希菌 ATCC25922
孵育：35℃±2℃，5% CO_2 环境孵育 20～24 h	

2. 操作步骤

菌液制备、平板涂布、贴药物纸片、孵育、结果判断和报告参见《K-B 法标准操作规程》相关内容(表 1)。

表 1　CLSI 药敏纸片分组

分　组	抗　菌　药　物
A 组	
B 组	
C 组	青霉素、氨苄西林、头孢噻肟或头孢曲松、美罗培南、阿奇霉素、米诺环素、环丙沙星、左氧氟沙星、磺胺异噁唑、复方磺胺甲噁唑、氯霉素、利福平
U 组	

3. 全国细菌耐药监测网监测药物

对脑膜炎奈瑟菌暂无要求。

4. 注意事项

4.1·应在生物安全柜中执行所有脑膜炎奈瑟菌对抗菌药物的敏感性试验，要求操作人员严防液滴或气溶胶。如无生物安全柜，应尽量减少对这种分离菌处理，通常仅限于石炭酸盐水处理后的革兰染色或血清鉴定，操作时穿工作服和戴手套，并在防溅面罩后面工作。

4.2·处理高度潜在产生液滴或气溶胶活动和涉及生产大量或高浓度感染材料时，应在 BSL3 实验室使用防护设施、规程及设备。假如达不到 BSL2 或 BSL3 设施和设备要求，应将分离株送交至少具有 BSL2 设施的参考或公共卫生实验室。

(李丽)

淋病奈瑟菌 K－B 法药物敏感试验标准操作规程

×××医院检验科微生物组作业指导书	文件编号：××-JYK-××-××-××	
版次/修改：第　　版/第　　次修改	生效日期：	第　　页 共　　页
编写人：	审核人：	批准人：

1. 基本要求

试 验 条 件	最低质量控制(QC)推荐
培养基：纸片扩散法：GC 琼脂基础＋1％特定生长添加剂 **接种物**：直接菌落悬液法,相当于 0.5 麦氏标准,使用 35℃ 5％ CO₂ 环境孵育 20~24 h 巧克力平板上菌落制备 **孵育**：36℃±1℃(不超过 37℃),5％ CO₂ 环境孵育 20~24 h	淋病奈瑟菌 ATCC49226

2. 操作步骤

菌液制备、平板涂布、贴药物纸片、孵育、结果判断和报告参见《K－B 法标准操作规程》相关内容(表 1、表 2)。

表 1　CLSI 药敏纸片分组

分　　组	抗　菌　药　物
A 组	阿奇霉素*、头孢曲松、头孢克肟、环丙沙星、四环素
B 组	
C 组	
U 组	

注：* 仅可用 MIC 法测试,纸片扩散法不可靠

表 2　全国细菌耐药监测网监测药物

抗菌药物种类	抗　菌　药　物
β-内酰胺类	头孢曲松(或头孢克肟)、青霉素
氨基糖苷类	大观霉素
喹诺酮类	环丙沙星
四环素类	四环素
大环内酯类	阿奇霉素

3. 注意事项

3.1·淋病奈瑟菌对 30 μg 四环素纸片抑菌圈直径≤19 mm,常提示这是一株质粒介导的四环素耐药的淋病奈瑟菌(TRNG)。此菌株的耐药性应以稀释法(MIC≥16 μg/mL)来确认。

3.2·β-内酰胺酶试验是检测淋病奈瑟菌对青霉素耐药性的一种方法,阳性株可预报其对青霉素、氨苄西林和阿莫西林耐药。染色体介导的耐药仅可通过纸片扩散法或琼脂稀释MIC法检测。

参考文献

[1] 中国合格评定国家认可委员会.医学实验室质量和能力认可准则的应用要求:CNAS-CL02-A001:2023[S/OL].(2023-08-01)[2023-09-26].https://www.cnas.org.cn/rkgf/sysrk/rkyyzz/2023/08/912141.shtml.

[2] Clinical and Laboratory Standards Institute. M100-S32: Performance Standards for Antimicrobial Susceptibility Testing [S]. Wayne, PA: Clinical and Laboratory Standards Institute, 2022.

(李丽)

流感嗜血杆菌和副流感嗜血杆菌 K-B 法药物敏感试验标准操作规程

×××医院检验科微生物组作业指导书	文件编号：××-JYK-××-××-××
版次/修改：第　版/第　次修改	生效日期：　　　　第　页共　页
编写人：	审核人：　　　　批准人：

1. 基本要求

试 验 条 件	最低质量控制(QC)推荐
培养基：纸片扩散法：嗜血杆菌试验培养基（HTM）	流感嗜血杆菌 ATCC49247
接种物：直接菌落悬液法，相当于 0.5 麦氏标准，使用 35℃ 5% CO$_2$ 环境孵育 20～24 h 巧克力平板上菌落制备	流感嗜血杆菌 ATCC49766
孵育：35℃±2℃,5% CO$_2$ 环境孵育 16～18 h	大肠埃希菌 ATCC35218（监测 β-内酰胺/β-内酰胺酶抵制剂复合物）

2. 操作步骤

菌液制备、平板涂布、贴药物纸片、孵育、结果判断和报告参见《K-B法标准操作规程》相关内容（表 1、表 2）。

表 1　CLSI 药敏纸片分组

分 组	抗 菌 药 物
A组	氨苄西林
B组	氨苄西林-舒巴坦、头孢噻肟或头孢他啶或头孢曲松、环丙沙星或左氧氟沙星或莫西沙星、美罗培南
C组	阿奇霉素、克拉霉素、氨曲南、阿莫西林-克拉维酸、头孢克洛、头孢丙烯、头孢地尼或头孢克肟或头孢泊肟、头孢罗膦、头孢呋辛、氯霉素、厄他培南或亚胺培南、利福平、四环素、复方磺胺甲噁唑
U组	

表 2　全国细菌耐药监测网监测药物

抗菌药物种类	抗菌药物（加粗者为必须监测药物）
β-内酰胺类	**氨苄西林**、氨苄西林-舒巴坦、头孢呋辛（或头孢克洛）、**头孢曲松（或头孢噻肟、头孢他啶）、美罗培南**（脑脊液标本）
喹诺酮类	**左氧氟沙星（或莫西沙星、环丙沙星）**
磺胺类	复方磺胺甲噁唑
大环内酯类	阿奇霉素

3. 注意事项

3.1·CSF 中分离出的流感嗜血杆菌,常规只测试并报告氨苄西林、一种第三代头孢菌素、氯霉素和美罗培南的药敏结果。

3.2·氨苄西林敏感性试验结果可预报阿莫西林的敏感性。大部分氨苄西林和阿莫西林耐药的流感嗜血杆菌产 TEM 型 β-内酰胺酶。直接 β-内酰胺酶试验可以快速检测对氨苄西林和阿莫西林的耐药性。

参考文献

［1］中国合格评定国家认可委员会.医学实验室质量和能力认可准则的应用要求：CNAS-CL02-A001：2023［S/OL］.（2023-08-01）［2023-09-26］.https：//www.cnas.org.cn/rkgf/sysrk/rkyyzz/2023/08/912141.shtml.

［2］Clinical and Laboratory Standards Institute. M100-S32：Performance Standards for Antimicrobial Susceptibility Testing［S］. Wayne，PA：Clinical and Laboratory Standards Institute，2022.

（李丽）

卡他莫拉菌 K-B 法药物敏感试验标准操作规程

×××医院检验科微生物组作业指导书	文件编号：××-JYK-××-××-××
版次/修改：第　　版/第　　次修改	生效日期：　　　　　第　页 共　页
编写人：	审核人：　　　　　批准人：

1. 基本要求

试 验 条 件	最低质量控制(QC)推荐
培养基：K-B法(Mueller-Hinton琼脂)；微量肉汤稀释法(采用阳离子调节 M-H 肉汤)	金黄色葡萄球菌 ATCC25923(K-B法)
接种物：直接菌落悬液法，相当于 0.5 麦氏标准	金黄色葡萄球菌 ATCC25923(MIC)
孵育：K-B法，35℃ 5% CO₂,20~24 h；微量肉汤稀释法，35℃ 空气环境,20~24 h	大肠埃希菌 ATCC35218(监测 β-内酰胺/β-内酰胺酶抵制剂复合物)

2. 操作步骤

　　菌液制备、平板涂布、贴药物纸片、孵育、结果判断和报告参见《K-B法标准操作规程》和《稀释法标准操作规程》相关内容(表1)。

表 1　抗菌药物选择和药敏试验结果判断折点

抗 菌 药 物	纸片含量 (μg)	抑菌圈直径(mm)			MIC(mg/L)		
		S	I	R	S	I	R
阿莫西林-克拉维酸	20/10	≥24	—	≤23	≤4/4	—	≥8/4
头孢呋辛(口服)	—	—	—	—	≤4	8	≥16
头孢噻肟	—	—	—	—	≤2	—	—
头孢他啶	—	—	—	—	≤2	—	—
头孢曲松	—	—	—	—	≤2	—	—
阿奇霉素	15	≥26	—	—	≤0.25	—	—
克拉霉素	15	≥24	—	—	≤1	—	—
红霉素	15	≥21	—	—	≤2	—	—
环丙沙星	—	—	—	—	≤1	—	—
左氧氟沙星	—	—	—	—	≤2	—	—
四环素	30	≥29	25~28	≤24	≤2	4	≥8
克林霉素	—	—	—	—	≤0.5	1~2	≥4
复方磺胺甲噁唑	1.25/23.75	≥13	11~12	≤10	≤0.5/9.5	1/19~2/38	≥4/76
氯霉素	—	—	—	—	≤2	4	≥8
利福平	—	—	—	—	≤1	2	≥4

3. 全国细菌耐药监测网监测药物

　　对卡他莫拉菌暂无要求。

4. 注意事项

4.1·大多数卡他莫拉菌产染色体介导的β-内酰胺酶，主要是 BRO-1 型，少部分为 BRO-2 型，介导青霉素、氨苄西林和阿莫西林耐药，对四环素和复方磺胺甲噁唑有获得性耐药报道，对大环内酯类耐药罕见。

4.2·CLSI 推荐卡他莫拉菌首选抗菌药物为阿莫西林-克拉维酸、头孢呋辛和复方磺胺甲噁唑。

参考文献

[1] 中国合格评定国家认可委员会.医学实验室质量和能力认可准则的应用要求：CNAS-CL02-A001：2023[S/OL].(2023-08-01)[2023-09-26].https://www.cnas.org.cn/rkgf/sysrk/rkyyzz/2023/08/912141.shtml.

[2] Clinical and Laboratory Standards Institute. M100-S32：Performance Standards for Antimicrobial Susceptibility Testing [S]. Wayne，PA：Clinical and Laboratory Standards Institute，2022.

（李丽）

棒杆菌属药物敏感试验标准操作规程

×××医院检验科微生物组作业指导书	文件编号：××-JYK-××-××-××
版次/修改：第　　版/第　　次修改	生效日期：　　　　第　页　共　　页
编写人：	审核人：　　　　批准人：

1. 基本要求

试 验 条 件	最低质量控制(QC)推荐
培养基：微量肉汤稀释法(采用阳离子调节 M-H 肉汤，补充 2.5%～5% 裂解马血)，如测定达托霉素，培养基需含 50 mg/L 钙离子	肺炎链球菌 ATCC49619
接种物：直接菌落悬液法，相当于 0.5 麦氏标准	
孵育：35℃,空气环境,24～48 h	大肠埃希菌 ATCC25922 用于庆大霉素

2. 操作步骤

药物稀释、菌液制备和接种、孵育、结果判断和报告参见《稀释法标准操作规程》相关内容（表1）。

表1　抗菌药物选择和药敏试验结果判断折点

抗 菌 药 物	稀释法 MIC(mg/L)		
	S	I	R
青霉素	≤0.12	0.25～2	≥4
头孢吡肟	≤1	2	≥4
头孢噻肟	≤1	2	≥4
头孢曲松	≤1	2	≥4
美罗培南	≤0.25	0.5	≥1
万古霉素	≤2	—	—
达托霉素	≤1	—	—
庆大霉素	≤4	8	≥16
红霉素	≤0.5	1	≥2
环丙沙星	≤1	2	≥4
多西环素	≤4	8	≥16
四环素	≤4	8	≥16
克林霉素	≤0.5	1～2	≥4
复方磺胺甲噁唑	≤2/38	—	≥4/76
利福平	≤1	2	≥4
奎奴普丁-达福普汀	≤1	2	≥4
利奈唑胺	≤2		

3. 全国细菌耐药监测网监测药物

对棒杆菌属细菌暂无要求。

4. 注意事项

4.1·CLSI 推荐棒杆菌属细菌首选抗菌药物是红霉素、庆大霉素、青霉素和万古霉素。

4.2·本规程适用于棒状杆菌属(包括白喉棒状杆菌)及其他棒状杆菌,其他棒状杆菌包括隐秘杆菌属、节杆菌属、短杆菌属、纤维单胞菌属、纤维微菌属、皮杆菌属、微杆菌属、厄氏菌属、苏黎世菌属、利夫森菌属、罗氏菌属(不包括黏滑罗氏菌)和储珀菌属。部分菌株如亲脂性棒状杆菌,在该药敏条件下生长可能不充分,不适合使用该判断标准。

4.3·孵育 24 h 可报告结果,但 β-内酰胺类如敏感应继续孵育至 48 h 才能报告。

参考文献

[1] 中国合格评定国家认可委员会.医学实验室质量和能力认可准则的应用要求:CNAS-CL02-A001:2023[S/OL].(2023-08-01)[2023-09-26].https://www.cnas.org.cn/rkgf/sysrk/rkyyzz/2023/08/912141.shtml.

[2] Clinical and Laboratory Standards Institute. M100-S32:Performance Standards for Antimicrobial Susceptibility Testing [S]. Wayne,PA:Clinical and Laboratory Standards Institute,2022.

(李丽)

产单核细胞李斯特菌药物敏感试验标准操作规程

×××医院检验科微生物组作业指导书	文件编号：××-JYK-××-××-××	
版次/修改：第　　版/第　　次修改	生效日期：	第　　页　共　　页
编写人：	审核人：	批准人：

1. 基本要求

试 验 条 件	最低质量控制(QC)推荐
培养基：微量肉汤稀释法（采用阳离子调节 M-H 肉汤，补充 2.5%～5%裂解马血） **接种物**：直接菌落悬液法，相当于 0.5 麦氏标准 **孵育**：35℃，空气环境，20～24 h	肺炎链球菌 ATCC49619

2. 操作步骤

药物稀释、菌液制备和接种、孵育、结果判断和报告参见《稀释法标准操作规程》相关内容（表1）。

表1　抗菌药物选择和药敏试验结果判断折点

抗 菌 药 物	稀释法 MIC(mg/L)		
	S	I	R
青霉素	≤2	—	—
氨苄西林	≤2	—	—
复方磺胺甲噁唑	≤0.5/9.5	—	—
美罗培南	≤0.25	—	—

3. 全国细菌耐药监测网监测药物

对产单核细胞李斯特菌暂无要求。

4. 注意事项

4.1·CLSI 推荐本菌首选抗菌药物是青霉素或氨苄西林、复方磺胺甲噁唑。

4.2·产单核细胞李斯特菌对头孢菌素、磷霉素和夫西地酸天然耐药，即使体外敏感，体内亦无效，对利奈唑胺、达托霉素、替加环素、万古霉素和大环内酯类药物体外均敏感。

参考文献

[1] 中国合格评定国家认可委员会.医学实验室质量和能力认可准则的应用要求：CNAS-CL02-A001：2023[S/OL].(2023-08-01)[2023-09-26].https://www.cnas.org.cn/rkgf/sysrk/rkyyzz/2023/08/912141.shtml.

（李丽）

猪红斑丹毒丝菌药物敏感试验标准操作规程

×××医院检验科微生物组作业指导书	文件编号：××-JYK-××-××-××	
版次／修改：第　版／第　次修改	生效日期：	第　页 共　页
编写人：	审核人：	批准人：

1. 基本要求

试　验　条　件	最低质量控制(QC)推荐
培养基：微量肉汤稀释法（采用阳离子调节 M－H 肉汤，补充 2.5%～5% 裂解马血） **接种物：**直接菌落悬液法，相当于 0.5 麦氏标准 **孵育：**35℃，空气环境，20～24 h	肺炎链球菌 ATCC49619

2. 操作步骤

药物稀释、菌液制备和接种、孵育、结果判断和报告参见《稀释法标准操作规程》相关内容（表 1）。

表 1　抗菌药物选择和药敏试验结果判断折点

抗菌药物	稀释法 MIC(mg／L)		
	S	I	R
氨苄西林	≤0.25	—	—
青霉素	≤0.12	—	—
头孢吡肟	≤1	—	—
头孢噻肟	≤1	—	—
头孢曲松	≤1	—	—
亚胺培南	≤0.5	—	—
美罗培南	≤0.5	—	—
红霉素	≤0.25	0.5	≥1
环丙沙星	≤1	—	—
替加沙星	≤1	—	—
左氧氟沙星	≤2	—	—
克林霉素	≤0.25	0.5	≥1

3. 全国细菌耐药监测网监测药物

对猪红斑丹毒丝菌暂无要求。

4. 注意事项

4.1·CLSI 推荐猪红斑丹毒丝菌首选抗菌药物是氨苄西林或青霉素。

4.2·猪红斑丹毒丝菌为苛养菌，在血平板或巧克力平板上空气环境下孵育 24 h 形成针尖样菌落，需孵育 1～3 日。

4.3·猪红斑丹毒丝菌通常无需进行药敏试验,对万古霉素和氨基糖苷类天然耐药。

参考文献

[1] 中国合格评定国家认可委员会.医学实验室质量和能力认可准则的应用要求:CNAS - CL02 - A001:2023[S/OL].(2023 - 08 - 01)[2023 - 09 - 26].https://www.cnas.org.cn/rkgf/sysrk/rkyyzz/2023/08/912141.shtml.

[2] Clinical and Laboratory Standards Institute. M100 - S32:Performance Standards for Antimicrobial Susceptibility Testing [S]. Wayne,PA:Clinical and Laboratory Standards Institute,2022.

(李丽)

诺卡菌属药物敏感试验标准操作规程

×××医院检验科微生物组作业指导书	文件编号：××-JYK-××-××-××	
版次/修改：第　　版/第　　次修改	生效日期：	第　　页共　　页
编写人：	审核人：	批准人：

1. 基本要求

试　验　条　件	最低质量控制(QC)推荐
培养基：微量肉汤稀释法(采用阳离子调节M-H肉汤) 接种物：采用阳离子调节M-H肉汤或无菌去离子水制备0.5麦氏标准菌悬液 孵育：35℃±2℃，空气环境，70～120 h	金黄色葡萄球菌 ATCC29213 铜绿假单胞菌 ATCC27853 大肠埃希菌 ATCC35218(用于阿莫西林-克拉维酸)

2. 操作步骤

药物稀释、菌液制备和接种、孵育、结果判断和报告参见《稀释法标准操作规程》相关内容（表1）。

表1　抗菌药物选择和药敏试验结果判断折点

抗 菌 药 物	稀释法 MIC(mg/L)		
	S	I	R
阿米卡星	≤8		≥16
阿莫西林-克拉维酸	≤8/4	16/8	≥32/16
头孢曲松	≤8	16～32	≥64
环丙沙星	≤1	2	≥4
克拉霉素	≤2	4	≥8
亚胺培南	≤4	8	≥16
利奈唑胺	≤8	—	—
米诺环素	≤1	2～4	≥8
莫西沙星	≤1	2	≥4
复方磺胺甲噁唑	≤2/38	—	≥4/76
妥布霉素	≤4	8	≥16
头孢吡肟	≤8	16	≥32
头孢噻肟	≤8	16～32	≥64
多西环素	≤1	2～4	≥8

3. 全国细菌耐药监测网监测药物

对诺卡菌属细菌暂无要求。

4. 注意事项

4.1·CLSI推荐诺卡菌属细菌首选抗菌药物是阿米卡星、阿莫西林-克拉维酸、头孢曲松、环丙沙星、克拉霉素、亚胺培南、利奈唑胺、米诺环素、莫西沙星、复方磺胺甲噁唑、妥布霉素；二线抗菌药物为头孢吡肟、头孢噻肟和多西环素。

4.2·磺胺类80％抑制即可,也可采用纸片法：250 μg 磺胺异噁唑片,孵育 72 h,解释标准为,≥35 mm 敏感,≤15 mm 耐药,16～34 mm 结果不确定,当纸片法和 MIC 法结果不符合时,建议复查。大部分诺卡菌对磺胺类敏感,耐药结果慎重解释。

参考文献

[1] 中国合格评定国家认可委员会.医学实验室质量和能力认可准则的应用要求：CNAS - CL02 - A001：2023[S/OL].(2023 - 08 - 01)[2023 - 09 - 26].https：//www.cnas.org.cn/rkgf/sysrk/rkyyzz/2023/08/912141.shtml.

[2] Clinical and Laboratory Standards Institute. M100 - S32：Performance Standards for Antimicrobial Susceptibility Testing [S]. Wayne，PA：Clinical and Laboratory Standards Institute，2022.

(李丽)

超广谱 β-内酰胺酶测定标准操作规程

×××医院检验科微生物组作业指导书		文件编号：××-JYK-××-××-××	
版次/修改：第　　版/第　　次修改		生效日期：	第　页 共　页
编写人：	审核人：		批准人：

1. 实验原理

超广谱 β-内酰胺酶(extended spectrum beta lactamases，ESBL)是指由质粒介导的能水解青霉素类、头孢菌素类和单环内酰胺类氨曲南的一类酶，主要是 A 和 D 类酶。ESBL 不能水解头霉素类和碳青霉烯类药物，能被克拉维酸、舒巴坦和他唑巴坦等 β-内酰胺酶抑制剂所抑制。利用头孢噻肟、头孢他啶及其与克拉维酸的复合制剂检测 ESBL，如果复合制剂对临床菌株的抑菌圈比单药的抑菌圈≥5 mm，或复合制剂对临床菌株的 MIC 与单药的 MIC 相比降低≥3 个倍比稀释浓度即判定为 ESBL 阳性。ESBL 的初步筛选和表型确证试验分为纸片扩散法和 MIC 法，本操作规程主要介绍纸片扩散法。

2. 仪器和试剂

2.1·仪器：35℃孵箱，纸片分配器或镊子，细菌比浊仪或 0.5 麦氏比浊管，游标卡尺或直尺。

2.2·试剂

2.2.1 抗菌药物纸片：头孢泊肟 10 μg、头孢他啶 30 μg、氨曲南 30 μg、头孢噻肟 30 μg、头孢曲松 30 μg、头孢他啶-克拉维酸 30 μg/10 μg、头孢噻肟-克拉维酸 30 μg/10 μg。

2.2.2 培养基：M-H 琼脂。

3. 质量控制

质控菌株：大肠埃希菌 ATCC25922、肺炎克雷伯菌 ATCC700603。

4. 操作步骤

菌液制备、接种、贴药敏纸片参见《K-B 法标准操作规程》。孵育：35℃空气，16～18 h。

5. 结果判断

5.1·初筛试验：头孢泊肟抑菌圈直径≤17 mm、头孢他啶≤22 mm、氨曲南≤27 mm，头孢噻肟≤27 mm 和头孢曲松≤25 mm，任何一种药物抑菌圈直径达到上述标准，提示菌株可能产 ESBL。奇异变形杆菌 ESBL 只使用头孢他啶、头孢噻肟和头孢泊肟 3 种药物纸片进行检测，其他 2 种不适用。

5.2·确证试验：含酶抑制剂(克拉维酸)抑菌圈直径与单药相比增大≥5 mm 时，判定为产 ESBL(如头孢他啶的抑菌圈 = 16 mm，头孢他啶克拉维酸的抑菌圈 = 21 mm)。

6. 注意事项

6.1·CLSI 在 2010 年 1 月发布修订过头孢唑林、头孢噻肟、头孢他啶、头孢唑肟、头孢曲松和氨曲南的折点，当使用当前的折点时，在报告结果前不再需要常规测试 ESBL(即不再需要将头孢菌素类、氨曲南或青霉素结果从敏感修改为耐药)；然而，为了流行病学调查或感染预防目的仍要测试 ESBL，目前主要测试肺炎克雷伯菌、产酸克雷伯菌、大肠埃希菌和奇异变形杆菌。

6.2·除了肠杆菌目以上 4 个菌种外，ESBL 也见于肠杆菌属、枸橼酸杆菌属和沙雷菌属等其他肠杆菌目细菌，以及不动杆菌和铜绿假单胞菌，目前 CLSI 尚未给出肠杆菌目其他细菌及非发酵菌的 ESBL 检测方法。

参考文献

[1] 中国合格评定国家认可委员会.医学实验室质量和能力认可准则的应用要求：CNAS - CL02 - A001：2023[S/OL].(2023 - 08 - 01)[2023 - 09 - 26].https://www.cnas.org.cn/rkgf/sysrk/rkyyzz/2023/08/912141.shtml.

[2] Clinical and Laboratory Standards Institute. M100 - S32：Performance Standards for Antimicrobial Susceptibility Testing [S]. Wayne，PA：Clinical and Laboratory Standards Institute，2022.

（李丽）

AmpC 酶测定标准操作规程

×××医院检验科微生物组作业指导书		文件编号：××-JYK-××-××-××		
版次/修改：第　　版/第　　次修改		生效日期：	第　　页 共　　页	
编写人：		审核人：		批准人：

1. 实验原理

AmpC 酶是在革兰阴性菌中发现的由染色体或质粒介导的水解头孢菌素的 I 型 β-内酰胺酶。与 ESBL 不同的是，AmpC 酶对第三代头孢菌素和头霉素类耐药，但对第四代头孢菌素敏感且不被酶抑制剂克拉维酸所抑制，可被硼酸或氯唑西林抑制。根据 AmpC 酶能破坏头孢西丁 β-内酰胺环的原理，建立了头孢西丁三维试验，此方法是检测 AmpC 酶的经典方法。

2. 仪器和试剂

2.1·仪器：35℃孵箱，纸片分配器或镊子，微量加样器，细菌比浊仪或 0.5 麦氏比浊管，普通离心机，高速离心机，旋涡仪。

2.2·试剂

2.2.1　抗菌药物纸片：头孢西丁 30 μg。

2.2.2　培养基：M-H 琼脂、胰蛋白酶大豆肉汤、0.01 mol/L PBS(pH 7.0)溶液。

3. 质量控制

质控菌株：大肠埃希菌 ATCC25922、肺炎克雷伯菌 ATCC700603。

4. 操作步骤

4.1·酶粗提物的制备：取血平板上过夜培养的待检菌制成 0.5 McF 菌液，取 50 μL 菌液加入 12 mL 胰蛋白酶大豆肉汤，35℃培养 4～6 h，将 12 mL 培养液以 4 000 r/min 4℃离心 25 min，弃去上清液，将沉淀-80℃反复冻融 5 次以上。加入 0.01 mol/L PBS 1.5 mL 旋涡混匀，再以 14 000 r/min 4℃离心 2 h，弃去沉淀，取上清液。

4.2·头孢西丁三维试验：将大肠埃希菌 ATCC25922 调至菌液浓度为 0.5 McF，常规涂布 M-H 平板，取头孢西丁纸片置于平板中心，使用无菌刀片在离纸片边缘 5 mm 处放射状由里向外切割一道狭缝，用微量加样器取 25～30 μL 酶粗提液由里向外加入狭缝内。M-H 平板 35℃培养过夜。

5. 结果判断

狭缝与抑菌圈交界处出现扩大的长菌区域，视为三维试验阳性，即该菌产 AmpC 酶。

6. 注意事项

6.1·头孢西丁三维试验检测 AmpC 酶敏感性和特异性均好，但该方法在提取酶时较烦琐，不易在临床实验室推广。

6.2·有文献报道新建的检测大肠埃希菌和肺炎克雷伯菌 AmpC 酶方法特异性 100%，相较头孢西丁三维试验法敏感度达 91.66%；该方法将涂布好大肠埃希菌 ATCC25922 的 M-H 平板中心贴头孢西丁纸片，然后在近头孢西丁纸片 2 mm 处贴一空白纸片，将待检菌悬液调至≥10^9 CFU/mL，用微量加样器取 25～30 μL 至空白纸片上，置 35℃孵箱过夜，如近纸片侧出现抑菌圈缩小或变形，表明待测菌产 AmpC 酶。

参考文献

[1] 中国合格评定国家认可委员会.医学实验室质量和能力认可准则的应用要求：CNAS‐CL02‐A001：2023［S/OL］.（2023‐08‐01）［2023‐09‐26］.https：//www.cnas.org.cn/rkgf/sysrk/rkyyzz/2023/08/912141.shtml.

[2] 胡龙华,桂炳东,余方友,等.2 种检测 AmpC 酶方法的比较［J］.检验医学,2004,19(4)：298‐300.

（李丽）

碳青霉烯酶测定标准操作规程

×××医院检验科微生物组作业指导书	文件编号：××-JYK-××-××-××
版次/修改：第　　版/第　　次修改	生效日期：　　　　　第　　页　共　　页
编写人：　　　　　审核人：　　　　　批准人：	

1. 实验原理

碳青霉烯酶为具有水解碳青霉烯类抗菌药物活性的 β-内酰胺酶，主要有 A、B、D 三类，可在不动杆菌、铜绿假单胞菌和肠杆菌目细菌中发现。A、D 类为丝氨酸酶，以丝氨酸为酶的活性作用位点，可以被酶抑制剂克拉维酸和他唑巴坦所抑制，B 类为金属碳青霉烯酶，以金属锌离子为活性作用位点，可以被 EDTA 抑制。肠杆菌目细菌和铜绿假单胞菌碳青霉烯酶的表型检测方法目前主要有以下 3 种：Carba NP 试验、改良碳青霉烯灭活试验（mCIM）和 EDTA 改良碳青霉烯灭活试验（eCIM）。本操作规程主要介绍 mCIM 和 eCIM。

2. 仪器和试剂

2.1·仪器：35℃孵箱，纸片分配器或镊子，微量加样器，细菌比浊仪或 0.5 麦氏比浊管，1 μL 和 10 μL 接种环。

2.2·试剂：抗菌药物纸片（美罗培南纸片 10 μg）、培养基［胰蛋白酶大豆肉汤（2 mL 分装）、M-H 琼脂］。

2.3·材料：生理盐水（3.0～5.0 mL 分装）、0.5 mol/L EDTA。

3. 质量控制

质控菌株：大肠埃希菌 ATCC25922（美罗培南敏感指示株）、肺炎克雷伯菌 ATCCBAA-1705（产丝氨酸型碳青霉烯酶）、肺炎克雷伯菌 ATCCBAA-1706（碳青霉烯酶阴性）、肺炎克雷伯菌 ATCCBAA-2146（产金属 β-内酰胺酶）。

4. 操作步骤

4.1·mCIM 试验步骤

4.1.1　对于每一株待测菌株，取血平板上过夜孵育的 1 μL 满环肠杆菌目或 10 μL 满环铜绿假单胞菌，接种至 2 mL 胰蛋白酶大豆肉汤中，漩涡振荡 10～15 s。

4.1.2　用无菌镊子或单管纸片分配器将一张 10 μg 美罗培南纸片加入每一菌液管中，确保纸片完全浸没于菌悬液中，于 35℃±2℃孵箱孵育 4 h±15 min。

4.1.3　在孵育完成前后，立即用生理盐水或营养肉汤制备大肠埃希菌 ATCC25922 0.5 麦氏浊度标准菌悬液，按纸片扩散法常规步骤将大肠埃希菌 ATCC25922 涂布于 M-H 培养基上。

4.1.4　使用 10 μL 接种环从胰蛋白酶大豆肉汤-美罗培南纸片菌悬液中取出美罗培南纸片，以接种环平的一面靠着纸片边缘，利用表面张力拉出纸片；取出纸片后将其贴在涂有大肠埃希菌 ATCC25922 的 M-H 琼脂表面。

4.1.5　于 35℃±2℃孵箱孵育 18～24 h，孵育后按常规纸片扩散法测量抑菌圈直径。

4.2·eCIM 试验步骤

4.2.1　标记第二个 2 mL 胰蛋白酶大豆肉汤管用于 eCIM 试验，并加入 20 μL 0.5 mol/L

EDTA,EDTA 最终浓度为 5 mmol/L。

4.2.2　按 mCIM 试验步骤的 4.1.1 至 4.1.5,平行处理 mCIM 和 eCIM。

4.2.3　将 mCIM 和 eCIM 管的美罗培南纸片取出贴在涂有美罗培南敏感大肠埃希菌 ATCC25922 的同一块 MHA 平板上。

5. 结果判断

5.1·mCIM 试验结果

5.1.1　碳青霉烯酶阳性:抑菌圈直径在 6～15 mm 或在 16～18 mm 抑菌圈内存在针尖样菌落(如果待测菌产生一种碳青霉烯酶,则纸片上的美罗培南会被水解,则不能完全或部分抑制大肠埃希菌 ATCC25922 的生长)。

5.1.2　碳青霉烯酶阴性:抑菌圈直径≥19 mm(抑菌圈清晰)(如果待测菌不产生碳青霉烯酶,则纸片中的美罗培南不被水解,会抑制大肠埃希菌 ATCC25922 的生长)。

5.1.3　碳青霉烯酶不确定:抑菌圈直径 16～18 mm 或抑菌圈直径≥19 mm 但抑菌圈内存在针尖样菌落(这种情况无法确定是否产生碳青霉烯酶)。

5.2·eCIM 试验结果(仅当 mCIM 试验阳性时解释)

5.2.1　金属 β-内酰胺酶阳性:eCIM 和 mCIM 试验抑菌圈直径差≥5 mm(如 mCIM 为 6 mm,eCIM 为 15 mm,差值 9 mm)(如果待测菌产生金属 β-内酰胺酶,该酶活性会被 EDTA 抑制,纸片上的美罗培南不会像无 EDTA 管中那样被充分水解。美罗培南仍能抑制大肠埃希菌 ATCC25922 的生长,使 eCIM 试验的抑菌圈直径比 mCIM 试验抑菌圈直径增大);仅对 eCIM 试验,忽略抑菌圈内的针尖样菌落。

5.2.2　金属 β-内酰胺酶阴性:eCIM 和 mCIM 试验抑菌圈直径差≤4 mm(如 mCIM 为 6 mm,eCIM 为 8 mm,差值 2 mm)[如果待测菌株产生丝氨酸型碳青霉烯酶,其活性不会被 EDTA 影响,与 mCIM 试验结果相比,含 EDTA 的 eCIM 试验抑菌圈直径不增大或仅少量增大(≤4 mm)]。

6. 注意事项

6.1·mCIM 试验用于检测肠杆菌目和铜绿假单胞菌中的碳青霉烯酶,可单独进行 mCIM 试验,仅当 mCIM 检测结果为阳性时,eCIM 试验才有意义;eCIM 和 mCIM 同时检测可区分肠杆菌目中的金属 β-内酰胺酶和丝氨酸型碳青霉烯酶。

6.2·当 mCIM 试验结果碳青霉烯酶产生不确定时,需重复试验,结果仍不确定时,考虑采用其他碳青霉烯酶表型检测方法(如 Carba NP)。

6.3·如果一株细菌同时产丝氨酸型碳青霉烯酶和金属 β-内酰胺酶,由于两种酶特征不同将导致 eCIM 试验结果出现假阴性。

参考文献

[1] 中国合格评定国家认可委员会.医学实验室质量和能力认可准则的应用要求:CNAS-CL02-A001:2023[S/OL].(2023-08-01)[2023-09-26].https://www.cnas.org.cn/rkgf/sysrk/rkyyzz/2023/08/912141.shtml.

[2] Clinical and Laboratory Standards Institute. M100-S32: Performance Standards for Antimicrobial Susceptibility Testing[S]. Wayne, PA: Clinical and Laboratory Standards Institute, 2022.

(李丽)

产色素头孢菌素试验标准操作规程

×××医院检验科微生物组作业指导书		文件编号：××-JYK-××-××-××		
版次/修改：第　　版/第　　次修改		生效日期：	第　　页 共　　页	
编写人：		审核人：	批准人：	

1. 实验原理

某些细菌能产生β-内酰胺酶,水解头孢硝噻吩的β-内酰胺环,呈现一个快速的从黄到红的颜色变化。临床微生物实验室需要检测β-内酰胺酶的菌株包括葡萄球菌、流感嗜血杆菌、卡他莫拉菌、淋病奈瑟菌和厌氧菌。

2. 材料和试剂

2.1·材料：镊子、接种环、载玻片。

2.2·试剂：头孢硝噻吩纸片。

3. 质量控制

每次实验前进行质控,质控菌株：金黄色葡萄球菌 ATCC29213（阳性）、金黄色葡萄球菌 ATCC25923（阴性）。

4. 操作步骤

将头孢硝噻吩纸片用镊子放在一干净玻片上,用无菌的接种环挑取一个纯培养菌落涂在纸片上,观察纸片颜色变化。

5. 结果判断

如果纸片颜色在 1 min 内由黄变红,表示结果为β-内酰胺酶阳性,未变色者为β-内酰胺酶阴性。

6. 注意事项

6.1·此方法不适合检测快生长的革兰阴性菌产生的β-内酰胺酶。

6.2·β-内酰胺酶阳性葡萄球菌对青霉素、氨基青霉素、羧基青霉素和脲基青霉素耐药；流感嗜血杆菌、淋病奈瑟菌和卡他莫拉菌β-内酰胺酶阳性提示对青霉素、氨苄西林和阿莫西林耐药。

6.3·如果实验室基于头孢硝噻吩检测金黄色葡萄球菌β-内酰胺酶,结果阴性时需用青霉素纸片扩散法抑菌圈边缘试验进一步确认；对于凝固酶阴性葡萄球菌,CLSI 仅推荐基于头孢硝噻吩检测β-内酰胺酶。

参考文献

[1] 中国合格评定国家认可委员会.医学实验室质量和能力认可准则的应用要求：CNAS-CL02-A001：2023[S/OL].（2023-08-01）[2023-09-26].https://www.cnas.org.cn/rkgf/sysrk/rkyyzz/2023/08/912141.shtml.

[2] Clinical and Laboratory Standards Institute. M100-S32：Performance Standards for Antimicrobial Susceptibility Testing[S]. Wayne，PA：Clinical and Laboratory Standards Institute，2022.

（李丽）

诱导性β-内酰胺酶试验标准操作规程

×××医院检验科微生物组作业指导书		文件编号：××-JYK-××-××-××	
版次/修改：第　版/第　次修改		生效日期：	第　页 共　页
编写人：	审核人：		批准人：

1. 实验原理

青霉素可被用于测试葡萄球菌对所有青霉素酶不稳定青霉素类的敏感性，当青霉素对葡萄球菌分离株抑菌圈直径≥29 mm时，要注意观察抑菌圈的形状，判断受试菌株是否产诱导性β-内酰胺酶。CLSI从2012年开始推荐采用青霉素纸片扩散法抑菌圈边缘试验检测金黄色葡萄球菌是否产生β-内酰胺酶。

2. 仪器和试剂

2.1·仪器：35℃孵箱，纸片分配器或镊子，细菌比浊仪或0.5麦氏比浊管。

2.2·试剂：抗菌药物纸片（青霉素纸片10单位）、培养基（M-H琼脂）。

3. 质量控制

每次实验前进行质控，质控菌株：金黄色葡萄球菌ATCC29213（阳性）、金黄色葡萄球菌ATCC25923（阴性）。

4. 操作步骤

菌液制备、接种、贴青霉素纸片参见《K-B法标准操作规程》。孵育：35℃空气，16～18 h。

5. 结果判断

抑菌圈边缘锐利（"绝壁状"）提示β-内酰胺酶阳性；抑菌圈边缘模糊（"沙滩状"）提示β-内酰胺酶阴性。

6. 注意事项

6.1·大部分葡萄球菌对青霉素耐药，如果青霉素对葡萄球菌的MIC≤0.12 μg/mL或者抑菌圈直径≥29 mm，应该对其进行可诱导β-内酰胺酶检测。

6.2·β-内酰胺酶阳性的葡萄球菌对青霉素、氨基青霉素、羧基青霉素和脲基青霉素报告为耐药。

参考文献

[1] 中国合格评定国家认可委员会.医学实验室质量和能力认可准则的应用要求：CNAS-CL02-A001：2023[S/OL].(2023-08-01)[2023-09-26].https://www.cnas.org.cn/rkgf/sysrk/rkyyzz/2023/08/912141.shtml.

[2] Clinical and Laboratory Standards Institute. M100-S32：Performance Standards for Antimicrobial Susceptibility Testing[S]. Wayne, PA：Clinical and Laboratory Standards Institute，2022.

（李丽）

耐甲氧西林葡萄球菌 K－B 法筛选试验标准操作规程

×××医院检验科微生物组作业指导书	文件编号：××－JYK－××－××－××	
版次/修改：第　　版/第　　次修改	生效日期：	第　　页 共　　页
编写人：	审核人：	批准人：

1. 实验原理

耐甲氧西林葡萄球菌包括金黄色葡萄球菌和凝固酶阴性葡萄球菌。耐甲氧西林金黄色葡萄球菌(MRSA)也被称为耐苯唑西林金黄色葡萄球菌。CLSI 推荐用头孢西丁纸片取代苯唑西林纸片,因为头孢西丁最能有效地检测出葡萄球菌 *mecA* 基因介导的对 β-内酰胺类的交叉耐药性。

2. 仪器和试剂

2.1·仪器：35℃孵箱,纸片分配器或镊子,细菌比浊仪或 0.5 麦氏比浊管,直尺或游标卡尺。

2.2·试剂：抗菌药物纸片(头孢西丁 30 μg)、培养基(M－H 琼脂)。

3. 质量控制

质控每周 1 次,质控菌株：金黄色葡萄球菌 ATCC29213(阳性)、金黄色葡萄球菌 ATCC25923(阴性)。

4. 操作步骤

直接菌落悬液法制备 0.5 麦氏浓度菌悬液,按 K－B 法常规操作涂布 M－H 平板;贴头孢西丁 30 μg 纸片;35℃孵育,金黄色葡萄球菌和路邓葡萄球菌 16～18 h,凝固酶阴性葡萄球菌 24 h(如孵育 18 h 后结果耐药即可报告)。

5. 结果判断

5.1·金黄色葡萄球菌和路邓葡萄球菌：头孢西丁对金黄色葡萄球菌纸片扩散法抑菌环直径≤21 mm 为 *mecA* 介导耐药阳性结果,≥22 mm 为 *mecA* 介导耐药阴性结果。

5.2·除路邓葡萄球菌外的凝固酶阴性葡萄球菌：头孢西丁对凝固酶阴性葡萄球菌纸片扩散法抑菌环直径≤24 mm 为 *mecA* 介导耐药阳性结果,≥25 mm 为 *mecA* 介导耐药阴性结果。

6. 注意事项

6.1·*mecA* 介导的耐药菌株应报告甲氧西林(苯唑西林)(而非头孢西丁)耐药;其他 β-内酰胺类药物,除头孢罗膦外应报告为耐药或不报告。

6.2·CLSI 不推荐头孢西丁纸片扩散法检测 *mecA* 基因用于凝固酶阴性葡萄球菌中假中间葡萄球菌和施氏葡萄球菌。

参考文献

[1] 中国合格评定国家认可委员会.医学实验室质量和能力认可准则的应用要求：CNAS－CL02－A001：2023[S/OL].(2023－08－01)[2023－09－26].https://www.cnas.org.cn/rkgf/sysrk/rkyyzz/2023/08/912141.shtml.

[2] Clinical and Laboratory Standards Institute. M100－S32：Performance Standards for Antimicrobial Susceptibility Testing [S]. Wayne, PA：Clinical and Laboratory Standards Institute,2022.

(李丽)

耐万古霉素金黄色葡萄球菌筛选试验标准操作规程

×××医院检验科微生物组作业指导书	文件编号：××-JYK-××-××-××
版次/修改：第　版/第　次修改	生效日期：　　　　第　页 共　页
编写人：	审核人：　　　　批准人：

1. 实验原理

金黄色葡萄球菌对万古霉素耐药（VRSA）机制涉及细胞壁增厚和 PBP 亲和力的改变，该现象通常在 MRSA 中出现。多数常规试验方法如万古霉素纸片扩散法不能有效区分万古霉素敏感金黄色葡萄球菌（VSSA）和万古霉素中介葡萄球菌（VISA），需通过万古霉素 MIC 法测定，CLSI 推荐琼脂稀释法检测金黄色葡萄球菌对万古霉素的敏感性。

2. 仪器和试剂

2.1·仪器：普通孵箱，微量加样器，分析天平，细菌比浊仪或标准麦氏比浊管。

2.2·试剂：培养基［含 6 μg/mL 万古霉素的 BHI（脑心浸液）琼脂］、抗微生物药物（6 μg/mL 万古霉素）。

3. 质量控制

质控每周 1 次，质控菌株：粪肠球菌 29212（敏感）、粪肠球菌 ATCC51299（耐药）。

4. 操作步骤

菌落悬液法制备 0.5 麦氏标准浊度菌悬液；使用微量移液器吸取 10 μL 菌液点种于琼脂表面，或用棉拭子蘸取菌液挤掉多余液体后涂成一个直径 10～15 mm 的区域或划线接种于平板一小区域；35℃ ± 2℃ 孵育 24 h。

5. 结果判断

透射光检查有＞1 个菌落或薄膜状生长，推测对万古霉素敏感性降低，然后使用认可的方法测定万古霉素的 MIC 值来确证敏感性降低。

6. 注意事项

6.1·本实验方法不能检出所有对万古霉素中介的菌株，部分菌株对万古霉素 MIC ＝ 4 μg/mL 在此筛选平板上不生长，VISA 和 VRSA 的检测标准参考方法是微量肉汤稀释法。

6.2·如出现对万古霉素敏感性下降的菌株（MIC＞4 μg/mL），应送参考实验室确认。

参考文献

[1] 中国合格评定国家认可委员会.医学实验室质量和能力认可准则的应用要求：CNAS - CL02 - A001：2023［S/OL］.（2023 - 08 - 01）［2023 - 09 - 26］.https://www.cnas.org.cn/rkgf/sysrk/rkyyzz/2023/08/912141.shtml.

[2] Clinical and Laboratory Standards Institute. M100 - S32：Performance Standards for Antimicrobial Susceptibility Testing ［S］. Wayne，PA：Clinical and Laboratory Standards Institute，2022.

（李丽）

耐万古霉素肠球菌筛选试验标准操作规程

×××医院检验科微生物组作业指导书	文件编号：××-JYK-××-××-××	
版次/修改：第　版/第　次修改	生效日期：	第　页 共　页
编写人：	审核人：	批准人：

1. 实验原理

耐万古霉素肠球菌(VRE)由于万古霉素结合的靶位(D-丙氨酸-D-丙氨酸)变成D-丙氨酸-D-乳酸或D-丙氨酸-D-丝氨酸,而使万古霉素结合效率下降,因此在含有万古霉素的琼脂平板或肉汤中VRE仍有生长。

2. 仪器和试剂

2.1·仪器：普通孵箱,微量加样器,分析天平,细菌比浊仪或标准麦氏比浊管。

2.2·试剂：培养基[含6 μg/mL万古霉素的BHI(脑心浸液)琼脂]、抗微生物药物(6 μg/mL万古霉素)。

3. 质量控制

质控每周1次,质控菌株：粪肠球菌29212(敏感)、粪肠球菌ATCC51299(耐药)。

4. 操作步骤

菌落悬液法制备0.5麦氏标准浊度菌悬液;取1~10 μL的菌悬液滴加于琼脂表面,或用棉拭子蘸取菌液挤掉多余液体后涂成一个直径10~15 mm的区域或划线接种于平板一小区域;35℃±2℃孵育24 h。

5. 结果判断

若>1个菌落,推测对万古霉素耐药,然后检测万古霉素MIC。

6. 注意事项

6.1·BHI-万古霉素筛选琼脂上生长的肠球菌,应检测万古霉素MIC、动力及色素,以区分万古霉素获得性耐药(如VanA和VanB)与固有、中介水平耐药(如VanC),例如鹑鸡肠球菌和铅黄肠球菌在万古霉素筛选平板上常可生长。与其他肠球菌相比,鹑鸡肠球菌和铅黄肠球菌在万古霉素MIC 8~16 μg/mL(中介)区别于感染预防目的的万古霉素耐药肠球菌(VRE)。

6.2·万古霉素耐药肠球菌的检测方法包括纸片扩散法、BHI琼脂筛选法、E-test法和显色培养基法等。纸片扩散法：当抑菌圈直径≤14 mm和(或)圈内有任何生长均为万古霉素耐药,中介的结果(15~16 mm)需进一步确定MIC值。

参考文献

[1] 中国合格评定国家认可委员会.医学实验室质量和能力认可准则的应用要求：CNAS-CL02-A001：2023[S/OL].(2023-08-01)[2023-09-26].https://www.cnas.org.cn/rkgf/sysrk/rkyyzz/2023/08/912141.shtml.

[2] Clinical and Laboratory Standards Institute. M100-S32：Performance Standards for Antimicrobial Susceptibility Testing [S]. Wayne，PA：Clinical and Laboratory Standards Institute，2022.

(李丽)

MLS$_B$耐药试验标准操作规程

×××医院检验科微生物组作业指导书	文件编号：××-JYK-××-××-××	
版次/修改：第　版/第　次修改	生效日期：	第　页 共　页
编写人：	审核人：	批准人：

1. 实验原理

对大环内酯耐药的葡萄球菌、链球菌可能对克林霉素耐药，即通过 *erm* 基因编码的 23S rRNA 甲基化，也称为 MLS$_B$（大环内酯-林可霉素-链阳霉素 B）耐药；或仅对大环内酯类耐药（由 *msrA* 基因编码的外排机制）。

2. 仪器和试剂

2.1·仪器：35℃孵箱，纸片分配器或镊子，细菌比浊仪或 0.5 麦氏比浊管，直尺或游标卡尺。

2.2·试剂：抗菌药物纸片（红霉素纸片 15 μg、克林霉素纸片 2 μg）、培养基（葡萄球菌用 M-H 琼脂、链球菌用含 5％羊血的 M-H 琼脂）。

3. 质量控制

质控每周 1 次，质控菌株：金黄色葡萄球菌 ATCC25923（检测葡萄球菌 MLS$_B$耐药），肺炎链球菌 ATCC49619（检测链球菌 MLS$_B$耐药）。

4. 操作步骤

4.1·直接菌落悬液法制备 0.5 麦氏浓度菌悬液，按 K-B 法常规操作涂布平板。

4.2·贴红霉素纸片，在其周围贴克林霉素纸片，M-H 平板两纸片间距 15～26 mm，含 5％羊血的 M-H 平板两纸片间距 12 mm。

4.3·孵育，葡萄球菌 35℃±2℃ 空气环境孵育 16～18 h，链球菌 35℃±2℃ 5％ CO$_2$孵育 20～24 h。

5. 结果判断

与红霉素纸片相邻侧抑菌圈出现"截平"（称为 D 型抑菌圈）为诱导克林霉素耐药，即使无 D 型抑菌圈出现，在克林霉素抑菌圈内出现模糊生长也判断为克林霉素耐药，若无"截平"现象，则应报告菌株对克林霉素敏感。

6. 注意事项

6.1·对于试验阳性结果，在报告中可加注释——基于克林霉素联合红霉素的克林霉素耐药试验结果，推测该菌株对克林霉素耐药，在某些患者使用克林霉素可能仍有效。

6.2·依据 2010 年中国疾病预防控制中心指南，自对青霉素过敏孕妇分离的 B 群链球菌，应测试克林霉素（包括克林霉素耐药试验）。对于诱导试验克林霉素敏感菌株（红霉素诱导），考虑在患者报告中添加以下备注——克林霉素联合红霉素试验证明，该 B 群链球菌不存在诱导克林霉素耐药。

6.3·MLS$_B$耐药检测除了 D 试验外，还可采用微量肉汤稀释法进行。

（李丽）

青霉素耐药肺炎链球菌测定标准操作规程

×××医院检验科微生物组作业指导书		文件编号：××-JYK-××-××-××	
版次/修改：第 版/第 次修改		生效日期：	第 页 共 页
编写人：	审核人：		批准人：

1. 实验原理

由于青霉素的纸片扩散法不能准确测试肺炎链球菌对青霉素的敏感性，只能用含 1 μg 的苯唑西林纸片进行筛查，而当肺炎链球菌对苯唑西林的抑菌圈直径≤19 mm 时，需要进行青霉素 MIC 值测定。

2. 仪器和试剂

2.1·仪器：35℃孵箱，纸片分配器或镊子，细菌比浊仪或 0.5 麦氏比浊管，直尺或游标卡尺。

2.2·试剂：抗菌药物纸片（苯唑西林纸片 1 μg）、培养基（含 5％羊血的 M－H 琼脂）。

3. 质量控制

质控每周 1 次，质控菌株：肺炎链球菌 ATCC49619。

4. 操作步骤

直接菌落悬液法制备 0.5 麦氏浓度菌悬液，按 K－B 法常规操作涂布平板；贴苯唑西林纸片；35℃±2℃ 5％ CO_2 孵育 20～24 h。

5. 结果判断

抑菌圈直径≥20 mm 代表对青霉素敏感（≤0.06 μg/mL），抑菌圈直径≤19 mm 代表菌株对青霉素耐药或中介，应测定其对青霉素、头孢噻肟、头孢曲松或美罗培南的 MIC，但如果没有进行青霉素 MIC 检测，不得报告青霉素耐药。

6. 注意事项

6.1·对于分离自非脑脊液标本的肺炎链球菌，应同时根据脑膜炎和非脑膜炎折点报告药敏结果；对于脑脊液分离株，仅根据脑膜炎折点报告药敏结果。

6.2·按 CLSI 标准，肉汤稀释法可用于青霉素对肺炎链球菌的 MIC 测定，临床中通常采用 E－test 法检测青霉素对肺炎链球菌的 MIC。

6.3·对于非脑膜炎分离菌株，苯唑西林抑菌圈直径≥20 mm，可推测对以下 β－内酰胺类敏感：氨苄西林、氨苄西林-舒巴坦、阿莫西林、阿莫西林-克拉维酸、头孢克洛、头孢地尼、头孢吡肟、头孢噻肟、头孢丙烯、头孢唑肟、头孢曲松、头孢呋辛、多利培南、厄他培南、亚胺培南、美罗培南和青霉素。

参考文献

[1] 中国合格评定国家认可委员会.医学实验室质量和能力认可准则的应用要求：CNAS－CL02－A001：2023［S/OL］.（2023－08－01）［2023－09－26］.https://www.cnas.org.cn/rkgf/sysrk/rkyyzz/2023/08/912141.shtml.

[2] Clinical and Laboratory Standards Institute. M100－S32：Performance Standards for Antimicrobial Susceptibility Testing［S］. Wayne，PA：Clinical and Laboratory Standards Institute，2022.

（李丽）

药敏试验抗菌药物选择标准操作规程

×××医院检验科微生物组作业指导书	文件编号：××-JYK-××-××-××
版次/修改：第　　版/第　　次修改	生效日期：　　　　　　第　　页 共　　页
编写人：	审核人：　　　　　　批准人：

1. 药敏试验依据

目前我国细菌药敏试验结果的判读标准，主要采用美国临床和实验室标准化协会（Clinical and Laboratory Standards Institute，CLSI）每年发布的判断标准，还参考欧洲临床微生物和感染病学会药敏委员会（European Committee on Antimicrobial Susceptibility Testing，EUCAST）发布的标准及美国食品药品监督管理局（Food and Drug Administration，FDA）发布的标准。

2. 药敏试验及报告的药物分组

CLSI对各种非苛养菌和苛养菌进行常规药敏试验和报告制订指南表，表中的药物可满足绝大多数临床实验室的常规需要，对各种抗菌药物针对具体的菌种或菌群分为 A、B、C、U 和 O 等不同的组。

A组：包括对特定菌群的常规试验并常规报告的药物。

B组：包括一些临床上重要的，特别是针对医院内感染的药物，也可用于常规试验，但只是选择性地报告，选择报告的指标包括特定部位分离的细菌（如第三代头孢菌素对脑脊液中分离的肠道杆菌，或者磺胺类药物对尿路分离的细菌）、多种细菌混合感染、多部位感染、患者对 A 组药物过敏，或者对 A 组药物耐受及 A 组药物治疗失败等情况。

C组：包括一些替代性或补充性的抗菌药物，对 A、B 组过敏或耐药时选用。

U组：仅用于治疗泌尿道感染的抗菌药物。

O组：对该组细菌有临床适应证但一般不允许常规试验并报告的药物。

3. 药敏试验的种类

3.1·常规药敏（routing test）：纸片扩散法、肉汤或琼脂稀释法。临床使用何种药物，试验就做何种药物。

3.2·补充试验（supplemental test）：通过常规方法以外的方法检测某药物或某类药物的敏感性或耐药性的试验。部分补充试验可揭示耐药机制，可能需要选择性报告特定的临床结果。必须做的补充试验包括 D-test（金黄色葡萄球菌、凝固酶阴性的葡萄球菌属细菌、肺炎链球菌、β溶血链球菌）、β-内酰胺酶（葡萄球菌属细菌）。选做的试验包括 ESBL、CarbaNP、mCIM 加或不加 eCIM、黏菌素琼脂试验、黏菌素肉汤纸片洗脱和苯唑西林盐琼脂平板筛选试验等。

3.3·筛选试验（screening test）：提供推定结果的测试；附加测试通常只需要针对特定结果，如只有筛选为阳性的情况下。目前主要的筛选试验包括：万古霉素琼脂筛选试验（金黄色葡萄球菌、肠球菌属细菌等）、HLAR 纸片扩散试验（肠球菌属细菌）。

3.4·替代药物试验（surrogate agent test）：使用替代测试药物进行相关抗菌剂测试，由于可用性或性能问题而无法测试所感兴趣的药物时使用,受试药物结果优于待测感兴趣药物的结果。目前主要的替代药物试验包括头孢西丁代替苯唑西林(金黄色葡萄球菌、路邓葡萄球菌、假中间葡萄球菌和施氏葡萄球菌以外的凝固酶阴性葡萄球菌)、苯唑西林取代青霉素(肺炎链球菌)、头孢唑林代替口服头孢菌素(大肠埃希菌、克雷伯菌属细菌、奇异变形杆菌)。

3.5·等效药物试验(equivalent agent test):测试药物的结果可以预测同一类密切相关的药物的结果,通过有限的测试药物对多个密切相关的药物进行测试,提高了效率。

4. 天然耐药

见表1。

表1　天然耐药表

微 生 物	天然耐药的药物
弗劳地枸橼酸杆菌	氨苄西林、阿莫西林-克拉维酸、氨苄西林-舒巴坦、第一代头孢菌素(头孢唑林、头孢噻吩)、头霉素类(头孢西丁、头孢替坦)、第二代头孢菌素(头孢呋辛)
克氏枸橼酸杆菌	氨苄西林、替卡西林
无丙二酸枸橼酸杆菌群	氨苄西林、替卡西林
阴沟肠杆菌复合群	氨苄西林、阿莫西林-克拉维酸、氨苄西林-舒巴坦、第一代头孢菌素(头孢唑林、头孢噻吩)、头霉素类(头孢西丁、头孢替坦)
赫氏埃希菌	氨苄西林、替卡西林
蜂房哈夫尼亚菌	氨苄西林、阿莫西林-克拉维酸、氨苄西林-舒巴坦、第一代头孢菌素(头孢唑林、头孢噻吩)、头霉素类(头孢西丁、头孢替坦)、多黏菌素 B、黏菌素
产气克雷伯菌	氨苄西林、阿莫西林-克拉维酸、氨苄西林-舒巴坦、第一代头孢菌素(头孢唑林、头孢噻吩)、头霉素类(头孢西丁、头孢替坦)
肺炎克雷伯菌	氨苄西林、替卡西林
产酸克雷伯菌	氨苄西林、替卡西林
变栖克雷伯菌	氨苄西林、替卡西林
摩根摩根菌	氨苄西林、阿莫西林-克拉维酸、第一代头孢菌素(头孢唑林、头孢噻吩)、第二代头孢菌素(头孢呋辛)、替加环素、呋喃妥因、多黏菌素 B、黏菌素
奇异变形杆菌	四环素类、替加环素、呋喃妥因、多黏菌素 B、黏菌素
潘氏变形杆菌	氨苄西林、第一代头孢菌素(头孢唑林、头孢噻吩)、第二代头孢菌素(头孢呋辛),四环素类、替加环素、呋喃妥因、多黏菌素 B、黏菌素
普通变形杆菌	氨苄西林、第一代头孢菌素(头孢唑林、头孢噻吩)、第二代头孢菌素(头孢呋辛),四环素类、替加环素、呋喃妥因、多黏菌素 B、黏菌素
雷极普罗威登斯菌	氨苄西林、第一代头孢菌素(头孢唑林、头孢噻吩)、四环素类、替加环素、呋喃妥因、多黏菌素 B、黏菌素
斯氏普罗威登斯菌	氨苄西林、第一代头孢菌素(头孢唑林、头孢噻吩)、四环素类、替加环素、呋喃妥因、多黏菌素 B、黏菌素
拉乌尔菌	氨苄西林、替卡西林
黏质沙雷菌	氨苄西林、阿莫西林-克拉维酸、氨苄西林-舒巴坦、第一代头孢菌素(头孢唑林、头孢噻吩)、头霉素类(头孢西丁、头孢替坦)、第二代头孢菌素(头孢呋辛)、呋喃妥因、多黏菌素 B、黏菌素
小肠结肠炎耶尔森菌	氨苄西林、阿莫西林-克拉维酸、替卡西林、第一代头孢菌素(头孢唑林、头孢噻吩)

(续表)

微 生 物	天然耐药的药物
鲍曼不动杆菌/醋酸钙不动杆菌复合群	氨苄西林、阿莫西林、阿莫西林-克拉维酸、氨曲南、厄他培南、甲氧苄啶、氯霉素、磷霉素
洋葱伯克霍尔德复合群	氨苄西林、阿莫西林、哌拉西林、替卡西林、氨苄西林-舒巴坦、阿莫西林-克拉维酸、厄他培南、多黏菌素 B、黏菌素、磷霉素
铜绿假单胞菌	氨苄西林、阿莫西林、氨苄西林-舒巴坦、阿莫西林-克拉维酸、厄他培南、四环素类-替加环素、甲氧苄啶、复方磺胺甲噁唑、氯霉素
嗜麦芽窄食单胞菌	氨苄西林、阿莫西林、哌拉西林、替卡西林、氨苄西林-舒巴坦、阿莫西林-克拉维酸、哌拉西林-他唑巴坦、头孢噻肟、头孢曲松、氨曲南、亚胺培南、美罗培南、厄他培南、氨基糖苷类、甲氧苄啶、磷霉素
腐生葡萄球菌	新生霉素、磷霉素、夫西地酸
头状葡萄球菌	磷霉素
科氏葡萄球菌	新生霉素
木糖葡萄球菌	新生霉素
粪肠球菌	头孢菌素、氨基糖苷类、克林霉素、奎奴普丁-达福普汀、甲氧苄啶、复方磺胺甲噁唑、夫西地酸
屎肠球菌	头孢菌素、氨基糖苷类、克林霉素、甲氧苄啶、复方磺胺甲噁唑、夫西地酸
鹑鸡肠球菌	头孢菌素、万古霉素、氨基糖苷类、克林霉素、奎奴普丁-达福普汀、甲氧苄啶、复方磺胺甲噁唑、夫西地酸
铅黄肠球菌	头孢菌素、万古霉素、氨基糖苷类、克林霉素、奎奴普丁-达福普汀、甲氧苄啶、复方磺胺甲噁唑、夫西地酸

5. 注意事项

5.1·脑脊液分离的细菌不报告下列抗菌药物：只有口服剂型的抗菌药物、第一代和第二代头孢菌素(除头孢呋辛静脉给药外)、头霉素类、克林霉素、大环内酯类、四环素类和氟喹诺酮类，它们对脑脊液中细菌感染无效。

5.2·呼吸道分离的菌株不报告达托霉素。

5.3·对四环素敏感的细菌，同时也对多西环素和米诺环素敏感。但是，一些对四环素中介或耐药的细菌，可能对多西环素或米诺环素敏感。

参考文献

[1] 中国合格评定国家认可委员会.医学实验室质量和能力认可准则的应用要求：CNAS-CL02-A001：2023[S/OL].(2023-08-01)[2023-09-26].https://www.cnas.org.cn/rkgf/sysrk/rkyyzz/2023/08/912141.shtml.

[2] Clinical and Laboratory Standards Institute. M100-S32：Performance Standards for Antimicrobial Susceptibility Testing [S]. Wayne，PA：Clinical and Laboratory Standards Institute，2022.

(李丽)

第十三章
分枝杆菌分离鉴定与药敏
试验标准操作规程

抗酸杆菌涂片镜检标准操作规程

×××医院检验科微生物组作业指导书		文件编号：××-JYK-××-××-××	
版次/修改：第　版/第　次修改		生效日期：	第　页 共　页
编写人：	审核人：		批准人：

1. 目的

规范抗酸杆菌涂片镜检标准操作规程。

2. 适用范围

尿液、痰、脑脊液、穿刺液、脓液等标本。

3. 职责

微生物实验室负责人和所有检验人员执行本规程。

4. 检验步骤

4.1 · 痰液标本

4.1.1 痰液消化：将溶痰剂与痰液按约 1∶1 的比例加入痰瓶中，竹签打匀，至痰中黏液完全液化。3 000 r/min 离心 10 min，弃去上清液，取沉淀物涂片，厚薄适度，置于烤片机上烘干备用。

4.1.2 直接涂片法：用干燥、清洁的玻片，挑取处理过的痰标本 0.05～0.1 mL，于玻片正面右侧 2/3 处，均匀涂成 10 mm×20 mm 的卵圆形痰膜。痰膜朝上静置自然干燥后（一般约需要 30 min）进行染色、镜检。一张载玻片上只能涂抹一份痰标本。

4.2 · 液体标本（尿液、胸腔积液和腹水、脑脊液等）：放入 10 mL 耐高压带螺旋口的无菌管中，121℃高压灭菌 20 min，将标本管放入带内盖的离心机中，3 000 r/min 离心 15 min 后，取沉淀涂片。涂片均须放在生物安全柜中 40.5℃烤片机上烘干固定，时间 1 h。

4.3 · 脓液及分泌物：取脓液及分泌物直接涂片，经自然或温箱干燥、火焰固定后染色。

4.4 · 泌尿系统怀疑结核感染，可用随机中段尿或晨尿进行检测。常建议留取 24 h 尿，自然沉降后，取底部浓缩尿液 10～20 mL 进行检测，可以提高检测的阳性率。

4.5 · 染色见《抗酸染色标准操作规程》。

5. 结果判断

抗酸杆菌呈红色，杆状、分枝状、V 形、串珠状等，菌体细长，其他细菌及细胞呈蓝色。

5.1 · 抗酸杆菌阴性：连续 300 个不同视野内未发现抗酸杆菌。

5.2 · 抗酸杆菌阳性

报告抗酸杆菌数：1～8 条/300 视野。

抗酸杆菌阳性 1＋：3～9 条/100 视野。

抗酸杆菌阳性 2＋：1～9 条/10 视野，连续 100 个视野。

抗酸杆菌阳性 3＋：1～9 条/视野。

抗酸杆菌阳性 4＋：≥10 条/视野。

6. 质量控制

每次染色应同时进行阳性质控和阴性质控。

7. 注意事项

7.1·一张载玻片只能使用 1 次,不得清洗后再次用于痰涂片染色检查。

7.2·读片时:首先从左至右观察相邻的视野,当玻片移动至痰膜一端时,纵向下移换 1 个视野,然后从右向左观察,像犁地一样,反复阅读而不重复,通常 10 mm×20 mm 大小的痰膜,使用 100 倍油镜,每行可观察 100 个视野,观察 3 行则约为 300 个视野,仔细观察完 300 个视野(一般至少需要 5 min 以上),若未发现抗酸杆菌,则做出阴性报告。

7.3·为防止抗酸杆菌的交叉污染,严禁镜头直接接触玻片上的痰膜。如果痰检中发现抗酸杆菌,需清洁镜头后继续观察下一张痰片。

7.4·尿、脑脊液沉渣涂片,经染色易脱落,笔者建议先用正常人血清 1~2 滴加到玻片上,然后再取沉渣涂片(血清起固定作用)。

7.5·脑脊液中如有纤维团,直接取纤维团涂片。

参考文献

[1] 中国合格评定国家认可委员会.医学实验室质量和能力认可准则的应用要求:CNAS - CL02 - A001:2023[S/OL].(2023 - 08 - 01)[2023 - 09 - 26].https://www.cnas.org.cn/rkgf/sysrk/rkyyzz/2023/08/912141.shtml.

[2] Clinical and Laboratory Standards Institute. M100 - S32:Performance Standards for Antimicrobial Susceptibility Testing [S]. Wayne,PA:Clinical and Laboratory Standards Institute,2022.

(周庭银)

分枝杆菌属检验标准操作规程

×××医院检验科微生物组作业指导书		文件编号：××-JYK-××-××-××	
版次/修改：第　　版/第　　次修改		生效日期：	第　页 共　页
编写人：	审核人：		批准人：

1. 概述

分枝杆菌属是一类细长的、具有分枝生长趋势的需氧杆菌,因具有耐受或抵抗酸和乙醇脱色的特点,又被称为耐酸或抗酸菌。分枝杆菌属至今已发现80多个种,除结核分枝杆菌和麻风分枝杆菌外,其他分枝杆菌,如堪萨斯分枝杆菌、耻垢分枝杆菌等,统称非结核分枝杆菌。

2. 标本类型

痰液、体液(包括脑脊液、腹水、胸腔积液)、组织、粪便等标本。

3. 鉴定

3.1·形态与染色:菌体细长,或稍弯曲,两端钝圆。革兰染色不易着色,抗酸染色呈红色。

3.2·培养特性:结核分枝杆菌生长缓慢,在罗氏固体培养基上需培养2～6周方可见到菌落。菌落多为粗糙型、不透明、乳白或米黄色,呈干燥颗粒状,形似菜花。液体培养基中结核分枝杆菌生长较快,可形成表面菌膜或沉于管底。

3.3·操作步骤

3.3.1　中性培养基培养

3.3.1.1　标本的处理

3.3.1.1.1　痰液:挑取约5 mL痰液至已标记的50 mL离心试管中;加等量的2%N-乙酰半胱氨酸-氢氧化钠(NALC-NaOH)前处理液(去污染);旋涡振荡20 s;静置15 min,勿超过20 min;加无菌PBS(pH 6.8)至约50 mL,盖紧盖子;3 000 r/min离心15 min;倒掉上清液;添加1～3 mL PBS(pH 6.8)以中和pH至6.8。

3.3.1.1.2　体液(包括脑脊液、腹水、胸腔积液):无菌体液直接接种;标本量>10 mL,3 000 r/min离心15 min,取沉淀物接种;污染标本,须同痰液处理方法处理后再接种。

3.3.1.1.3　组织:加1 g NALC至组织上溶解组织;加5 mL 7H9肉汤,以剪刀或研磨器将组织均匀碾碎;取约5 mL碾磨液至已标记的50 mL离心试管内;加等量的2%NALC-NaOH前处理液;旋涡振荡20 s;静置15 min,勿超过20 min;加无菌PBS(pH 6.8)至约50 mL,盖紧盖子;3 000 r/min离心15 min;倒掉上清液;添加1～3 mL PBS(pH 6.8)以中和pH至6.8。

3.3.1.1.4　粪便:挑取约1 g粪便至标记的50 mL离心试管内,加5 mL 7H9肉汤,混匀;加等量的2% NALC-NaOH前处理液;旋涡振荡20 s;静置15 min;请勿超过20 min;加无菌PBS(pH 6.8)至约50 mL,盖紧盖子;3 000 r/min离心15 min;倒掉上清液;添加1～3 mL PBS(pH 6.8)以中和pH至6.8。

3.3.1.2　固体培养基接种:用无菌毛细管吸取消化后标本0.1 mL,滴于中性罗琼培养基,将接种过的斜面来回晃动,使菌液均匀铺于斜面上,斜面朝上放37℃恒温箱内培养。每一标本同时接种2支。

3.3.1.3　液体培养基接种：标本接种前，在 BBL MGIT 培养管中先加入 0.5 mL 营养添加剂(OADC)和 0.1 mL 杂菌抑制剂(PANTA)。接种 0.5 mL 标本至 BBL MGIT 培养管中。若一次处理标本较多，可用 OADC 直接溶解 PANTA，在 BBL MGIT 培养管中加入 0.8 mL 混合添加剂；然后接种 0.5 mL 标本至 BBL MGIT 培养管中。

3.3.2　酸性培养基培养：在约 5 mL 痰液中加入等量的 4‰ NaOH 溶液，旋涡振荡 20 s；室温静置 15 min，勿超过 20 min。无菌吸取消化后标本 0.1 mL，滴于酸性罗琼培养基，将接种过的斜面来回晃动，使菌液均匀铺于斜面上，斜面朝上放 37℃ 恒温箱内培养。每一标本同时接种 2 支。

3.4 · 结果观察

3.4.1　固体培养基：接种后 3 日、7 日观察，此后，每周观察 1 次。阳性结果经涂片证实随时报告。若 7 日内报阳，则为快速生长菌，超过 7 日则为缓慢生长菌。阴性结果至 8 周报告，必要时可延长。

3.4.2　液体培养基：系统每日自动记录荧光信号的变化而测知有无分枝杆菌生长，阳性结果经涂片证实后报告。

4. 结果解释

4.1 · 固体培养基报告方式

菌落生长不足斜面 1/4：分枝杆菌培养阳性(×个菌落)。

菌落生长占整个斜面 1/4：分枝杆菌培养阳性(1+)。

菌落生长占整个斜面 1/2：分枝杆菌培养阳性(2+)。

菌落生长占整个斜面 3/4：分枝杆菌培养阳性(3+)。

菌落生长铺满整个斜面：分枝杆菌培养阳性(4+)。

培养 8 周仍无菌落生长：分枝杆菌培养阴性。

4.2 · 液体培养基报告方式

4.2.1　42 日内系统显示阳性，涂片染色抗酸杆菌阳性：分枝杆菌液体培养阳性。

4.2.2　42 日内系统显示阳性，涂片染色为非抗酸杆菌：标本污染，请重送。

4.2.3　42 日后系统显示阴性，涂片染色无细菌生长：分枝杆菌液体培养阴性。

5. 药敏

参见《抗菌药物敏感试验标准操作规程》及 CLSI M100 - S24 最新版本文件。

6. 质量控制

以结核分枝杆菌 H37RV 为阳性质控，大肠杆菌 ATCC25922 为阴性质控，每次检测均进行质量控制。

7. 临床意义

结核分枝杆菌为结核病的病原体，不产生内、外毒素，其毒性物质为索状因子和硫酯。人类对其有较高的易感性，最易受损的器官是肺，绝大多数由呼吸道入侵导致感染和发病，很少经消化道和接触感染。人类初次感染以后有较高的免疫力，可阻止入侵的细菌经淋巴和血流播散，但不能预防再感染。

8. 安全防护

8.1 · 所有操作均应在生物安全柜中进行。

8.2·检验人员操作时要穿隔离衣,戴口罩和手套。

8.3·废痰盒、试管、离心后的上清液、剩余或废弃标本等污染物装入生物危险袋中,先浸泡消毒,再放入防漏容器中经121℃高压蒸汽灭菌30 min后,才能丢弃或清洗。

8.4·实验结束后以75％乙醇喷洒安全柜台面;必要时对地面和墙面进行消毒,每周至少1次;清洁完毕,安全柜至少工作15 min后关机。

8.5·打开安全柜及实验室紫外灯消毒2 h。

8.6·培养阳性标本的保存参见《菌种保存规程》。

参考文献

[1] 中国合格评定国家认可委员会.医学实验室质量和能力认可准则的应用要求:CNAS - CL02 - A001:2023[S/OL].(2023 - 08 - 01)[2023 - 09 - 26].https://www.cnas.org.cn/rkgf/sysrk/rkyyzz/2023/08/912141.shtml.

[2] Clinical and Laboratory Standards Institute. M100 - S32: Performance Standards for Antimicrobial Susceptibility Testing [S]. Wayne, PA: Clinical and Laboratory Standards Institute, 2022.

(周庭银)

快速生长分枝杆菌检验标准操作规程

×××医院检验科微生物组作业指导书		文件编号：××-JYK-××-××-××		
版次/修改：第　　版/第　　次修改		生效日期：	第　　页 共　　页	
编写人：		审核人：	批准人：	

1. 概述

快速生长分枝杆菌是根据细菌的生长速度来定义的一类分枝杆菌,其中可引起人类肺部疾病的菌种包括:龟分枝杆菌、脓肿分枝杆菌、河床分枝杆菌、雾分枝杆菌、汇合分枝杆菌、偶发分枝杆菌、戈地分枝杆菌、黏液分枝杆菌、外来分枝杆菌、脓毒性分枝杆菌、耐热分枝杆菌等。

2. 标本类型

血液、痰、脑脊液、穿刺液、脓液等标本。

3. 鉴定

3.1 · 形态与染色:菌体细长,稍弯曲,两端钝圆。革兰染色不易着色,抗酸染色强阳性。

3.2 · 培养特性:快速生长分枝杆菌生长温度为 25～45℃,在血琼脂平板上 35℃ 培养 18～24 h,形成针尖大小、肉眼不易看到的菌落,一般 48 h 后可见光滑、湿润的白色小菌落。在罗氏固体培养基上需培养 3～5 日方可见到菌。菌落多为粗糙型、不透明、乳白或米黄色。

3.3 · 生化反应:耐热触酶、对硝基苯甲酸、噻吩-2-羧酸肼试验均为阳性,硝酸盐还原试验不定。

3.4 · 鉴别要点

3.4.1　本菌属特征:生长速度快,培养 18～24 h 形成针尖大小的菌落,抗酸染色阳性,革兰染色呈着色不均匀。

3.4.2　与缓慢生长分枝杆菌鉴别:培养 7 日内(最快 18～24 h)肉眼可见单个菌落则为快速生长分枝杆菌,培养 7 日以上肉眼可见单个菌落则为缓慢生长分枝杆菌。

3.4.3　与诺卡菌的区别:快速生长分枝杆菌抗酸染色强阳性,诺卡菌抗酸染色弱阳性。

3.4.4　与麻风分枝杆菌区别:快速生长分枝杆菌人工培养基上生长,麻风分枝杆菌则不能。

3.5 · 操作步骤

3.5.1　观察菌落特征,挑取可疑菌落,涂片、染色后镜检。

3.5.2　根据菌落特征、涂片革兰染色、抗酸染色,若抗酸染色阳性,接种改良罗氏培养基,若 7 日内生长,加做耐热触酶、对硝基苯甲酸、噻吩-2-羧酸肼试验等生化反应进行鉴定。

4. 药敏

阿米卡星、头孢西丁、环丙沙星、克拉霉素、多西环素(或米诺环素)、亚胺培南、利奈唑胺、莫西沙星、复方磺胺甲噁唑、妥布霉素。

5. 质量控制

见《质量管理》。

6. 结果解释

6.1·快速生长分枝杆菌(Runyon Ⅳ群)在3～5日内有肉眼可见的菌落,多数在2～7日内即生长旺盛。该类菌是腐物寄生菌,主要存在于自然环境中。现在认为人可从环境(主要是指水和土壤)中感染,并可通过动物传给人。一般能在痰和伤口分泌物中检出,主要引起呼吸系统疾病,症状类似结核。人与人之间是否传播有待证实。对人有致病性的有偶发分枝杆菌、龟分枝杆菌、脓肿分枝杆菌。

6.2·值得一提的是,快速生长分枝杆菌在实验室分离率很低,由于快速生长分枝杆菌生长时间需2～7日,因此在痰标本、尿标本和无菌体液标本等培养时,培养48 h未见致病菌或无细菌生长,建议暂发阴性报告,将其平板继续培养至72 h,甚至更长时间,若阳性,则再补发阳性报告,这样可提高快速生长分枝杆菌的阳性检出率。

7. 临床意义

7.1·偶发分枝杆菌:可引起人的局部感染或肺部感染,对现有的抗结核药物均耐药。

7.2·龟分枝杆菌:是免疫力低下患者感染快速生长分枝杆菌时最常见的,可引起外伤后软组织病变及手术后继发性感染,亦可引起肺部感染。

7.3·脓肿分枝杆菌:以前曾作为龟分枝杆菌脓肿亚种,脓肿分枝杆菌与龟分枝杆菌类似。常存在于自来水中,可引起注射后医院感染暴发。该菌也可散发引起丰胸术后、中心静脉插管、动脉插管及透析导管所致的菌血症。与龟分枝杆菌相似,该菌能引起免疫力缺陷患者散播性皮下感染。

8. 鉴定流程

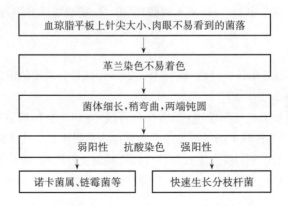

参考文献

[1] 中国合格评定国家认可委员会.医学实验室质量和能力认可准则的应用要求:CNAS-CL02-A001:2023[S/OL].(2023-08-01)[2023-09-26].https://www.cnas.org.cn/rkgf/sysrk/rkyyzz/2023/08/912141.shtml.

[2] Clinical and Laboratory Standards Institute. M100-S32:Performance Standards for Antimicrobial Susceptibility Testing[S]. Wayne, PA:Clinical and Laboratory Standards Institute,2022.

(周庭银)

结核分枝杆菌比例法药敏试验标准操作规程

×××医院检验科微生物组作业指导书	文件编号：××-JYK-××-××-××	
版次/修改：第　　版/第　　次修改	生效日期：	第　　页共　　页
编写人：	审核人：	批准人：

1. 目的

规范结核分枝杆菌比例法药敏试验标准操作规程,为临床医生调整化疗方案提供依据。

2. 原理

基于固体培养基的比例法间接药敏试验,药敏试验在含一定药物浓度的固体培养基上接种一定数量的分枝杆菌,观察分枝杆菌在培养基上的生长情况,通过计算耐药菌比例来解释结果。

3. 试剂

改良中性罗氏培养基、含药培养基、生理盐水、标准接种环、磨菌瓶、标准比浊管。

4. 质控

4.1·培养基质量控制：从颜色、质地、凝固水、匀质性、无菌性测试等方面确定培养基是否符合要求。培养基应在冷藏环境下置于密封袋内保存,空白培养基保存期不应超过 3 个月。含药培养基应使用标准菌株测试后才可使用。

4.2·药敏试验菌株：为避免由传代引起的可能变异,原则上使用原代分离培养物的新鲜纯菌落进行药敏试验。因污染、菌龄老化、菌量过少等原因不能直接用于药敏试验的菌株,应重新进行传代增菌,或去污染处理后传代,并进行记录。仅取局部的菌落进行药敏试验会导致结果偏差,因此尽量刮取斜面上各个部位的菌落。

4.3·菌液制备、稀释和接种

4.3.1　用于比浊的试管应与标准麦氏比浊管使用同样的试管,以避免不同材料、不同厚度的管壁造成的比浊偏差。

4.3.2　接种量是影响药敏试验结果的重要因素之一,操作中要尽可能保证稀释和接种量的准确和稳定。同一株菌不同稀释度的稀释、接种应由同一试验人员完成。接种时应先接种含菌浓度低的菌液,并尽可能将菌液均匀涂抹在斜面上。

4.3.3　每批药物敏感性测定加入一株结核分枝杆菌 H37Rv 或 H37Ra 作为敏感对照,以检测含药培养基质量、稀释和接种量等因素。

4.4·药敏试验无需每周观察、记录培养基生长情况,但是在接种后第 3 日应观察一次,以便及时发现可能的污染情况,及早进行重复试验。满 4 周报告药敏试验情况。药敏试验登记本上记录菌落生长丰度,不能记录"敏感"或"耐药"。根据菌落生长情况计算耐药百分比进行结果判读,最终结果为"敏感""耐药"或"重复试验",而不是生长程度。

5. 操作步骤

5.1·菌悬液制备

5.1.1　在磨菌瓶上标记样本编号,使用无菌吸管吸取生理盐水加 2～3 滴到磨菌瓶中,用接种环刮取 1~2 周的新鲜菌落放入磨菌瓶中。旋紧磨菌瓶盖,在涡旋振荡器上振荡 1~2 min,静置 15 min。

5.1.2 向磨菌瓶中加入 1~2 mL 生理盐水,轻轻混匀后静置 15 min,使菌液中的大块物质沉淀。

5.1.3 用无菌吸管吸取中上部的菌液约 1 mL,转移到另一无菌试管中,与麦氏 1 号标准比浊管比浊,逐渐滴加灭菌生理盐水,直至菌液浊度与麦氏 1 号标准比浊管一致,即得到 1 mg/mL 的菌液。

5.2·菌液稀释

5.2.1 在无菌、带有螺旋盖的试管中用吸管加入 2 mL 灭菌生理盐水备用,每株待测菌准备 2 管。

5.2.2 用 22 SWG 标准接种环取 2 满环 1 mg/mL 的菌液,平移至 2 mL 灭菌生理盐水中,即稀释成 10^{-2} mg/mL 菌液。

5.2.3 用同样方法再进行 100 倍稀释,即成 10^{-4} mg/mL 菌液。

5.3·接种:用 22 SWG 标准接种环分别取 1 满环(即 0.01 mL)10^{-2} mg/mL 和 10^{-4} mg/mL 的菌液,用划线法均匀接种至作为对照的中性改良罗氏培养基及含药培养基表面,应注意使菌液尽可能均匀分散于培养基斜面。

5.4·培养

5.4.1 接种后的培养基置于恒温培养内,直立放置 36℃±1℃培养。

5.4.2 培养 4 周后报告结果。

6. 结果判断

6.1·结果记录方式:每次检查完培养基后,按下列方式在实验室记录本上记录菌落生长情况。

菌落生长情况	报 告 方 式
无菌落生长	
少于 50 个菌落	实际菌落数
50~100 个菌落	1 +
100~200 个菌落	2 +
大部分融合(200~500 个菌落)	3 +
融合(大于 500 个菌落)	4 +

6.2·耐药百分比的计算和解释

$$耐药百分比 = \frac{含药培养基上生长的菌落数}{对照培养基上生长的菌落数} \times 100\%$$

若耐药百分比大于 1‰,则认为受试菌对该抗结核药耐药。

6.3·结果判断原则

6.3.1 空白对照培养基上菌落生长良好且高稀释度对照培养基上菌落数≥20 个,否则重新做。

6.3.2 以对照培养基和含药培养基上最大可数菌落数计算耐药百分比,判定结果。

6.3.3 若高、低稀释度对照培养基菌落数都不可数,则参照绝对浓度法判读结果(若含药培养基上菌落数≥20个,判为耐药),若结果不一致则需重做。

6.4·结果记录和报告:参考结核杆菌药敏试验(比例法)登记本参考式样记录药敏试验结果(表1、表2)。

表1 药敏试验结果表

接种日期	药敏序号	姓名	病例编号或菌株来源	菌液浓度	对照	H	S	E	R	K	O	PNB	报告日期	签名	备注
				−2											
				−4											
				判定											

表2 罗氏比例法药敏培养基含药终浓度

药物(英文缩写)	药液浓度 (μg/mL)	溶 剂	培养基内终浓度 (μg/mL)
异烟肼(INH)	200	灭菌蒸馏水	0.2
链霉素(SM)	4 000	灭菌蒸馏水	4
乙胺丁醇(EMB)	2 000	灭菌蒸馏水	2
利福平(RFP)	40 000	二甲基甲酰胺	40
卡那霉素(KM)	30 000	灭菌蒸馏水	30
氧氟沙星(OFX)	2 000	1% NaOH	2
卷曲霉素(CPM)	40 000	灭菌蒸馏水	40
乙硫(丙硫)异烟胺(ETO/PTO)	40 000	二甲基甲酰胺	40
对氨基水杨酸(PAS)	1 000	灭菌蒸馏水	1

7. 注意事项

为避免气溶胶,药敏试验操作需在2级或2级以上生物安全操作柜内进行。

8. 临床意义

通过检测结核患者感染的结核分枝杆菌药物敏感性试验结果,能指导临床医生对患者进行正确的治疗和管理,及时调整药量或终止药物,避免严重的不良反应。

参考文献

[1] 中国合格评定国家认可委员会.医学实验室质量和能力认可准则的应用要求:CNAS-CL02-A001;2023[S/OL].(2023-08-01)[2023-09-26].https://www.cnas.org.cn/rkgf/sysrk/rkyyzz/2023/08/912141.shtml.

[2] Coban AY, Birinci A, Ekinci B, et al. Drug susceptibility testing of Mycobacterium tuberculosis by the broth microdilution method with 7H9 broth[J]. Mem Inst Oswaldo Cruz, 2004, 99(1):111-113.

(王丽丽)

结核分枝杆菌绝对浓度法固体药敏试验标准操作规程

×××医院检验科微生物组作业指导书	文件编号：××-JYK-××-××-××
版次/修改：第　　版/第　　次修改	生效日期：　　　　第　页 共　　页
编写人：	审核人：　　　　批准人：

1. 目的

规范结核分枝杆菌绝对浓度法固体药敏试验标准操作规程，为临床医生调整化疗方案提供依据，或者作为流行病学调查的关键指标。

2. 原理

基于固体改良罗氏培养基的绝对浓度法间接药敏试验，在含一定药物浓度的固体培养基上接种一定数量的分枝杆菌，当分枝杆菌能在该浓度生长时被界定为耐药菌株，反之则定为敏感菌株，绝对浓度法接种含高、低浓度药量的培养基。

3. 试剂

同比例法。绝对浓度法药敏试验药物浓度见表1。世界卫生组织推荐的结核分枝杆菌药物敏感性检测方法中无绝对浓度法，因此此处浓度参考2005年《结核病实验室检测规程》中的药物浓度。加入培养基前的药物浓度建议为终浓度的1 000倍或以上。

表1　绝对浓度法药敏试验药物浓度表

药　　物	培养基内药物终浓度(μg/mL)	
异烟肼(INH)	1	10
链霉素(SM)	10	100
对氨基水杨酸(PAS)	1	10
乙胺丁醇(EMB)	5	50
利福平(RFP)	50	250
卡那霉素(KM)	10	100
卷曲霉素(CPM)	10	100

4. 质控

同比例法。

5. 操作步骤

5.1·菌悬液制备：同比例法。

5.2·菌液稀释

5.2.1　在无菌、带有螺旋盖的试管中用无菌吸管加入4.5 mL灭菌生理盐水备用，每株待测菌准备2管。

5.2.2　用移液器吸取0.5 mL浓度为1 mg/mL菌液，移至预先准备好的4.5 mL灭菌生理盐水试管中，即稀释成10^{-1} mg/mL菌液。

5.2.3　用同样方法再进行10倍稀释，即成10^{-2} mg/mL菌液。

5.3·接种用移液器吸取 10^{-2} mg/mL 菌液 100 μL,分别接种至每一管对照、高浓度和低浓度含药培养基表面。应注意使菌液尽可能均匀分散于培养基斜面。

5.4·培养:接种后的培养基置于水平搁架上。36℃条件下,保持培养基斜面水平放置 24 h 后,直立继续培养至 4 周。

6. 结果判断

每次检查完培养基后,按以下方式在实验室记录本上记录菌落生长情况。

菌落生长情况	报 告 方 式
无菌落生长	
少于 20 个菌落	实际菌落数
菌落生长占斜面面积 1/4	1 +
菌落生长占斜面面积 1/2	2 +
菌落生长占斜面面积 3/4	3 +
全斜面生长,菌落融合	4 +

在对照培养基上菌落生长良好的前提下,含药培养基上生长的菌落数多于 20 个,可判定为耐药。

7. 注意事项

为避免气溶胶,药敏试验操作需在 2 级或 2 级以上生物安全操作柜内进行。

8. 临床意义

通过检测结核患者感染的结核分枝杆菌药物敏感性试验结果,能指导临床医生对患者进行正确的治疗和管理,及时调整药量或终止药物,避免严重的不良反应。

参考文献

[1] 中国合格评定国家认可委员会.医学实验室质量和能力认可准则的应用要求:CNAS－CL02－A001:2023[S/OL].(2023－08－01)[2023－09－26].https://www.cnas.org.cn/rkgf/sysrk/rkyyzz/2023/08/912141.shtml.

[2] Karen C Carroll, Michael A Pfaller. Manual of Clinical Microbiology[M]. 13th ed. Washington DC: American Society for Microbiology, 2023.

（王丽丽）

结核分枝杆菌液体药敏试验标准操作规程

×××医院检验科微生物组作业指导书	文件编号：××-JYK-××-××-××
版次/修改：第 版/第 次修改	生效日期： 第 页 共 页
编写人：	审核人： 批准人：

1. 目的

应用于结核病实验室结核分枝杆菌液体药敏试验。

2. 原理

基于液体培养基的比例法间接药敏试验，液体培养基可为结核杆菌提供充足的营养，有利于结核杆菌的生长；而自动化的分枝杆菌培养系统，通过仪器检测分枝杆菌生长过程，自动报告监测结果。当在液体培养基中加入一定浓度药物时，分枝杆菌培养系统即成为分枝杆菌药敏检测系统，一定数量的结核分枝杆菌加入培养基中，当结核分枝杆菌能在抑制其生长的最低药物浓度下生长时被界定为耐药菌株，反之则定为敏感菌株。

3. 试剂

BACTEC MGIT 960 药敏试剂盒（异烟肼、利福平、乙胺丁醇、链霉素和吡嗪酰胺）、BBL MGIT 7 mL MGIT 培养管、无菌生理盐水、无菌的蒸馏水/去离子水。

4. 质控

4.1·BBL MGIT 培养管和 PZA 空白培养管只能在 2～25℃保存，一定不能冷冻，且需避光保存。在药粉溶解之前，可在 4℃保存至有效期。一旦溶解后需分装在 -20℃或更低的温度保存，最长不超过 6 个月。每次使用时取出相应量的分装管，如果有部分解冻的药液没有用完，应丢弃不再使用，避免反复冻融。

4.2·每次接种完后，剩余的稀释液接种到含 5％羊血的胰蛋白胨大豆琼脂培养基上，放入密封的塑料袋，在 35～37℃培养 48 h，观察是否有杂菌生长；如有杂菌生长，此次的药敏接种即应废弃，不再继续；如血平板无杂菌生长，可继续药敏培养。

4.3·注意废弃、生长阴性或阳性报完结果的培养管和平板均应按照相关生物安全处理后再丢弃。

4.4·收到每批药敏试剂盒后，应该使用下文所列的质控菌株先进行质控；质控物的准备参考"样本准备"部分。

4.5·如果质控物在 3～14 日内报告的结果如下所示，则表示此批药敏试剂盒质量是合格的。

菌 株	空白对照	链霉素	异烟肼	利福平	乙胺丁醇	吡嗪酰胺
结核分枝杆菌 ATCC27294	阳性	敏感	敏感	敏感	敏感	敏感

4.6·每周或每批试剂盒进行药敏试验时，应同时选一阳性、阴性对照菌株进行药敏

试验。

5. 操作步骤

5.1·药液制备：向链霉素(S)、异烟肼(I)、利福平(R)、乙胺丁醇(E)药瓶中加 4 mL 蒸馏水复溶药液。向吡嗪酰胺(PZA)药瓶中加 2.5 mL 蒸馏水复溶药液。分装药液,在 –20℃条件保存,最长保存 6 个月。仅允许使用冻溶一次的菌液。

5.2·菌液制备

5.2.1 基于罗氏培养物制备菌液

5.2.1.1 在磨菌瓶上标记样本编号,用无菌吸管吸取生理盐水加 2～3 滴到磨菌瓶中,用接种环刮取 1～2 周的新鲜菌落放入磨菌瓶中。旋紧磨菌瓶盖,在涡旋振荡器上振荡 1～2 min,静置 15 min。

5.2.1.2 向磨菌瓶中加入 1～2 mL 生理盐水,轻轻混匀后静置 15 min,使菌液中的大块物质沉淀。

5.2.1.3 用无菌吸管吸取中上部的菌液约 1 mL,转移到另一无菌试管中,与麦氏 0.5 号标准比浊管比浊,逐渐滴加灭菌生理盐水,直至菌液浊度与麦氏 0.5 号标准比浊管一致,即得到 0.5 mg/mL 的菌液。

5.2.1.4 用生理盐水 1∶5 稀释 0.5 麦氏浊度菌液制备成工作菌液。

5.2.2 基于液体培养物准备菌液

5.2.2.1 BACTEC MGIT 960 系统报告阳性的当日算作第 0 天。

5.2.2.2 报告阳性之后的 5 日之内必须完成药敏试验。否则,应在一管新的 BBL MGIT 培养管中转种培养,待到重新报告阳性之后的 5 日之内进行药敏试验。

5.2.2.3 如是在第 1 或第 2 日进行药敏试验,直接可以作为工作菌液。

5.2.2.4 如是在第 3、4、5 日进行药敏,先用生理盐水按照 1∶5(1 mL 菌悬液∶4 mL 生理盐水)进行稀释,稀释后的菌液作为工作菌液。

5.3·样本接种

5.3.1 用记号笔分别在 MGIT 培养管标签空白处标记生长对照管及各种药物名称缩写。向每个培养管中加 0.8 mL 药敏营养添加剂。向每个标记药物名称的 MGIT 培养管中加 0.1 mL 相应药液。向每个含药培养管中加 0.5 mL 工作菌液。

5.3.2 向 S、I、R、E 的生长对照管中加 0.5 mL 的 1∶100 稀释后的工作菌液;向 PZA 的生长对照管中加 0.5 mL 的 1∶10 稀释后的工作菌液。

5.3.3 拧紧管盖,轻轻颠倒数次混匀。

5.4·孵育、报告结果

5.4.1 扫描药敏培养架条形码,按指示灯位置放入孵育箱。

5.4.2 孵育,等待仪器自动报告结果。

6. 结果判断

6.1·S、I、R、E 药敏架一般会在 4～13 日自动报告结果,PZA 药敏架一般会在 4～21 日自动报告结果。

6.2·扫描药敏架,打印结果。仪器将打印出每种药物的药敏试验结果。结果将被定性为敏感(S)、耐药(R)或不确定(X)。

6.2.1　当 GU 指数在生长对照管中达到 400 时(4～13 日内),仪器将开始判定结果。此时,评估含药物培养管的 GU 值。

6.2.2　S＝敏感:含药物培养管的 GU 值小于 100。

6.2.3　R＝耐药:含药物培养管的 GU 值大于或等于 100。

6.2.4　X＝错误:有特殊情况发生,影响到了试验,从而无法确定试验结果,X200 一般为活菌含量少,X400 一般为活菌含量高或者有杂菌存在。

6.3·结果出现之后应立即进行报告。报告结果时,一定要包含试验方法的名称、药物种类及其浓度。如果出现耐药现象,对培养基进行视觉观察,保证试验培养基未受到污染(观察浑浊度,滴一滴培养基到琼脂盘上),或者试验菌株是 NTM。如果出现罕见结果,或者只对利福平、PZA 或乙胺丁醇中的一种具有单一耐药,则要重新进行试验确定耐药性。

7. 注意事项

7.1·只能使用结核分枝杆菌纯的分离培养物进行检测。混合其他杂菌和分枝杆菌的样本无法检测;对临床标本不能进行直接检测。

7.2·从固体培养物准备样本时,必须按照要求的时间沉淀和浊度比浊,否则给出的结果将不准确。

7.3·如不能按照 1∶5 的比例稀释,结果可能不准确。

7.4·如不能按要求接种 1∶100 稀释的菌悬液到空白对照管中,可能导致不准确的结果或机器报错。

7.5·溶解药粉时体积不精确可能导致结果不准确。

7.6·充分混匀接种后的培养管很重要,否则可能导致假阳性结果(假耐药)。

7.7·选择错误的药敏架或含药培养管放入顺序错误,会导致错误的结果。

7.8·不使用药敏试剂盒配套的增菌剂,而使用培养所用的,可能导致不准确的结果。

8. 临床意义

8.1·液体培养可以提高培养的阳性率,比传统的固体培养要提高 20％左右。

8.2·液体药敏比传统固体药敏报告结果的时间缩短,由 4 周缩短到 4～13 日,减少了诊断延误。

8.3·BACTEC MGIT 960 系统无法判断菌株对药物的耐药程度。结果报告是定性的"耐药"或"敏感"。

8.4·BACTEC MGIT 960 系统使用的关键浓度低于一般比例法推荐的关键浓度。使用较高浓度的试剂盒,可以增加检测"低耐"菌株的能力。

参考文献

[1] 中国合格评定国家认可委员会.医学实验室质量和能力认可准则的应用要求:CNAS‐CL02‐A001:2023[S/OL].(2023‐08‐01)[2023‐09‐26].https://www.cnas.org.cn/rkgf/sysrk/rkyyzz/2023/08/912141.shtml.

[2] Karen C Carroll, Michael A Pfaller. Manual of Clinical Microbiology[M]. 13th ed. Washington DC: American Society for Microbiology, 2023.

(王丽丽)

结核分枝杆菌最低抑菌浓度检测标准操作规程

×××医院检验科微生物组作业指导书		文件编号：××-JYK-××-××-××		
版次/修改：第　　版/第　　次修改		生效日期：	第　　页　共　　页	
编写人：		审核人：	批准人：	

1. 目的

规范结核分枝杆菌最低抑菌浓度检测，确保最低抑菌浓度结果准确性。

2. 原理

分枝杆菌药敏板是一个 96 孔微孔板，包含了多种适当稀释浓度的抗生素和 2 个阳性对照孔。可通过 Vizion 系统观察生长情况来读取结果。

3. 试剂

TREK Sensititre MYCOTBI 药敏板、含有玻璃微珠的 Sensititre 吐温盐水、生理盐水、Middlebrook 7H9/OADC、0.5 McF 标准比浊管。

4. 质控

4.1·所有的 TREK Sensititre MYCOTBI 药敏板均包含阳性对照孔。阳性对照孔需有明显的生长，否则所有结果均无效。

4.2·影响 MIC 结果有许多因素，包括微生物状态、接种浓度、温度和药敏接种培养液。实际上，重复的 MIC 形成正态分布，大多数的结果在一个稀释度内。如果质控菌株的 MIC 在质量控制范围之内，则该试验结果有效，如果质控菌株结果不在质量控制范围内，则试验结果无效（表 1）。

表 1　结核分枝杆菌质控菌株的预期质量控制范围(μg/mL)

药　　物	结核分枝杆菌(ATCC27294)	结核分枝杆菌(ATCC25177)
阿米卡星	0.25~2	0.25~4
环丝氨酸	4.0~8.0	4.0~8.0
乙硫异烟胺	0.6~5	0.6~5
乙胺丁醇	≤2	≤2
异烟肼	≤0.5	≤0.06
卡那霉素	0.6~5	0.6~10
莫西沙星	≤0.5	≤0.06
氧氟沙星	0.5~2	≤1
对氨基水杨酸	≤0.5	≤0.5
利福平	≤0.5	≤0.12
利福布汀(袢霉素)	≤0.12	≤0.12
链霉素	0.5~2	0.5~4

5. 操作步骤

5.1·菌液制备：使用的临床分离的结核分枝杆菌新鲜培养物（不超过 3 周）。采用细菌超声分散计数仪法或 Sensititre Nephelometer 比浊仪法进行菌液制备。采用的比浊仪均需定期定标。

5.1.1　从罗氏培养基斜面上刮取菌落置于含 2 mL 生理盐水超声分散专用试管中。超声分散结束屏幕显示比浊结果及稀释体积,根据提示加入相应的生理盐水体积(mL),获得 0.5 McF 菌液。

5.1.2　从罗氏培养基上刮取菌落乳化于含有 0.2% 吐温和玻璃微珠的盐水中。涡旋振荡器混匀至少 30 s。菌悬液自然沉降 15 min 后,放置 Sensititre Nephelometer 比浊仪中进行浊度测试。将菌液调至浊度为 0.5 McF。

5.1.3　吸取 0.5 McF 菌液 100 μL 至 7H9/OADC 培养管中,涡旋振荡混匀 30 s。得到 1×10^5 CFU/mL(范围为 $5 \times 10^4 \sim 5 \times 10^5$ CFU/mL)的接种液,待用。

5.2·接种:使用 AIM 接种药敏板,确保所有孔完全被覆盖以保证足够的密封性。避免褶皱,否则可能导致结果出现跳孔现象。放置恒温培养箱,孵育前需用消毒液擦拭密封的药敏板。

5.3·培养:药敏板放置 35~37℃ 恒温培养箱孵育 10 日。在 7~10 日检查其生长情况。如果 10 日后生长情况不好,再放入孵箱,继续孵育药敏板 7~11 日。

5.4·读取结果:使用 VIZION 系统读取结果。药敏板的 Sensititre 条形码标签应面向使用者(请勿揭开密封膜)。首先读取阳性生长对照孔,如果阳性对照孔中未出现生长,则结果无效。生长表现为孔底部出现混浊或菌落沉积。

6. 结果判断

列举各种药物的 MIC 值及相应的结果解释。测试菌株对某种药物的 MIC 值大于临界浓度,结果提示为耐药;MIC 值小于或等于临界浓度,结果提示为敏感。阳性对照孔未生长,则结果为无效(表 2)。

表 2　各种药物的 MIC 值结果表

抗结核药	临界浓度(μg/mL)	MIC 值(μg/mL)
阿米卡星(AMI)	4	0.25
环丝氨酸(CYC)	25	16
乙硫异烟胺(ETH)	5	8
乙胺丁醇(EMB)	5	1.2
异烟肼(INH)	0.2	4
卡那霉素(KAN)	5	0.6
莫西沙星(MXF)	0.5	0.12
氧氟沙星(OFL)	2	0.25
对氨基水杨酸(PAS)	2	0.5
利福平(RIF)	1	0.5
利福布汀(RFB)	0.5	16
链霉素(STR)	2	4

7. 注意事项

7.1·结果判断

7.1.1　污染:污染可能会导致一个有生长的孔而邻近的孔没有生长。单个孔污染可以忽略,但如果多个孔生长怀疑可能有污染,则应重新试验。

7.1.2 跳孔:表现为一个孔显示没有生长,而周边邻近的孔显示生长。此现象可能是由污染、突变、封膜褶皱或接种错误等原因引起。单一的跳孔可以忽略不计。跳孔不能判读为MIC值,正确判读结果是读取连续没有生长的药物浓度最低的孔为MIC值。

7.1.3 混合培养物:除了上述说明的情况外,如果出现两个终点值,其表现为一个清晰的"纽扣"状生长,跟随几个弥漫性生长不再见"纽扣"状生长(或纽扣变小),则有可能是混合细菌生长。应重新再培养以检测纯度。如果检测到混合生长,则实验结果无效。

7.2·实验操作:菌液制备和药敏板接种必须在生物安全柜中进行。本操作必须由接受过结核分枝杆菌操作培训的人员在 BSL-2 实验室及以上的实验室进行。

8. 临床意义

MIC与其他药敏试验相比可以提供更确切的耐药信息。MIC不仅可以判断是否耐药,还能在耐药株中区分不同的耐药程度。首先,可以为耐药机制的研究提供有意义的参考,因为某种药物的耐药性产生可能是基于多种耐药机制的作用,不同耐药机制可能导致不同程度的耐药。比如与链霉素相关的耐药基因包括 $rpsL$ 和 rrs 等。其中,$rpsL$ 的某些突变与链霉素的高耐药($100\ mg/\mu L$ 以上)相关,而 rrs 某些位点的突变与中等程度($10\sim100\ mg/\mu L$)的链霉素耐药相关。其次,某些药物的疗效与剂量呈正相关性,对某些低耐药的患者来说,提高用药剂量可以获得增强的杀菌活性,即在低剂量时表现为耐药的菌株在高剂量治疗方案中被杀死,如异烟肼。在可选的抗结核药物有限的情况下,这样增加了可选的药物数量。

参考文献

[1] 中国合格评定国家认可委员会.医学实验室质量和能力认可准则的应用要求:CNAS-CL02-A001;2023[S/OL].(2023-08-01)[2023-09-26].https://www.cnas.org.cn/rkgf/sysrk/rkyyzz/2023/08/912141.shtml.

[2] Heifets L.Qualitative and quantitative drug-susceptibility tests in mycobacteriology[J]. Am Rev Respir Dis, 1988, 137(5):1217-1222.

(王丽丽)

第十四章
厌氧菌检验标准操作规程

标本采集及处理标准操作规程

×××医院检验科微生物组作业指导书		文件编号：××-JYK-××-××-××		
版次/修改：第 版/第 次修改		生效日期：	第 页 共 页	
编写人：		审核人：	批准人：	

1. 目的

规范厌氧菌检验标本采集规程，保证实验室检测前标本质量。

2. 范围

微生物实验室受理的厌氧菌检验标本。

3. 职责

3.1・微生物实验室人员负责对医护人员如何采集合格标本进行培训和指导。

3.2・标本运输人员按运输要求及时将标本运输到微生物室。

3.3・微生物室人员负责床旁接种（必要时）。

4. 规程

4.1・标本的采集原则

4.1.1 避开正常菌群的污染：避免在有需氧菌寄生的部位，如上呼吸道、消化道、女性生殖道和下尿道等与外界相通的腔道内采集标本。应从无正常菌群寄生的部位，如环甲膜以下的气管、支气管和肺部组织、胸腔和腹腔或深部脓肿等部位采集厌氧菌检验标本（表1）。

表1 不同部位标本的采集方法

标 本 来 源	采 集 方 法
下呼吸道	环甲膜以下穿刺或肺穿刺
胸腔或腹腔	胸腔或腹腔穿刺
泌尿道	膀胱穿刺
女性生殖道	后穹隆穿刺
封闭性脓肿	直接穿刺，在脓肿边缘靠近正常组织部位采样
窦道、深部创伤、子宫腔	用静脉注射用的塑料导管穿入感染部位抽取
关节和心包	关节腔或心包腔穿刺
组织	研磨后立即接种、放置厌氧环境培养

4.1.2 严格消毒，避免污染：经皮肤、黏膜组织采集标本时，须严格消毒，以防止皮肤、黏膜表面正常菌群的污染。

4.1.3 厌氧菌标本的采集多采用无菌针筒穿刺法，抽取深部脓液或体液。尽可能进行床旁接种厌氧培养平板或采用厌氧运送培养基。

4.1.4 尽量避免接触空气。

4.2・各部位厌氧菌标本的采集方法

4.2.1 血液、骨髓：怀疑菌血症、败血症或骨髓厌氧菌感染时，可抽取血液做厌氧菌培养。采血时间为抗菌药物治疗前，寒战前、寒战时或寒战后1 h内，可获得高的阳性率。为提高厌氧菌培养的阳性率,应多次采血培养,并增加采血的量(成人一次采血 5～10 mL,婴幼儿为 1～2 mL)。

4.2.2　中枢神经系统:怀疑脑膜炎等中枢神经系统厌氧菌感染时,可采集脑脊液标本做厌氧菌检查。

4.2.3　呼吸系统:怀疑支气管和肺部厌氧菌感染时,应从环甲膜以下抽取肺部分泌物,或直接肺穿刺抽取分泌物,也可用带有保护取样刷不被口咽部正常菌群污染的套管,通过纤维支气管镜从肺部抽取痰液或分泌物。

4.2.4　泌尿系统:怀疑肾脏、输尿管或膀胱厌氧菌感染时,应从耻骨联合上方经皮肤穿刺膀胱抽取尿液。

4.2.5　生殖系统:怀疑女性盆腔厌氧菌感染时,可在消毒阴道后从后穹隆穿刺抽取盆底的脓液。怀疑子宫腔厌氧菌感染时,可用无菌套管抽取子宫腔内容物。

4.2.6　胸腔、腹腔、心包腔和关节腔:怀疑胸膜炎或胸腔脓肿、腹膜炎或腹腔脓肿、心包炎、关节炎或关节脓肿时,可分别抽取胸、腹、心包或关节积液或脓液。

4.2.7　深部脓肿:封闭性脓肿用注射器抽取脓肿边缘靠近正常组织的脓液做厌氧菌培养。已破溃者,应用无菌棉拭去除表面的脓液和痂壳,取深部分泌物做检查。

4.2.8　窦道或深部伤口:最好切开后取深部组织或脓液。不宜切开者,可用注射器连接无菌导管,将导管探入窦道或伤口深部抽取标本。

4.3 · 厌氧菌标本的运送与处理

4.3.1　厌氧菌培养原则上主张采用床边接种的方法,采集标本后立即接种在预还原的厌氧培养基上,并迅速置厌氧环境中孵育。

4.3.2　如无法进行床边接种时,应尽快送检,并尽量避免接触空气。

4.3.3　厌氧标本的运送方法:无法进行床边接种时,送检标本也必须保持在无氧条件下进行。具体方法如下。

4.3.3.1　针筒运送法:针筒可用来运送各种液体标本,如血液、脓液和各种穿刺液。用无菌针筒抽取标本后,排除针筒内的空气,针尖插入无菌橡皮塞,隔绝空气,尽快运送至实验室。

4.3.3.2　无菌小瓶法:装入 0.5 mL 含有 0.000 3% 刃天青的脑心浸液,加橡皮塞后用铝盖密封,以真空泵抽出瓶中空气,再充入含 10% 无氧 CO_2 和 85% 氮气的混合气体,培养基应无色(内有氧则为粉红色),标本注入瓶内即可送检。

4.3.3.3　厌氧袋或厌氧缸:装入可有效消耗氧气的物质,确保无氧环境,该方法一般用于运送较大的组织块或床边接种的培养皿等。

4.3.4　厌氧标本送至实验室后,应尽快处理、接种,一般应在 20～30 min 内处理完毕,最迟不得超过 2 h,否则大部分厌氧菌死亡。运送、处理和保存厌氧标本时室温即可,不主张冷藏,因低温对某些厌氧菌不利,而且低温时氧气的溶解度增高。

参考文献

[1] 中国合格评定国家认可委员会.医学实验室质量和能力认可准则的应用要求:CNAS - CL02 - A001:2023[S/OL].(2023 - 08 - 01)[2023 - 09 - 26].https://www.cnas.org.cn/rkgf/sysrk/rkyyzz/2023/08/912141.shtml.

[2] Karen C Carroll, Michael A Pfaller. Manual of Clinical Microbiology[M]. 13th ed. Washington DC: American Society for Microbiology, 2023.

(周庭银)

厌氧菌检验标准操作规程

×××医院检验科微生物组作业指导书		文件编号：××-JYK-××-××-××	
版次/修改：第　　版/第　　次修改		生效日期：	第　　页 共　　页
编写人：	审核人：		批准人：

1. 目的

规范厌氧菌检验标准操作规程，确保检验结果准确、可靠。

2. 适用范围

厌氧菌培养。

3. 标本

3.1·标本类型：脓胸及未破溃的脓肿、血液标本、膀胱穿刺尿、组织、肺泡灌洗液、窦道、深部脓肿脓液等。

3.2·标本采集参见厌氧菌《标本采集及处理标准操作规程》。

4. 试剂和仪器

4.1·API 20A、厌氧菌鉴定卡、药敏鉴定卡、药敏纸片、血琼脂平板、厌氧血琼脂平板，革兰染液、瑞氏染液、氧化酶试剂、触酶试剂等相关生化试剂。

4.2·二级生物安全柜、显微镜、恒温培养箱、厌氧盒或厌氧罐或厌氧产气袋、CO_2培养箱、厌氧培养箱、微生物鉴定及药敏分析仪、电热灼烧器、接种环、接种针、厌氧指示剂等。

5. 药敏质控

参见《质量管理》。

6. 检验步骤

6.1·第一日（接种与培养）：接收标本后立即对标本进行编号，然后在 LIS 系统签收。

6.1.1　标本处理与接种

6.1.1.1　血液标本：疑似厌氧菌感染患者，采集血液 5 mL 置血培养仪培养。若阳性报警，使用无菌注射器从厌氧瓶中取培养物 2～3 滴进行涂片、染色（应注意革兰染色的结果、球菌或杆菌、有无芽孢等）。若涂片查见细菌，从厌氧瓶中取培养物，转种需氧和厌氧血琼脂平板，需氧血平板置需氧环境培养（24 h），厌氧血平板置厌氧环境（厌氧盒或厌氧罐＋厌氧气袋）35℃培养 48 h，观察并记录菌落特性。

6.1.1.2　脓胸及未破溃的脓肿、窦道、深部脓肿脓液（可先置于血培养瓶增菌培养）等标本直接接种于需氧和厌氧血琼脂平板。

6.1.1.3　除血培养以外的标本接种后，需涂片、染色，了解标本中有无细菌及其细菌类别。

6.2·第二日（观察细菌生长情况）：观察各种固体培养基上有无细菌生长并采取相应处理，记录在规程单上（日期、涂片、分纯、上机、手工生化、药敏、无菌生长、继续培养等）。

6.2.1　厌氧血琼脂平板：打开厌氧血琼脂平板，观察是否有细菌生长。

6.2.1.1　如果有菌生长，再打开需氧血琼脂平板观察其菌落特征是否为同一种细菌。若相同，则可能不是厌氧菌，但仍需对不同培养基上的菌落进行涂片、染色和镜检等操作，确认并综合分析。

6.2.1.2　若厌氧血琼脂平板生长,需氧血平板不生长,则挑取可疑菌落涂片,初步确认是革兰阳性菌还是革兰阴性菌,并进行耐氧试验。

6.2.1.3　如果两种平板均没有细菌生长,则继续培养。

6.2.2　耐氧试验

平板生长情况	菌种数量	结 果 判 读
需氧平板,厌氧平板皆生长	一种菌	兼性厌氧菌、微需氧菌
需氧平板生长,厌氧平板不长	一种菌	需氧菌
需氧平板不长,厌氧平板生长	一种菌	专性厌氧菌
需氧平板不良,厌氧平板生长良好	一种菌	非专性厌氧菌

6.3·第三日(鉴定)

6.3.1　细菌鉴定仪鉴定:用棉签从厌氧血琼脂平板上挑取菌落制成菌悬液(菌液浓度参见不同试剂的厂家说明),接种在鉴定卡片上,使用 VITEK - ANC、MicroScan RAID、ATB - RAPID ID32A 等自动微生物鉴定系统鉴定,4 h 即可判断结果。

6.3.2　API 20A 鉴定系统:该系统是一种半定量的微量鉴定系统,也可用于检测细菌胞外酶。

6.3.3　MALDI - TOF - MS 和分子生物学鉴定:用布鲁克/梅里埃的 MALDI - TOF - MS,20 min 可判读结果。通过检测细菌 16S rRNA 序列判读细菌种类。

6.3.4　传统手工鉴定:可依据涂片染色形态、菌落特性及对某些抗菌药物的敏感性做出初步鉴定。最后菌种的鉴定则要进行生化反应,包括多种糖类发酵试验、吲哚试验、硝酸盐还原试验、触酶试验、脲酶、七叶苷、α葡萄糖苷酶、单糖分解、卵磷脂酶试验、脂酶试验、明胶液化试验,再结合胆汁肉汤生长试验、荧光素、硫化氢试验等。

6.4·结果报告

6.4.1　阳性结果:仪器报告细菌鉴定结果后,需再次观察原始平板上的菌落特征,判断其与仪器结果是否相吻合,只有相吻合时,才可以发出报告,报告厌氧菌菌名。若不吻合,需再查找原因,是平板菌落不纯,还是机器鉴定结果有误或者其他原因等。

6.4.2　阴性结果:经培养 72 h,仍无厌氧细菌生长者,报告"培养 3 日无厌氧细菌生长";厌氧菌血培养需要培养 5 日,仍无厌氧细菌生长者,报告"培养 5 日无厌氧细菌生长"。

7. 操作流程

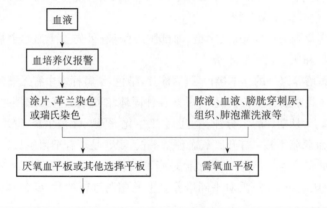

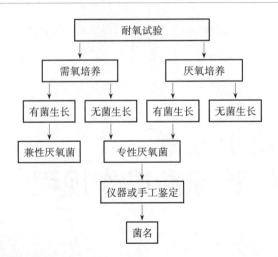

8. 结果解释

8.1 · 接种平板前,厌氧血平板应该预还原,将平板内溶解氧释放。

8.2 · 培养基要新鲜配制,若储存太久,有氧气溶解在表面或有过氧化物在培养基中,不利于厌氧菌生长。

8.3 · 若厌氧平板上有兼性厌氧菌和专性厌氧菌混合生长时,可利用氨曲南等纸片进行分纯。

8.4 · 在厌氧菌标本中(深部脓肿),可能会培养出2种以上的厌氧菌及混合菌(需氧菌、厌氧菌)。应重视复数菌的分离。

8.5 · 由于多数厌氧菌生长比需氧菌慢,所以厌氧菌一般培养48 h才能观察平板,但也有生长快的厌氧菌(如产气荚膜梭菌培养24 h即可观察平板)。

8.6 · 有些非专性厌氧菌(如嗜酸乳杆菌等)在需氧血平板生长不良,在厌氧血琼脂平板生长良好。因此观察平板时要引起足够重视。

8.7 · 菌液浓度:如做胞外酶鉴定,一定要有足够的菌液浓度。

8.8 · 从原始平板挑取菌落进行耐氧试验时,原始平板需继续培养。其目的是防止某些生长缓慢的厌氧菌生长;若耐氧试验操作失误,可从原始平板上重新挑取菌落。

8.9 · 做耐氧试验时,应尽可能多挑选几个不同的菌落分别接种不同平板,尽量避免漏检。

8.10 · 传统方法鉴定厌氧菌需要活的细菌;而胞外酶法、MALDI - TOF - MS 和 16S rRNA 序列测定法不强调活的细菌,但是尚无法进行药敏试验。

8.11 · 分离出厌氧菌不建议常规药敏,有一些菌种可以做 β-内酰胺酶检测。

9. 临床意义

厌氧菌,尤其是无芽孢厌氧菌,是临床常见的致病或条件致病菌。从临床标本分离和培养出厌氧菌,可及时为临床医生提供病原学诊断报告,对指导临床医师选用抗厌氧菌药物、及时控制厌氧菌感染具有重要的临床意义。

(周庭银)

第十五章
临床真菌检验标准操作规程

标本采集及处理标准操作规程

×××医院检验科微生物组作业指导书		文件编号：××-JYK-××-××-××		
版次/修改：第　　版/第　　次修改		生效日期：		第　　页　共　　页
编写人：		审核人：		批准人：

1. 目的
规范标本采集规程，保证实验室检测前标本质量。

2. 范围
微生物实验室受理的标本。

3. 操作步骤

3.1·标本信息的采集：检查申请单信息包括患者姓名、性别、年龄、住院号或门诊号、标本采集部位、标本采集日期和时间、临床诊断、特殊培养要求、申请者姓名、申请科室、申请项目等。

3.2·不同标本的处理规程

3.2.1　血液

3.2.1.1　标本采集：推荐在抗真菌药物使用前、发热初期或寒战期取静脉血或骨髓液。采集血液后立即注入血培养瓶内并轻轻摇匀。至少采集 2 套(4 瓶)。标本与培养基比例为 1/10～1/5(必须包括需氧瓶或真菌专用瓶，每瓶 8～10 mL)。

3.2.1.2　标本处理：2 h 内常温送检。若不能及时送检，则常温保存。

3.2.2　骨髓

3.2.2.1　标本采集：使用肝素化的注射器或溶解离心管采集骨髓液 0.5 mL(儿童)至 3 mL(成人)后送检。

3.2.2.2　标本处理：15 min 内常温送检，如不能及时送检，则常温保存。

3.2.3　静脉导管

3.2.3.1　标本采集：剪取导管尖段 5 cm 置于无菌容器中送检。

3.2.3.2　标本处理：15 min 内常温送检，如不能及时送检，则 4℃保存。将导管置于血平板上，使用无菌镊子将其从平板一端滚动至另一端，滚动 4 次，做导管尖 Maki 法半定量培养。不要使用含放线菌酮的培养基。

3.2.4　无菌体液(脑脊液、心包液、腹水和关节液)

3.2.4.1　标本采集：除脑脊液外，将其余的无菌体液置于含肝素的无菌真空采血管。脑脊液使用脊髓穿刺针采取后送检。

3.2.4.2　标本处理：15 min 内常温送检，如不能及时送检，则常温保存(不能冷藏)。标本量多于 2 mL，则 2 000 g 离心 10 min 后取沉渣接种。如标本量少于 2 mL，则将标本直接接种于培养基。推荐使用细胞离心机对无菌体液进行涂片、镜检。另外，脑脊液可直接接种于血培养瓶。

3.2.5　脓液、引流液及创面分泌物及窦道

3.2.5.1　标本采集：开放性创口，用无菌生理盐水冲洗创面后，应采集病灶活动性边缘坏

死组织标本及分泌物。封闭性脓肿,局部皮肤消毒后用注射器抽取脓液送检。

3.2.5.2　标本处理:2 h内常温送检。将标本直接接种于培养基。较浓稠的标本需使用裂解液处理。

3.2.6　下呼吸道标本(痰液、支气管吸取物、肺泡灌洗液)

3.2.6.1　标本采集:清洁口腔后采集清晨第一口痰液,或采用外科方法进行支气管毛刷取样和采集肺泡灌洗液。唾液或24 h痰液不能用来进行真菌培养。

3.2.6.2　标本处理:2 h内常温送检,若不能及时送检,则4℃保存。将标本接种至含抗生素的选择培养基中。较黏稠的下呼吸道标本需要使用消化液处理,并2 000 g离心10 min后取沉渣接种。

3.2.7　眼(角膜刮片、玻璃体液等)

3.2.7.1　标本采集:角膜刮片或针吸玻璃体液。

3.2.7.2　标本处理:15 min内常温送检。若不能及时送检,则常温保存。

3.2.8　组织标本

3.2.8.1　标本采集:采集标本后使用无菌容器转运,如标本量较少,应滴数滴无菌盐水保湿。

3.2.8.2　标本处理:及时送检,否则应室温保存。

3.2.9　尿液

3.2.9.1　标本采集:采集早晨第一次清洁尿液、耻骨上联合穿刺尿液或导管尿液10～50 mL,不应采集24 h尿液。

3.2.9.2　标本处理:2 h内常温送检;若不能及时送检,则4℃保存。

3.2.10　口腔及口咽部标本

3.2.10.1　标本采集:采用无菌生理盐水湿润的拭子轻轻刮取黏膜损害表面。

3.2.10.2　标本处理:立即送检,否则应室温保存。

3.2.11　生殖道标本

3.2.11.1　标本采集:男性患者可用无菌特制尿道拭子伸入尿道口内2 cm采样;女性患者采集阴道、宫颈分泌物,在阴道扩张器帮助下用无菌拭子伸入宫颈口1.5 cm处采集。

3.2.11.2　标本处理:立即送检,否则应室温保存。

3.2.12　粪便

3.2.12.1　标本采集:置无菌容器内立即送检,挑取含脓血、黏液部分的标本,如遇液体宜取絮状物。

3.2.12.2　标本处理:应在2 h内送检。

参考文献

[1] 中国合格评定国家认可委员会.医学实验室质量和能力认可准则的应用要求:CNAS-CL02-A001:2023[S/OL].(2023-08-01)[2023-09-26].https://www.cnas.org.cn/rkgf/sysrk/rkyyzz/2023/08/912141.shtml.

[2] Karen C Carroll, Michael A Pfaller. Manual of Clinical Microbiology[M]. 13th ed. Washington DC: American Society for Microbiology, 2023.

[3] Amy L Leber. Clinical Microbiology Procedures Handbook[M]. 4th ed. Washington: ASM Press, 2016.

(朱均昊)

真菌涂片标准操作规程

×××医院检验科微生物组作业指导书		文件编号：××-JYK-××-××-××	
版次/修改：第　　版/第　　次修改		生效日期：	第　　页 共　　页
编写人：	审核人：		批准人：

1. 目的

规范真菌涂片标准操作规程，确保真菌检验的可靠性。

2. 范围

微生物实验室受理的标本。

3. 操作步骤

3.1·不同标本涂片、镜检规程

3.1.1　血标本：血培养仪阳性报警，使用无菌注射器从阳性瓶取内培养物 2～3 滴涂片，革兰染色，镜下发现革兰阳性酵母样孢子。

3.1.2　下呼吸道标本（痰液、支气管吸取物、肺泡灌洗液）：用无菌棉签挑取带血、黏液的病理性部分涂片，紫外线照射 30 min，10％ KOH 制片或钙荧光白染色制片。支气管保护性毛刷刷片或标本悬液、肺泡灌洗液以无菌吸管吸取离心沉淀物涂片。

3.1.3　无菌标本（胸腔积液、腹水、引流液、关节液等）：无菌液体吸取离心沉淀物滴于载玻片上，涂片，紫外线照射 30 min，10％ KOH 制片或钙荧光白染色制片。

3.1.4　脑脊液标本：脑脊液吸取离心沉淀物滴于载玻片上，滴加 1 滴墨汁，混匀制片，观察新型隐球菌。

3.1.5　生殖道标本：用无菌棉签涂片，紫外线照射 30 min，10％ KOH 制片或钙荧光白染色制片。

3.1.6　粪便标本：用无菌棉签挑取带血、黏液的病理性部分，紫外线照射 30 min，10％ KOH 制片或钙荧光白染色制片。

3.1.7　尿液：应 2 000 g 离心 10 min，取沉渣，10％ KOH 制片或钙荧光白染色制片。

3.1.8　组织标本：使用无菌研磨器研磨标本，如临床怀疑患者为接合菌感染，应使用无菌剪刀将标本剪碎，不可研磨。将研磨后标本，滴于载玻片上，均匀涂开后，紫外线照射 30 min，六胺银染色。

3.2·报告方式

3.2.1　10％ KOH 制片或钙荧光白染色制片

3.2.1.1　若显微镜下未见真菌，则报告"涂片镜检未找到菌丝和孢子"。

3.2.1.2　若显微镜下找到真菌，则报告真菌的数量（大量、较多、少量、偶见）、孢子（是否酵母样孢子）和菌丝形态（假菌丝、有隔真菌丝、无隔真菌丝、飘带样、宽大、分枝角度等）。

3.2.2　墨汁染色涂片

3.2.2.1　若显微镜下未见真菌，则报告"墨汁涂片未见真菌"。

3.2.2.2　若显微镜下见有宽厚荚膜的酵母样孢子：建议报告"查见真菌孢子，有宽厚荚膜,疑似隐球菌"。

参考文献

［1］ 中国合格评定国家认可委员会.医学实验室质量和能力认可准则的应用要求:CNAS-CL02-A001:2023［S/OL］.(2023-
    08-01)［2023-09-26］.https://www.cnas.org.cn/rkgf/sysrk/rkyyzz/2023/08/912141.shtml.

［2］ Karen C Carroll,Michael A Pfaller. Manual of Clinical Microbiology［M］. 13th ed. Washington DC:American Society for
    Microbiology,2023.

［3］ Amy L Leber. Clinical Microbiology Procedures Handbook［M］. 4th ed. Washington:ASM Press,2016.

(朱均昊)

KOH 压片查真菌标准操作规程

×××医院检验科微生物组作业指导书		文件编号：××-JYK-××-××-××	
版次/修改：第　　版/第　　次修改		生效日期：	第　　页 共　　页
编写人：		审核人：	批准人：

1. 目的

规范真菌 KOH 压片标准操作规程,确保检验结果准确。

2. 原理

KOH 溶液可溶解角蛋白,清除白细胞,但不破坏真菌的菌丝和孢子的结构。

3. 试剂

KOH 的浓度范围在 10％～30％,针对毛发、甲屑等角质层厚的样本可用 20％。可加入 20％的甘油使涂片不易干涸。

4. 操作步骤

将标本置于载玻片,滴加载液,覆上盖玻片。微加热后轻压盖玻片,驱逐气泡,压薄标本。先低倍镜寻找,再经高倍镜证实,注意寻找某些特殊的真菌结构。

5. 质量控制

每日在制备 KOH 压片时制备一张空白对照,确保试剂未被污染。

6. 结果判断

6.1·镜检见酵母样孢子,报告：查见酵母样孢子。

6.2·镜检见酵母样孢子及藕节样菌丝,报告：查见带有假菌丝的酵母样孢子。

6.3·镜检见带荚膜样的酵母,报告：查见疑似隐球菌。

6.4·镜检见宽大,带状,不分隔菌丝,报告：查见疑似毛霉菌。

6.5·镜检见菌丝,结构上分枝分隔,常为 45°角分枝,报告：查见有隔真菌丝,45°角分枝,疑似曲霉菌。

6.6·对于花斑糠疹,镜检查见短小棒状菌丝,报告：查见马拉色菌。对于马拉色菌毛囊炎,镜检见成堆孢子,报告：查见马拉色菌。

6.7·在任何无菌体液或深部组织中查见真菌,作为真菌感染的明确证据,应及时联系临床。

7. 注意事项

7.1·每隔一周检查试剂。如 KOH 试剂呈现云雾状沉淀,应重新配制。

7.2·控制标本与 KOH 载液的比例,避免对标本的过度稀释。

8. 临床意义

KOH 压片阳性有诊断意义,但阴性不能排除真菌感染。及时报告 KOH 压片结果对快速诊断感染很重要,临床可以根据压片的信息决定是否开展早期治疗,技术人员也可以根据压片信息决定所选用的培养基。

（朱均昊）

透明胶带法丝状菌镜检标准操作规程

×××医院检验科微生物组作业指导书	文件编号：××-JYK-××-××-××
版次/修改：第　版/第　次修改	生效日期：　　　第　页 共　页
编写人：	审核人：　　　　批准人：

1. 目的

规范透明胶带法丝状菌镜检标准操作规程。

2. 原理

根据菌丝体显微镜下形态鉴定菌种。

3. 试剂

乳酸酚棉蓝染液：乳酸 10 mL、苯酚 10 g、甘油 20 mL、蒸馏水 10 mL、棉蓝 25 mg。先将乳酸、苯酚与蒸馏水混合，加入棉蓝溶解混匀后，置于棕色瓶中密闭保存，室温保存，有效期1年。

4. 操作步骤

4.1·旗帜法

4.1.1　在载玻片上加 1 滴乳酸酚棉蓝染液。用剪刀剪一段 1~2 cm 长的透明胶带，将一边贴在长度约 15 cm 的竹签顶端，形成旗帜样。手持竹签，将胶带黏性一面按在菌落表面，将菌丝粘在胶带上，竹签反转压在胶带上，小心拉离菌落表面。

4.1.2　在竹签顶部加 1 滴乙醇，将胶带粘有菌丝面向下，轻轻平放在滴有乳酸酚棉蓝的玻片上，取下竹签，胶带与乳酸酚棉蓝染液接触后尽量不要再移动，以免影响菌体形态观察。

4.1.3　在胶带上表面，再滴加一滴乳酸酚棉蓝染液，覆上盖玻片后，置于镜下观察。

4.2·手指胶带法

4.2.1　在载玻片上加 1 滴乳酸酚棉蓝染液，再加一滴 95％的酒精在乳酸酚棉蓝染液上。取约 4 cm 长的透明胶带，使其粘于拇指与食指之间，形成弧度，黏性面朝外。

4.2.2　紧压胶带在菌落表面后，小心拉离。紧贴载玻片，两手指反向分开，将胶带固定于滴有染液的载玻片上，置于镜下观察。

5. 质量控制

可用皮肤癣菌或烟曲霉作为质控菌株，镜下丝状真菌应保留孢子和菌丝原连接的完整性。

6. 结果判断

先在低倍镜下观察有无菌丝和孢子，然后用高倍镜观察孢子和菌丝的形态特征、大小和排列方式，结合菌落特征鉴定到种或属。

7. 注意事项

7.1·制片一定要在生物安全柜中进行。胶带一定要在玻片上拉平，如果胶带起皱影响观察效果。

7.2·需丢弃的玻片放入利器盒，高压灭菌。

7.3·旗帜法适用于斜面和平板培养基上丝状真菌的取材，手指胶带法适用于平板培养基上丝状真菌的取材。

8. 临床意义

乳酸酚棉蓝可使真菌着色呈蓝色，且菌体越幼稚的部分着色越深。用透明胶带法粘取菌落置于镜下观察，保留了孢子和菌丝原来连接的完整性，是一种不破坏丝状真菌结构的快捷方法。丝状真菌镜下产孢结构，对菌种鉴定有非常重要的意义，鉴定结果可指导临床诊断和抗真菌治疗。

参考文献

［1］中国合格评定国家认可委员会.医学实验室质量和能力认可准则的应用要求：CNAS－CL02－A001：2023［S/OL］.（2023－08－01）［2023－09－26］.https://www.cnas.org.cn/rkgf/sysrk/rkyyzz/2023/08/912141.shtml.

［2］Karen C Carroll，Michael A Pfaller. Manual of Clinical Microbiology［M］. 13th ed. Washington DC：American Society for Microbiology，2023.

［3］Amy L Leber. Clinical Microbiology Procedures Handbook［M］. 4th ed. Washington：ASM Press，2016.

（朱均昊）

真菌培养标准操作规程

×××医院检验科微生物组作业指导书		文件编号：××-JYK-××-××-××	
版次/修改：第　　版/第　　次修改		生效日期：	第　页　共　页
编写人：	审核人：		批准人：

1. 目的

规范真菌培养标准操作规程,确保真菌检验的可靠性。

2. 范围

微生物实验室受理的标本。

3. 操作步骤

3.1·培养基的选择：真菌培养基包括基础分离培养基和特殊培养基。

3.1.1　基础分离培养基

3.1.1.1　沙氏培养基(SDA)：大多数真菌生长尚可,可加入氯霉素以抑制大多数细菌生长,在培养浅部真菌标本时可加入放线菌酮抑制腐生型真菌生长。

3.1.1.2　脑心浸膏琼脂(BHI)：用于双相型真菌皮炎芽生菌等从菌丝相向酵母相转变。

3.1.1.3　抑制性霉菌琼脂(IMA)：氯霉素可抑制许多革兰阳性和革兰阴性细菌,庆大霉素、万古霉素和环丙沙星抑制共生的微生物菌群,从而可以从被共生菌群污染的临床标本中选择性分离致病性酵母和真菌,如新型隐球菌、组织荚膜胞浆菌、皮肤癣菌等。

3.1.1.4　马拉色菌培养基：用于亲脂性的马拉色菌的培养。

3.1.2　特殊培养基

3.1.2.1　咖啡酸琼脂(CAA)：用于鉴别新型隐球菌。

3.1.2.2　鸟食琼脂(BA)：分离痰等污染严重的标本中的新型隐球菌。

3.1.2.3　马铃薯葡萄糖琼脂(PDA)：可刺激霉菌产孢,皮肤癣菌可产不同色素。

3.1.2.4　察氏培养基(CZA)：用于分离鉴定曲霉与青霉。曲霉菌落颜色更典型。

3.1.2.5　科玛嘉念珠菌显色培养基：根据不同颜色鉴定菌种。

3.2·培养条件

3.2.1　培养温度：初代培养建议使用28℃±1℃培养。高温辅助培养有助于部分真菌的鉴定,烟曲霉可在45℃培养来区别其他曲霉。双相型真菌在37℃或组织中可以以酵母相形式生长。

3.2.2　培养时间：生殖道或黏膜的念珠菌培养7日即可;深部标本的真菌培养建议培养4周;怀疑罕见真菌或生长缓慢的真菌(如荚膜组织胞浆菌、皮炎芽生菌等)感染时,建议培养6～8周。

3.3·不同标本处理规程

3.3.1　血标本：涂片查见酵母样孢子后,使用无菌注射器从培养瓶取培养物2～3滴接种在沙氏琼脂平板和念珠菌显色平板上,沙氏琼脂平板置于25～30℃培养48～72 h,形成酵母样菌落。念珠菌显色平板30～37℃培养48 h后,根据颜色鉴定常见的念珠菌。

3.3.2　下呼吸道标本(痰液、支气管吸取物、肺泡灌洗液)：痰等可用无菌棉签或接种针挑取带血、黏液的病理性部分,支气管保护性毛刷标本悬液、肺泡灌洗液以无菌吸管吸取离心沉淀物接种于含氯霉素的沙氏琼脂及念珠菌显色培养基,分别置 28℃ 培养 7 日,观察其生长情况。

3.3.3　无菌标本(胸腔积液、腹水、引流液、关节液等)：取沉淀物接种于沙氏琼脂及念珠菌显色培养基,分别置 28℃ 培养 7 日,观察其生长情况。

3.3.4　脑脊液标本：若标本量＞2 mL,2 000 g 离心 10 min 取沉淀接种,若标本量少则直接取数滴接种,建议接种 2 管沙氏琼脂斜面,分别置 28℃ ±1℃ 及 35℃ ±1℃ 培养 1 个月(部分新型隐球菌菌株在 37℃ 不生长)。

3.3.5　生殖道标本：将标本接种于沙氏琼脂,35℃ ±1℃ 培养 48 h,观察其生长情况。

3.3.6　粪便标本：挑取脓血、黏液部分涂片,并接种于含氯霉素的沙氏琼脂及科玛嘉念珠菌显色培养基,分别置 35℃ ±1℃ 培养 48 h,观察其生长情况。

3.3.7　尿液：若标本量＞2 mL,2 000 g 离心 10 min 取沉淀接种,取沉淀物接种于沙氏琼脂,置于 28℃ 培养 7 日。

3.3.8　组织标本：将标本点种于沙氏琼脂平板,点种 3 个点,用封口膜将平板封口后,放入 28℃ ±1℃ 培养 1 个月,观察其生长情况。

参考文献

[1] 中国合格评定国家认可委员会.医学实验室质量和能力认可准则的应用要求：CNAS - CL02 - A001：2023[S/OL].(2023 - 08 - 01)[2023 - 09 - 26].https://www.cnas.org.cn/rkgf/sysrk/rkyyzz/2023/08/912141.shtml.

[2] Karen C Carroll，Michael A Pfaller. Manual of Clinical Microbiology[M]. 13th ed. Washington DC：American Society for Microbiology，2023.

[3] Amy L Leber. Clinical Microbiology Procedures Handbook[M]. 4th ed. Washington：ASM Press，2016.

(朱均昊)

真菌小培养标准操作规程

×××医院检验科微生物组作业指导书		文件编号：××-JYK-××-××-××	
版次/修改：第　　版/第　　次修改		生效日期：	第　页　共　页
编写人：	审核人：		批准人：

1. 目的
规范真菌小培养标准操作规程。

2. 原理
在不破坏菌株自然生长状态的情况下,能够在显微镜下观察菌落的自然生长和产孢方式、孢子排列特点,利于发现真菌特征性结构,广泛用于丝状真菌鉴定。

3. 试剂
固体石蜡、铜圈、载玻片、盖玻片、酒精灯、镊子、无菌平板、土豆培养基、纱布或棉花、刀片。

4. 操作步骤
4.1·琼脂块法

4.1.1　将刀片消毒,在培养基上切一小块约 1 cm² 面积的琼脂块,放在培养基表面。用接种针挑取待测菌株的菌丝,接种在琼脂块的四个侧面或四个角上。取 75％酒精浸泡消毒后的盖玻片,过火,冷却,覆盖在琼脂块表面。

4.1.2　每个平板可以接种 1～4 个琼脂块,但一个平板中只能培养一株病原菌。平板置于湿盒中 25～28℃孵育,不得严密封死隔绝空气,影响真菌生长。

4.1.3　每日观察,至产孢良好或菌丝丰富时,将盖玻片取下,乳酸酚棉蓝染色后,在镜下观察。

4.2·铜圈法

4.2.1　将铜圈、载玻片、盖玻片高压灭菌备用。用小镊子夹铜圈在火焰上加热后,双面沾上少许石蜡,立即将其放在载玻片上,小孔朝上。将盖玻片稍加热立即盖在铜圈上,形成一个密闭的小室。

4.2.2　将融化后的培养基通过无菌注射器从铜圈小孔中注入,培养基体积约占钢圈内体积的 1/3～1/2,不要形成气泡,待冷却。

4.2.3　将接种针消毒冷却后,沾上待检真菌,从铜圈小孔中贴盖玻片垂直刺入培养基表面。

4.2.4　将已接种好的小培养放入无菌平板中,置于湿盒内,25～28℃孵育。

4.2.5　每天可取出钢圈小培养于显微镜下观察生长情况,若观察到真菌生长成熟,可揭片染色,在显微镜下观察形态。

5. 质量控制
可用烟曲霉菌标准菌株作为质控菌株,操作与临床菌株一致。

6. 结果判断
每日观察,至产孢良好或菌丝丰富时,提起盖玻片,移去琼脂块,分别将盖玻片和载玻片制片,用显微镜观察。

7. 注意事项

7.1·操作应在二级生物安全柜中进行。

7.2·每日观察其生长状态,以防菌落过度生长,难以观察。

7.3·一份菌株的小培养,可以做多块琼脂块,以便观察菌株不同阶段的生长状态。

8. 临床意义

8.1·小培养对于观察菌落的自然生长和产孢状态有非常重要的价值。

8.2·操作较烦琐,主要用于少见真菌鉴定或需要观察特殊结构时。

参考文献

[1] 中国合格评定国家认可委员会.医学实验室质量和能力认可准则的应用要求:CNAS - CL02 - A001:2023[S/OL].(2023 - 08 - 01)[2023 - 09 - 26].https://www.cnas.org.cn/rkgf/sysrk/rkyyzz/2023/08/912141.shtml.

[2] Karen C Carroll, Michael A Pfaller. Manual of Clinical Microbiology[M]. 13th ed. Washington DC: American Society for Microbiology, 2023.

[3] Amy L Leber. Clinical Microbiology Procedures Handbook[M]. 4th ed. Washington: ASM Press, 2016.

(朱均昊)

真菌鉴定标准操作规程

×××医院检验科微生物组作业指导书		文件编号：××-JYK-××-××-××	
版次/修改：第　版/第　　次修改		生效日期：	第　页共　页
编写人：	审核人：		批准人：

1. 目的

规范真菌鉴定标准操作规程,确保真菌检验的可靠性。

2. 范围

微生物实验室受理的标本。

3. 操作步骤

3.1·形态学鉴定

3.1.1 原理：通过菌落形态、生长速度、大小、质地、颜色、色素、渗出物及特殊气味,结合显微镜下真菌孢子、菌丝、产孢等特征性结构进行鉴定。

3.1.2 操作步骤：观察菌落形态及镜下形态。通常可以通过 KOH 湿片法、乳酸酚棉蓝染色法进行镜检观察,丝状真菌镜下形态观察可通过透明胶带法,沾取一定量丝状真菌于显微镜下观察孢子和菌丝形态、特征、大小和排列等。酵母菌镜下观察可采用生理盐水涂片法。

3.2·小培养形态学鉴定

3.2.1 原理：在不破坏菌株自然生长状态的情况下,能够在显微镜下观察菌落的自然生长和产孢方式、孢子排列特点,利于发现真菌特征性结构,广泛用于丝状真菌鉴定。

3.2.2 操作步骤：可采取琼脂块法或铜圈法进行,至产孢良好或菌丝丰富时,将盖玻片取下,乳酸酚棉蓝染色后,在镜下观察。

3.3·显色培养基鉴定

3.3.1 原理：念珠菌自身代谢产生的酶与相应显色底物反应,释放出显色基团,从而使菌落呈现不同颜色。

3.3.2 操作步骤：将可疑菌株或临床标本接种于显色培养基,30～37℃培养 48 h,观察菌落颜色变化。

3.3.3 结果解释：以科玛嘉显色培养基为例,绿色菌落提示白念珠菌；蓝灰色或铁蓝色菌落提示热带念珠菌；粉红色,边缘模糊有毛刺菌落提示克柔念珠菌；中央为紫色的菌落提示光滑念珠菌；白色菌落提示其他念珠菌。

3.4·生化方法鉴定：根据不同种属的微生物理化性质不同,利用不同的生化反应鉴别或鉴定微生物种属。通常可使用商品化的 API 20C 或 VITEK 2 YST 卡进行鉴定。

3.5·基于核酸分子生物学鉴定：真菌测序应用较多,常用的基因为真菌内转录间隔区(ITS 区)、28S rDNA(D1、D2 区)、延长因子、β 微管蛋白、钙调蛋白等,需根据所鉴定的真菌种属不同,选择合适的基因。所得序列需要与两个或两个以上真菌基因数据库比对,得到可靠的鉴定结果。

3.6·MALDI-TOF-MS鉴定：通过检测获得微生物的蛋白质谱图,将所得的谱图与数据库中的真菌参考谱图比对后得出鉴定结果。

4. 结果解释

4.1·培养阳性：无菌部位标本报告实际培养结果。非无菌部位标本培养阳性，菌株是否为致病菌应结合标本直接镜检结果及患者临床症状和体征等综合分析，必要时行真菌药敏试验。

4.2·培养阴性：若培养无真菌生长，报告"无真菌生长"。

参考文献

[1] 中国合格评定国家认可委员会.医学实验室质量和能力认可准则的应用要求：CNAS-CL02-A001：2023[S/OL].(2023-08-01)[2023-09-26].https：//www.cnas.org.cn/rkgf/sysrk/rkyyzz/2023/08/912141.shtml.

[2] Karen C Carroll，Michael A Pfaller. Manual of Clinical Microbiology[M]. 13th ed. Washington DC：American Society for Microbiology，2023.

[3] Amy L Leber. Clinical Microbiology Procedures Handbook[M]. 4th ed. Washington：ASM Press，2016.

（朱均昊）

真菌纸片扩散法药敏试验标准操作规程

×××医院检验科微生物组作业指导书	文件编号：××-JYK-××-××-××	
版次/修改：第　　版/第　　次修改	生效日期：	第　页 共　页
编写人：	审核人：	批准人：

1. 目的

规范真菌纸片扩散法药敏试验标准操作规程，确保药敏结果准确。

2. 原理

将含有定量抗真菌药物的纸片贴在已接种受试菌的琼脂平板上，抑菌圈的大小反映受试菌对测定药物的敏感程度。本操作规程适用于念珠菌。操作主要参考 CLSI M44 文件和 M44-S3 文件。

3. 材料与仪器

亚甲蓝 M-H 培养基(M-H 琼脂 + 2% 葡萄糖 + 0.5 μg/mL 亚甲蓝)，0.85% 生理盐水，无菌棉拭子，比浊仪，孵育箱。

4. 操作步骤

4.1·制备接种物：取沙氏葡萄糖蛋白胨培养基或血琼脂平板上 35℃ 培养 16～18 h 的酵母菌纯菌落，用 0.85% 生理盐水制成 0.5 McF 菌悬液。

4.2·接种：在调整浊度后 15 min 内，用无菌棉签蘸取菌液，在管内壁将多余菌液旋转挤去后，在琼脂表面均匀涂抹 3 次，每次旋转平板 60°，最后沿平板内缘涂抹 1 周。平板置于室温 15 min，使多余水分被吸收。

4.3·贴抗菌药物纸片：用纸片分配器或无菌镊子将含药纸片紧贴于琼脂表面，各纸片中心相距 >24 mm，纸片距平板边缘 >15 mm，纸片贴后不可移动。一般情况下，150 mm 培养基可贴纸片不超过 12 个，100 mm 培养基可贴纸片不超过 5 个。

4.4·阅读结果：培养 20～24 h 后检查平板，在生长明显减少的地方，测量抑制圈直径，只有在 24 h 观察到真菌生长不足时，才在 48 h 读取药敏结果。

5. 质量控制

质控菌株应包含在每一天的药敏测试中，如一直有稳定的质控结果，则可每周进行药敏的质控试验。纸片扩散法质控菌株及允许范围见表 1。

表 1　纸片扩散法质控菌株 24 h 质控范围(μg)

抗真菌药物	纸片含量	白念珠菌 ATCC90028	近平滑念珠菌 ATCC22019	热带念珠菌 ATCC750	克柔念珠菌 ATCC6528
氟康唑	25 μg	28～39	22～33	26～37	—
伏立康唑	1 μg	31～42	28～37	—	16～25
泊沙康唑	5 μg	24～34	25～36	23～33	23～31
米卡芬净	10 μg	24～31	14～23	24～30	23～29
卡泊芬净	5 μg	18～27	14～23	20～27	18～26

6. 结果判断

见表2。

表 2　念珠菌纸片扩散法药敏折点(CLSI M60,2017 年)

药　物	菌　种	纸片法折点(mm)			
		S	I	SDD	R
卡泊芬净	白念珠菌	≥17	15~16	—	≤14
	光滑念珠菌	—	—	—	—
	季也蒙念珠菌	≥13	11~12	—	≤10
	克柔念珠菌	≥17	15~16	—	≤14
	近平滑念珠菌	≥13	11~12	—	≤10
	热带念珠菌	≥17	15~16	—	≤14
米卡芬净	白念珠菌	≥22	20~21	—	≤14
	光滑念珠菌	≥30	28~29	—	≤27
	季也蒙念珠菌	≥16	14~15	—	≤13
	克柔念珠菌	≥22	20~21	—	≤14
	近平滑念珠菌	≥16	14~15	—	≤13
	热带念珠菌	≥22	20~21	—	≤14
伏立康唑	白念珠菌	≥17	15~16	—	≤14
	光滑念珠菌	—	—	—	—
	克柔念珠菌	≥15	13~14	—	≤12
	近平滑念珠菌	≥17	15~16	—	≤14
	热带念珠菌	≥17	15~16	—	≤14
氟康唑	白念珠菌	≥17		14~16	≤13
	光滑念珠菌	—		≥15	≤14
	克柔念珠菌	—		—	—
	近平滑念珠菌	≥17		14~16	≤13
	热带念珠菌	≥17		14~16	≤13

注:SDD,剂量依赖敏感;S,敏感;I,中介;R,耐药。CLSI M44-S2(2009 年)折点仅适用于念珠菌

7. 注意事项

克柔念珠菌对氟康唑天然耐药,应报告为"耐药"。

8. 临床意义

8.1·结果解释

8.1.1　敏感:指该病原菌引起的感染可以被正常剂量的该种药物治疗,得到较好的疗效。

8.1.2　剂量依赖性敏感:药物对菌株的 MIC 与该药物能达到的血药浓度或组织浓度较接近,药物治疗效果低于敏感菌株。菌株对药物的敏感性取决于药物能达到的最大血药浓度。

8.1.3　中介:药物对菌株的 MIC 与该药物能达到的血药浓度或组织浓度较接近,药物治疗效果低于敏感菌株。但目前的数据尚不能把此类菌株归为"敏感"或"耐药"。

8.1.4　耐药:菌株不能被常规剂量给药的药物浓度杀灭,治疗无效。

(朱均昊)

真菌浓度梯度扩散法药敏试验标准操作规程

×××医院检验科微生物组作业指导书	文件编号：××-JYK-××-××-××	
版次/修改：第　版/第　次修改	生效日期：	第　页 共　页
编写人：	审核人：	批准人：

1. 目的

规范真菌浓度梯度扩散法(E-test)药敏试验标准操作规程,确保药敏结果的准确。

2. 原理

浓度梯度扩散法(E-test)是一种结合稀释法和扩散法原理对抗菌药物药敏试验直接定量的试验技术。本操作规程适用于酵母菌及曲霉菌、镰刀菌和根霉菌等丝状真菌。

3. 材料与仪器

3.1·麦氏比浊仪(管)、RPMI-1640培养基、灭菌生理盐水、灭菌吐温-20、灭菌吸管、消毒棉拭子、镊子、灭菌的螺旋盖试管(13 mm×100 mm)、E-test贴条器、储存管等。

3.2·E-test条：氟康唑、5-氟胞嘧啶、伏立康唑、伊曲康唑、两性霉素B等。

4. 操作步骤

4.1·制备菌悬液

4.1.1　念珠菌：挑取沙氏培养基上培养24 h的成熟菌落,用生理盐水制成0.5McF菌悬液。

4.1.2　新型隐球菌：挑取48～72 h菌落,制成1McF菌悬液。

4.1.3　丝状真菌：挑取沙氏培养基上产孢良好的成熟菌落,用无菌生理盐水冲洗菌落表面(如果孢子难以冲洗下来,如曲霉菌,可在无菌生理盐水中加入少量无菌吐温-20,不超过1%,以增大表面活性),制成一定浊度的孢子悬液(曲霉菌属0.5 McF,镰刀菌属和根霉菌属0.5～1 McF)。

4.2·在90 mm或150 mm琼脂平板中央加入200 μL或400 μL的菌悬液,用无菌拭子蘸菌液,将菌悬液按顺时针分3个方向均匀涂布整个平板,静置15 min,让水分在琼脂上吸收。

4.3·用贴条器或无菌镊子将E-test条贴在琼脂表面(贴前必须保证琼脂表面干燥,厚度均匀、平滑),注意一旦药条接触琼脂表面切勿移动。90 mm培养基可贴2条,150 mm培养基可贴5条。

5. 质量控制

见表1。

表1　质控菌株经48 h孵育MIC范围(μg/mL)

药　　物	质　控　范　围		
	近平滑念珠菌 ATCC22019	克柔念珠菌 ATCC6528	白念珠菌 ATCC90028
两性霉素B	0.25～1.0	0.5～2.0	0.125～0.5
卡泊芬净	0.25～2.0	0.12～1.0	0.064～0.25

(续表)

药　　物	质　控　范　围		
	近平滑念珠菌 ATCC22019	克柔念珠菌 ATCC6528	白念珠菌 ATCC90028
5-氟胞嘧啶	0.064～0.25	≥32	0.5～2
氟康唑	1.0～8.0	8.0～64	0.125～0.5
伊曲康唑	0.064～0.25	0.25～1.0	0.064～0.25
泊沙康唑	0.032～0.25	0.125～0.5	0.032～0.125
伏立康唑	0.016～0.064	0.25～1	0.004～0.016

6. 结果判断

根据不同种类药物杀菌机制的不同,其判读方法各不相同。两性霉素 B 的终点判定在生长被完全抑制处;5-氟胞嘧啶的 MIC 值判定在 90% 的菌被抑制处;唑类药物的 MIC 值判读在 80% 的菌被抑制处,棘白菌素类的 MIC 值判读在 80% 的菌被抑制处。

7. 注意事项

念珠菌 35℃孵育 24～48 h;新型隐球菌 35℃孵育 48～72 h;曲霉属、根霉 35℃孵育 16～24 h;镰刀菌 35℃孵育 24～48 h 后,室温再孵育 24～48 h;其他丝状真菌若生长缓慢,可延长孵育至出现抑菌圈。

8. 临床意义

8.1 · 参考 CLSI M60 对酵母菌种特异性折点(CBP)的规定及 CLSI M59 对酵母菌和丝状真菌流行病学折点(ECV)的规定(表 2、表 3、表 4)。

表 2　CLSI M60 对常见念珠菌孵育 24 h MIC 判定折点的规定

抗菌药物	菌　　种	折点(μg/mL)			
		S	I	SDD	R
阿尼芬净	白念珠菌	≤0.25	0.5	—	≥1
	光滑念珠菌	≤0.12	0.25	—	≥0.5
	季也蒙念珠菌	≤2	4	—	≥8
	克柔念珠菌	≤0.25	0.5	—	≥1
	近平滑念珠菌	≤2	4	—	≥8
	热带念珠菌	≤0.25	0.5	—	≥1
卡泊芬净	白念珠菌	≤0.25	0.5	—	≥1
	光滑念珠菌	≤0.12	0.25	—	≥0.5
	季也蒙念珠菌	≤2	4	—	≥8
	克柔念珠菌	≤0.25	0.5	—	≥1
	近平滑念珠菌	≤2	4	—	≥8
	热带念珠菌	≤0.25	0.5	—	≥1
米卡芬净	白念珠菌	≤0.25	0.5	—	≥1
	光滑念珠菌	≤0.06	0.12	—	≥0.25
	季也蒙念珠菌	≤2	4	—	≥8
	克柔念珠菌	≤0.25	0.5	—	≥1

（续表）

抗菌药物	菌　种	折点（μg/mL）			
		S	I	SDD	R
	近平滑念珠菌	≤2	4	—	≥8
	热带念珠菌	≤0.25	0.5	—	≥1
伏立康唑	白念珠菌	≤0.12	0.25～0.5	—	≥1
	光滑念珠菌	—	—	—	—
	克柔念珠菌	≤0.5	1	—	≥2
	近平滑念珠菌	≤0.12	0.25～0.5	—	≥1
	热带念珠菌	≤0.12	0.25～0.5	—	≥1
氟康唑	白念珠菌	≤2	—	4	≥8
	光滑念珠菌	—	—	≤32	≥64
	克柔念珠菌	—	—	—	—
	近平滑念珠菌	≤2	—	4	≥8
	热带念珠菌	≤2	—	4	≥8

表 3　CLSI M59 对隐球菌属流行病学折点的规定

药　物	菌　种	ECV（μg/mL）
两性霉素 B	新型隐球菌（VN Ⅰ）	0.5
	格特隐球菌（VG Ⅰ）	0.5
	格特隐球菌（VG Ⅱ）	1
氟康唑	新型隐球菌（VN Ⅰ）	8
	格特隐球菌（VG Ⅰ）	16
	格特隐球菌（VG Ⅱ）	32
氟胞嘧啶	新型隐球菌（VN Ⅰ）	8
	格特隐球菌（VG Ⅰ）	4
	格特隐球菌（VG Ⅱ）	32
伊曲康唑	新型隐球菌（VN Ⅰ）	0.25
	格特隐球菌（VG Ⅰ）	0.5
	格特隐球菌（VG Ⅱ）	1
泊沙康唑	新型隐球菌（VN Ⅰ）	0.25
伏立康唑	新型隐球菌（VN Ⅰ）	0.25
	格特隐球菌（VG Ⅰ）	0.5
	格特隐球菌（VG Ⅱ）	0.5

注：VIN、VG Ⅰ 和 VG Ⅱ 代表菌种分子生物学型别

表 4　CLSI M59 对曲霉菌属流行病学折点的规定

药　物	菌　种	ECV（μg/mL）
两性霉素 B	黄曲霉	4
	烟曲霉	2
	黑曲霉	2

（续表）

药　　物	菌　　种	ECV(μg/mL)
	土曲霉	4
	杂色曲霉	2
卡泊芬净	黄曲霉	0.5
	烟曲霉	0.5
	黑曲霉	0.25
	土曲霉	0.12
艾莎康唑	黄曲霉	1
	烟曲霉	1
	黑曲霉	4
	土曲霉	1
伊曲康唑	黄曲霉	1
	烟曲霉	1
	黑曲霉	4
	土曲霉	2
泊沙康唑	黄曲霉	0.5
	黑曲霉	2
	土曲霉	1
伏立康唑	黄曲霉	2
	烟曲霉	1
	黑曲霉	2
	土曲霉	2

注：曲霉菌属对唑类药物和两性霉素B流行病学折点的建立是基于孵育48 h的药敏试验,对卡泊芬净是基于孵育24 h的药敏试验

8.2·结果解释

8.2.1　敏感：指该病原菌引起的感染可以被正常剂量的该种药物治疗,得到较好的疗效。

8.2.2　剂量依赖性敏感：药物对菌株的MIC与该药物能达到的血药浓度或组织浓度较接近,药物治疗效果低于敏感菌株。菌株对药物的敏感性取决于药物能达到的最大血药浓度。

8.2.3　中介：药物对菌株的MIC与该药物能达到的血药浓度或组织浓度较接近,药物治疗效果低于敏感菌株。但目前的数据尚不能把此类菌株归为"敏感"或"耐药"。

8.2.4　耐药：菌株不能被常规剂量给药的药物浓度杀灭,治疗无效。

参考文献

[1] 中国合格评定国家认可委员会.医学实验室质量和能力认可准则的应用要求：CNAS – CL02 – A001：2023［S/OL］.(2023 – 08 – 01)［2023 – 09 – 26］.https://www.cnas.org.cn/rkgf/sysrk/rkyyzz/2023/08/912141.shtml.

[2] Karen C Carroll, Michael A Pfaller. Manual of Clinical Microbiology［M］. 13th ed. Washington DC：American Society for Microbiology，2023.

（朱均昊）

ATB FUNGUS 3 标准操作规程

×××医院检验科微生物组作业指导书		文件编号：××-JYK-××-××-××	
版次/修改：第　　版/第　　次修改		生效日期：	第　　页 共　　页
编写人：	审核人：		批准人：

1. 目的

规范 ATB FUNGUS 3 标准操作规程，确保 ATB FUNGUS 3 结果准确。

2. 原理

在与微量肉汤稀释(CLSI M27 A 和 EUCAST E.DEF 7.3.2)相似的条件下，在半固体培养基中，ATB FUNGUS 3 试条测定念珠菌属和新型隐球菌对抗真菌药物的敏感性。ATB FUNGUS 3 试条包括 16 对杯状凹槽，第一对不含任何抗真菌药物，用作阳性生长对照，另 15 对包含不同稀释度的 5 种抗真菌药物(两性霉素 B、5-氟胞嘧啶、氟康唑、伊曲康唑、伏立康唑)，用于测定最小抑菌浓度(MIC)。

3. 试剂与仪器

ATB FUNGUS 3 试剂盒、比浊仪。

4. 操作步骤

4.1·挑取平板上培养不超过 4 日的纯菌落，用 0.85％NaCl 制成 2 McF 菌悬液。

4.2·用移液器取 20 μL 上述菌悬液到 ATB F2 培养基的安瓿中，用吸管混匀。用移液器在每个杯状凹槽中加入 135 μL 混匀的 ATB F2 培养基。

4.3·盖好试条盖子，置于湿盒。35℃±2℃培养，念珠菌属培养 24 h±2 h，新型隐球菌培养 48 h±6 h。

5. 质量控制

每新购批号试条必须做质控，质控菌株 ATCC22019 和 ATCC6258，质控范围详见试剂盒说明书。

6. 结果判断

6.1·通过肉眼判读或适用 ATB 仪器自动判读来观察生长情况。肉眼判读前，将试条置于黑暗背景下，对每一个抗真菌药物从低浓度开始与生长对照杯状凹槽比较。记录每一个杯状凹槽的生长得分。

6.2·得分定义如下：4 分——与生长对照孔完全一样；3 分——比生长对照孔有轻微减少；2 分——比生长对照孔明显减少；1 分——有非常微弱的生长；0 分——没有生长。

6.3·对于两性霉素 B，最低抗菌药物浓度(MIC)为判断生长完全受抑制(得分为 0 分)。

6.4·对于氟康唑、伊曲康唑、伏立康唑，鉴于可能存在拖尾生长，MIC 对应的测试杯得分为 2 分、1 分、0 分。

6.5·对于氟胞嘧啶，仅有两个浓度的检测，结果以敏感度报告(敏感、中介或耐药)，不报告具体 MIC 值。

7. 注意事项

7.1·唑类药物存在"拖尾"现象（在唑类药物孔中微弱生长），易将药敏结果判读为假耐药。判读结果需人工校正，该操作需要进行人员比对。

7.2·将菌悬液加入试条前，需充分混匀，推荐使用一次性无菌吸管。

8. 临床意义

用于检测念珠菌、隐球菌等真菌的体外药物敏感性。

参考文献

［1］中国合格评定国家认可委员会.医学实验室质量和能力认可准则的应用要求：CNAS－CL02－A001：2023［S/OL］.（2023－08－01）［2023－09－26］.https://www.cnas.org.cn/rkgf/sysrk/rkyyzz/2023/08/912141.shtml.

［2］Karen C Carroll，Michael A Pfaller. Manual of Clinical Microbiology［M］. 13th ed. Washington DC：American Society for Microbiology，2023.

（朱均昊）

第十六章
支原体培养与药敏试验标准操作规程

解脲支原体培养标准操作规程

×××医院检验科微生物组作业指导书		文件编号：××-JYK-××-××-××	
版次/修改：第　版/第　次修改		生效日期：	第　页 共　页
编写人：		审核人：	批准人：

1. 目的
规范解脲支原体培养标准操作规程,确保解脲支原体培养结果的准确性。

2. 原理
2.1・固体培养法原理：在营养丰富的基础培养基中,添加增菌剂和抑菌剂,并提供配套的二氧化碳发生片与一个密闭的微环境,能有效地保证解脲支原体生长出典型菌落及分解底物的生化反应。

2.2・液体培养法的原理：解脲支原体具有尿素酶,可以分解尿素产氨,人型支原体具有精氨酸脱氢酶,可以水解精氨酸产氨。两者的产物均可使培养基的 pH 上升,使含有酚红指示剂的培养基变红。

3. 试剂
解脲支原体培养基(固体和液体)。

4. 质控
解脲支原体 ATCC27618。

5. 操作步骤
5.1・固体培养法：收到样本后立即接种,将采样拭子直接于固体培养基上,呈 W 形涂抹接种,若为尿液样本,需离心取沉淀按同样方式接种于培养基上。接种后置于 36℃ 5％ CO_2 环境培养 72 h 后观察结果。

5.2・液体培养法：将取样后棉拭子插入培养基中充分浸润,棉拭子在管壁上挤干水分后丢弃；液态标本取 150～200 μL 直接加入培养基中摇匀,接种后置于 36℃ 5％ CO_2 环境培养 72 h 后观察结果。

6. 结果判断
6.1・固体培养法：培养 72 h 后,在显微镜的 4 倍镜头下观察菌落形态,可见解脲支原体菌落大小不一,圆形,棕褐色,呈"海胆"样,并且解脲支原体生长时培养基由淡浅黄色变成淡浅紫色为阳性,镜下未见特征性菌落生长为阴性。

6.2・液体培养法：培养基由橙色变成红色且清亮为阳性,表示有解脲支原体生长。培养基不变色为阴性。

7. 注意事项
7.1・液体培养基接种到药敏板前要充分摇匀。培养基变红但混浊,不能报阳性,或重做试验。

7.2・若为尿液样本,需离心取沉渣约 0.2 mL 接种至液体培养基中。

7.3・液体培养基浑浊且轻微变红时,为排除污染,可用 0.45 μm 滤膜过滤后,再接种观察。

8. 临床意义

解脲支原体主要引起人体泌尿生殖系统的感染，如急性尿道综合征、非淋病性尿道炎，也可以引起肾盂肾炎、阴道炎和盆腔炎等。

参考文献

[1] 中国合格评定国家认可委员会.医学实验室质量和能力认可准则的应用要求：CNAS－CL02－A001：2023[S/OL].(2023－08－01)[2023－09－26].https://www.cnas.org.cn/rkgf/sysrk/rkyyzz/2023/08/912141.shtml.

[2] Karen C Carroll，Michael A Pfaller. Manual of Clinical Microbiology[M]. 13th ed. Washington DC：American Society for Microbiology，2023.

（余佳杰　周庭银）

人型支原体培养标准操作规程

×××医院检验科微生物组作业指导书		文件编号：××-JYK-××-××-××	
版次/修改：第　　版/第　　次修改		生效日期：	第　　页　共　　页
编写人：	审核人：		批准人：

1. 目的

规范人型支原体培养标准操作规程,确保人型支原体培养结果的准确性。

2. 原理

2.1 · 固体培养法原理：在营养丰富的基础培养基中,添加增菌剂和抑菌剂,并提供配套的二氧化碳发生片与一个密闭的微环境,能有效地保证人型支原体生长出典型菌落及分解底物的生化反应。

2.2 · 液体培养法原理：人型支原体生长需要葡萄糖、精氨酸或尿素,多数人型支原体 pH 适应范围较广,在 pH 7.8～80 间生长良好,生长缓慢。

3. 试剂

SP4 肉汤培养基,人型支原体固体培养基。

4. 质控

人型支原体 ATCC29343。

5. 操作步骤

5.1 · 固体培养法操作步骤同解脲支原体。

5.2 · 液体培养法：将取样后棉拭子插入培养基中充分浸润,棉拭子在管壁上挤干水分后丢弃,液态标本取 150～200 μL 直接加入培养基中摇匀,接种后置于 36℃ 5% CO_2 环境培养 72 h 后观察结果。

6. 结果判断

6.1 · 固体培养法：培养 72 h 后,在显微镜的 4 倍镜头下观察菌落形态,可见人型支原体菌落较大,呈"油煎蛋"样为阳性,未见特征性菌落生长为阴性。

6.2 · 液体培养法：人型支原体在 SP4 培养液中利用葡萄糖产生酸性改变(红色变成黄色),而利用精氨酸使肉汤颜色在以酚红为 pH 指示剂时从红色变成深红色。Shepard 10B 肉汤中尿素和精氨酸的利用导致碱性改变,颜色从橙色变成深红色。

7. 注意事项

7.1 · 人型支原体培养：有固体培养基培养法、液体培养基培养法和双相培养基培养法。其中固体培养基培养法为"金标准",而液体培养基培养法为临床常用。

7.2 · 若怀疑琼脂平板上是否有人型支原体菌落时,将亚甲蓝染液直接滴在平板上,人型支原体菌落可显蓝色。

7.3 · 人型支原体微小,通常在液体培养基不产生混浊,所以添加酚红指示剂,可判断其生长情况。

7.4 · SP4 肉汤和琼脂(pH 7.5)是最好的培养基,可用于培养肺炎支原体,加入精氨酸可用于人型支原体的培养。

7.5·Shepard 10B 肉汤(pH 6.0)可用作人型支原体和解脲支原体的培养基,A8 也可作为这两种支原体的固体培养基。在培养基中应加入青霉素 Gh 广谱 β-内酰胺类抗菌药物以抑制杂菌的生长。

7.6·液体标本应先离心(600 g,15 min),接种沉淀物。如果怀疑尿液标本被污染,应用 0.45 μm 滤膜过滤。此外,组织标本在用肉汤稀释前应先切碎,但不可研磨。

7.7·总的来说,支原体培养法是一种比较复杂的检测方法,需要一定的实验室技术和设备。但是,它可以提供比较准确的检测结果,对于支原体感染的诊断和治疗非常重要。

8. 临床意义

人型支原体菌血症发生于肾移植、创伤和泌尿生殖系统手术后,脑脓肿、骨髓炎病变和伤口感染患者可检出人型支原体。

参考文献

[1] 中国合格评定国家认可委员会.医学实验室质量和能力认可准则的应用要求:CNAS-CL02-A001:2023[S/OL].(2023-08-01)[2023-09-26].https://www.cnas.org.cn/rkgf/sysrk/rkyyzz/2023/08/912141.shtml.

[2] Karen C Carroll, Michael A Pfaller. Manual of Clinical Microbiology[M]. 13th ed. Washington DC: American Society for Microbiology, 2023.

(余佳杰　周庭银)

解脲支原体和人型支原体药敏试验标准操作规程

×××医院检验科微生物组作业指导书		文件编号：××-JYK-××-××-××	
版次/修改：第　　版/第　　次修改		生效日期：	第　页 共　页
编写人：	审核人：		批准人：

1. 目的

规范解脲支原体(Uu)和人型支原体(Mh)药敏试验标准操作规程,确保解脲支原体和人型支原体培养结果的准确性。

2. 原理

Uu 和 Mh 选择分离培养基偏酸(pH 6.5 左右),含有支原体生长所需的丰富营养和抑菌剂。当 Uu 和 Mh 在该培养基中生长时,可分解尿素和精氨酸,产碱使培养基 pH 上升(pH 7.0 以上),酚红指示剂使培养基由黄色变为红色,提示支原体生长。由于在 Uu 和 Mh 孔中分别包被选择抑制剂,即可以根据 Uu 和 Mh 生长是否被抑制,鉴定出培养基阳性结果是 Uu 或 Mh,还是 Uu 和 Mh 混合生长。另有 12 种抗生素分别以高浓度和低浓度包被聚乙烯板微孔中,因此可以根据含有高、低浓度药物微孔中支原体生长情况,测定支原体对该药物的敏感程度。

3. 试剂

3.1·解脲支原体和人型支原体选择分离培养基。培养基主要成分：蛋白胨、牛血清、生长因子、底物和酚红指示剂等。

3.2·药物：四大类抗生素,如四环素族中的强力霉素、美满霉素,大环内酯类中的交沙霉素、克拉霉素、阿奇霉素、罗红霉素,喹诺酮类中的环丙沙星、诺氟沙星、氧氟沙星、左氧氟沙星、司帕沙星及壮观霉素,共 12 种。

4. 质控

解脲支原体 ATCC27618,人型支原体 ATCC29343。

5. 操作步骤

5.1·培养液在接种样本前,应先接种药敏板上的阴性对照。

5.2·接种标本：将采样拭子插入液体培养基中充分洗脱,然后弃去拭子,分别在各孔中加入 $100\,\mu$L 已接种的培养液,包括阳性对照孔(+)。封闭,每孔滴加 1～2 滴石蜡油,盖上盖。

5.3·培养：将接种液体瓶和板条放入 CO_2 培养箱,在 36℃环境培养。

6. 结果判断

6.1·Uu 培养 24 h 观察结果,Mh 培养 48 h 观察结果。Uu≥10^4孔为 Uu 鉴定孔,Mh≥10^4孔为 Mh 鉴定孔。

6.1.1　当(+)孔为阳性,Uu 鉴定孔为阳性(培养 24 h,培养基由黄变红、清亮、无混浊),表示 Uu 支原体计数阳性(CCU≥10^4),有临床意义。

6.1.2　当(+)孔为阳性,Mh 鉴定孔为阳性(培养 48 h,培养基由黄变红、清亮、无混浊),表示 Mh 支原体计数阳性(CCU≥10^4),有临床意义。

6.2·在药敏检测孔中

6.2.1 若高浓度孔阴性(−),低浓度孔阴性(−),表示支原体对该药物敏感(S)。

6.2.2 若高浓度孔阴性(−),低浓度孔阳性(+),表示支原体对该药物中度敏感(I)。

6.2.3 若高浓度孔阳性(+),低浓度孔阳性(+),表示支原体对该药物耐药(R)。

7. 注意事项

7.1·应在有效期内使用,不同批号的试剂不要混用。使用前发现稀释液浑浊、沉淀等不应使用。

7.2·当发生 Uu 和 Mh 混合感染时,无法确定是 Uu 还是 Mh 对该药物敏感,需用固体培养基加以鉴别。

8. 临床意义

8.1·Uu 是人类泌尿生殖道最常见的寄生菌之一,在特定的环境下可以致病,与人类的多种疾病有关。

8.2·Mh 在性成熟女性子宫或阴道中有 21%～53%的携带率,男性尿道携带率低。由性接触而传播,可引起盆腔炎、输卵管炎,也可导致肾盂肾炎。还可引起新生儿感染,如脑膜炎、脑脓肿、硬脑膜下脓肿、产钳损伤诱发皮下脓肿等。

参考文献

[1] 中国合格评定国家认可委员会.医学实验室质量和能力认可准则的应用要求:CNAS - CL02 - A001:2023[S/OL].(2023 - 08 - 01)[2023 - 09 - 26].https://www.cnas.org.cn/rkgf/sysrk/rkyyzz/2023/08/912141.shtml.

[2] Karen C Carroll, Michael A Pfaller. Manual of Clinical Microbiology[M]. 13th ed. Washington DC: American Society for Microbiology, 2023.

(余佳杰　周庭银)

第十七章
非培养辅助检测标准操作规程

革兰阴性菌脂多糖检测标准操作规程

×××医院检验科微生物组作业指导书		文件编号：××-JYK-××-××-××	
版次/修改：第　版/第　次修改		生效日期：	第　页 共　页
编写人：	审核人：		批准人：

1. 目的

建立细菌内毒素脂多糖(以下简称内毒素)检测标准操作规范,保证实验结果的准确性。

2. 原理

革兰阴性菌脂多糖(内毒素)能激活反应主剂中的 C 因子、B 因子、凝固酶原等,引起酶的级联反应,根据其引起的吸光度变化对革兰阴性脂多糖(内毒素)浓度进行定量测定。

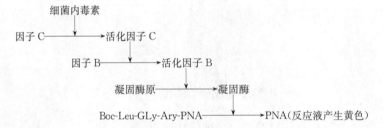

3. 试剂与仪器

3.1·样品处理液 0.9 mL,反应主剂 0.2 mL(1 mol/L),反应主剂 0.6 mL 及反应主剂溶解液 0.6 mL(5 mol/L)。

3.2·MB-80 微生物快速动态检测系统。

4. 质量控制

标本进行测定时应同时进行质控试验,目的是测定内毒素的测试性能及验证检测结果的准确性能。操作步骤如下。

4.1·无菌操作,开启质控品和溶解液,按照质控品标签上所标注的体积吸取溶解液,加入到质控品中。取溶解后的质控品溶液 0.1 mL,加入样品处理液中,混匀,放入恒温仪 70℃ 加热 10 min,置冷却区冷却 5 min 备用。

4.2·1 mol/L 试剂操作:取上述前处理液 0.2 mL 加入反应主剂中,混匀,全量移液至无热原平底试管中,立即插入 MB-80 检测系统中检测。5 mol/L 试剂操作:取上述前处理液 0.1 mL 加入无热原平底试管中,取主剂溶解液 0.6 mL 溶解反应主剂,混匀,然后再加入 0.1 mL 反应主剂溶液到无热原平底试管中,混匀(不要产生气泡),插入 MB-80 检测系统。

4.3·反应结束后,仪器自动计算结果并保存。

5. 操作步骤

目前与仪器配套使用的检测内毒素的试剂盒分为单支 1 mol/L 和大装量 5 mol/L 两种。操作步骤如下。

5.1·样本预处理(单支和大装量是相同的操作步骤)

5.1.1　打开 MB-80 检测系统主机、恒温仪预热 30 min。打开 MB-80 系统软件,录入患者信息、样品种类及检测项目等信息。

5.1.2　点击采集,使系统处于采集状态。取血清标本0.1 mL,加入样品处理液中,摇匀,放入恒温仪加热区70℃干热10 min。

5.1.3　干热结束后,转移至冷却区冷却5 min。

5.2·样本检测

5.2.1　1 mol/L试剂操作:取上述处理液0.2 mL加入反应主剂中,混匀,全量转移至无热原平底试管中,立即插入MB-80检测系统中检测。

5.2.2　5 mol/L试剂操作:取上述处理液0.1 mL加入无热原平底试管中,取主剂溶解液0.6 mL溶解反应主剂,混匀,然后再加入0.1 mL反应主剂溶液到无热原平底试管中,混匀,插入MB-80检测系统。

5.2.3　反应结束后仪器自动计算结果并保存。参见《MB-80微生物快速动态检测系统标准操作规程》。

6. 结果判断

正常人血清中内毒素:检测值<10 pg/mL,阴性。检测值介于10～20 pg/mL,临床观察期,建议动态采血检测。检测值>20 pg/mL,阳性,结合临床症状综合诊断。注意:本法只能检测内毒素含量,不能区分细菌种属。

7. 注意事项

7.1·试剂盒应2～8℃避光保存,使用前应检查有效期。若过期或出现破损禁止使用,以免影响测定结果。

7.2·试剂盒为体外诊断试剂,其中的成分可能会导致皮肤和眼睛疼痛,也可刺激黏膜和上呼吸道,所以应避免与皮肤接触,避免吸入和食入,禁止使用于人体。

7.3·实验操作中避免微生物及细菌污染。

8. 临床意义

内毒素的主要成分是脂多糖,存在于革兰阴性菌细胞壁外膜。革兰阴性菌感染时,脂多糖从细胞外膜释放出来,诱发机体产生免疫炎症反应。内毒素的检测主要用于:大多数革兰阴性菌感染疾病的早期诊断、对给药后的治疗效果进行评估、病程监控和预后。

参考文献

[1] 中国合格评定国家认可委员会.医学实验室质量和能力认可准则的应用要求:CNAS-CL02-A001:2023[S/OL].(2023-08-01)[2023-09-26].https://www.cnas.org.cn/rkgf/sysrk/rkyyzz/2023/08/912141.shtml.

[2] Karen C Carroll, Michael A Pfaller. Manual of Clinical Microbiology[M]. 13th ed. Washington DC: American Society for Microbiology, 2023.

(周庭银)

降钙素原(PCT)检测标准操作规程

×××医院检验科微生物组作业指导书	文件编号:××-JYK-××-××-××
版次/修改:第　版/第　次修改	生效日期:　　　第　页 共　页
编写人:	审核人:　　　批准人:

1. 目的

建立定量体外检测血清或血浆中降钙素原(PCT)含量的标准操作规范,保证实验结果的精确性及准确性。

2. 原理

检测原理:结合一步夹心法和荧光检测法(ELFA)进行检测。将样品转移到装有用碱性磷酸酶标记的抗降钙素原抗体(结合物)的孔中。样品结合物的混合物在固相管(SPR)中循环进出几次,使抗原与固定于固相管内壁的免疫球蛋白相结合成为夹层状。未结合的化合物在清洗过程中被清除掉。连续进行2次检测。在每步检测中,底物在SPR中循环进出。结合物酶催化该底物水解生成一种荧光产物(4-甲基伞形酮),于450 nm处检测其荧光值。其荧光强度与样品中抗原的浓度成比例。检测结束时,仪器根据两个校准曲线(对应两次检测)自动计算结果。荧光阈值所决定的校准曲线将用于每个样品的检测。

3. 试剂与仪器

3.1·试剂主要组成

3.1.1 样本检测试剂:包被有单克隆的鼠抗人降钙素原免疫球蛋白的固相管。试剂准备:开启后,仅从袋中取出所需数目的固相管,并重新仔细地密封储物袋。

3.1.2 校准品(定标液):S1校准品、S2校准品。校准物准备:用2 mL蒸馏水重溶,静置于5~10 min后混合。

3.1.3 质控品:C1质控品(高值)、C2质控品(低值)。质控物准备:用2 mL蒸馏水重溶,静置于5~10 min后混合。

3.2·主要仪器:Mini VIDAS全自动免疫分析仪。

4. 校准

每开启一批新的试剂,需在输入批数据后进行校准,之后每隔28日需再进行一次校准。校准品(S1及S2)在同一次运行中必须重复测定2次,且校准值必须在设定的RFV(相对荧光度值)范围内。如果不在该范围内,使用S1和S2重新校准。

5. 质量控制

5.1·质控品必须在新试剂盒开封后立即使用以保证试剂的性质未发生改变。必须采用质控品检查每次的校准。仪器上只有在质控品标记为C1和C2时才能检查质控值。

5.2·若质控数值偏离期望值,则无法对检测结果进行验证。在同次检测中的样品也必须进行复验。

6. 操作步骤

6.1·从冷藏处取出需要的试剂。

6.2·每份待测的样品、对照品或校准品都分别使用一条"PCT"试剂条和一个"PCT"固相管。确保取出需要的固相管后重新仔细密封储物袋。

6.3·仪器通过代码"PCT"来确认该项测试。校准品需分别标为"S1"和"S2",并且需要重复测定 2 次。检测质控品时,需在仪器上将其分别标为"C1"和"C2",并各测定 1 次。

6.4·采用旋涡振荡混合器混合校准品和(或)对质控品。校准品、对照品和样品的上样量均为 200 μL。将"PCT"固相管和"PCT"试剂条插入仪器中。立即开始检测,所有检测步骤由仪器自动完成。

6.5·重新塞好瓶塞,将其放回到 2~8℃条件下保存。测试结束后,从仪器中取出固相管和试剂条。

7. 结果判断

7.1·测试完成后,计算机将采用仪器中的两条校准曲线对结果进行自动分析。

7.2·浓度＜0.5 ng/mL 表示出现重症败血症和(或)败血症性休克的风险较低;浓度＞2 ng/mL 表示出现重症败血症和(或)败血症性休克的风险较高。但是由于存在与低浓度降钙素原相关的局部感染(无全身性病症)或处于感染初期的全身性感染(＜6 h),因此浓度＜0.5 ng/mL 时并不能排除感染的出现。此外,无感染时也可能出现降钙素原浓度升高。PCT浓度 0.5~2.0 ng/mL 时需结合患者的病史来判定结果。对任何 PCT 测得浓度＜2 ng/mL 的样品,建议在 6~24 h 内进行复验。

8. 注意事项

8.1·试剂盒使用前应检查有效期。若过期或出现破损禁止使用,以免影响测定结果。

8.2·试剂盒为体外诊断试剂,其中的成分可能会导致皮肤和眼睛疼痛,也可刺激黏膜和上呼吸道,所以应避免与皮肤接触,避免吸入和食入,禁止使用于人体。

8.3·仅供专业人员使用。若储物袋已被穿破,则勿使用其中的固相管。不得将不同批次的试剂或耗材混合使用。仪器必须定期清洁和去污(参见用户手册)。

8.4·使用过或未使用的试剂同所有其他已污染的一次性材料按照有传染性或潜在传染性物品的处理步骤处理。

9. 临床意义

PCT 是降钙素的激素原,可由很多器官的不同类型细胞在受到促炎症反应(特别是细菌引起的刺激)后分泌。当 PCT 浓度高于 0.1 ng/mL 时说明存在临床相关的细菌感染,需要采用抗生素进行治疗。当 PCT 浓度＞0.5 ng/mL 时,要考虑患者可能有发展成重症败血症或败血症性休克的危险。故 PCT 的检测主要用于:协助评估重症患者发展为重症败血症及败血症性休克的可能性;特异性区分细菌感染和其他原因导致的炎症反应;败血症感染的早期诊断指标;局部细菌感染的诊断指标。

参考文献

[1] 中国合格评定国家认可委员会.医学实验室质量和能力认可准则的应用要求:CNAS－CL02－A001:2023［S/OL］.(2023－08－01)［2023－09－26］.https://www.cnas.org.cn/rkgf/sysrk/rkyyzz/2023/08/912141.shtml.

(凌华志　徐元宏)

C 反应蛋白(CRP)检测标准操作规程

×××医院检验科微生物组作业指导书		文件编号：××-JYK-××-××-××	
版次/修改：第　版/第　次修改		生效日期：	第　页 共　页
编写人：	审核人：		批准人：

1. 目的

建立定量体外检测血清或血浆中 C 反应蛋白(CRP)含量的标准操作规范,保证实验结果的精确性及准确性。

2. 原理

采用免疫透射比浊法。抗人 CRP 抗体包被的胶乳颗粒和样品中的 CRP 进行抗原抗体反应,反应完成后,用透射比浊法检测吸光度的变化以反映 CRP 的浓度。

3. 试剂与仪器

3.1 · 试剂：血清 CRP Dissys 配套测定试剂盒。

3.1.1　R1(试剂瓶 1)：HEPES 缓冲液 10 mmol/L,pH 为 7.2;PEG、NaCl、表面活性剂、稳定剂适量。

3.1.2　R2(试剂瓶 2)：硼酸盐缓冲液 3.2 mmol/L;多克隆抗人 CRP 抗体(山羊)和单克隆抗人 CRP 抗体(鼠)包被的羧化聚苯乙烯颗粒适量;PEG、NaCl、表面活性剂、稳定剂适量。

3.1.3　试剂准备：试剂均为即用液体试剂,禁止振摇,在使用时应去除液体表面气泡。

3.1.4　储存条件及稳定性：未开瓶试剂 2～8℃至有效期。

3.2 · 校准品(定标液)：S1,0.9％NaCl;S2,校准品(Cfas Proteins)。

3.2.1　校准物准备：即用性液体校准品。

3.2.2　校准周期及要求：试剂批号更换,或质控不合要求。

3.2.3　储存条件及稳定性：未开瓶试剂 2～8℃至有效期。

3.3 · 质控品：Roche Precinorm U(正常值),Precipath U(病理值),或其他适合控制品。

3.3.1　质控物准备：1 mL 去离子水溶解 30 min。

3.3.2　储存条件及稳定性：未开瓶试剂 2～8℃至有效期;复溶后 15～25℃12 h,2～8℃7 日。

3.4 · 主要仪器：Roche Modular DPP 全自动生化分析仪。

4. 校准

4.1 · 校准步骤

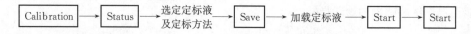

4.2 · 校准有效性确认：通过室内质控(两水平,标准＜2SD)确认。

5. 质量控制

5.1 · 质控步骤

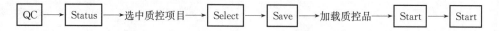

5.2 · 质控结果察看

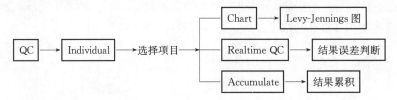

6. 操作步骤

6.1 · 常规样本检测：在 Roche Modular DPP 全自动生化分析仪 Workplace 界面选择样本类型并输入样本号，同时选中检测项目 CPR 并保存，点击"Start"开始样本检测。

6.2 · 急诊样本检测：在 Roche Modular DPP 全自动生化分析仪 STAT 界面输入急诊架号位置及样本号，选中检测项目 CPR 并保存，将样本放入急诊位，此时仪器优先检测急诊样本。

7. 结果判断

7.1 · 仪器自动计算结果并传输至 LIS。

7.2 · 正常成人血清或血浆中 CPR＜5 mg/L，出生＞3 周的婴儿或儿童血清或血浆中 CPR＜2.8 mg/L。

7.3 · 如果结果作为诊断指标应结合病史及其他临床检查结果综合判断。

8. 注意事项

8.1 · 应根据实验室标准采集程序采集标本，适用标本为血清、肝素或 EDTA 血浆标本。

8.2 · 不可从正在静脉滴注的手臂上采血，上机标本不能有凝块。

8.3 · 乳糜标本对结果有一定干扰。

8.4 · 血清或血浆标本 20～25℃保存 3 日，4～8℃稳定 8 日，－20℃稳定 3 年。

8.5 · 试剂中含叠氮钠(0.95 g/L)，不可入口，避免与皮肤及黏膜接触。

8.6 · 应采取必要预防措施使用试剂。本品仅用于体外诊断。

9. 临床意义

CRP 是最常用的急性时相反应蛋白，发生炎症时血液中的 CPR 浓度会升高，在细菌感染、术后或组织损伤发生急性炎症过程中，CRP 浓度在 6 h 后便会升高，故可用于早期检出急性感染等。CPR 检测主要用于器质性疾病筛查，如细菌感染引起的急、慢性炎症，自身免疫病或免疫复合物病，组织坏死和恶性肿瘤。并发感染的鉴别：CRP＞100 mg/L 为细菌感染，病毒感染 CRP≤5 mg/L，革兰阴性菌感染可高达 500 mg/L。评价疾病活动性和疗效监控：CRP 10～50 mg/L 表示轻度炎症(膀胱炎、支气管炎、脓肿)、手术、创伤、心肌梗死、非活动风湿病、恶性肿瘤、病毒感染；CRP＞100 mg/L 提示为较严重的细菌感染；治疗过程中 CRP 仍维持高水平提示治疗无效。器官移植排斥反应的监测：排斥反应时血清 CRP 水平持续升高。

参考文献

[1] 中国合格评定国家认可委员会.医学实验室质量和能力认可准则的应用要求：CNAS－CL02－A001：2023［S/OL].(2023－08－01)[2023－09－26].https://www.cnas.org.cn/rkgf/sysrk/rkyyzz/2023/08/912141.shtml.

(凌华志 徐元宏)

真菌β-(1,3)-D-葡聚糖检测标准操作规程

×××医院检验科微生物组作业指导书		文件编号：××-JYK-××-××-××	
版次/修改：第　版/第　次修改		生效日期：	第　页 共　页
编写人：	审核人：		批准人：

1. 目的

规范真菌β-(1,3)-D-葡聚糖检测标准操作规程,确保检验结果的准确性。

2. 原理

真菌β-(1,3)-D-葡聚糖能特异性激活反应主剂中的G因子、凝固酶原等,发生酶的级联反应,从而引起吸光度变化,根据检测其溶液吸光度变化对真菌β-(1,3)-D-葡聚糖浓度进行定量测定。

3. 试剂与仪器

3.1·真菌β-(1,3)-D-葡聚糖检测试剂盒。

3.2·MB-80微生物快速动态检测系统。

4. 质量控制

标本进行测定时应同时进行质控试验,目的是测定真菌的测试性能及验证检测结果的准确性。操作步骤如下。

4.1·无菌操作,开启质控品和溶解液,按照质控品标签上所标注的体积吸取溶解液,加入到质控品中。取溶解后的质控品溶液0.1 mL,加入样品处理液中,混匀,放入恒温仪70℃加热10 min,冷却区冷却5 min备用。

4.2·1 mol/L试剂操作：取上述前处理液0.2 mL加入反应主剂中,混匀,全量移液至无热原平底试管中,立即插入MB-80检测系统中检测。5 mol/L试剂操作：取上述前处理液0.1 mL加入无热原平底试管中,取主剂溶解液0.6 mL溶解反应主剂,混匀,然后再加入0.1 mL反应主剂溶液到无热原平底试管中,混匀(不要产生气泡),插入MB-80检测系统。

4.3·反应结束后,仪器自动计算结果并保存。

5. 操作步骤

目前与仪器配套使用的检测真菌的试剂盒分为单支1 mol/L和大装量5 mol/L两种。操作步骤如下。

5.1·标本预处理(单支和大装量是相同的操作步骤)：打开MB-80检测系统主机、恒温仪预热30 min。打开MB-80系统软件,录入患者信息、样品种类及检测项目等信息。点击采集,使系统处于采集状态。取血清标本0.1 mL,加入样品处理液中,摇匀,放入恒温仪加热区70℃干热10 min。干热结束后,转移至冷却区冷却5 min。

5.2·标本检测

5.2.1　1 mol/L试剂操作：取上述处理液0.2 mL加入反应主剂中,混匀,全量转移至无热原平底试管中,立即插入MB-80检测系统中检测。

5.2.2　5 mol/L试剂操作：取上述处理液0.1 mL加入无热原平底试管中,取主剂溶解液

0.6 mL 溶解反应主剂，混匀，然后再加入 0.1 mL 反应主剂溶液到无热原平底试管中，混匀，插入 MB - 80 检测系统。反应结束后，仪器自动计算结果并保存。参见《MB - 80 微生物快速动态检测系统标准操作规程》。

6. 结果判断

正常人血清中 β-(1,3)- D-葡聚糖：检测值＜60 pg/mL，阴性；检测值 60～100 pg/mL，临床观察期，建议动态采血检测；检测值＞100 pg/mL，阳性，结合临床症状综合诊断。

7. 注意事项

7.1·试剂盒应 2～8℃避光保存，使用前应检查有效期。若过期或出现破损禁止使用，以免影响测定结果。

7.2·严重溶血、脂血等特殊样本不建议检测。

7.3·本法只能检测 β-(1,3)- D-葡聚糖含量，不能区分真菌种属。实验操作中避免微生物及细菌污染。

8. 临床意义

利用 β-(1,3)- D-葡聚糖检测的真菌包括念珠菌属、曲霉菌属、镰刀菌属、耶氏肺孢子菌、丝孢酵母等，但血清葡聚糖不能区分真菌种类。由于真菌 β-(1,3)- D-葡聚糖的释放需要机体中性粒细胞等吞噬细胞的作用，故该试验阳性可以区分定植和感染，在筛查侵袭性真菌病方面具有早期诊断优势。

参考文献

[1] 中国合格评定国家认可委员会.医学实验室质量和能力认可准则的应用要求：CNAS - CL02 - A001：2023[S/OL].(2023 - 08 - 01)[2023 - 09 - 26].https://www.cnas.org.cn/rkgf/sysrk/rkyyzz/2023/08/912141.shtml.

[2] Karen C Carroll，Michael A Pfaller. Manual of Clinical Microbiology[M]. 13th ed. Washington DC：American Society for Microbiology，2023.

曲霉菌半乳甘露聚糖检测标准操作规程

×××医院检验科微生物组作业指导书		文件编号:××-JYK-××-××-××	
版次/修改:第　版/第　次修改		生效日期:	第　页 共　页
编写人:	审核人:		批准人:

1. 目的

建立定量检测人血清标本中曲霉菌半乳甘露聚糖(GM)的标准操作规程,保证实验结果的精确性及准确性。

2. 原理

采用 ELISA 竞争法,使用特异抗体检测曲霉菌 GM 抗原。先将预处理过的待检人血清标本与 GM 抗体混合并温育后,加入包被有曲霉菌 GM 的酶标板中,经温育和洗涤后,加入酶标抗体,再经温育和洗涤后加入 TMB 底物产生显色反应,用酶标仪在 450 nm 波长下测定其吸光度。吸光度值与 GM 含量呈负相关,由此实现对曲霉菌 GM 的定量检测。

3. 试剂与仪器

3.1 · 试剂主要组成:包被 GM 的酶标板 R1、GM 标准品 R2a～R2e(浓度分别为 0.25 μg/L、0.5 μg/L、1.0 μg/L、2.5 μg/L、5.0 μg/L)、GM 抗体 R3、酶标抗体 R4、样本处理液 R5、浓缩洗液(20×)R6、样本稀释液 R7、底物溶液 R8、终止液 R9、质控品 A R10(浓度 2.5～5 μg/L)、质控品 B R11(浓度＜0.5 μg/L)、封板膜 M1。

3.2 · 主要仪器:酶标仪。

4. 操作步骤

4.1 · 实验前准备

4.1.1　试验前将试剂盒取出,置于室温(20～25℃)30 min。打开装有酶标板的密封袋 R1,将暂不用的板条放回密封袋内封号,保存在 2～8℃。

4.1.2　配制工作洗涤液:取浓缩洗液 20 倍稀释,稀释后的工作洗液可在 2～8℃保存 2 周。若浓缩洗液出现结晶,于 30℃水浴溶解后使用。取 0.6 mL 或 1.5 mL 洁净无菌离心管或混合板,备用。

4.2 · 标本预处理:向离心管中加入 300 μL 待测血清。向离心管中再加入 100 μL 标本处理液 R5。漩涡振荡 10 s 以彻底混匀,将离心管放入水浴锅内 100℃加热 3 min。将离心管从水浴锅内取出,小心放入离心机内,4℃ 10 000 g 离心 10 min。取上清液 60 μL 用于检测。

4.3 · 标本检验

4.3.1　标本混合:分别设置标准曲线组、待测样品组。

4.3.1.1　标准曲线组:按 R2a、R2b、R2c、R2d 和 R2e 的顺序将各 GM 标准品溶液分别取 60 μL 加入对应离心管或混合板中。

4.3.1.2　待测样品组:将待检标本各取 60 μL 加入对应离心管或混合板中。

4.3.1.3　再向各组离心管或混合板中分别加入 GM 抗体 60 μL。加样结束后振荡混匀在 37℃下孵育 30 min。

4.3.2 标本转移：将离心管或混合板中的标本转移至酶标板孔中，每孔加入 100 μL。另设空白对照孔 1 孔，加入标本稀释液 100 μL。封上封板膜，在 37℃ 下孵育 30 min。

4.3.3 洗涤：揭开封板膜，洗涤酶标板。每孔每次加入不少于 300 μL 的洗涤液，静置 40 s 后将酶标板内液体除去，在吸水纸上反复拍打以去除残留液体，重复上述洗涤 3 次。

4.3.4 加入酶标抗体：洗涤结束后，每孔加入 R4 酶标抗体 100 μL。用封板膜封板，在 37℃ 下孵育 30 min。

4.3.5 洗涤：同本规程 4.3.3。

5. 数据处理

5.1·各孔 OD 值减去空白对照孔 OD 值后再进行分析。

5.2·以 GM 浓度为横坐标（以 10 为底的对数坐标），OD 值为纵坐标（普通坐标），作直线得到标准曲线方程。根据标准曲线方程计算出待测标本中 GM 浓度。

6. 质量控制

6.1·空白对照 OD 值必须控制在 0.2 以下。标准曲线回归方程决定系数 $R^2 > 0.980$。

6.2·质控品 A 的浓度范围 2.5～5 μg/L，质控品 B 的浓度范围小于 0.5 μg/L。

6.3 如果没有达到上述指标，则影响分析的可靠性，检测结果不予报告，需重新检测。

7. 结果判断

7.1·GM 浓度≥0.85 μg/L，定为阳性。

7.2·GM 浓度<0.65 μg/L，定为阴性。

7.3·GM 浓度在 0.65～0.85 μg/L，应结合临床和影像学综合评价，建议连续检测观察。

7.4·标本中 GM 浓度超出标准曲线量程时，若标本 OD 值低于 R2e 则判断为阳性，若高于 R2a 则判断为阴性。

8. 注意事项

8.1·酶标板开封后，请务必将暂时不使用的板条立即用封口膜封口并放回密封袋内密封，保存于 2～8℃。

8.2·试剂、血液标本保存时避免污染，以免造成假阳性结果。如标本不能及时检测，需冷藏于 2～8℃，不超过 48 h。如 48 h 内不能检测标本，需 -20℃ 以下保存，避免反复冻融。

8.3·使用单独移液器或者更换洁净的吸头来预防标本或试剂污染。试剂混合时要混合充分。保证微孔充分洗涤，避免产生泡沫，不要使用洗瓶洗涤。

8.4·底物溶液应避光，避免与氧化剂接触，底物溶液由无色变为浅蓝色时试剂失效，应弃用。终止液具有腐蚀性，易发生灼伤，在操作时注意防护。

8.5·本产品组分应避免冻结，冻结后的产品请勿使用。试剂盒组分含有生物源性物质，操作人员应具备生物安全相关知识，患者标本及所有试验材料使用后按照具有传染性医疗废弃物处理。

8.6·本品仅用于体外诊断。本产品尚未对儿童标本参考值进行研究。

8.7·若标本检测结果超出检测范围上限，需用试剂盒内专有标本稀释液进行稀释，建议不超过 4 倍稀释。

9. 临床意义

在免疫抑制患者中侵袭性曲霉病（invasive aspergillosis，IA）的发病率逐年增高，并成为患者死亡的主要原因,烟曲霉菌是引起免疫抑制患者严重深部曲霉菌感染的最常见病原菌,其次还有黄曲霉菌、黑曲霉菌、土曲霉菌等。IA 在血液病和造血干细胞移植（hematopoietic stem cell transplants，HSCT)患者中病死率高达 70％～90％,造成这种高病死率的主要原因在于不能在病程早期对 IA 进行检测诊断,以致患者得不到及时有效的治疗而死亡,因此选择早期检测诊断方法具有重要的意义。检测血清真菌抗原和循环代谢产物的方法对 IA 的早期诊断价值较高。GM 是一种曲霉属来源的多糖抗原,存在于 IA 患者血清中,通过对其检测可以较早辅助诊断曲霉菌感染。

参考文献

［1］中国合格评定国家认可委员会.医学实验室质量和能力认可准则的应用要求：CNAS－CL02－A001：2023［S/OL］.(2023－08－01)［2023－09－26］.https://www.cnas.org.cn/rkgf/sysrk/rkyyzz/2023/08/912141.shtml.

［2］Karen C Carroll，Michael A Pfaller. Manual of Clinical Microbiology［M］. 13th ed. Washington DC：American Society for Microbiology，2023.

［3］Busca A，Locatelli F，Barbui A，et al. Usefulness of sequential Aspergillus galactomannan antigen detection combined with early radiologic evaluation for diagnosis of invasive pulmonary aspergillosis in patients undergoing allogeneic stem cell transplantation［J］. Transplant Proc，2006，38(5)：1610－1613.

［4］Kimpton G，White PL，Barnes RA，et al. The effect of sample storage on the performance and reproducibility of the galactomannan EIA test［J］. Med Mycol，2014，52(6)：618－626.

（凌华志　徐元宏）

隐球菌荚膜多糖抗原检测标准操作规程

×××医院检验科微生物组作业指导书		文件编号：××-JYK-××-××-××	
版次/修改：第　　版/第　　次修改	生效日期：		第　　页 共　　页
编写人：	审核人：		批准人：

1. 目的

规范隐球菌抗原检测标准操作规程，确保检验结果的准确性。

2. 原理

隐球菌抗原检测试剂盒（胶体金免疫层析法）应用免疫层析法对血清、血浆、全血（静脉血和指血）和脑脊液（CSF）中隐球菌多个种属（包括新型隐球菌和格特隐球菌）的荚膜多糖抗原进行定性和半定量检测，是隐球菌病辅助诊断的一种实验室分析方法。

3. 试剂

隐球菌抗原检测试剂盒（胶体金免疫层析法）。

4. 质量控制

4.1·阳性对照：加 1 滴样本稀释液和 1 滴阳性对照液到反应管中，插入检测试纸条到检测管中，10 min 后读数，结果应为阳性，呈现对照条带和检测条带均阳性。

4.2·阴性对照：加 2 滴样本稀释液到反应管中，插入检测试纸条到检测管中，10 min 后读数，结果应为阴性，呈对照条带阳性，检测条带阴性。

5. 操作步骤

5.1·定性检测

5.1.1　将 1 滴或 40 μL 样本稀释液（货号 GLF025）加入到适量的容器中（如一次性微离心管、试管或微滴定板等）。加入 40 μL 样本到上述的容器中并混合。

5.1.2　将隐球菌抗原检测试纸条（货号 LFCR50）的白端没入到样本液中，等待 10 min。读取并记录实验结果。

5.2·半定量滴定检测

5.2.1　以 1∶5 作为初始稀释浓度，依次 1∶2 稀释至 1∶2 560。

5.2.2　将 10 个微离心管或试管放在试管架上，并依次标号 1～10（1∶5 至 1∶2 560）。如果样本在 1∶2 560 时仍呈阳性则可能需要再稀释。

5.2.3　向 1 号试管中加入 4 滴或 160 μL 样本稀释液（货号 GLF025）。分别向标号 2～10 的试管中加入 2 滴或 80 μL 滴定液（货号 EI0010）。

5.2.4　将 40 mL 样本加入 1 号试管并混匀。从 1 号试管中吸取 80 mL 样本混合液转移至 2 号试管并混匀。依次进行稀释直至 10 号试管。从 10 号试管中吸取 80 mL、1 号试管中吸取 40 mL 丢弃以保证试管内最终体积为 80 mL。

5.2.5　将隐球菌抗原检测试纸条（货号 LFCR50）的白端分别没入 10 个试管中。等待 10 min。读取并记录实验结果。

6. 结果判读

6.1·不考虑条带的颜色强度,出现两个条带(检测条带和对照条带)表明检测结果为阳性。

6.2·仅出现一个对照条带表明检测结果为阴性。若对照条带未出现,则说明该检测无效并应重新检测。

7. 注意事项

7.1·样本采集后应立即用于检测,如果样本不能及时检测,可以在 2～8℃放置 72 h。血清、血浆和脑脊液在不反复冻融的情况下,可以在 −20℃以下保存更长时间。

7.2·由于试剂盒里的一些试剂保存在 0.095％(w/w)叠氮化钠中,处理试剂时要戴手套。

7.3·极高浓度的荚膜多糖抗原会出现弱阳性,甚至假阴性结果。如出现与临床症状不符,怀疑是 HOOK 效应时,应对样本稀释后检测,保证结果的准确性。

8. 临床意义

若隐球菌抗原检测阳性在隐球菌感染早期即可初步诊断,可指导临床医生正确合理用药,及时反映病情,有助于药效评价及预后,提高治愈率,降低死亡率。

参考文献

[1] 中国合格评定国家认可委员会.医学实验室质量和能力认可准则的应用要求:CNAS‐CL02‐A001:2023[S/OL].(2023‐08‐01)[2023‐09‐26].https://www.cnas.org.cn/rkgf/sysrk/rkyyzz/2023/08/912141.shtml.

[2] Karen C Carroll, Michael A Pfaller. Manual of Clinical Microbiology[M]. 13th ed. Washington DC: American Society for Microbiology, 2023.

(朱均昊)

曲霉 IgG 抗体检测标准操作规程

×××医院检验科微生物组作业指导书		文件编号：××-JYK-××-××-××	
版次/修改：第　　版/第　　次修改		生效日期：	第　页 共　页
编写人：	审核人：		批准人：

1. 目的

建立曲霉 IgG 检测标准操作规程,保证实验结果的准确性。

2. 原理

烟曲霉侵染人体的过程中,部分细胞壁成分暴露于宿主免疫系统,刺激机体产生抗体。在感染的早期最早出现的是 IgM 抗体,此后体内的曲霉 IgG 抗体滴度会急剧升高,通过检测血清中的 IgG 抗体为临床烟曲霉感染的诊断提供依据。

3. 试剂与仪器

曲霉 IgG 测试试剂盒、酶标仪。

4. 质量控制

4.1·空白对照：OD 值必须控制在 0.2 以下。

4.2·质控品 A 的浓度范围 125～250 AU/mL,结果为阳性。质控品 B 的浓度范围 31.25～60 AU/mL,结果为阴性。

4.3·如果没有达到上述指标,则影响分析的可靠性,检测结果请不予报告,需重新检测。必要时请联系生产商。

5. 操作步骤

5.1·工作准备：试验前将试剂盒取出,置于室温 30 min。配制工作洗涤液：取一份浓缩洗液加 19 份无菌去离子水或超纯水。若浓缩洗液出现结晶,请 37℃水浴溶解后使用(水质要求无阴阳离子,否则干扰试验结果)。

5.2·样品处理：将待测样本用样本稀释液稀释 1 000 倍。

5.3·检验步骤

5.3.1　样本混合：留第一孔做空白对照,其余各孔依次加入烟曲霉 IgG 抗体标准品、质控品和稀释后的血清样本各 100 μL。贴上封板膜,37℃下孵育 60 min±5 min。

5.3.2　洗涤：揭开封板膜,洗涤酶标板。每孔每次加入 300 μL 的洗液,混匀,静置 40 s,将酶标板孔内的液体除去,在吸水纸上反复拍打以去除残留液体,重复上述洗涤操作,共洗涤 3 次。

5.3.3　加入酶标抗体：洗涤结束后,每孔加入酶标抗体 100 μL,用封板膜封板,37℃下孵育 30 min±1 min。

5.3.4　洗涤：揭开封板膜,洗涤酶标板。每孔每次加入 300 μL 的洗液,混匀,静置 40 s,将酶标板孔内的液体除去,在吸水纸上反复拍打以去除残留液体,重复上述洗涤操作,共洗涤 3 次。

5.3.5　显色：每孔加入底物溶液 100 μL,在 37℃下避光孵育 15 min。

5.3.6　读数：加入终止液 50 μL/孔，在 5 min 内，利用酶标仪读出 450 nm 波长处吸光度数。

5.3.7　计算：用软件绘制标准曲线，并计算待测样本的抗体浓度。

6. 结果判读

$\geqslant$120 AU/mL 为阳性，$<$80 AU/mL 为阴性，80～120 AU/mL 为灰区。

7. 注意事项

7.1·假阳性因素：烟曲霉定植；集体持续性免疫应答；其他真菌干扰，如青霉、拟青霉；双歧杆菌 β-1,5-呋喃半乳糖干扰；抗菌药物干扰，如 β-内酰胺抗生素、哌拉西林-他唑巴坦。

7.2·假阴性因素

7.2.1　免疫功能缺陷的患者不能或产生很少的 IgG 抗体。

7.2.2　类固醇类药物、他克莫司、环孢素、霉酚酸、英夫利昔单抗和阿伦单抗等。

7.2.3　T 细胞的活化，抑制免疫系统的功能，阻碍特异性抗体的产生。

7.2.4　患者使用抗真菌药物可抑制烟曲霉生长，降低血液中曲霉抗原含量，进而影响抗体的产生。

8. 临床意义

烟曲霉 IgG 抗体检测用于慢性肺曲霉菌病（CPA）诊断的敏感性为 76％，特异性为 83％；用于变应性支气管肺曲霉病（ABPA）诊断的敏感性为 69％，特异性为 83％，用于慢性阻塞性肺疾病（COPD）诊断的敏感性为 78％，特异性为 83％。对于慢性空洞性肺曲霉病的诊断，曲霉 IgG 抗体检测有很大优势。曲霉 IgG 抗体检测可用于侵袭性曲霉病易感人群的筛查。

参考文献

[1] 中国合格评定国家认可委员会.医学实验室质量和能力认可准则的应用要求：CNAS-CL02-A001：2023[S/OL].(2023-08-01)[2023-09-26].https://www.cnas.org.cn/rkgf/sysrk/rkyyzz/2023/08/912141.shtml.

[2] Karen C Carroll，Michael A Pfaller. Manual of Clinical Microbiology[M]. 13th ed. Washington DC：American Society for Microbiology，2023.

（朱均昊）

念珠菌 IgG 抗体检测标准操作规程

×××医院检验科微生物组作业指导书		文件编号：××-JYK-××-××-××	
版次/修改：第　　版/第　　次修改		生效日期：	第　　页 共　　页
编写人：		审核人：	批准人：

1. 目的

建立念珠菌 IgG 检测标准操作规程，保证实验结果的准确性。

2. 实验原理

念珠菌侵染人体的过程中，部分细胞壁成分暴露于宿主免疫系统，刺激机体产生抗体。通过检测血清中的 Mn 抗原 IgG 型抗体为临床侵袭性念珠菌感染的诊断提供依据。

3. 试剂与仪器

念珠菌 IgG 测试试剂盒、酶标仪。

4. 质量控制

4.1 · 空白对照：OD 值必须控制在 0.2 以下。

4.2 · 质控品 A 的浓度范围 125～250 AU/mL，结果为阳性。质控品 B 的浓度范围 31.25～60 AU/mL，结果为阴性。

4.3 · 如果没有达到上述指标，则影响分析的可靠性，检测结果请不予报告，需重新检测。必要时请联系生产商。

5. 操作步骤

5.1 · 工作准备：试验前将试剂盒取出，置于室温 30 min。配制工作洗涤液：取一份浓缩洗液加 19 份的无菌去离子水或超纯水。若浓缩洗液出现结晶，请 37℃ 水浴溶解后使用（水质要求无阴阳离子，否则干扰试验结果）。

5.2 · 样品处理：将待测样本用样本稀释液稀释 1 000 倍。

5.3 · 检验步骤

5.3.1　样本混合：留第一孔做空白对照，其余各孔依次加入念珠菌 IgG 抗体标准品、质控品和稀释后的血清样本各 100 μL。贴上封板膜，37℃ 下孵育 60 min±5 min。

5.3.2　洗涤：揭开封板膜，洗涤酶标板。每孔每次加入 300 μL 的洗液，混匀，静置 40 s，将酶标板孔内的液体除去，在吸水纸上反复拍打以去除残留液体，重复上述洗涤操作，共洗涤 3 次。

5.3.3　加入酶标抗体：洗涤结束后，每孔加入酶标抗体 100 μL，用封板膜封板，37℃ 下孵育 30 min±1 min。

5.3.4　洗涤：揭开封板膜，洗涤酶标板。每孔每次加入 300 μL 的洗液，混匀，静置 40 s，将酶标板孔内的液体除去，在吸水纸上反复拍打以去除残留液体，重复上述洗涤操作，共洗涤 3 次。

5.3.5　显色：每孔加入底物溶液 100 μL，在 37℃ 下避光孵育 15 min。

5.3.6　读数：加入终止液 50 μL/孔，在 5 min 内，利用酶标仪读出 450 nm 波长处吸光度数。

5.3.7　计算：用软件绘制标准曲线，并计算待测样本的抗体浓度。

6. 结果判读

≥120 AU/mL 为阳性，＜80 AU/mL 为阴性，80～120 AU/mL 为灰区。

7. 注意事项

7.1·假阳性因素：念珠菌定植、其他微生物分泌甘露聚糖、使用两性霉素 B 治疗。

7.2·假阴性因素

7.2.1　免疫功能缺陷的患者不能或产生很少的 IgG 抗体。

7.2.2　采血时间过早，抗体水平不高。

7.2.3　新型隐球菌，抗体干扰念珠菌特异性抗体识别。

8. 临床意义

念珠菌为人体定植菌，属于黏膜屏障受损性条件致病菌。在急性感染期内，体内念珠菌 IgG 抗体滴度会急剧升高，因此可以通过检测血清中念珠菌 IgG 抗体，为临床念珠菌感染提供辅助的诊断手段。

参考文献

[1] 中国合格评定国家认可委员会.医学实验室质量和能力认可准则的应用要求：CNAS - CL02 - A001：2023[S/OL].(2023 - 08 - 01)[2023 - 09 - 26].https://www.cnas.org.cn/rkgf/sysrk/rkyyzz/2023/08/912141.shtml.

[2] Karen C Carroll，Michael A Pfaller. Manual of Clinical Microbiology[M]. 13th ed. Washington DC：American Society for Microbiology，2023.

（朱均昊）

念珠菌甘露聚糖检测标准操作规程

×××医院检验科微生物组作业指导书		文件编号：××-JYK-××-××-××	
版次/修改：第　　版/第　　次修改		生效日期：	第　页　共　页
编写人：	审核人：		批准人：

1. 目的

建立念珠菌甘露聚糖检测标准操作规程，保证实验结果的准确性。

2. 实验原理

念珠菌是侵袭性真菌感染常见的病原真菌，通过检测血液中的念珠菌甘露聚糖可以实现念珠菌感染的早发现、早治疗。

3. 试剂与仪器

念珠菌甘露聚糖测试试剂盒、酶标仪。

4. 质量控制

4.1·空白对照：OD 值必须控制在 0.2 以下。

4.2·质控品 A 的浓度范围 110～220 AU/mL，结果为阳性。质控品 B 的浓度范围 20～40 AU/mL，结果为阴性。

4.3·如果没有达到上述指标，则影响分析的可靠性，检测结果请不予报告，需重新检测。必要时请联系生产商。

5. 操作步骤

5.1·工作准备：试验前将试剂盒取出，置于室温 30 min。配制工作洗涤液：取一份浓缩洗液加 19 份无菌去离子水或超纯水。若浓缩洗液出现结晶，请 37℃水浴溶解后使用（水质要求无阴阳离子，否则干扰试验结果）。

5.2·样品处理：向离心管中加入 300 μL 待测血清，再加入 100 μL 样本处理液。漩涡振荡 10 s 后混匀，100℃水浴 3 min。将离心管从水浴锅中取出，小心放入离心机中，10 000 g 离心 10 min，取上清液 50 μL 用于检测。

5.3·检验步骤

5.3.1 样本混合：分别设置标准曲线组、质控品组、待测样品组。标准曲线组：按浓度由低到高的顺序将甘露聚糖标准品各 50 μL 加入对应酶标板。质控品组：将阴、阳性质控品分别取 50 μL 加入对应酶标板中。待测样本组：将处理后的待测样本各取 50 μL 加入对应酶标板中，再向各组酶标板中分别加入酶标抗体 50 μL。加样结束后封上封板膜，振荡混匀，37℃下孵育 120 min。

5.3.2 洗涤：揭开封板膜，洗涤酶标板。每孔每次加入 300 μL 的洗液，混匀，静置 40 s，将酶标板孔内的液体除去，在吸水纸上反复拍打以去除残留液体，重复上述洗涤操作，共洗涤 3 次。

5.3.3 显色：洗涤结束后，每孔加入底物溶液 100 μL，37℃下避光孵育 15 min。

5.3.4 读数：加入终止液 50 μL/孔，利用酶标仪读出 450 nm 波长处吸光度数。

5.3.5　计算：用软件绘制标准曲线，计算待检样本的甘露聚糖浓度。

6. 结果判读

$\geqslant 100$ pg/mL 为阳性，< 50 pg/mL 为阴性，$50 \sim 100$ pg/mL 为灰区。

7. 注意事项

略。

8. 临床意义

甘露聚糖和 β-(1,3)-D-葡聚糖一样都是念珠菌细胞壁最外层的组成成分，当念珠菌侵袭机体被巨噬细胞吞噬，激活体内免疫系统而被清除。检测甘露聚糖有助于区分念珠菌是定植还是感染。

参考文献

[1] 中国合格评定国家认可委员会.医学实验室质量和能力认可准则的应用要求：CNAS-CL02-A001：2023[S/OL].(2023-08-01)[2023-09-26].https://www.cnas.org.cn/rkgf/sysrk/rkyyzz/2023/08/912141.shtml.

[2] Karen C Carroll, Michael A Pfaller. Manual of Clinical Microbiology[M]. 13th ed. Washington DC：American Society for Microbiology，2023.

（朱均昊）

孢子丝菌抗体检测标准操作规程

×××医院检验科微生物组作业指导书		文件编号：××-JYK-××-××-××	
版次/修改：第　　版/第　　次修改		生效日期：	第　页 共　页
编写人：	审核人：		批准人：

1. 目的

建立孢子丝菌抗体标准操作规程,保证实验结果的准确性。

2. 原理

基于孢子丝菌抗原包被的乳胶颗粒与含有抗孢子丝菌抗体的标本凝集的原理。IgM 以外的免疫球蛋白(如 IgG、IgA 和 IgD)在致敏颗粒之间的桥接作用效果较差,因此孢子丝菌抗体的阳性反应主要与 IgM 抗体有关。

3. 试剂与仪器

孢子丝菌抗体监测试剂盒(乳胶凝集法)、旋转器。

4. 质量控制

乳胶试剂的敏感性可通过半定量阳性对照试剂来检测。阳性对照试剂的检测结果应为 2+,稀释倍数为 1:2～1:8,则认为乳胶试剂的灵敏度合格。

5. 操作步骤

5.1·试剂的制备

5.1.1　样本稀释液在使用前应用蒸馏水或去离子水稀释 1:10。

5.1.2　乳胶阳性对照通过向小瓶中加入 1 mL 蒸馏水或去离子水再水化,并在室温下孵育至完全溶解,然后温和混匀。

5.1.3　乳胶悬浮液在每次使用前均要充分混合,呈现为均匀的悬浮液。

5.2·样本的制备：样本在 56℃孵育 30 min。样本如不能立即处理,短时间可冷藏保存,或在 −20℃冷冻长期保存。

5.3·样本的稀释

5.3.1　在标记为 1～6 的试管中各加入 100 μL 的标本稀释液,进行 1:2 到 1:64 的稀释,如果滴度大于 1:64,进行额外的稀释。

5.3.2　向 1 号管加入 100 μL 患者标本,混匀后,从 1 号管吸取 100 μL 转移至 2 号管进行倍比稀释,直至 6 号管。

5.4·样本的检测

5.4.1　加入 25 μL 乳胶阳性对照和阴性对照,并将每个样本稀释添加到环形载玻片的不同环上。

5.4.2　加入一滴孢子丝菌抗原乳胶到每个环上,使用单独的涂抹棒充分混匀。

5.4.3　在室温下,将环形载玻片置于 100 r/min 的旋转器上 10 min,进行读数。

6. 结果判读

6.1·在黑暗的背景下进行判读,并从负到 4+ 进行评分。作为对照,乳胶阳性对照应产生 2+ 或更大的结果,阴性对照产生小于 1+ 的反应。

6.2·反应强度分级如下:

负:颗粒均匀的悬浮物,没有明显的结块。

1+:乳白色背景下的细粒状。

2+:小而明确的团块,背景稍微浑浊。

3+:大大小小的块状,背景清晰。

4+:在非常清晰的背景下,大团块。

7. 注意事项

7.1·样本不能含有抗凝剂,标本的反复冻融会影响试验结果。

7.2·所有试剂应保存在 2~8℃。避免长时间置于室温,更应避免冷冻乳胶悬浮液,这会导致颗粒假阳性。

7.3·所有试剂采用 0.095%(w/w)叠氮化钠保存,故处理试剂时要戴手套。

8. 临床意义

局部皮肤和淋巴感染的孢子丝菌病患者的血清滴度可能在 1∶8 到 1∶512 之间。滴度的升高或持续的高滴度有助于诊断肺部的孢子丝菌病。

参考文献

[1] 中国合格评定国家认可委员会.医学实验室质量和能力认可准则的应用要求:CNAS-CL02-A001:2023[S/OL].(2023-08-01)[2023-09-26].https://www.cnas.org.cn/rkgf/sysrk/rkyyzz/2023/08/912141.shtml.

[2] Karen C Carroll, Michael A Pfaller. Manual of Clinical Microbiology[M]. 13th ed. Washington DC:American Society for Microbiology,2023.

(朱均昊)

球孢子菌抗体检测标准操作规程

×××医院检验科微生物组作业指导书		文件编号：××-JYK-××-××-××		
版次/修改：第　版/第　次修改		生效日期：		第　页 共　页
编写人：		审核人：		批准人：

1. 目的

建立球孢子菌抗体标准操作规程,保证实验结果的准确性。

2. 原理

基于球孢子菌抗原包被的乳胶颗粒与含有抗孢子丝菌抗体的标本凝集的原理。IgM 以外的免疫球蛋白(如 IgG、IgA 和 IgD)在致敏颗粒之间的桥接作用效果较差,因此孢子丝菌抗体的阳性反应主要与 IgM 抗体有关。

3. 试剂与仪器

球孢子菌抗体监测试剂盒(乳胶凝集法)、旋转器。

4. 质量控制

乳胶试剂的敏感性可通过半定量阳性对照试剂来检测。阳性对照试剂的检测结果应为 2+ ,稀释倍数为 1∶2～1∶8,则认为乳胶试剂的灵敏度合格。

5. 操作步骤

5.1·试剂的制备

5.1.1　样本稀释液在使用前应用蒸馏水或去离子水稀释 1∶10。

5.1.2　乳胶阳性对照通过向小瓶中加入 1 mL 蒸馏水或去离子水再水化,并在室温下孵育至完全溶解,然后温和混匀。

5.1.3　乳胶悬浮液在每次使用前均要充分混合,呈现为均匀的悬浮液。

5.2·样本的制备：样本在 56℃孵育 30 min。样本如不能立即处理,短时间可冷藏保存,或在 −20℃冷冻长期保存。

5.3·样本的检测

5.3.1　加入 25 μL 乳胶阳性对照和阴性对照,并将每个样本稀释添加到环形载玻片的不同环上。

5.3.2　加入一滴球孢子菌抗原乳胶到每个环上,使用单独的涂抹棒充分混匀。

5.3.3　在室温下,将环形载玻片置于 100 r/min 的旋转器上 10 min,进行读数。

6. 结果判读

6.1·在黑暗的背景下进行判读,并从负到 4+ 进行评分。作为对照,乳胶阳性对照应产生 2+ 或更大的结果,阴性对照产生小于 1+ 的反应。

6.2·反应强度分级如下：

负：颗粒均匀的悬浮物,没有明显的结块。

1+：乳白色背景下的细粒状。

2+：小而明确的团块,背景稍微浑浊。

3＋：大大小小的块状，背景清晰。

4＋：在非常清晰的背景下，大团块。

7. 注意事项

7.1·样本不能含有抗凝剂，标本的反复冻融会影响试验结果。

7.2·所有试剂应保存在 2～8℃。避免长时间置于室温，更应避免冷冻乳胶悬浮液，这会导致颗粒假阳性。

7.3·所有试剂采用 0.095％(w/w)叠氮化钠保存，故处理试剂时要戴手套。

7.4·可能会出现假阳性，建议通过免疫扩散或补体固定来确认阳性试验结果。

8. 临床意义

用于球孢子菌的辅助检测。

参考文献

[1] 中国合格评定国家认可委员会.医学实验室质量和能力认可准则的应用要求：CNAS‐CL02‐A001：2023[S/OL].(2023‐08‐01)[2023‐09‐26].https://www.cnas.org.cn/rkgf/sysrk/rkyyzz/2023/08/912141.shtml.

[2] Karen C Carroll, Michael A Pfaller. Manual of Clinical Microbiology[M]. 13th ed. Washington DC：American Society for Microbiology，2023.

（朱均昊）

组织胞浆菌抗体检测标准操作规程

×××医院检验科微生物组作业指导书		文件编号：××-JYK-××-××-××	
版次/修改：第　　版/第　　次修改		生效日期：	第　页 共　页
编写人：		审核人：	批准人：

1. 目的

建立组织胞浆菌抗体标准操作规程,保证实验结果的准确性。

2. 原理

基于组织胞浆菌抗原包被的乳胶颗粒与含有抗组织胞浆菌抗体的标本凝集的原理。IgM 以外的免疫球蛋白(如 IgG、IgA 和 IgD)在致敏颗粒之间的桥接作用效果较差,因此组织胞浆菌抗体的阳性反应主要与 IgM 抗体有关。

3. 试剂与仪器

组织胞浆菌抗体监测试剂盒(乳胶凝集法)、旋转器。

4. 质量控制

乳胶试剂的敏感性可通过半定量阳性对照试剂来检测。阳性对照试剂的检测结果应为 2+,稀释倍数为 $1:2\sim1:8$,则认为乳胶试剂的灵敏度合格。

5. 操作步骤

5.1·试剂的制备

5.1.1　样本稀释液在使用前应用蒸馏水或去离子水稀释 $1:10$。

5.1.2　乳胶阳性对照通过向小瓶中加入 1 mL 蒸馏水或去离子水再水化,并在室温下孵育至完全溶解,然后温和混匀。

5.1.3　乳胶悬浮液在每次使用前均要充分混合,呈现为均匀的悬浮液。

5.2·样本的制备：样本在 56℃孵育 30 min。样本如不能立即处理,短时间可冷藏保存,或在 -20℃冷冻长期保存。

5.3·样本的稀释

5.3.1　在标记为 1~6 的试管中各加入 100 μL 的标本稀释液,进行 $1:2$ 到 $1:64$ 的稀释,如果滴度大于 $1:64$,进行额外的稀释。

5.3.2　向 1 号管加入 100 μL 患者标本,混匀后,从 1 号管吸取 100 μL 转移至 2 号管进行倍比稀释,直至 6 号管。

5.4·样本的检测

5.4.1　加入 25 μL 乳胶阳性对照和阴性对照,并将每个样本稀释添加到环形载玻片的不同环上。

5.4.2　加入一滴组织胞浆菌抗原乳胶到每个环上,使用单独的涂抹棒充分混匀。

5.4.3　在室温下,将环形载玻片置于 100 r/min 的旋转器上 10 min,进行读数。

6. 结果判读

6.1·在黑暗的背景下进行判读,并从负到 4+进行评分。作为对照,乳胶阳性对照应产生 2+ 或更大的结果,阴性对照产生小于 1+ 的反应。

6.2·反应强度分级如下:

负:颗粒均匀的悬浮物,没有明显的结块。

1+:乳白色背景下的细粒状。

2+:小而明确的团块,背景稍微浑浊。

3+:大大小小的块状,背景清晰。

4+:在非常清晰的背景下,大团块。

7. 注意事项

7.1·样本不能含有抗凝剂,标本的反复冻融会影响试验结果。

7.2·所有试剂应保存在 2~8℃。避免长时间置于室温,更应避免冷冻乳胶悬浮液,这会导致颗粒假阳性。

7.3·所有试剂采用 0.095%(w/w)叠氮化钠保存,故处理试剂时要戴手套。

7.4·乳胶凝集试验容易与其他全身性真菌病发生交叉反应,可能会出现假阳性,建议通过免疫扩散或补体固定来确认阳性试验结果。

8. 临床意义

用于组织胞浆菌的辅助检测,在感染组织胞浆菌 2~3 周后,乳胶凝集试验即可显示阳性,因此乳胶试验是一种很好的推定试验,有助于诊断急性组织胞浆菌病。

参考文献

[1] 中国合格评定国家认可委员会.医学实验室质量和能力认可准则的应用要求:CNAS - CL02 - A001:2023[S/OL].(2023 - 08 - 01)[2023 - 09 - 26].https://www.cnas.org.cn/rkgf/sysrk/rkyyzz/2023/08/912141.shtml.

[2] Karen C Carroll, Michael A Pfaller. Manual of Clinical Microbiology[M]. 13th ed. Washington DC: American Society for Microbiology, 2023.

(朱均昊)

第十八章
高通量测序鉴定病原
微生物标准操作规程

病原宏基因组 DNA 测序鉴定标准操作规程

×××医院检验科微生物组作业指导书		文件编号：××-JYK-××-××-××	
版次/修改：第　版/第　次修改	生效日期：		第　页 共　页
编写人：	审核人：		批准人：

1. 目的

建立医学检验科对临床感染性疾病病原微生物鉴定的标准操作程序,规范实验人员操作。

2. 适用范围

适用于临床不同系统感染的病原体(包括细菌、真菌、病毒、寄生虫、特殊病原体)的测序鉴定操作。

3. 实验原理

病原宏基因组 DNA 测序以高通量测序为工具,提取临床感染患者样本中的全部 DNA,并将其片段化后进行测序,再应用生物信息学分析软件将测序结果与相关病原体数据库中的参考序列进行比对、分析和鉴定。检测流程可以大致分为 5 个步骤:核酸提取、文库构建、上机测序、生信分析与报告解读。

4. 实验器材

微量样本 DNA 提取试剂盒(离心柱法)、DNA 文库构建试剂盒、冷冻/高速离心机、掌式离心机、恒温水浴锅、金属浴、振荡破碎仪、漩涡振荡器、PCR 仪、移液器、Invitrogen Qubit 4 荧光计及配套试剂、Qsep 系列全自动核酸片段分析仪及配套试剂/耗材或 Agilent 2100 Bioanalyzer 及配套试剂/耗材、无水乙醇、1 mol/L NaOH、无菌/无 DNase/无 RNase 蒸馏水、核酸清除剂喷雾、磁力架、PCR 管、2 mL/1.5 mL 灭菌 EP 管、移液枪头(建议带滤芯)、无菌剪刀。

5. 样本要求

5.1·全血:成人 3～5 mL;婴幼儿 1 mL;专用采血管(进行检验的微生物学实验室提供;即游离 DNA 样本保存管,内由 EDTA 和保护剂组成,可抑制血浆中核酸酶及有核细胞中 DNA 的释放)收集,采集后充分混匀。

5.2·痰:如果为自然咳痰,生理盐水漱口 2～3 次,然后用力咳深部痰 3～5 mL,建议在医护人员监视下完成;若无法自主咳痰或有人工气道,采用人工气道或气管镜吸痰。

5.3·支气管肺泡灌洗液:需有经验的临床医师,肺泡灌洗部位为 CT 上病灶相应部位,弃去前段可能污染的部分,取 5～10 mL 置于无菌容器。

5.4·鼻咽拭子:需使用专用的鼻咽拭子,嘱患者先擤鼻涕,头部向后稍微倾斜,以便拭子更容易通过鼻腔到达鼻咽部,沿着鼻中隔轻柔插入咽拭子直到有阻力感,提示拭子已经达到鼻咽底部。

5.5·正常无菌部位体液(胸腔积液、腹腔积液、关节液、脑脊液等):胸腹腔积液 10 mL 以上;脑脊液 1 mL 以上,采集第 2 管脑脊液。房水 200 μL 以上。骨髓 0.5 mL 以上。专用采血管(预期标本可能凝集)或无菌冻存管。

5.6·组织:尽可能采集病灶边缘,病变与正常交界的组织,每块组织体积为黄豆粒大小。

5.7·脓肿:开放性脓肿,清创后采集深部或溃疡基底部分泌物,体积尽量多。封闭性脓肿,彻底消毒后抽取脓液,体积 3 mL 以上。

5.8·粪便:3~5 mL,新鲜(有大量正常菌群,结果解释有难度,须谨慎送检)。

5.9·福尔马林固定石蜡包埋(FFPE)样品切片:建议病理科医师镜下阅片后取可疑感染病灶处切白片 10~15 张,脱蜡后送检。

6. 质量控制

6.1·采集样本送检二代测序必须严格遵守无菌原则。

6.2·样本应直接从患者感染部位的体液或组织中进行采集。

6.3·需对选取的病原体和相关试剂盒进行验证,包括革兰阳性菌、革兰阴性菌、真菌、病毒、寄生虫等核酸提取效能的验证,避免病原体的漏检。

6.4·每批次实验都应包含内参、阴性和阳性对照品,以达到质控全过程的作用。

6.5·高质量的 DNA A260/A280 应在 1.7~1.9,A260/A230 应 >2;文库浓度应在 5~30 ng/μL,片段长度应在 250~350 bp。

6.6·对数据进行分析时,建议采用临床应用级别的数据库,审慎使用公共数据。

6.7·测序读长应 ≥50 bp,数据量应 ≥2 000 万(20 M)高质量序列,准确度 Q30 比例应 ≥85%。

7. 操作步骤

7.1·样本前处理

7.1.1　全血样本:轻柔颠倒混匀,3 000 g 4℃离心 10 min。分离血浆至新的离心管,65℃水浴 30 min 灭活。取 600 μL 于 2 mL 离心管中,进行本规程 7.2.3。

7.1.2　痰液样本:65℃水浴 30 min 灭活。黏稠的痰液加入与样本量等体积 1 mol/L NaOH 上下颠倒混匀,静置 5 min,使样本液化。不黏稠的痰液样本直接进入本规程 7.2。

7.1.3　肺泡灌洗液、脑脊液和拭子等液体样本:65℃水浴 30 min 灭活。取 800 μL 灭活样品至 2 mL 离心管(装有破壁珠),进行本规程 7.2.2。

7.1.4　组织样本:65℃水浴 30 min 灭活。取剪碎或切碎的组织加入 800 μL 洗脱缓冲液至 2 mL 离心管(装有破壁珠),进行本规程 7.2.2。

7.2·DNA 提取

7.2.1　取 800 μL 前处理后样本至 2 mL 离心管(装有破壁珠)。加入 10 μL 溶菌酶,混匀,37℃孵育 20 min。

7.2.2　样本置于振荡破碎仪中,60 Hz 振荡 1 min,间隔 30 s,5 个循环。8 000 r/min 离心 30 s,取 600 μL 上清于 2 mL 离心管中。

7.2.3　加入 D 清洗液Ⅰ 200 μL,D 清洗液Ⅱ 400 μL,蛋白酶 K 60 μL,振荡混匀,瞬离。

7.2.4　65℃振荡(700 r/min)孵育 15 min 后,4℃放置 5 min 或静置使样本降至室温。

7.2.5　加入 600 μL 预冷无水乙醇(−20℃预冷),颠倒混匀,静置 5 min,瞬离。

7.2.6　取 700 μL 上一步所得溶液于吸附柱中(吸附柱放入收集管中),12 000 g 离心 30 s,

弃废液。

7.2.7　重复本规程 7.2.6,使 7.2.5 所得液体全部转入吸附柱离心结束。

7.2.8　加入 500 μL D 清洗液Ⅰ,12 000 g 离心 30 s,弃废液。

7.2.9　加入 600 μL D 清洗液Ⅱ,12 000 g 离心 30 s,弃废液。

7.2.10　重复本规程 7.2.9 步骤。

7.2.11　空管 12 000 g 离心 2 min。将吸附柱转入干净的 1.5 mL 离心管中,室温放置 3～5 min。

7.2.12　向吸附膜中间位置悬空滴加 60 μL 洗脱缓冲液,室温放置 5 min,12 000 g 离心 2 min,将溶液收集到离心管中。若核酸暂时不用, −20℃ 保存。

7.3·DNA 文库构建

7.3.1　DNA 片段化/末端修复/dA 尾添加

7.3.1.1　冰上配制反应体系:FEA Enzyme Mix(片段化/末端修复/dA 加尾酶混液) 5 μL、促进剂 1 μL、Input DNA(建库投入 DNA)≤50 ng,用水补齐至总体积 40 μL。

7.3.1.2　短暂离心。在冰上向每个样品中加入 10 μL FEA 缓冲液(片段化/末端修复/dA 加尾缓冲液),移液器轻轻吹打混匀。程序:热盖 105℃,37℃ 30 min;65℃ 30 min;4℃ 保持。

7.3.1.3　根据预期片段化大小选择片段化时间:150 bp 20～30 min;250 bp 15～20 min; 350 bp 10～15 min。

7.3.2　接头连接

7.3.2.1　冰上配制反应体系:上一步产物 50 μL、连接缓冲液 25 μL、DNA 连接酶 5 μL、 DNA 标签 5 μL、ddH₂O 15 μL,总体积 100 μL。不同测序平台选择相应 DNA 标签。

7.3.2.2　移液器轻轻吹打混匀,短暂离心。程序:热盖关闭,4℃ 2 min;20℃ 15 min;4℃ 保持。

7.3.3　连接产物磁珠纯化

7.3.3.1　将纯化磁珠涡旋振荡混匀,瞬时离心。将连接产物加入含有 60 μL 纯化磁珠的收集管中,混匀,室温孵育 5 min。短暂离心收集管并置于磁力架中,待溶液澄清后,移除上清。

7.3.3.2　保持收集管始终置于磁力架中,加入 200 μL 的 80% 乙醇,室温孵育 30 s,移除上清,重复该步骤一次。瞬时离心收集管,放回磁力架中,移除残余液体,开盖干燥磁珠至磁珠表面无光泽或刚刚出现龟裂(不超过 5 min)。从磁力架中取出收集管,加入 23 μL ddH₂O,振荡混匀,室温静置 3～5 min。短暂离心收集管,静置于磁力架,溶液澄清后,移取 20 μL 上清至新 PCR 管中。

7.3.4　文库扩增

7.3.4.1　冰上配制反应体系:引物混合物 5 μL、扩增预混液 25 μL、纯化后连接产物 20 μL,总体积 50 μL。根据相应测序平台选择引物混合物与扩增预混液。

7.3.4.2　移液器轻轻吹打混匀,短暂离心。程序:热盖 105℃,95℃ 3 min;98℃ 30 s;60℃ 15 s;72℃ 30 s,根据投入量与产量设定循环数;72℃ 5 min;4℃ 保持。表 1 列举了当使用 100 pg～1 μg Input DNA 时,获得 100 ng 或 1 μg 文库推荐的扩增循环数。

表 1　100 pg～1 μg Input DNA 扩增循环数推荐表

投入 DNA 量	循环数与出库总量	
	100 ng	1 μg
100 pg	14～16	15～17
1 ng	10～12	12～14
10 ng	5～7	8～10
50 ng	3～5	5～7
100 ng	3	4～6
250 ng	3	3～5
500 ng	3	3～4
1 μg	3	3

7.3.5　PCR 产物磁珠纯化：向 PCR 产物中加入 45 μL 纯化磁珠，其余步骤同本程序 7.3.3。加入 33 μL ddH$_2$O，洗脱磁珠，移取 30 μL 上清至新 PCR 管中。

7.4·文库质检及上机测序：对文库的浓度和片段长度进行质检，并记录结果，推荐使用 Qubit 仪器进行文库浓度质检。推荐使用 Qsep100 仪器或 Agilent 2100 Bioanalyzer 进行文库片段长度质检。文库浓度应在 5～30 ng/μL，片段长度应在 250～350 bp(图 1)，即可对相应文库按照测序平台使用说明进行测序。

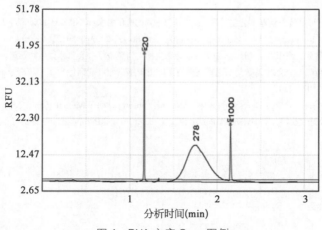

图 1　DNA 文库 Qsep 图例

8. 结果判断

8.1·每个样本平均获得 2 000 万个高质量序列。通过使用相应程序进行过滤以去除低质量、低复杂性和短序列(小于 35 bp)。使用 Burrows-Wheeler Alignment(0.7.17 - r1188)软件将过滤后的高质量测序数据比对到人类参考基因组(GRCh38.p13)，以排除人源序列。其余数据与建立的基于 NCBI(GenBank/RefSeq/NT)的微生物参考数据库对比，以进行高级数据分析，完成微生物分类鉴定分析。

8.2·阳性 mNGS 结果的阈值标准参考

8.2.1　检出细菌(种水平)的特异性序列≥10，即可判定为阳性。

8.2.2 检出真菌(种水平)的特异性序列是其余真菌的 5 倍以上,即可判定为阳性。

8.2.3 检出 DNA 病毒的特异性序列≥3,即可判定为阳性。

8.2.4 检出寄生虫的特异性序列≥10,即可判定为阳性。

8.2.5 对于结核分枝杆菌等具有临床重要意义且较难检测的病原菌,检出 1 条特异性序列即可判定为阳性。

8.3· 实际的阳性阈值标准需要结合各实验室的实际情况及生信分析方法自行设定。

9. 注意事项

9.1· 若 D 清洗液Ⅰ、D 清洗液Ⅱ中有沉淀,可在 37℃水浴中预热 10 min 以溶解沉淀。

9.2· 第一次使用试剂盒时,请按照试剂瓶上的提示在 D 清洗液Ⅰ和 D 清洗液Ⅱ中分别添加无水乙醇 17 mL 和 60 mL。

9.3· 将纯化磁珠由冰箱中取出,室温平衡至少 30 min。配制 80％乙醇,现配现用。

9.4· 第一次使用前,分别向每管 DNA 标签中加 20 μL 无酶水,混匀备用,冰上放置。

9.5· 准备实验中所用的离心管、移液枪头(建议带滤芯),必须保证无 RNase 和 DNase;用核酸清除剂和 75％乙醇擦拭清洁生物安全柜台面及移液枪。

9.6· PCR 操作各阶段应在不同的分区进行,分别为试剂配制室、样本制备室、建库实验室、质检室。人、物单向流动。建库试剂盒不应存放在样本处理区。

参考文献

[1] 中国合格评定国家认可委员会.医学实验室质量和能力认可准则的应用要求:CNAS-CL02-A001:2023[S/OL].(2023-08-01)[2023-09-26].https://www.cnas.org.cn/rkgf/sysrk/rkyyzz/2023/08/912141.shtml.

[2] 中华医学会检验医学分会临床微生物学组,中华医学会微生物学与免疫学分会临床微生物学组,中国医疗保健国际交流促进会临床微生物与感染分会.宏基因组高通量测序技术应用于感染性疾病病原检测中国专家共识[J].中华检验医学杂志,2021,44(02):107-120.

[3] Fatma Şeyma Gökdemir, Özlem Darcansoy İşeri, Abhishek Sharma, et al. Metagenomics Next Generation Sequencing (mNGS):An Exciting Tool for Early and Accurate Diagnostic of Fungal Pathogens in Plants[J]. J Fungi (Basel),2022,8(11):1195.

(易康 王悦 樊晓梅 顾立江 王宗秀)

病原宏基因组 RNA 测序鉴定标准操作规程

×××医院检验科微生物组作业指导书	文件编号：××-JYK-××-××-××
版次/修改：第　　版/第　　次修改	生效日期：　　　　　第　页 共　页
编写人：	审核人：　　　　　批准人：

1. 目的

建立医学检验科对临床感染性病原——RNA 病毒鉴定的标准操作程序，规范实验人员的操作。

2. 适用范围

适用于临床不同系统感染的 RNA 病毒的测序鉴定操作。

3. 实验原理

病原宏基因组 RNA 测序以高通量测序为工具，提取临床感染患者样本中的全部 RNA，并将其片段化后进行测序，再应用生物信息学分析软件将测序结果与相关病原体数据库中的参考序列进行比对、分析和鉴定。检测流程可以大致分为 5 个步骤：核酸提取、文库构建、上机测序、生信分析与报告解读。

4. 实验器材

病毒 RNA 提取试剂盒（离心柱法）、RNA 文库构建试剂盒、冷冻/高速离心机、掌式离心机、金属浴、振荡破碎仪、漩涡振荡器、PCR 仪、移液器、Invitrogen Qubit 4 荧光计及配套试剂、Qsep 系列全自动核酸片段分析仪及配套试剂/耗材或 Agilent 2100 Bioanalyzer 及配套试剂/耗材、无水乙醇、1 mol/L NaOH、无菌/无 DNase/无 RNase 蒸馏水、核酸清除剂喷雾、磁力架、PCR 管、2 mL/1.5 mL 灭菌 EP 管、移液枪头（建议带滤芯）、无菌剪刀。

5. 样本要求

5.1・全血：成人 3～5 mL；婴幼儿 1 mL；专用采血管（进行检验的微生物学实验室提供；即游离 DNA 样本保存管，内由 EDTA 和保护剂组成，可抑制血浆中核酸酶及有核细胞中 DNA 的释放）收集，采集后充分混匀。

5.2・痰：如果为自然咳痰，生理盐水漱口 2～3 次，然后用力咳深部痰 3～5 mL，建议在医护人员监视下完成；若无法自主咳痰或有人工气道，采用人工气道或气管镜吸痰。

5.3・支气管肺泡灌洗液：需有经验的临床医师，肺泡灌洗部位为 CT 上病灶相应部位，弃去前段可能污染的部分，取 5～10 mL 置于无菌容器。

5.4・鼻咽拭子：需使用专用的鼻咽拭子，嘱患者先擤鼻涕，头部向后稍微倾斜，以便拭子更容易通过鼻腔到达鼻咽部，沿着鼻中隔轻柔插入咽拭子直到有阻力感，提示拭子已经达到鼻咽底部。

5.5・正常无菌部位体液（胸腔积液、腹腔积液、关节液、脑脊液等）：胸腹腔积液 10 mL 以上；脑脊液 1 mL 以上，采集第 2 管脑脊液；房水 200 μL 以上；骨髓 0.5 mL 以上。专用采血管（预期标本可能凝集）或无菌冻存管。

5.6・组织：尽可能采集病灶边缘，病变与正常交界的组织，每块组织体积为黄豆粒大小。

5.7·脓肿：开放性脓肿,清创后采集深部或溃疡基底部分泌物,体积尽量多。封闭性脓肿,彻底消毒后抽取脓液,体积 3 mL 以上。

5.8·粪便：3～5 mL,新鲜(有大量正常菌群,结果解释有难度,须谨慎送检)。

5.9·福尔马林固定石蜡包埋(FFPE)样品切片：建议病理科医师镜下阅片后取可疑感染病灶处切白片 10～15 张,脱蜡后送检。

6. 质量控制

6.1·采集样本送检二代测序必须严格遵守无菌原则。

6.2·样本应直接从患者感染部位的体液或组织中进行采集。

6.3·需对选取的病原体和相关试剂盒进行验证,包括革兰阳性菌、革兰阴性菌、真菌、病毒、寄生虫等核酸提取效能的验证,避免病原体的漏检。

6.4·每批次实验都应包含内参、阴性和阳性对照品,以达到质控全过程的作用。

6.5·高质量的 RNA A260/A280 应在 1.8～2.0,A260/A230 应＞2;文库浓度应在 5～30 ng/μL,片段长度应在 250～350 bp。

6.6·对数据进行分析时,建议采用临床应用级别的数据库,审慎使用公共数据。

6.7·测序读长应≥50 bp,数据量应≥2 000 万(20 M)高质量序列,准确度 Q30 比例应≥85%。

7. 操作步骤

7.1·样本前处理

7.1.1 全血样本：轻柔颠倒混匀,3 000 g 4℃离心 10 min。取 280 μL 上清于 1.5 mL 离心管中,进行本规程 7.2.2。

7.1.2 痰液样本：黏稠的痰液加入与样本量等体积 1 mol/L NaOH 上下颠倒混匀,静置 5 min,使样本液化。不黏稠的痰液样本直接进入本规程 7.2。

7.1.3 组织样本：取剪碎或切碎的组织加入 560 μL R 缓冲液Ⅰ于 1.5 mL 离心管,置于振荡破碎仪中,程序：60 Hz 振荡 1 min,间隔 30 s,共 5 个循环,进行本规程 7.2.2。

7.1.4 沉淀过多且黏稠(脓液等)样本：置于振荡破碎仪中,程序：60 Hz 振荡 1 min,间隔 30 s,共 5 个循环,随后进入本规程 7.2 流程。

7.2·RNA 提取

7.2.1 起始投入 280 μL 液体样本至 1.5 mL 离心管。

7.2.2 依次加入 R 缓冲液Ⅰ 560 μL,R 缓冲液Ⅱ 5.6 μL(组织样本只需加 5.6 μL R 缓冲液Ⅱ),振荡混匀 15 s,瞬离。室温 15～25℃孵育 10 min。

7.2.3 瞬离,加入 560 μL 预冷无水乙醇(－20℃预冷),涡旋 15 s 混匀,瞬离。

7.2.4 取 750 μL 上一步所得溶液于 RNase - Free 吸附柱中(吸附柱放入收集管中),6 000 g 离心 1 min,弃废液。重复该步骤一次。

7.2.5 加入 500 μL R 清洗液Ⅰ,6 000 g 离心 1 min,弃废液。

7.2.6 加入 500 μL R 清洗液Ⅱ,6 000 g 离心 1 min,弃废液。重复该步骤一次。

7.2.7 空管 13 400 g(12 000 r/min)离心 3 min。将吸附柱转入一个干净的 1.5 mL 离心管中,室温放置 3 min 彻底晾干吸附膜中残余的清洗液。

7.2.8 向吸附膜中央位置悬空滴加 35 μL RNase - Free ddH₂O,室温放置 5 min,6 000 g

(8 000 r/min)离心 1 min,将溶液收集到离心管中。若核酸暂时不用,-80℃保存。

7.3·RNA 文库构建

7.3.1　RNA 片段化:① 冰上配制反应体系:RNA 8 μL(≥50 ng)、片段化缓冲液 8 μL;② 吹打混匀,短暂离心。程序:热盖105℃,94℃ 5 min;4℃保持。

7.3.2　第一链 cDNA 的合成:① 冰上配制反应体系:上一步产物 16 μL、一链合成缓冲液 7 μL、一链合成酶 2 μL,总体积 25 μL;② 吹打混匀,短暂离心。程序:热盖 105℃,25℃ 5 min;42℃ 10 min;85℃ 10 min;4℃保持。

7.3.3　第二链 cDNA 的合成:① 冰上配制反应体系:一链合成 cDNA 24 μL(上一步产物)、二链合成酶混液 25 μL、二链合成缓冲液 15 μL、促进剂 1 μL,总体积 65 μL;② 吹打混匀,短暂离心。程序:热盖 105℃,16℃ 30 min;65℃ 15 min;4℃ 保持。

7.3.4　接头连接:① 冰上配制反应体系:上一步产物 65 μL、连接缓冲液 25 μL、DNA 连接酶 5 μL、RNA 标签 5 μL,总体积 100 μL。根据不同测序平台选择相应的 RNA 标签;② 移液器吹打混匀,短暂离心。程序:热盖关闭,20℃ 15 min;4℃保持。

7.3.5　连接产物磁珠纯化:操作步骤同"病原宏基因组 DNA 测序鉴定标准操作规程"7.3.3。

7.3.6　文库扩增:① 冰上配制反应体系:引物混合物 5 μL、扩增预混液 25 μL、纯化后连接产物 20 μL,总体积 50 μL。根据相应测序平台选择引物混合物与扩增预混液;② 吹打混匀,短暂离心。程序:热盖 105℃,98℃ 30 s;98℃ 10 s,60℃ 30 s,72℃ 30 s,17 循环;72℃ 5 min;4℃保持。

7.3.7　PCR 产物磁珠纯化:向 PCR 产物中加入 45 μL 纯化磁珠,其余步骤同"病原宏基因组 DNA 测序鉴定标准操作规程"7.3.3。用 33 μL ddH$_2$O 洗脱磁珠,移取 30 μL 上清至新 PCR 管中。

7.4·文库质检及上机测序:对文库的浓度和片段长度进行质检,并记录结果,推荐使用 Qubit 仪器进行文库浓度质检。推荐使用 Qsep100 仪器或 Agilent 2100 Bioanalyzer 进行文库片段长度质检。文库浓度应在 5~30 ng/μL,片段长度应在 250~350 bp(图 1),即可对相应文库按照测序平台使用说明进行测序。

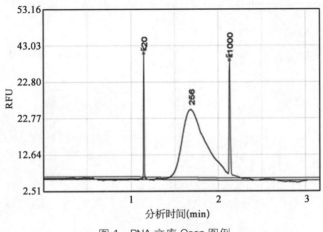

图 1　RNA 文库 Qsep 图例

8. 结果判读

8.1·每个样本平均获得 2 000 万个高质量序列。通过使用相应程序进行过滤以去除低质量、低复杂性和短序列（小于 35 bp）。使用 Burrows-Wheeler Alignment（0.7.17-r1188）软件将过滤后的高质量测序数据比对到人类参考基因组（GRCh38.p13），以排除人源序列。其余数据与建立的基于 NCBI（GenBank/RefSeq/NT）的微生物参考数据库对比，以进行高级数据分析，完成微生物分类鉴定分析。

8.2·阳性 mNGS 结果的阈值标准参考：检出 RNA 病毒的特异性序列≥3，即可判定为阳性。实际的阳性阈值标准需要结合各实验室的实际情况及生信分析方法自行设定。

9. 注意事项

9.1·第一次使用试剂盒时，请按照试剂瓶上的提示在 R 清洗液Ⅰ和 R 清洗液Ⅱ中分别添加无水乙醇 17 mL 和 48 mL。

9.2·第一次使用试剂盒时，请将 R 缓冲液Ⅱ瞬时离心后加入 310 μL RNase-Free ddH$_2$O，混匀并分装到 RNase-Free 的离心管中，−30～−15℃保存，冻融次数不要超过 3 次。

9.3·将纯化磁珠由冰箱中取出，室温平衡至少 30 min。配制 80％乙醇，现配现用。

9.4·第一次使用前，分别向每管 RNA index X 中加 20 μL 无酶水，混匀备用，冰上放置。

9.5·准备实验中所用的离心管、移液枪头（建议带滤芯），必须保证无 RNase 和 DNase；用核酸清除剂和 75％乙醇擦拭清洁生物安全柜台面及移液枪。

9.6·PCR 操作各阶段应在不同的分区进行，分别为试剂配制室、样本制备室、建库实验室、质检室。人、物单向流动。建库试剂盒不应存放在样本处理区。

参考文献

[1] 中国合格评定国家认可委员会.医学实验室质量和能力认可准则的应用要求：CNAS-CL02-A001：2023[S/OL].（2023-08-01）[2023-09-26].https://www.cnas.org.cn/rkgf/sysrk/rkyyzz/2023/08/912141.shtml.

[2] 中华医学会检验医学分会临床微生物学组,中华医学会微生物学与免疫学分会临床微生物学组,中国医疗保健国际交流促进会临床微生物与感染分会.宏基因组高通量测序技术应用于感染性疾病病原检测中国专家共识[J].中华检验医学杂志,2021,44(02)：107-120.

[3] Fatma Şeyma Gökdemir, Özlem Darcansoy İşeri, Abhishek Sharma, et al. Metagenomics Next Generation Sequencing (mNGS)：An Exciting Tool for Early and Accurate Diagnostic of Fungal Pathogens in Plants[J]. J Fungi (Basel)，2022，8(11)：1195.

（易康　王悦　樊晓梅　顾立江　王宗秀）

病原靶向测序(tNGS)鉴定标准操作规程

×××医院检验科微生物组作业指导书		文件编号：××-JYK-××-××-××	
版次/修改：第　　版/第　　次修改		生效日期：	第　　页 共　　页
编写人：	审核人：		批准人：

1. 目的

建立医学检验科对临床感染性疾病病原微生物鉴定的标准操作程序,规范实验人员的操作。

2. 适用范围

适用于临床不同系统感染的常见病原体的测序鉴定操作,也适用于菌量丰富的临床标本或菌株的耐药基因突变检测。

3. 实验原理

tNGS是一种只针对特定基因序列进行高通量测序的技术,样本核酸提取后构建高通量测序文库,加入根据靶向区域设计的捕获探针,探针可部分或全部与目标区域互补,使用磁珠捕获探针,利用磁性"抓取"目标序列,随后洗脱未捕获区域,从而实现正向富集,获得大量目标核酸片段。之后对这些目标核酸片段进行高通量测序,最后对所得序列进行生信分析,从而实现对待测样本中的核酸进行高灵敏及高分辨率的识别。

4. 实验器材

DNA/RNA共提取试剂盒(磁珠法)、DNA/RNA共建库试剂盒、杂交捕获试剂盒、冷冻/高速离心机、掌式离心机、金属浴、振荡破碎仪、漩涡振荡器、PCR仪、真空旋转蒸发仪、移液器、Invitrogen Qubit 4荧光计及配套试剂、Qsep系列全自动核酸片段分析仪及配套试剂/耗材或Agilent 2100 Bioanalyzer及配套试剂/耗材、无水乙醇、1 mol/L NaOH、异丙醇、PBS缓冲液、0.1×TE缓冲液、无菌/无DNase/无RNase蒸馏水、核酸清除剂喷雾、磁力架、PCR管、2 mL/1.5 mL灭菌EP管、移液枪头(建议带滤芯)、无菌剪刀。

5. 样本要求

5.1·全血:成人3～5 mL;婴幼儿1 mL;专用采血管(进行检验的微生物学实验室提供;即游离DNA样本保存管,内由EDTA和保护剂组成,可抑制血浆中核酸酶及有核细胞中DNA的释放)收集,采集后充分混匀。

5.2·痰:如果为自然咳痰,生理盐水漱口2～3次,然后用力咳深部痰3～5 mL,建议在医护人员监视下完成;若无法自主咳痰或有人工气道,采用人工气道或气管镜吸痰。

5.3·支气管肺泡灌洗液:需有经验的临床医师,肺泡灌洗部位为CT上病灶相应部位,弃去前段可能污染的部分,取5～10 mL置于无菌容器。

5.4·鼻咽拭子:需使用专用的鼻咽拭子,嘱患者先擤鼻涕,头部向后稍微倾斜,以便拭子更容易通过鼻腔到达鼻咽部,沿着鼻中隔轻柔插入咽拭子直到有阻力感,提示拭子已经达到鼻咽底部。

5.5·正常无菌部位体液(胸腔积液、腹腔积液、关节液、脑脊液等):胸腹腔积液10 mL以上;脑脊液 1 mL 以上,采集第 2 管脑脊液。房水 200 μL 以上。骨髓 0.5 mL 以上。专用采血管(预期标本可能凝集)或无菌冻存管。

5.6 · 组织:尽可能采集病灶边缘,病变与正常交界的组织,每块组织体积为黄豆粒大小。

5.7 · 脓肿:开放性脓肿,清创后采集深部或溃疡基底部分泌物,体积尽量多。封闭性脓肿,彻底消毒后抽取脓液,体积 3 mL 以上。

5.8 · 粪便:3~5 mL,新鲜(有大量正常菌群,结果解释有难度,须谨慎送检)。

5.9 · 福尔马林固定石蜡包埋(FFPE)样品切片:建议病理科医师镜下阅片后取可疑感染病灶处切白片 10~15 张,脱蜡后送检。

6. 质量控制

6.1 · 采集样本送检二代测序必须严格遵守无菌原则。

6.2 · 样本应直接从患者感染部位的体液或组织中进行采集。

6.3 · 需对选取的病原体和相关试剂盒进行验证,包括革兰阳性菌、革兰阴性菌、真菌、病毒、寄生虫等核酸提取效能的验证,避免病原体的漏检。

6.4 · 每批次实验都应包含内参、阴性和阳性对照品,以达到质控全过程的作用。

6.5 · 高质量的 DNA A260/A280 应在 1.7~1.9,A260/A230 应＞2;高质量的 RNA A260/A280 应在 1.8~2.0,A260/A230 应＞2;文库浓度应在 5~30 ng/μL,片段长度应在 250~350 bp。

6.6 · 对数据进行分析时,建议采用临床应用级别的数据库,审慎使用公共数据。

6.7 · 测序读长应≥50 bp,数据量应≥2 000 万(20 M)高质量序列,准确度 Q30 比例应≥85%。

7. 操作步骤

7.1 · 样本前处理

7.1.1 全血样本:将全血轻柔颠倒混匀,3 000 g 4℃离心 10 min;分离上清血浆 300 μL 至预装研磨管中,进入本规程 7.2。

7.1.2 痰液、脓液、肺泡灌洗液样本:黏稠样本加入 30 μL LR 缓冲液液化(2 mL 样本加入 30 μL LR 缓冲液,3~5 mL 样本量加入 60 μL LR 缓冲液),取 300 μL 体积至预装研磨管中,进入本规程 7.2。不黏稠样本直接取 300 μL 至预装研磨管中,进入本规程 7.2。

7.1.3 拭子样本:干拭子样本加入 PBS(磷酸缓冲盐溶液),振荡混匀,取 300 μL 上清至预装研磨管中,进入本规程 7.2;含有保存液的样本,振荡混匀,取 300 μL 至预装研磨管中,进入本规程 7.2。

7.1.4 组织样本:将组织块剪碎,加入适量的 PBS,取 300 μL 至预装研磨管中,进入本规程 7.2。

7.1.5 脑脊液、胸腔积液和腹水等样本:取 300 μL 体积至预装研磨管中,进入本规程 7.2。

7.2 · DNA&RNA 核酸共提取

7.2.1 取 300 μL 处理后样本至裂解研磨管中,加入 150 μL HA 缓冲液、150 μL HH 缓冲液和 30 μL LR 缓冲液(若前处理中已加入 30 μL/60 μL LR 缓冲液,此步无需再次加入),用振荡破碎仪混匀(程序:6 m/s 的速度振荡 30 s,间隔 30 s,共 6 个循环)。室温 12 000 r/min 离心 1 min。

7.2.2　加入 20 μL 蛋白酶 K,振荡混匀,65℃孵育 10 min。瞬时离心,取 550 μL 上清至新的 1.5 mL 离心管中,加入 350 μL 异丙醇和 15 μL 磁珠液,振荡混匀,室温放置 10 min,其间每 5 min 涡旋混匀 30 s。

7.2.3　将离心管置于磁力架上,待磁珠完全吸附,去除上清。加入 750 μL 清洗液 1,涡旋混匀 2 min。离心管置于磁力架上,待磁珠完全吸附,去除上清。重复一次。

7.2.4　加入 750 μL 清洗液 2,涡旋混匀 2 min。离心管置于磁力架上,待磁珠完全吸附,去除上清。重复一次。

7.2.5　瞬时离心离心管,放置于磁力架上,磁珠完全吸磁后,吸弃残留液体。将离心管置于磁力架上,室温晾干(晾干至没有明显反光即可)。加入 80 μL ddH$_2$O,涡旋振荡,56℃孵育 5 min。

7.2.6　将离心管放于磁力架上,待磁珠完全吸附,将核酸溶液转移至新的离心管中。若核酸暂时不用,−20℃保存。

7.3·DNA/RNA 共建库

7.3.1　RNA 变性:① 冰上配制反应体系:随机引物 2 μL、DNA&RNA(1 ng～1 μg),补 H$_2$O 至总体积 18.5 μL;② 吹打混匀,瞬离。程序:热盖 75℃,70℃ 5 min,立刻置于冰上 3 min。

7.3.2　cDNA 的合成:① 冰上配制反应体系:变性的 DNA&RNA(7.3.1 产物)18.5 μL、cDNA 合成缓冲液 2 μL、cDNA 合成酶混液 2 μL,总体积 22.5 μL;② 程序:热盖 105℃,25℃ 5 min;42℃ 20 min;85℃ 5 min;4℃保持。

7.3.3　cDNA 片段化/末端修复/dA 尾添加:① 冰上配制反应体系:cDNA(7.3.2 产物) 22.5 μL、片段化缓冲液 10 μL、片段化酶 5 μL、DNA(1 ng～1 μg,可不加),补 H$_2$O 至总体积 60 μL; ② 吹打混匀,瞬离。程序:热盖 105℃,4℃ 1 min;30℃ 15 min;72℃ 10 min;4℃保持。

7.3.4　接头连接:① 冰上配制反应体系:加 A 尾 DNA(7.3.3 产物)60 μL、连接促进剂 30 μL、DNA 连接酶 5 μL、DNA 标签 5 μL,总体积 100 μL;② 吹打混匀,瞬离。程序:热盖关闭,20℃ 15 min;4℃保持。

7.3.5　连接产物纯化

7.3.5.1　纯化磁珠振荡混匀,瞬时离心。取 60 μL 纯化磁珠至接头连接(7.3.4)产物中,混匀,室温孵育 5 min。短暂离心 PCR 管并置于磁力架中,待溶液澄清后,小心移除上清。

7.3.5.2　保持 PCR 管始终置于磁力架中,加入 200 μL 新鲜配制的 80%乙醇漂洗磁珠,室温孵育 30 s 后,小心移除上清。重复此步骤。

7.3.5.3　瞬时离心 PCR 管,放回磁力架中,小心移除残余液体,注意不要碰到磁珠,开盖空气干燥磁珠至磁珠表面无光泽或刚刚出现龟裂(不超过 5 min)。

7.3.5.4　PCR 管中加入 22 μL ddH$_2$O,振荡混匀,室温静置 5 min。短暂离心 PCR 管并置于磁力架中,待溶液澄清,小心移取 20 μL 上清至新 PCR 管中。

7.3.6　文库 PCR 扩增:① 冰上配制反应体系(每个反应):2×高保真酶混液 25 μL、引物混合物 5 μL、连接头的 DNA(7.3.5 产物)20 μL,总体积 50 μL。引物混合物根据相应的测序平台来选择;② 程序:热盖 105℃,98℃ 1 min;98℃ 10 s,60℃ 15 s,72℃ 30 s,根据投入量与产量设定循环数;72℃ 1 min;4℃保持(表 1)。

表 1　文库推荐的扩增循环数

投入 DNA 或 RNA 量	循　环　数
150 ng	4～6
100 ng	5～7
50 ng	6～8
<50 ng	9～11

7.3.7　PCR 产物磁珠纯化：向 PCR 产物中加入 45 μL 纯化磁珠，其余步骤同本规程 7.3.5。用 25 μL ddH$_2$O 洗脱磁珠，移取上清至新 PCR 管中。

7.4·杂交捕获

7.4.1　文库杂交封闭

7.4.1.1　配制反应体系(每个反应)见表 2。

表 2　配制反应体系

试　　剂	体　积　或　用　量	
单文库或多个不同接头混合文库	500 ng～2 μg	2 μg～4 μg
人源封闭剂	5 μL	10 μL
接头封闭剂	2 μL	2 μL

7.4.1.2　涡旋振荡，瞬时离心，放入 60℃真空旋转蒸发仪中蒸干，可看到管内有白色干粉。

7.4.2　文库杂交捕获

7.4.2.1　反应体系：杂交缓冲液 12 μL、探针组合 2 μL、无核酸酶水 2 μL，总体积 16 μL。

7.4.2.2　振荡混匀 2 min，瞬时离心，程序：热盖 105℃，95℃ 3 min。时间到后，立即放入 65℃，热盖温度为 75℃。程序：65℃ 25 min。

7.4.3　稀释洗液(杂交时可开始稀释洗液，如若已提前稀释，此步骤可忽略)：在文库进行杂交期间，使用 ddH$_2$O 将 10×洗液稀释成 1×洗液。

7.4.4　文库和磁珠结合

7.4.4.1　将室温放置 10 min 的链霉亲和素磁珠，振荡混匀。按每个杂交反应 50 μL 的链霉亲和素磁珠液(N 个杂交反应取 50×N μL 链霉亲和素磁珠液)，分装至新的 PCR 管中。

7.4.4.2　PCR 管放置磁力架上，待完全吸磁后，弃上清。立即将上步中含有链霉亲和素磁珠的 PCR 管放置 65℃。将 7.4.2 的 16 μL 杂交液转移至 PCR 管，振荡混匀，瞬时离心(此步骤操作要迅速)。

7.4.4.3　迅速将 PCR 管放回 65℃，热盖 75℃，程序：65℃ 25 min。其间每 6 min 取出振荡 5 s。将分装好的 2×N(N 表示杂交反应数)的 150 μL 的 1×洗液放入 65℃预热。

7.4.5　洗脱

7.4.5.1　热洗脱(此步骤除磁力架吸附操作之外，均在 PCR 仪上进行)：① 上一步 0.2 mL PCR 管于磁力架上吸磁，待完全吸磁之后，弃上清；② 加入 150 μL 65℃预热的 1×洗液；③ PCR 管放回 PCR 仪上，移液枪反复吹打混匀，65℃孵育 5 min(准确计时)；④ 放置磁力架上,迅速吸弃上清;⑤ 重复一次②~④操作,其间孵育均准确计时 5 min。

7.4.5.2　冷洗脱:加入 150 μL 室温下的 1×洗液,涡旋振荡 2 min。置于磁力架上,吸弃上清。加入 150 μL 室温下的 1×洗液,涡旋振荡 1 min。置于磁力架上,吸弃上清。加入 150 μL 室温下的 1×洗液,混匀,瞬时离心。将混合液转移至新 PCR 管中。将 PCR 管置于磁力架上,待磁珠和溶液完全分离,吸弃上清。瞬时离心,置于磁力架上,吸弃残余液体。直接加入 23 μL ddH$_2$O,重悬磁珠。

7.4.6　文库 PCR 富集

7.4.6.1　反应体系:2×高保真酶混液 25 μL、引物组合 2 μL、上一步磁珠重悬液 23 μL,总体积 50 μL。根据相应的测序平台选对应的 SI - FR。

7.4.6.2　程序:热盖温度 105℃,98℃ 1 min;98℃ 10 s,50℃/57℃ 25 s,72℃ 25 s,18 循环;72℃ 2 min;4℃保持。退火温度:Illumina 平台采用 57℃,MGI 平台采用 50℃。

7.4.6.3　Qubit 定量(浓度需在 3 ng/μL 以上)。

7.4.7　PCR 产物磁珠纯化

7.4.7.1　向 PCR 产物中加入 55 μL 纯化磁珠,涡旋混匀,室温静置 5 min。PCR 管置于磁力架上,磁珠与溶液完全分离。弃上清。

7.4.7.2　PCR 管加入 100 μL 新鲜配制的 80%乙醇漂洗磁珠,室温孵育 30 s 后,小心移除上清。重复此步骤。

7.4.7.3　PCR 管瞬时离心,放回磁力架中,小心移除残余液体,注意不要碰到磁珠,开盖空气干燥磁珠至磁珠表面无光泽或刚刚出现龟裂(不超过 5 min)。

7.4.7.4　加入 25 μL ddH$_2$O,用移液器充分悬浮磁珠,静置 3 min。将 PCR 管置于磁力架,使磁珠与溶液完全分离。转移上清至新的 1.5 mL 离心管中,－20℃保存。Qubit 定量,记录浓度。

7.5·文库质检及上机测序:对杂交捕获文库的浓度和片段长度进行质检,并记录结果,推荐使用 Qubit 仪器进行文库浓度质检。推荐使用 Qsep100 仪器或 Agilent 2100 Bioanalyzer 进行文库片段长度质检。文库浓度应在 5~30 ng/μL,片段长度应在 250~350 bp(如图 1 所示),即可对相应文库按照测序平台使用说明进行测序。

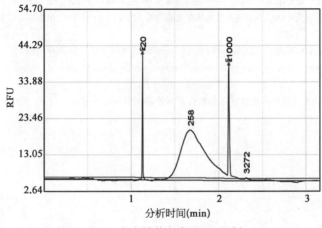

图 1　杂交捕获文库 Qsep 图例

8. 结果判读

8.1·每个样本平均获得 200 万个高质量序列。通过使用相应程序进行过滤以去除低质量、低复杂性和短序列(小于 35 bp)。使用 Burrows‐Wheeler Alignment(0.7.17‐r1188)软件将过滤后的高质量测序数据比对到微生物靶标参考数据库,以进行高级数据分析,完成微生物分类鉴定分析。

8.2·阳性 tNGS 结果的阈值标准参考

8.2.1 特异性序列≥100 条序列,且非单一靶点序列,可判定为阳性。

8.2.2 特异性数据<100 条序列,特别是同批次有获得大量序列数支持结核病诊断的标本时,需行其他方法学进行佐证,可进行实时荧光定量 PCR 确认。

8.2.3 特异性数据≤10 条序列时,尤当慎重判读,建议考虑另留取一份样本进行检测以佐证本次检测结果。

8.3·实际的阳性阈值标准需要结合各实验室的实际情况及生信分析方法自行设定。

9. 注意事项

9.1·第一次使用试剂盒时,请将清洗液 1 中加入 70 mL 无水乙醇;向清洗液 2 中加入 160 mL 无水乙醇,并进行标注。

9.2·推荐在带热盖的 PCR 仪中进行各步骤反应,使用前应预热 PCR 仪至反应温度附近。

9.3·将纯化磁珠由冰箱中取出,室温平衡至少 30 min。配制 80% 乙醇,现配现用。

9.4·准备实验中所用的离心管、移液枪头(建议带滤芯),必须保证无 RNase 和 DNase;用核酸清除剂和 75% 乙醇擦拭清洁生物安全柜台面及移液枪。

9.5·PCR 操作各阶段应在不同的分区进行,分别为试剂配制室、样本制备室、建库实验室、质检室。人、物单向流动。建库试剂盒不应存放在样本处理区。

参考文献

[1] 中国合格评定国家认可委员会.医学实验室质量和能力认可准则的应用要求:CNAS‐CL02‐A001:2023[S/OL].(2023‐08‐01)[2023‐09‐26].https://www.cnas.org.cn/rkgf/sysrk/rkyyzz/2023/08/912141.shtml.

[2] 中华医学会检验医学分会临床微生物学组,中华医学会微生物学与免疫学分会临床微生物学组,中国医疗保健国际交流促进会临床微生物与感染分会.宏基因组高通量测序技术应用于感染性疾病病原检测中国专家共识[J].中华检验医学杂志,2021,44(02):107‐120.

[3] Fatma Şeyma Gökdemir, Özlem Darcansoy İşeri, Abhishek Sharma, et al. Metagenomics Next Generation Sequencing (mNGS): An Exciting Tool for Early and Accurate Diagnostic of Fungal Pathogens in Plants[J]. J Fungi (Basel), 2022, 8(11): 1195.

[4] 高通量测序共识专家组.高通量测序技术在分枝杆菌病诊断中的应用专家共识[J].中华传染病杂志,2023,41(3):175‐182.

(易康 王悦 樊晓梅 顾立江 王宗秀)

细菌 16S rDNA 测序鉴定标准操作规程

×××医院检验科微生物组作业指导书	文件编号：××-JYK-××-××-××	
版次/修改：第　　版/第　　次修改	生效日期：	第　页 共　页
编写人：	审核人：	批准人：

1. 目的

建立医学检验科对临床分离细菌种属分子测序鉴定的标准操作程序,规范微生物岗位人员的操作流程。

2. 适用范围

适用于临床微生物实验室分离的所有种属细菌的分子测序鉴定操作。

3. 实验原理

16S rDNA 是细菌编码 16S 核糖体 RNA 相对应的 DNA 序列,存在于所有细菌的染色体基因组中,具有高度的保守性和特异性,长度约为 1 500 bp。16S rDNA 分子序列中包含 9 个可变区(V1~V9)和 10 个恒定区,保守序列区域反映了生物物种间的亲缘关系,而高变异序列区域则能体现物种间的差异。通过 PCR 扩增 16S rDNA 序列进行测序,将测序得到的 16S rDNA 序列在 NCBI 网站序列与基因库(GenBank)中进行 BLAST 比对,即可获知与该序列同源性较高的已知序列,为细菌的鉴定和分类提供依据。

4. 实验器材

细菌基因组 DNA 提取试剂盒、溶菌酶、1.5 mL 无菌 EP 管、TE 缓冲液、移液器、金属浴、台式高速离心机、PCR 扩增反应试剂、PCR 仪、电泳仪、核酸凝胶成像仪、DL2000 Marker、1% 琼脂糖凝胶。

5. 操作步骤

5.1·细菌灭活富集:用无菌接种环从培养基上刮取适量新鲜培养的细菌(2~3 个单菌落),加入含有 200 μL 无菌水的 1.5 mL EP 管,制成菌悬液,放至金属浴 95℃ 15 min 灭活细菌。

5.1.1　若细菌的菌落比较小或不易挑取单菌落,也可以使用无菌拭子刮取适量的菌体,制备成菌悬液。

5.1.2　在处理分枝杆菌等感染性较强的致病菌时,需要放至在金属浴 95℃ 30 min,并且所有的操作应在生物安全柜内进行。

5.2·基因组 DNA 提取

5.2.1　煮沸裂解法:对于细胞壁较容易破裂的细菌,可以用无菌接种环或者无菌拭子,从培养基上刮取适量新鲜培养的细菌,加入含有 200 μL TE 缓冲液的 1.5 mL EP 管,制成菌悬液,放至金属浴 100℃煮沸 10~15 min。

5.2.1.1　若无 TE 缓冲液,也可以用无菌水或 PBS 替代。将菌悬液在台式高速离心机内 12 000 r/min 离心 10 min,所得上清即为煮沸法提取的细菌基因组 DNA。

5.2.1.2　煮沸法所获得的细菌基因组 DNA 中包含大量的蛋白质和 RNA 等,对后续的

PCR 扩增可能会产生一定的抑制作用。

5.2.1.3　煮沸法通常适用于细胞壁比较容易破坏的革兰阴性细菌,对于革兰阳性细菌和分枝杆菌等细胞壁较复杂的细菌,煮沸法往往不能较好地裂解释放细菌的基因组 DNA。为了更好地提取基因组 DNA,可以选择提取法获得质量较好的细菌基因组 DNA。

5.2.2　柱层析提取法:通过特殊硅基质吸附材料,特定吸附 DNA,不吸附 RNA 和蛋白质。利用高盐低 pH 结合、低盐高 pH 洗脱核酸分离纯化 DNA。以下步骤以天根细菌基因组 DNA 提取试剂盒各试剂成分为例。

5.2.2.1　将 5.1 步骤灭活获得的菌液上清弃去,向菌体沉淀中加入 180 μL 浓度为 20 mg/mL 的溶菌酶,37℃处理至少 30 min。向 1.5 mL EP 管中加入 20 μL 蛋白酶 K 溶液,混匀。

5.2.2.2　加入 220 μL 缓冲液 GB 用于裂解,使核酸和蛋白质分离,振荡 15 s,70℃放置 10 min,溶液应变清亮,简短离心以去除管盖内壁的水珠。加入缓冲液 GB 时可能会产生白色沉淀,一般 70℃放置时会消失,不会影响后续试验。如溶液未变清亮,说明细胞裂解不彻底,可能会导致提取的 DNA 量少或不纯。

5.2.2.3　加入 220 μL 无水乙醇,充分振荡混匀 15 s,此时可能会出现絮状沉淀,瞬时离心以去除管盖内壁的水珠。将上一步所得溶液和絮状沉淀都加入一个吸附柱中,吸附柱应放入收集管中,12 000 r/min 离心 30 s,倒掉废液,将吸附柱再次放入收集管。

5.2.2.4　向吸附柱中加入 500 μL 缓冲液 GD,使用前检查是否已按要求加入无水乙醇,12 000 r/min 离心 30 s,倒掉废液。向吸附柱中加入 700 μL 漂洗液 PW,使用前检查是否已加入无水乙醇,12 000 r/min 离心 30 s,倒掉废液。向吸附柱中加入 500 μL 漂洗液 PW,12 000 r/min 离心 30 s,倒掉废液。

5.2.2.5　将吸附柱放回收集管中,12 000 r/min 离心 2 min,倒掉废液,将吸附柱放置于室温数分钟,以彻底晾干吸附材料中残余的漂洗液。这一步骤的目的是将吸附柱中残余的漂洗液去除干净,漂洗液中乙醇的残留可能会影响后续 PCR 扩增时酶反应试验。

5.2.2.6　将吸附柱转入一个干净的 1.5 mL EP 管中,向吸附膜的中间部位滴加 100 μL 洗脱缓冲液 TE,放置 70℃ 2～5 min,12 000 r/min 离心 2 min 收集细菌基因组 DNA 备用。

5.2.2.7　DNA 质量的检测:有条件的情况下,可使用微量核酸分析仪检测 DNA 浓度及纯度。也可以通过琼脂糖凝胶电泳检测提取的 DNA 完整性。

5.3·PCR 扩增 16S rDNA 通用引物序列:16S rRNA 上游引物为 AGTTTGATCCTGGCTCAG。16S rRNA 下游引物为 GGTTACCTTGTTACGACTT 。

5.4·PCR 反应体系及参数设置

5.4.1　反应体系:dNTP(10 mmol/L) 1 μL, Mg^{2+} (25 mmol/L) 4 μL, 10×缓冲液 5 μL, 16S rRNA 上游引物(10 pmol/μL) 0.5 μL, 16S rRNA 下游引物(10 pmol/μL) 0.5 μL, Taq 聚合酶(5 U/μL) 0.5 μL,模板 2 μL, dH$_2$O 36.5 μL,共 50 μL。提醒:应根据实验室所使用的 PCR 扩增试剂的说明书调整反应体系。

5.4.2　反应体系配好后,用手指轻弹反应管混匀,微型离心机瞬时离心,设置参数后上机扩增。具体 PCR 反应参数可参考以下设置:95℃ 5 min,94℃ 1 min,55℃ 1 min,72℃ 1 min,72℃ 5 min,扩增过程设置为 30 循环。

5.5·凝胶电泳:根据扩增产物的数量,选择合适孔位的 1%琼脂糖凝胶放入电泳槽,加样孔在电泳槽的负极方向。吸取 2 μL 的 PCR 扩增产物与 0.8 μL 的 6× 上样缓冲液混合后加入凝胶孔,最后加入 5 μL DL2000 Marker(参照条带)。接通电源,调节电压至 120 V,开始电泳过程。待溴酚蓝指示剂跑至胶的 2/3 处停止电泳,取出胶在凝胶成像仪上进行观察。

5.6·紫外成像仪拍照:阳性条带应在 1 500 bp 处,亮度与 Marker 最亮的一条相当,说明扩增产物量充足(图 1)。若条带亮度相对较弱,但也能查见明显的特异性扩增条带,也可以将 PCR 产物送测序。

5.7·PCR 产物测序:经电泳验证符合测序的 PCR 产物转移至高压灭菌过的 1.5 mL EP 管,标记好编号,按照测序公司的流程填写测序申请单。一般包括样品名称、样品编号、样品类型、引物名称(16S rRNA 引物)、片段长度(约 1 500 bp)、反应个数(通常为 2 个,双向测序)、是否测通(选择是)等。将引物和 PCR 产物包装好,按照测序公司的要求送测序。

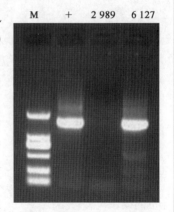

图 1 扩增产物紫外成像仪拍照示例: M 为 DL2000 Marker, + 为阳性对照,2 989 为 PCR 失败的产物,6 127 为 PCR 成功的产物

5.8·结果分析:登录 NCBI 网站核酸序列比对网页,将测序结果中的 txt 格式文件上传或者直接将核酸序列输入对话框。在搜索数据库选项中选"others",点击"BLAST",等待结果。分析结果时主要看最大置信度,通常在 97% 以上可认为结果比较可靠,辅以覆盖度及总得分,评分越高可靠性越高。在进行鉴定种属选择时,应当结合菌株的生长形态、生化反应等常规试验进行综合判定。

6. 注意事项

6.1·检测标本必须是经纯培养分离出的新鲜菌落,所有操作均需使用无菌耗材和试剂,否则提取的基因组 DNA 中混有其他细菌或微生物的基因组会影响测序结果,导致测序失败或比对结果不可信。

6.2·PCR 时反应体系的配制和加入模板 DNA 时,操作地点应尽可能分开,防止造成核酸污染。PCR 扩增时应同时设置阳性对照和阴性对照。

6.3·部分实验室使用的琼脂糖凝胶中含有 EB(为致癌剂),需注意防护,并注意不要污染其他清洁区域。可以使用其他无污染或低毒性的显色剂,进行扩增结果的观察分析。

参考文献

[1] 中国合格评定国家认可委员会.医学实验室质量和能力认可准则: CNAS - CL02: 2023[S/OL].(2023 - 06 - 01)[2023 - 09 - 26].https://www.cnas.org.cn/rkgf/sysrk/jbzz/2023/06/911424.shtml.

[2] Karen C Carroll, Michael A Pfaller, Marie Louise Landry, et al. Manual of Clinical Microbiology[M]. 12 th ed. Washington DC: American Society for Microbiology, 2019.

[3] 卢洪洲,钱雪琴,徐和平,等.医学真菌检验与图解[M].上海:上海科学技术出版社,2022.

(吴文娟　郭建)

真菌 ITS/D2 测序鉴定标准操作规程

×××医院检验科微生物组作业指导书		文件编号：××-JYK-××-××-××		
版次/修改：第　　版/第　　次修改		生效日期：		第　　页 共　　页
编写人：		审核人：		批准人：

1. 目的

建立医学检验科对临床分离真菌种属分子测序鉴定的标准操作程序，规范微生物岗位人员的操作流程。

2. 适用范围

适用于临床微生物实验室分离的所有种属真菌的分子测序鉴定操作。

3. 实验原理

3.1·18S rDNA 是编码真核生物核糖体小亚基 rRNA(18S rRNA)的 DNA 序列，序列中既有保守区又有可变区。保守序列区域反映了生物物种间的亲缘关系，而高变异序列区域则能体现物种间的差异。由于 18S rDNA 在进化速率上比较保守，因此在系统发育研究中较适用于真菌种属的分类。

3.2·内转录间隔区 ITS 位于核糖体 18S、5.8S 及 28S rDNA 之间，在进化过程中能够承受更多的变异，其进化速率为 18S rDNA 的 10 倍，属于中度保守的区域，利用它可研究种及种以下的分类。针对真菌保守序列 18S rDNA 3′末端设计通用引物 ITS1 和 28S 核糖体 DNA 5′端的通用引物 ITS4，可扩增出真菌 ITS 区大小 600 bp 左右的基因序列。通过测序并将该段的序列结果在 NCBI 上进行 BLAST 比对，即可获知与该序列同源性较高的已知序列，为确定菌种的分类提供依据。

4. 实验器材

真菌基因组 DNA 提取试剂盒、真菌细胞破壁酶、1.5 mL 无菌 EP 管、TE 缓冲液、移液器、金属浴、台式高速离心机、PCR 扩增反应试剂、PCR 仪、电泳仪、核酸凝胶成像仪、DL2000 Marker、1%琼脂糖凝胶。

5. 操作步骤

5.1·标本前处理

5.1.1　酵母样真菌：用无菌接种环从培养基上刮取适量新鲜培养的 2～3 个单菌落，加入含有 200 μL 无菌水的 1.5 mL EP 管，制成菌悬液，放至金属浴 95℃ 15 min 灭活。

5.1.1.1　若菌落较小或不易挑取时，可以使用无菌拭子刮取适量的菌体，制备成菌悬液。

5.1.1.2　在处理耳念珠菌、隐球菌、皮炎芽生菌等致病性较强的病原真菌时，可以在金属浴 95℃ 20～30 min 灭活，所有的操作应在生物安全柜内进行。

5.1.2　丝状真菌：无菌拭子用无菌生理盐水浸湿后，从培养基上刮取适量新鲜培养孢子及菌丝，加入含有 1 000 μL 无水乙醇的 1.5 mL EP 管，制成菌悬液，灭活。

5.1.3　将制备好的酵母样真菌或丝状真菌的菌悬液，在台式高速离心机内 12 000 r/min 离心 2 min，弃上清，收集菌体沉淀备用。

5.2·基因组抽提：以天根真菌基因组 DNA 提取试剂盒各试剂成分为例。

5.2.1　向灭活的菌体沉淀中加入 600 μL 山梨醇缓冲液,加入约 50 U 溶细胞酶,充分混匀。30℃孵育处理 30 min 以上。4 000 r/min 离心 10 min,弃上清,收集沉淀。向沉淀中加入 200 μL 缓冲液 GA 重悬沉淀,收集沉淀。注意:以上为 $5×10^7$ 真菌细胞的溶细胞酶用量,根据细胞量的不同所用溶细胞酶的浓度和孵育时间应该进行适当调整。

5.2.2　向管中加入 20 μL 蛋白酶 K 溶液,混匀。加入 220 μL 缓冲液 GB,振荡 15 s,70℃放置 10 min,溶液应变清亮,简短离心以去除管盖内壁的水珠。加入缓冲液 GB 时可能会产生白色沉淀,一般 70℃放置时会消失,不会影响后续试验。如溶液未变清亮,说明细胞裂解不彻底,可能会导致提取的 DNA 量少或不纯。

5.2.3　加入 220 μL 无水乙醇,充分振荡混匀 15 s,此时可能会出现絮状沉淀,瞬时离心以去除管盖内壁的水珠。将上一步所得溶液和絮状沉淀都加入吸附柱 CB3 中,吸附柱要放入收集管中,12 000 r/min 离心 30 s,倒掉废液,将吸附柱放入收集管。

5.2.4　向吸附柱中加入 500 μL 缓冲液 GD,使用前检查是否已加入无水乙醇,12 000 r/min 离心 30 s,倒掉废液。向吸附柱中加入 700 μL 漂洗液 PW,使用前检查是否已加入无水乙醇,12 000 r/min 离心 30 s,倒掉废液。向吸附柱中加入 500 μL 漂洗液 PW,12 000 r/min 离心 30 s,倒掉废液。

5.2.5　将吸附柱放回收集管中,12 000 r/min 离心 2 min,倒掉废液,将吸附柱放置于室温数分钟,以彻底晾干吸附材料中残余的漂洗液。注意:这一步骤的目的是将吸附柱中残余的漂洗液去除,漂洗液中乙醇的残留会影响后续 PCR 扩增时酶反应试验。

5.2.6　将吸附柱转入一个干净的离心管中,向吸附膜的中间部位滴加 100 μL 洗脱缓冲液 TE,放置 70℃ 2~5 min,12 000 r/min 离心 2 min。

5.2.7　可使用核酸定量仪器检测 DNA 浓度,便于稀释制备核酸扩增模板。一般要求真菌基因组 DNA 的浓度不少于 10 ng/μL。

5.3·PCR 扩增通用引物序列:引物 ITS1 为 5′- TCCGTAGGTGAACCTGCGG - 3′。引物 ITS4 为 5′- TCCTCCGCTTATGATATG - 3′。

5.4·PCR 反应体系及参数设置

5.4.1　反应体系:dNTP(10 mmol/L)1 μL,Mg^{2+}(25 mmol/L)4 μL,10×缓冲液 5 μL,16S rRNA 上游引物(10 pmol/μL)0.5 μL,16S rRNA 下游引物(10 pmol/μL)0.5 μL,Taq 聚合酶(5 U/μL)0.5 μL,模板 2 μL,dH_2O 36.5 μL,共 50 μL。提醒:应根据实验室所使用的 PCR 扩增试剂的说明书调整反应体系。

5.4.2　反应体系配好后用手指轻弹反应管,以使加入的模板混匀,微型离心机短暂离心,上机进行扩增反应。具体 PCR 反应参数设置如下:95℃ 5 min,94℃ 30 s,55℃ 30 s,72℃ 1 min,72℃ 5 min,扩增过程设置为 30 循环。

5.5·凝胶电泳:选择合适孔位的 1‰琼脂糖凝胶放入电泳槽,加样孔在电泳槽的负极方向。吸取 2 μL 的 PCR 扩增产物与 0.8 μL 的 6×上样缓冲液混合后加入凝胶孔,最后加入 5 μL DL2000 Marker。接通电源,调节电压至 120 V,开始电泳过程。待溴酚蓝指示剂跑至胶的 2/3 处停止电泳,取出胶在凝胶成像仪上进行观察。

5.6·紫外成像仪拍照:阳性条带应在 600 bp 处,亮度与 Marker 最亮的一条相当,说明扩增产物量充足(图 1)。若条带亮度相对较弱,但能查见明显的特异性扩增条带,也可以将

PCR 产物送测序。

5.7 · 经电泳验证符合测序的 PCR 产物转移至高压灭菌过的 1.5 mL EP 管,标记好编号,按照测序公司的流程填写测序申请单。一般包括样品名称、样品编号、样品类型、引物名称(16S rRNA 引物)、片段长度(约 1 500 bp)、反应个数(通常为 2 个,双向测序)、是否测通(选择是)等。将引物和 PCR 产物包装好,按照测序公司的要求送测序。

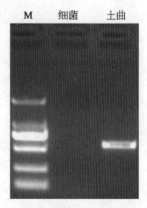

图 1 扩增产物紫外成像仪拍照示例: M 为 DL2000 Marker,细菌为阴性对照,土曲为 PCR 成功的产物

5.8 · 结果分析:登录 NCBI 网站核酸序列比对网页,将测序结果中的 txt 格式文件上传或者直接将核酸序列输入对话框。选择"others",点击"BLAST",等待结果。分析结果时主要看最大置信度,通常在 97% 以上可认为结果比较可靠,辅以覆盖度及总得分,评分越高可靠性越高。在进行鉴定种属选择时,应当结合菌株的生长形态、生化反应等常规试验进行综合判定。

6. 注意事项

6.1 · 检测标本必须是经纯培养分离出的新鲜菌落,所有操作均需使用无菌耗材和试剂,否则提取的基因组 DNA 中混有其他细菌或微生物的基因组会影响测序结果,导致测序失败或比对结果不可信。

6.2 · PCR 时反应体系的配制和加入模板 DNA 时,操作地点应尽可能分开,防止造成核酸污染。PCR 扩增时应同时设置阳性对照和阴性对照。

6.3 · 部分实验室使用的琼脂糖凝胶中含有 EB(为致癌剂),需注意防护,并注意不要污染其他清洁区域。可以使用其他无污染或低毒性的显色剂,进行扩增结果的观察分析。

7. 局限性

7.1 · 对于某些真菌,其 26S rDNA D1/D2 区域或 ITS 区域结构复杂,需要同时进行正向和反向的序列测定。

7.2 · PCR 扩增获得的真菌 26S rDNA D1/D2 区片段,长度在 600 bp 左右。该测序方法比较适合对酵母菌进行菌种鉴定。

7.3 · 对于不能通过 ITS/D2 测序的真菌,建议查阅文献针对对应的真菌种属设计相应的基因进行扩增,以便更准确地鉴定到种。

7.4 · 对于真菌可以优先使用 ITS 区域进行测序,若鉴定结果不理想,可以再进行 D1/D2 区域测序。目前公用数据库可以满足 90% 以上的真菌正确鉴定。

7.5 · 曲霉属准确鉴定还需要对 β-微管蛋白、钙调蛋白或肌动蛋白基因进行测序分析。镰刀菌属的准确鉴定需增加 EF-1α、RPB1 或 RPB2、β-微管蛋白和钙调蛋白基因的测序分析。芽生菌属真菌测序时,还需要增加对 BAD1 和 WI-1 基因的测序分析。

参考文献

[1] 中国合格评定国家认可委员会.医学实验室质量和能力认可准则:CNAS-CL02:2023[S/OL].(2023-06-01)[2023-09-26].https://www.cnas.org.cn/rkgf/sysrk/jbzz/2023/06/911424.shtml.

(吴文娟 郭建)

结核感染 T 细胞斑点检测标准操作规程

×××医院检验科微生物组作业指导书		文件编号：××-JYK-××-××-××	
版次/修改：第　　版/第　　次修改		生效日期：	第　　页 共　　页
编写人：	审核人：		批准人：

1. 目的

规范结核感染 T 细胞斑点检测的标准操作。

2. 原理

结核感染 T 细胞斑点检测是利用结核分枝杆菌(MTB)感染者外周血中存在结核特异的效应 T 淋巴细胞,其在受到结核分枝杆菌特异性抗原再次刺激时会分泌 γ 干扰素。外周血单个核细胞(淋巴细胞)分别与结核分枝杆菌特异性抗原多肽、植物凝集素 PHA 对照和空白对照一起加入包被有抗人 γ 干扰素抗体的微孔培养板的反应孔中进行培养。当外周血单个核细胞(淋巴细胞)中存在结核分枝杆菌特异的效应 T 淋巴细胞时,结核分枝杆菌特异性抗原多肽将刺激这些效应 T 淋巴细胞分泌细胞因子 γ 干扰素。分泌的细胞因子 γ 干扰素被包被抗体(抗人 γ 干扰素抗体)捕获,并与加入的酶标记抗体(碱性磷酸酶标记的小鼠抗人 γ 干扰素)结合,滞留在反应孔表面。在加入显色底物溶液后,显色底物在反应部位被酶分解形成不溶性色素沉淀斑点。每一个斑点代表一个 γ 干扰素分泌细胞(结核特异的效应 T 淋巴细胞)。通过对斑点进行计数,即可知道体内是否存在结核特异的效应 T 淋巴细胞。

3. 试剂与仪器

3.1·试剂：结核分枝杆菌特异性细胞免疫反应检测试剂盒(酶联免疫斑点法)。

3.1.1　不同批号试剂盒中各组分不得混用或互换。

3.1.2　2～8℃避光、密封保存,有效期 12 个月。试剂盒开启后,在 2～8℃避光、密封条件下可稳定 30 日。

3.2·仪器及辅助设备：可调移液器(5～50 μL、20～200 μL),放大镜或 ELISPOT 自动读板仪,低速冷冻离心机、血细胞计数仪、分析软件,生物安全柜等。

4. 样本要求

无菌注射器抽取外周静脉血 4 mL,加至含有肝素的试管中。儿童 2～3 mL,免疫力极低或白细胞量低下严重者 8～10 mL。样本采集后可放置于室温 8 h,请勿置于冷冻或冷藏室。

5. 质量控制

5.1·阳性对照孔斑点数≥10,否则实验无效。

5.2·阴性对照孔斑点数<10,否则实验无效。

6. 操作步骤

6.1·外周血单个核细胞的分离和计数

6.1.1　取 4 mL 新鲜抗凝外周血与 RPMI-1640 以 1：1 比例混匀,按体积比 3：1 加在 Ficoll 淋巴细胞分离液上层,注意不要将血样与淋巴细胞分离液混合,放入水平离心机内,18℃、1 000 g 离心沉淀 22 min。

6.1.2　离心沉淀后,会形成一个云雾状的单个核细胞(PBMC)层,用无菌滴管(或移液器)将含有 PBMC 的液体层转移至无菌 15 mL 尖底离心管内,加入 10 mL 37℃预温的培养液(RPMI‑1640 或 AIM‑V),18℃、600 g 离心沉淀 7 min。

6.1.3　离心沉淀后,小心弃去上层液体,先加入 1 mL 37℃预温的 AIM‑V 培养液混匀,再加入 AIM‑V 至 10 mL,18℃、350 g 离心沉淀 7 min。

6.1.4　计数:小心弃去上清液,加入 0.7 mL 37℃预温的 AIM‑V 培养液混匀,取 10 μL 加入 40 μL 的 0.4%(w/v)锥虫蓝溶液中,混匀后取 10 μL 进行细胞计数;或用细胞计数仪直接进行细胞计数,按照细胞计数结果,用 37℃预温的 AIM‑V 培养液调节细胞浓度到 2.5×10^6/mL 范围内。

6.2·检验方法

6.2.1　工作试剂的配制

6.2.1.1　试剂盒各组分中,除浓缩标记抗体需稀释配制成标记抗体工作液后方可使用外,其余各组分可直接用于检验测定。

6.2.1.2　1:200 标记抗体工作液的配制:取浓缩标记抗体 10 μL 加入至 PBS 缓冲液 2 mL 中(或依此类推),混匀,备用。要求在检验测定前新鲜配制。

6.2.2　试验用溶液的准备:细胞培养液(自行准备培养液 RPMI‑1640、AIM‑V)、0.4%(w/v)锥虫蓝。

6.3·检验步骤

6.3.1　按每个测定样本需微孔培养板 3 孔(空白对照、测试孔、植物凝集素 PHA 对照)从铝箔包装中取出测试所需的微孔板条。

6.3.2　在空白对照孔内加入培养液 AIM‑V 50 μL,在测试孔内加入结核分枝杆菌特异混合多肽抗原 50 μL,在 PHA 对照孔内加入植物凝集素 PHA 50 μL。

6.3.3　将微孔板放入 5% CO_2 培养箱(37℃±1.0℃)培养 16~20 h。

6.3.4　手工洗板:从 37℃±1.0℃培养箱中取出反应微孔板,弃去各测定孔内的液体,拍干(将反应板倒扣在吸水纸上拍干,下同);在各测定孔内加入 PBS 缓冲液 200 μL,静置 10~20 s,洗涤并甩干,重复 4 次。

6.3.5　每孔加入新鲜配制的 1:200 的标记抗体工作液 50 μL,盖上盖板。2~8℃孵育 60 min 后,弃去各测定孔内的液体,拍干(将反应板倒扣在吸水纸上拍干下同);在各测定孔内加入 PBS 缓冲液 200 μL,静置 10~20 s,洗涤并甩干,重复 4 次。

6.3.6　加入显色底物溶液 50 μL,室温下避光反应 7 min 后,弃去各测定孔内的液体,用蒸馏水或去离子水洗涤各孔,终止反应。使用放大镜或 ELISPOT 自动读板仪进行斑点计数。

7. 结果判断

7.1·正常情况下,空白对照孔没有或有很少的斑点,而植物凝集素 PHA 对照孔斑点数超过 20 个或遍布整个反应孔。

7.2·根据测试孔的反应判断结果

7.2.1　空白对照孔斑点数>10 个时,检测结果为"不确定",需重新复查。

7.2.2　空白对照孔斑点数≤10 个时:抗原斑点数－空白对照孔斑点数≥6,检测结果为"阳性";抗原斑点数－空白对照孔斑点数≤5,检测结果为"阴性"。

8. 注意事项

8.1·感染海分枝杆菌(*M. marinum*)、堪萨斯分枝杆菌(*M. kansasii*)、苏氏分枝杆菌(*M. szulgai*)、戈登分枝杆菌(*M. gordonae*)时用本产品检测可能会出现阳性结果。

8.2·样本检测不符合检验检测质量要求时需要退单并二次采样。

8.3·部分结核患者免疫力受抑制时,结核特异的效应 T 淋巴细胞受结核特异抗原刺激后不分泌 γ 干扰素,用本产品检测可能会出现阴性结果。

8.4·植物凝集素 PHA 对照孔斑点数应超过 20 个或遍布整个反应孔,该对照内含有的植物凝集素(PHA)可以判断每个测试样本所加入细胞的活力及试剂是否工作。极少数人群的 T 细胞对 PHA 无反应性。当植物凝集素 PHA 对照孔斑点数不到 20 个或者没有反应时:① 测试孔有反应且达到阳性判断标准时,应判断结果为阳性;② 判断结果为阴性或不确定,则试验结果无效,应重复试验以确认结果。

9. 临床意义

9.1·"菌阴"结核的辅助诊断,对于涂片和培养阴性的疑似结核病患者,提供一项可靠的实验室检测指标。

9.2·用于肺外结核的鉴别诊断,结脑(儿童)、骨结核、肠结核、结核性胸膜/腹膜炎(胸腔积液和腹水待查的患者)、淋巴结核等。

9.3·用于免疫力低下/受抑制人群的结核筛查,HIV 感染者、使用生物制剂/免疫抑制剂治疗人群、肾透析患者。

9.4·儿童结核病的辅助诊断。

9.5·高结核暴露风险人群的筛查。

参考文献

[1] 中国合格评定国家认可委员会.医学实验室质量和能力认可准则的应用要求:CNAS-CL02-A001:2023[S/OL].(2023-08-01)[2023-09-26].https://www.cnas.org.cn/rkgf/sysrk/rkyyzz/2023/08/912141.shtml.

[2] 都伟欣,陈保文,徐苗,等.结核分支杆菌 IFN-γ 体外诊断试剂的生产质量控制与临床研究探讨[J].中国防痨杂志,2013,35(9).

(王丽丽)

结核感染 γ 干扰素释放试验标准操作规程

×××医院检验科微生物组作业指导书		文件编号：××-JYK-××-××-××	
版次/修改：第　　版/第　　次修改		生效日期：	第　页 共　页
编写人：	审核人：		批准人：

1. 目的

规范结核分枝杆菌相关 γ 干扰素(TB-IGRA)检验的标准操作。

2. 原理

2.1·通过使用特殊的血液培养管孵育全血，血液在血液培养管中孵育 16～24 h，提取血浆，检测受结核杆菌特异性抗原刺激产生的 γ 干扰素含量，来判断是否存在结核杆菌特异性的细胞免疫反应。

2.2·QFT 测试分两阶段进行。首先，将全血分至每个血液培养管，这些血液培养管包括空白对照(Nil)管、结核(TB)抗原管和丝裂原阳性对照(Mitogen)管。当无法肯定受试者的免疫状况时，使用 Mitogen 管更能确定其检测结果。Mitogen 管亦可作为是否正确血液处理及孵育的控制对照。血液培养管必须在采血后 16 h 内，尽快在 37℃孵育。孵育 16～24 h 后，将试管离心，取出血浆，并用 ELISA 测定 γ 干扰素含量(IU/mL)。

3. 试剂与仪器

3.1·结核感染 T 细胞检测试剂盒(酶联免疫法)。

3.2·37℃培养箱、10～1 000 μL 可调移液器、酶标板振荡器、洗板机。

4. 质量控制

4.1·标准曲线的绘制：确定酶标板中各浓度标准品重复测定的平均 OD 值。实验室质控检测结果的准确性取决于生成准确的标准曲线。因此，在解释样本结果前，必须先检验标准品的结果。

4.2·符合下列规则 ELISA 测定是有效的：① 标准液 1 的平均 OD 值≥0.600。② 标准液 1 及标准液 2 重复测定的 OD 值的变异系数(CV)≤15％。③ 标准液 3 及标准液 4 重复测定的 OD 值与其平均值之差，变动范围不超过 0.040 光密度值。

4.2.1　由各标准液平均 OD 值计算而得的相关系数(r)≥0.98。若结果不符合上述规则，则本次测试是无效的，必须重新检测。

4.2.2　零浓度标准品(绿色稀释剂)的平均 OD 值≤0.150。若平均 OD 值＞0.150，则必须检查酶标板清洗步骤。

5. 标本要求

5.1·选用单支含肝素锂抗凝剂的采血管采集血液，然后将血液分到血液培养管。只能使用肝素锂作为抗凝剂，其他抗凝剂会干扰监测。

5.2·采集血液到单支采血管最少 5 mL，轻轻地颠倒采血管几次进行混合，以溶解肝素锂。血液在分到血液培养管孵育前应在室温(22℃±5℃)放置，孵育必须在采血后 16 h 内开始。切勿冷藏或冷冻标本。

6. 操作步骤

6.1·血液孵育及提取血浆。

6.1.1 若采血后未能及时进行孵育,则孵育前必须颠倒血液培养管 10 次进行混匀。

6.1.2 保持血液培养管直立,在 37℃孵育 16～24 h。培养箱不需 CO_2,也没有湿度要求。

6.1.3 37℃孵育结束后,血液培养管(离心前可在 4～27℃放置最多 3 日)以 2 000～3 000 RCF(g)离心 15 min 以收集血浆。分离胶将血细胞从血浆中分离出去。若未出现分离,则血液培养管须以更高转速再次离心。亦可不经离心就吸取血浆,但在吸取时必须特别注意不要扰动血细胞。

6.1.4 离心后,在吸取血浆之前,要避免上下反复吸液和以任何方式混合血浆。始终注意不要触碰分离胶表面的物质。血浆样本应只用一个移液器来吸取。血浆样本可直接从离心后的血液培养管加入到 ELISA 板微孔中,包括使用自动 ELISA 工作站进行检测时。血浆样本可于 2～8℃保存最多 28 日。血浆吸出后在 −20℃以下能保存更长时间。

6.2·人 γ 干扰素的 ELISA 测定

6.2.1 100 倍浓缩结合剂以外的其他全部血浆样本及试剂,在使用前必须在室温(22℃ ± 5℃)平衡至少 60 min。

6.2.2 从酶标板取出此次用不到的板条,回封于铝箔袋内,送至冰箱存放。留下的板条中,至少有一条要供标准品使用,其余的要足够本次测定的样本数量。本次实验后,保留酶标板框和封盖供剩余板条使用。

6.2.3 依试剂盒标准品瓶签所示,在冻干人 IFN − γ 标准品小瓶内加入标示量的去离子水或蒸馏水来复溶。轻轻混合防止形成泡沫,并确保完全溶解。复溶至标准容量的标准品溶液浓度为 8.0 IU/mL。

6.2.4 注意:不同批次的试剂盒标准品所标示的复溶体积不同。用绿色稀释剂(GD)将复溶后的标准品稀释成 4 个浓度梯度的 γ 干扰素标准液(图 1)。S1(标准 1)浓度为 4.0 IU/mL,S2(标准液 2)浓度为 1.0 IU/mL、S3(标准液 3)浓度为 0.25 IU/mL、S4(标准液 4)为 0 IU/mL(只有 GD)。这些标准液应至少做重复测定。每次 ELISA 测定前,必须配制新的标准品稀释液。

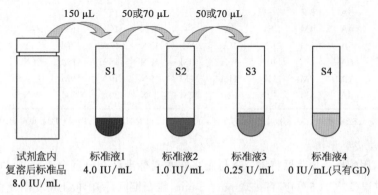

图 1 标准液稀释示意

6.2.5 以 0.3 mL 去离子水或蒸馏水复溶冻干的 100 倍浓缩结合物。轻轻混匀以减少泡沫形成,并确保浓缩结合物完全溶解。

6.2.6 按照表1所示,视所需的测定量,用绿色稀释剂稀释复溶后的100倍浓缩结合物,配制成实验所需浓度的结合物。

表1 结合物的配制

酶标板条数	100倍浓缩结合物	绿色稀释剂
2	10 μL	1.0 mL
3	15 μL	1.5 mL
4	20 μL	2.0 mL
5	25 μL	2.5 mL
6	30 μL	3.0 mL
7	35 μL	3.5 mL
8	40 μL	4.0 mL
9	45 μL	4.5 mL
10	50 μL	5.0 mL
11	55 μL	5.5 mL
12	60 μL	6.0 mL

6.2.7 对于从血液培养管里吸出后被冷藏或在检测前存放超过24 h的血浆样本,在加入ELISA酶标板孔前要进行彻底混匀。如血浆样本直接从离心后的血液培养管加入,任何混匀血浆的操作都要避免。

6.2.8 用多通道微量加样器将50 μL新配制的结合物加至ELISA酶标板孔中。

6.2.9 用多通道微量加样器将50 μL血浆样本加至上述酶标板的对应微孔中(表2)。最后,再加入标准液1至4各50 μL。

表2 3管(Nil+TB+Mitogen)测定时推荐样本布局图(每板28个测试)

排	1	2	3	4	5	6	7	8	9	10	11	12
A	1N	1A	1M	S1	S1	S1	13N	13A	13M	21N	21A	21M
B	2N	2A	2M	S2	S2	S2	14N	14A	14M	22N	22A	22M
C	3N	3A	3M	S3	S3	S3	15N	15A	15M	23N	23A	23M
D	4N	4A	4M	S4	S4	S4	16N	16A	16M	24N	24A	24M
E	5N	5A	5M	9N	9A	9M	17N	17A	17M	25N	25A	25M
F	6N	6A	6M	10N	10A	10M	18N	18A	18M	26N	26A	26M
G	7N	7A	7M	11N	11A	11M	19N	19A	19M	27N	27A	27M
H	8N	8A	8M	12N	12A	12M	20N	20A	20M	28N	28A	28M

注:S1,标准液1;S2,标准液2;S3,标准液3;S4,标准液4;1N,样本1 Nil对照血浆;1A,样本1 TB抗原血浆;1M,样本1 Mitogen对照血浆

6.2.10 用酶标板振荡器将结合物与血浆样本或标准液充分混合1 min。以封盖覆盖酶标板,并于室温(22℃±5℃)孵育120 min±5 min,孵育期间,酶标板不可受阳光直射。

6.2.11 在孵育期间,可进行洗涤液的配制。将20倍浓缩洗涤液与去离子水或蒸馏水按照1:19的比例稀释并充分混合。试剂盒提供足量的20倍浓缩洗涤液,可配制2 L实验所需浓度的洗涤液。每个微孔用400 μL洗涤液至少清洗6次。建议使用自动洗板机操作。建议

每次清洗间至少有 5 s 的浸泡期。添加标准的实验室消毒剂到废液贮水槽,并建立去除潜在传染物质污染的处理程序。

6.2.12　将酶标板面向下,在吸收纸巾上轻敲,以去除残余的洗涤液。然后在每个微孔内加入 100 μL 酶底物溶液,并用酶标板振荡器充分混合。

6.2.13　以封盖覆盖酶标板,并于室温(22℃±5℃)孵育 30 min。孵育时,酶标板不可受阳光直射。

6.2.14　孵育 30 min 后,在每个微孔内加入 50 μL 终止液并混合。终止液要用与 6.2.10 步骤中加酶底物溶液相似的速度加至各微孔。

6.2.15　在终止反应后的 5 min 内,用装有 450 nm 主滤光片及 620～650 nm 参考滤光片的酶标仪来测量每个微孔的光密度(Optical Density,OD)值。

7. 结果判断

7.1·阳性判断值

Nil(IU/mL)	TB 抗原减去 Nil(IU/mL)	Mitogen 减去 Nil(IU/mL)[1]	本测试结果
≤8.0	<0.35	≥0.5	阴性
	≥0.35 和<25% Nil 值	≥0.5	
	≥0.35 和≥25% Nil 值	任何值	阳性[2]
		<0.5	
		<0.5	不确定
>8.0[3]	任何值	<0.35	
		≥0.35 和<25% Nil 值	

7.2·对 Mitogen 阳性对照(有时是结核抗原)的反应结果,可能会落在酶标仪的范围之外,这不会对检测结果判读造成影响。

7.3·未怀疑结核杆菌感染,但初次结果阳性者,可再次用试剂盒重复检测原始血浆 2 次来确认。若再次试验中 1 个或 2 个结果是阳性,则该测试者被认为检测阳性。

7.4·在临床试验中,少于 0.25% 测试者的 Nil 对照的 γ 干扰素反应会>8.0 IU/mL。

8. 注意事项

8.1·警告:QFT-Plus 结果阴性并不能完全排除结核分枝杆菌感染或结核病的可能性;假阴性结果可能是由于所处的感染阶段(如在出现细胞免疫应答前获取样本)、存在影响免疫功能的因素、采集血样后分装至血液培养管处理不正确、检测操作有误,或其他免疫学因素导致。

8.2·QFT-Plus 结果阳性并不能作为判定感染结核分枝杆菌的唯一或绝对依据。不正确的检测操作可能会造成假阳性结果。

8.3·QFT-Plus 结果为阳性时,应进一步进行活动性结核的医学评估和诊断确认(如细菌抗酸染色涂片和培养、胸部 X 线片)。

8.4·尽管所有种类的 BCG 疫苗和绝大多数已知的非结核分枝杆菌中均不包括 ESAT-6 和 CFP-10,但是堪萨斯分枝杆菌、苏尔加分枝杆菌、海分枝杆菌或戈登分枝杆菌感染也可能导致 QFT‑Plus 检测结果呈阳性。如果怀疑此类感染,应采用其他方法进行检测。

9. 临床意义

9.1·TB 抗原管的 γ 干扰素含量若显著高于 Nil 对照管,则视为试验结果阳性。如血液样本对 Mitogen 反应弱(<0.5 IU/mL)且对结核抗原呈阴性反应时,表示结果不确定。产生这种现象的原因可能是:淋巴细胞不足、样本处理不正确导致淋巴细胞活力降低、Mitogen 血液培养管采血或混合不当、患者淋巴细胞无法产生 γ 干扰素。Nil 管样本用于修正背景、异嗜抗体效应和血液样本中非特异的 γ 干扰素影响,因此 TB 抗原管及 Mitogen 对照管的 γ 干扰素测定值需减去 Nil 管的 γ 干扰素测定值。

9.2·Mitogen 管可作为本测试的阳性对照,当无法肯定受试者的免疫状况时,使用 Mitogen 管更能确定其检测结果。Mitogen 管亦可作为是否正确采血及孵育的控制对照。阴性,可能不存在结核感染 T 细胞免疫反应;阳性,可能存在结核感染 T 细胞免疫反应;不确定,不能确定是否存在结核感染 T 细胞免疫反应。

9.3·注意:诊断或排除结核病及评估是否有结核感染的可能性时,须结合流行病学、病史、医学和其他诊断结果一起考虑。

参考文献

[1] 中国合格评定国家认可委员会.医学实验室质量和能力认可准则的应用要求:CNAS‑CL02‑A001:2023[S/OL].(2023‑08‑01)[2023‑09‑26].https://www.cnas.org.cn/rkgf/sysrk/rkyyzz/2023/08/912141.shtml.

[2] 刘旭晖.γ‑干扰素释放试验(IGRA)对于诊断结核分枝杆菌感染的应用[J].临床肺科杂志,2009,14(5):672‑674.

[3] Madhukar Pai, Lee W Riley, John M Colford Jr. Interferon-gamma assays in the immunodiagnosis of tuberculosis: a systematic review[J]. Lancet Infect Dis, 2004,4(12):761‑776.

(王丽丽)

第十九章
微生物室仪器设备标准操作规程

普通冰箱标准操作规程

×××医院检验科微生物组作业指导书	文件编号：××-JYK-××-××-××
版次/修改：第 版/第 次修改	生效日期： 第 页 共 页
编写人：	审核人： 批准人：

1. 目的
规范普通冰箱使用的操作规程,确保检验质量。

2. 授权操作人
经培训并通过考核的微生物实验室工作人员。

3. 适用范围
微生物实验室普通冰箱。

4. 工作环境
相对湿度 10%～85%;运行温度 32℃以下。

5. 操作规程
冰箱按说明书要求放好后,插上电源。冷藏室温度开关置于 4℃,冷冻室温度开关置于 −20℃。2 h后用温度计确认温度。冷藏室正常温度范围为 2～8℃,冷冻室正常温度范围为 −25～−15℃。系统进入正常运行状态后即可正常使用。

6. 质量控制
不需要质量控制。

7. 维护保养
7.1·每日保养:每日观察冰箱温度并记录。

7.2·每月保养:保持冰箱出水口通畅,月底清洁冰箱。清洁时切断电源,擦拭冰箱内、外,必要时可用中性洗涤剂清洁。

8. 校正
例行校正:温度校正至少每年 1 次。故障校正:监测指标失控、维修后需校正。校正后,微生物实验室负责人对各项指标进行核实,达标后方可。

9. 应急处理
出现不能自行解决的故障时,应及时联系厂商维修处理,并告知微生物实验室负责人。出现影响检验质量的故障时,应立即转移冰箱内容物,放入备用冰箱。

10. 注意事项
冰箱应放置于水平地面并留有一定的散热空间。外接电源和电压必须匹配,并要求有良好的接地线。

参考文献
[1] 中国合格评定国家认可委员会.医学实验室质量和能力认可准则的应用要求：CNAS‐CL02‐A001：2023[S/OL].(2023‐08‐01)[2023‐09‐26].https://www.cnas.org.cn/rkgf/sysrk/rkyyzz/2023/08/912141.shtml.

（周庭银）

低温冰箱标准操作规程

×××医院检验科微生物组作业指导书	文件编号：××-JYK-××-××-××
版次/修改：第　　版/第　　次修改	生效日期：　　　　　第　页共　页
编写人：　　　　　　审核人：　　　　　批准人：	

1. 目的

规范 -25℃ 低温冰箱的使用规程,确保冰箱内温度恒定,运转正常。

2. 授权操作人

经培训并通过考核的微生物实验室工作人员。

3. 适用范围

微生物实验室 -25℃ 低温冰箱。

4. 工作环境

相对湿度 10%～85%;运行温度 32℃ 以下。

5. 操作规程

5.1·按要求放置冰箱,插上电源,调试。若半小时后有明显降温感觉,表示冷柜工作正常。温度的调节面板上显示箱内温度。

5.2·快速按下并释放"SET"键,显示"SET"。按"SET"键,显示设定的温度。按"⌃"或"⌄"键增加或降低数字,调节至需要的温度。

5.3·按"SET"键,确认。按"FNC"键返回,面板上显示箱内温度。

5.4·报警限值的设定:为保证箱内储存物的质量,电子温控器具有报警功能。当箱内温度高于报警上限或低于报警下限时,蜂鸣器会报警,同时显示屏上的报警指示灯会闪烁,按任一键报警消失(但显示屏上的报警指示灯继续闪烁)。当箱内温度恢复到正常范围时,报警消失。报警限值设定的标准操作如下。

5.4.1　按下"SET"键至少 5 s 以上,显示"CP"。按"⌃"键,显示"AL"。按"SET"键,显示"AFD"。

5.4.2　按"⌃"键,显示"HAL"。按"SET"键,显示设定的报警上限值。按"⌃"或"⌄"增加或降低数字,调节至需要的温度。按"SET"键确认,显示"HAL";按"⌄"键,显示"LAL"。

5.4.3　按"SET"键,显示设定的报警下限值。按"⌃"或"⌄"增加或降低数字,调节至需要的温度。按"SET"键确认,显示"LAL"。按 2 次"FNC"返回,面板上显示箱内温度。

6. 质量控制

不需要质量控制。

7. 维护保养

7.1·每日保养:每日观察冰箱温度并记录。

7.2·每月保养:每月擦拭冰箱表面,必要时可用中性洗涤剂清洁。

8. 校正

8.1·例行校正:温度校正至少每年 1 次。

8.2·故障校正：监测指标失控、维修后需要校正。

8.3·校正后,微生物实验室负责人对各项指标进行核实,达标后方可。

9. 应急处理

9.1·出现不能自行解决的故障时,应及时联系工程师维修处理,并告知微生物实验室负责人。

9.2·出现影响检验质量的故障时,应立即停止使用。

10. 注意事项

10.1·冰箱应放置于水平地面并留有一定的散热空间。

10.2·外接电源和电压必须匹配,并要求有良好的接地线。

参考文献

[1] 中国合格评定国家认可委员会.医学实验室质量和能力认可准则的应用要求：CNAS-CL02-A001：2023[S/OL].(2023-08-01)[2023-09-26].https://www.cnas.org.cn/rkgf/sysrk/rkyyzz/2023/08/912141.shtml.

[2] 国家卫生健康委员会.临床微生物检验基本技术标准：WS/T 805—2022[S/OL].(2022-11-02)[2023-09-26].http://www.nhc.gov.cn/wjw/s9492/202211/d9bbe1d4d4cf49408bbbb65ae401aeb5.shtml.

（周庭银）

恒温培养箱标准操作规程

×××医院检验科微生物组作业指导书		文件编号：××-JYK-××-××-××	
版次/修改：第　　版/第　　次修改		生效日期：	第　　页 共　　页
编写人：	审核人：		批准人：

1. 目的
规范电热恒温培养箱标准化操作，以保证电热恒温培养箱的正确使用。

2. 授权操作人
经培训并通过考核的微生物实验室检验人员。

3. 适用范围
电热恒温培养箱。

4. 工作环境
相对湿度＜85％；运行温度 25℃±10℃。

5. 操作规程
5.1·接通电源，开启电源开关；PV 显示器：显示测量温度。

5.2·SV 显示器：显示设定温度或根据仪表状态显示定时时间。指示灯：RUN 自整定指示灯，工作时闪烁。

5.3·OUT 加热输出灯，工作输出时亮；ALM 报警灯，工作输出时亮，蜂鸣器响。

5.4·SET 功能键：设定值修改；"▲"加、"▼"减键：用于设定值、控制参数的修改或进入自整定状态。

5.5·设定值改变方式：按"SET"键，上排显示 SP，按"▲"或"▼"键，使下排显示为所需要的设定温度。再按"SET"键，上排显示 ST，按"▲"或"▼"键，使下排显示为所需要的定时时间。再按"SET"键，回到标准模式。当 ST 设置为 0 时，仪表取消定时功能。

5.6·仪表送电时，定时功能开始启动，到达 ST 的时间，加热输出关闭，蜂鸣器叫 4 次以示提醒。按功能键"SET"确认，温度显示值修正设定结束。

5.7·设定结束后，各项参数长期保存。此时培养箱进入升温状态，加热指示灯亮，当箱内温度接近设定温度时，加热指示灯反复多次闪烁，控制进入恒温状态，依次打开外门、内门，将所需培养的物品放入培养箱，然后依次关好内门和外门，开始进行培养。

6. 质量控制
不需要质量控制。

7. 维护保养
7.1·每日保养，每日记录温箱温度。

7.2·每半年保养一次，检查所有电器元件各接头的紧固状况。

8. 注意事项
8.1·使用时应防止较硬物件接触、碰撞传感器探头，以免损坏。

8.2·试验物放置在箱内不宜过挤，使空气流动畅通，保持箱内受热均匀，内室底板因靠近电热器，故不宜放置试验物。

8.3·要经常保持箱内、外清洁和水箱内水的清洁。

参考文献

［1］中国合格评定国家认可委员会.医学实验室质量和能力认可准则的应用要求：CNAS－CL02－A001：2023［S/OL］.（2023－08－01）［2023－09－26］.https://www.cnas.org.cn/rkgf/sysrk/rkyyzz/2023/08/912141.shtml.

［2］国家卫生健康委员会.临床微生物检验基本技术标准：WS/T 805—2022［S/OL］.（2022－11－02）［2023－09－26］.http://www.nhc.gov.cn/wjw/s9492/202211/d9bbe1d4d4cf49408bbbb65ae401aeb5.shtml.

（周庭银）

CO_2培养箱标准操作规程

×××医院检验科微生物组作业指导书	文件编号：××-JYK-××-××-××		
版次/修改：第　　版/第　　次修改	生效日期：	第　　页 共　　页	
编写人：	审核人：	批准人：	

1. 目的

规范CO_2培养箱的基本操作规程，确保CO_2培养箱工作稳定，正常运转。

2. 授权操作人

经培训并通过考核的微生物实验室工作人员。

3. 适用范围

微生物实验室CO_2培养箱。

4. 工作环境

相对湿度＜85％；运行温度25℃±10℃。

5. 操作规程

5.1·打开玻璃门，在培养箱底部加入300 mL蒸馏水。

5.2·打开总电源（在箱体左下方），观察显示屏进入自检状态，检查温度、CO_2浓度及"▲"和"▼"键功能。

5.3·打开玻璃门，维持约30 s，听到"嘀"声，按"90℃"键，约5 s，灯亮，关上门，设备进入高温规程，约25 h，高温结束后即可进入"auto start"规程；按"auto start"键，约5 s，等到auto start灯亮，关上门，仪器进入自动校零和自动启动规程（约12 h后结束）。

5.4·打开N_2、CO_2供气阀；注意CO_2供气必须是从减压阀输出，且压力维持在0.5～1 bar，不能超过1 bar。

5.5·在培养箱面板设定实验要求的气体数值和温度，如37℃、5％ CO_2，稳定后即可放入样品。

6. 质量控制

不需要质量控制。

7. 维护及保养

7.1·每日由专人负责观察和记录培养箱温度、CO_2浓度及CO_2钢瓶压力。

7.2·每周做1次紫外线消毒。

8. 校正

8.1·例行校正：包括温度和CO_2浓度，至少每年1次。

8.2·故障校正：质控失控或仪器监测指标失控、仪器移位后及仪器因故障进行维修后需要校正。

9. 应急处理

9.1·外接电源、电压必须匹配，并要求有良好的接地线。

9.2·出现影响检验质量的故障时，应立即转移内容物，放入备用CO_2培养箱。

10. 注意事项

　　箱内物品放置切勿过挤,箱内、外应经常保持清洁,培养箱应放置在具有良好通风条件的室内,在其周围不可放置易燃、易爆物。

参考文献

[1] 中国合格评定国家认可委员会.医学实验室质量和能力认可准则的应用要求:CNAS-CL02-A001:2023[S/OL].(2023-08-01)[2023-09-26].https://www.cnas.org.cn/rkgf/sysrk/rkyyzz/2023/08/912141.shtml.

[2] 国家卫生健康委员会.临床微生物检验基本技术标准:WS/T 805—2022[S/OL].(2022-11-02)[2023-09-26].http://www.nhc.gov.cn/wjw/s9492/202211/d9bbe1d4d4cf49408bbbb65ae401aeb5.shtml.

（周庭银）

真菌培养箱标准操作规程

×××医院检验科微生物组作业指导书	文件编号：××-JYK-××-××-××
版次/修改：第　　版/第　　次修改	生效日期：　　　　　第　页　共　　页
编写人：	审核人：　　　　批准人：

1. 目的
建立真菌培养箱标准操作规程，保证正确使用。

2. 操作授权人
经培训并通过考核的微生物实验室工作人员。

3. 适用范围
真菌培养。

4. 工作环境
相对湿度<85％；运行温度 25℃±10℃。

5. 操作规程
5.1·通电：将本机电源插头插入电源座中，按动面板上电源开关，开关指示灯亮，表示电源已接通。

5.2·按动面板上照明开关，开关指示灯亮，同时箱内照明灯点亮。再按一下灯熄灭。

5.3·控温仪菜单操作

5.3.1　仪表在运行状态下，上主屏显示测量值，下副屏显示设定值。

5.3.2　若要改变设定值，按一下"SET"键，此时副屏门锁，这时可按"△"键设置项内所需的控温值。设置完毕后，再按"SET"键，此时仪表进入新设置的控制规程运行。

5.3.3　上限报警设定：按住"SET"键数秒，待主屏显示 RL1、副屏闪烁时，可按"△"键设置所需的上限报警值，再按"SET"键，设置完毕。

5.3.4　下限报警设定：按住"SET"键数秒后，待主屏显示 RL1，再按"SET"键，主屏显示 RL2，副屏闪烁，可按键设置下限报警值，再按"SET"键，设置完毕。

5.3.5　上、下限报警设定完毕后，按住"SET"数秒，待主屏显示测量值、副屏显示设定值后，仪表操作完毕。机器即进入正常运行。

6. 质量控制
不需要质量控制。

7. 维护保养
7.1·培养箱应保持清洁，切忌用酸、化学稀释、汽油、苯之类的化学物品清洗箱内的任何部件。

7.2·开机正式使用前，清楚操作规程后方可开机使用，外壳必须有效接地，以保证使用安全。

7.3·清洁：每个月对培养箱内部进行清洁，用消毒液进行擦拭消毒，用干净微湿的抹布将外表面擦拭干净，要每周检查压缩机运行情况，保证设备的润滑情况良好。

7.4·仪器的维修：请厂家的维修人员进行维修。

7.5·微生物检验员在每个工作日上、下午检查仪器运行情况，并填写使用记录。

8. 校正

8.1·故障校正：质控失控或温度失控、仪器移位后及仪器故障进行维修后需要校正。

8.2·验收校正：仪器校正后，微生物负责人对各项指标进行核实，指标达到要求方可。

9. 应急措施

在使用过程中，遇到突然停电时，应及时将电源插头拔下，至少待 5 min 后方可重新通电启用。

10. 注意事项

10.1·仪器必须安放在坚固平整的地面上，以免运转时产生不必要的麻烦。电源应可靠接地，确保安全。

10.2·培养箱门不宜经常打开且不宜长时间打开。

参考文献

[1] 中国合格评定国家认可委员会.医学实验室质量和能力认可准则的应用要求：CNAS－CL02－A001：2023[S/OL].(2023－08－01)[2023－09－26].https://www.cnas.org.cn/rkgf/sysrk/rkyyzz/2023/08/912141.shtml.

[2] 国家卫生健康委员会.临床微生物检验基本技术标准：WS/T 805—2022[S/OL].(2022－11－02)[2023－09－26].http://www.nhc.gov.cn/wjw/s9492/202211/d9bbe1d4d4cf49408bbbb65ae401aeb5.shtml.

（周庭银）

厌氧培养系统标准操作规程

×××医院检验科微生物组作业指导书		文件编号：××-JYK-××-××-××	
版次/修改：第　　版/第　　次修改		生效日期：	第　页 共　页
编写人：	审核人：		批准人：

1. 目的
规范厌氧培养系统标准操作规程,保证检验质量。

2. 授权操作人
经培训并通过考核的微生物实验室工作人员。

3. 原理
抽充交换气体法：先利用真空泵抽取培养罐中的空气再充入所需的培养气体,营造适宜嗜 CO_2 细菌、微需氧菌及厌氧菌生长的环境。

4. 适用范围
微生物室厌氧培养系统。

5. 工作环境
工作温度 10~30℃;相对湿度 35%~80%,无凝露;电源 220 V,50 Hz。

6. 操作规程
6.1·开机：接通电源,开关拨到位置"｜",仪器进行初始化,开始对系统各部分进行自检,自检成功后进入操作主界面。

6.2·气源选择：点击"自定义培养设置"进入界面,根据所接气源选择相应的充气气源,按"保存"键生效,生效后按"返回"键返回上一界面。

6.3·CO_2培养设置：于自定义培养设置界面选择"自定义 CO_2 培养",进入界面,点击数字触发浓度设置,根据培养需要在 5%~10% 范围内输入所需的 CO_2 浓度,点击"OK""保存"设置成功,按"返回"键返回上一界面。

6.4·微需氧培养设置：于自定义培养设置界面选择"自定义微需氧培养",进入界面,点击数字触发浓度设置,根据培养需要在 1%~6% 范围内输入所需的 O_2 浓度,点击"OK""保存"设置成功,按"返回"键返回上一界面。

6.5·培养罐连接：将已接种好的培养皿或试验板条等培养品放入培养罐中,盖上盖子后,通过气管与系统的对插接头连接。

6.6·生成培养环境：打开气源,同时在主界面点选所需的培养方案按钮,点击"确认"键,系统便可在培养罐内自动生成所选择培养方案的培养环境,"嘟"提示音三声后系统生成培养环境成功。

6.7·培养罐脱离：将培养罐与主机相连的对插接头分离,之后将培养罐连同培养品一起放入培养箱内进行下一步的培养。

6.8·关机：使用完毕后关机,将电源开关拨至"○"状态即可将系统关闭,同时关闭气源。

7. 质量控制

7.1·质控频度及方法：① 每半年质控一次，使用标准菌株做质控以检测仪器的可靠性；② 质控试验时，需做空白对照，厌氧培养测试需做耐氧试验；③ 材料和质控结果必须记录并保存。

7.2·质控菌株

试验卡类型	鉴定质控菌株
CO₂培养	ATCC49619 肺炎链球菌
微需氧培养	ATCC25285 脆弱拟杆菌
厌氧培养	ATCC19401 溶组织梭菌

7.3·质控操作步骤：质控操作参考"6. 操作规程"。

7.4·失控结果分析和处理：如遇失控，应按以下步骤进行查误校正。

7.4.1 如明显错误，可能为错误使用质控菌株，或没有按照标准操作规程操作。

7.4.2 如无明显错误，应按以下步骤进行查误校正。① 重复实验以确认误差结果；② 确认孵育或判读箱温度正常；③ 确认标准菌株接种平板正确、孵育时间正确；④ 确认管路完好，气源气罐气体充足。

7.4.3 如果失控原因仍未解决，请联系厂家的技术支持人员。

8. 维护保养

8.1·日常保养：检查系统开机和关机以及功能是否正常，如果仪器表面很脏，可用清水擦拭。严禁使用汽油、油漆稀释物、苯化合物、乙醇等有机溶剂，这些试剂会使测试仪变形、掉漆，影响仪器性能或外观。

8.2·定期保养：用柔软干布清洁仪器，保持仪器整洁；用软布蘸氯胺 T 消毒液擦拭培养罐内、外表面以及支架表面，注意用力均匀不要过猛。

9. 校正

质控未通过，厂方工作人员负责对仪器进行相关校准工作。

10. 应急处理

10.1·出现不能自行解决的故障时，应及时联系经销商或工程师维修处理，并告知微生物实验室负责人。

10.2·出现影响培养质量而又不能及时维修的故障时，应立即停止细菌培养试验，转由其他仪器代替。

11. 注意事项

11.1·测试时不要将测试仪放置在阳光直射的地方，以免影响测试精度。仪器运行时，不要移动和碰撞。严禁带电拔、插电源及信号插头。

11.2·本产品仅供具有专业资质的医务人员使用，用户使用前，请仔细阅读使用说明书。

参考文献

[1] 中国合格评定国家认可委员会.医学实验室质量和能力认可准则的应用要求：CNAS-CL02-A001：2023［S/OL］.（2023-08-01）［2023-09-26］.https://www.cnas.org.cn/rkgf/sysrk/rkyyzz/2023/08/912141.shtml.

（周庭银）

生物安全柜标准操作规程

×××医院检验科微生物组作业指导书	文件编号：××-JYK-××-××-××	
版次/修改：第　　版/第　　次修改	生效日期：	第　　页 共　　页
编写人：	审核人：	批准人：

1. 目的

规范生物安全柜操作规程,确保生物安全柜正常使用。

2. 操作授权人

经培训并通过考核的微生物实验室工作人员。

3. 适用范围

可能产生气溶胶标本的处理,所有结核杆菌涂片和结核杆菌培养标本。

4. 工作环境

相对湿度<85%;运行温度 25℃±10℃。

5. 操作规程

5.1·将安全柜门抬起至正常工作位置,注意不得高于安全柜左边的警戒线。

5.2·打开安全柜电源开关及内置风机,仪器报警自检,约需 3 s,检查、记录压力指示表读数,在无任何阻碍状态下,让安全柜至少工作 15 min,在正式操作前将试验用品放入安全柜,不得过载,不得挡住前后风口。

5.3·安全柜内所有的实验材料须离玻璃门至少 4 cm,放入试验材料后,让安全柜开启 2～3 min 后再开始工作。

5.4·操作期间,避免工作时人员进出室内或在操作者背后走动,以减少气流干扰。

5.5·操作过程中,如有物质溢出或液体溅出,应对所有被污染的物体消毒,并用 75%乙醇消毒安全柜内表面。

5.6·工作结束后,须让安全柜在无任何阻碍状态下继续至少工作 5 min,以清除工作区域内浮尘污染,关闭生物安全柜玻璃门,打开紫外线灯消毒至少 30 min。

5.7·消毒结束后,把 System 按钮置于"OFF"档,关闭紫外线灯。

6. 质量控制

略。

7. 维护保养

7.1·每日维护：使用前观察并记录生物安全柜内的压力表,压力表正常工作范围为 0.7～1.3 英尺水柱(1 英尺水柱＝2 988.98 Pa),如>1.3 英尺水柱,工作结束后,用 75%乙醇消毒安全柜内部和工作台表面。工作结束后,紫外线照射生物安全柜内至少 30 min。

7.2·每月维护：拆卸并抬起工作区域底板,用 75%乙醇擦拭底板下空间,其他每 3 个月检测并记录紫外线的消毒效果。

8. 校正

8.1·例行校正：厂方工作人员至少每年维护 1 次(表 1)。

表 1 校 正 指 标

试 验	测 试 项 目	测 试 方 法	正 常 值
烟雾试验	垂直气流速度断面平均值	热球式风速计	55 FPM
	进风风速	热球式风速计	105 FPM
	工作面中线上 0.15 m	烟雾发生器	
	观察窗内 0.025 m、上沿 0.15 m	烟雾发生器	
	观察窗外沿 0.04 m	烟雾发生器	
	工作口边沿	烟雾发生器	
	安全内锁装置及 UV 灯测试	手动	
	内部电源插座测试	万用表	

8.2 · 故障校正：仪器监测指标失控时，需要校正；仪器移位后，需要校正；仪器因故障进行维修后，需要校正。

9. 应急处理

9.1 · 压力异常：安全柜压力表正常工作范围为 0.7～1.3 英尺水柱，如＞1.3 英尺水柱，表示滤膜有问题，应通知厂方技术人员更换滤膜。更换滤膜或者清洗滤膜应记录在"仪器设备维护保养记录表"中。

9.2 · 出现故障时，电话联系工程师，按照工程师意见进行处理并通知实验室负责人。

10. 注意事项

10.1 · 生物安全柜需放在远离门窗的位置，以防门窗处的不稳定气流影响安全柜内层气流流动路径。

10.2 · 生物安全柜不可用于物品贮藏，注意纸张、棉签等可能造成生物安全柜过滤器的堵塞，生物安全柜使用前后需用适当的消毒剂对柜内工作区域进行擦拭。

10.3 · 不可堆放过多物品于操作台上，易导致柜内后部进风不畅，安全柜内禁止使用易燃、易爆及腐蚀性气体。

10.4 · 更换、维护安全柜内机件（如过滤器、风机等）的工作需由厂家专业人员完成。

参考文献

[1] 中国合格评定国家认可委员会.医学实验室质量和能力认可准则的应用要求：CNAS－CL02－A001：2023［S/OL］.（2023－08－01）［2023－09－26］.https：//www.cnas.org.cn/rkgf/sysrk/rkyyzz/2023/08/912141.shtml.

[2] 国家卫生健康委员会.临床微生物检验基本技术标准：WS/T 805—2022［S/OL］.（2022－11－02）［2023－09－26］.http：//www.nhc.gov.cn/wjw/s9492/202211/d9bbe1d4d4cf49408bbbb65ae401aeb5.shtml.

（周庭银）

普通光学显微镜标准操作规程

×××医院检验科微生物组作业指导书	文件编号：××-JYK-××-××-××
版次/修改：第　　版/第　　次修改	生效日期：　　　　第　页 共　页
编写人：　　　　审核人：　　　　批准人：	

1. 目的

规范光学显微镜标准操作规程，确保光学显微镜正常使用。

2. 操作授权人

经培训并通过考核的微生物实验室工作人员。

3. 适用范围

普通光学显微镜。

4. 工作环境

相对湿度＜85％；运行温度 25℃±10℃。

5. 操作规程

5.1·调节亮度：由暗调亮，可以用大光圈、凹面镜，调节反光镜的角度。

5.2·将临时装片在载物台上适当位置固定好。

5.3·低倍物镜对准通光孔，使用粗准焦螺旋将镜筒自上而下调节，眼睛在侧面观察，避免物镜镜头接触到玻片而损坏镜头和压破玻片。

5.4·左眼通过目镜观察视野的变化，同时调节粗准焦螺旋，使镜筒缓慢上移，直至视野清晰为止。

5.5·如果不够清晰，可以用细准焦螺旋进一步调节，如果需要在高倍物镜下观察，可以转动转换器调换物镜。

5.6·使用完毕后，请调节转换器，使空镜头孔对着通光孔，使反光镜竖起来，将镜筒调至最低后装入镜箱。

6. 质量控制

不需要质量控制。

7. 维护保养

7.1·每日保养：使用完毕后，用去油剂清洁镜头。

7.2·每月保养：每月对聚光镜进行清洁保养。松开聚光镜安全钮，取出聚光镜，用湿布轻轻擦拭。顽固性污垢可用中性洗涤剂擦拭。

8. 校正

例行校正：至少每年 1 次。故障维修后，需要校正。

9. 应急处理

9.1·出现不能自行解决的故障时，应及时联系工程师维修处理，并告知微生物实验室负责人。

9.2·出现影响检验质量的故障时，应立即停止使用该显微镜，转由其他显微镜代替。

10. 注意事项

10.1·搬运显微镜时,应抓住显微镜后上部并托住前下端。

10.2·显微镜喷漆部件、塑料部件不能用有机溶剂,如乙醇、乙醚等清洁。

参考文献

［1］中国合格评定国家认可委员会.医学实验室质量和能力认可准则的应用要求：CNAS - CL02 - A001：2023［S/OL］.(2023 - 08 - 01)［2023 - 09 - 26］.https://www.cnas.org.cn/rkgf/sysrk/rkyyzz/2023/08/912141.shtml.

［2］国家卫生健康委员会.临床微生物检验基本技术标准：WS/T 805—2022［S/OL］.(2022 - 11 - 02)［2023 - 09 - 26］.http://www.nhc.gov.cn/wjw/s9492/202211/d9bbe1d4d4cf49408bbbb65ae401aeb5.shtml.

（周庭银）

荧光显微镜标准操作规程

×××医院检验科微生物组作业指导书	文件编号：××-JYK-××-××-××
版次/修改：第　　版/第　　次修改	生效日期：　　　　　第　页 共　页
编写人：	审核人：　　　　批准人：

1. 目的
规范荧光显微镜操作规程，确保荧光显微镜正常使用。

2. 操作授权人
经培训并通过考核的微生物实验室工作人员。

3. 适用范围
荧光显微镜。

4. 工作环境
相对湿度＜85％；运行温度 25℃±10℃。

5. 操作规程

5.1·打开明场电源开关（"｜"为开，"○"为关），将样品置于载物台上，用样品夹夹好。

5.2·将起偏器、检偏器、DIC 棱镜推入光路，荧光滤块转盘拨到"1"位置，DIC 棱镜应与相应的物镜倍数相匹配，先选用低倍物镜（"10×"）。

5.3·调节透射光的强度，调节焦距，找到视野，换到高倍镜头，观察样品，DIC 观察时，光路选择拉杆拉到中间位置，既可观察，也可拍照。

5.4·荧光观察

5.4.1　打开明场电源开关和汞灯电源开关，将样品置于载物台上，用样品夹夹好。

5.4.2　检偏器、DIC 棱镜在光路外，将荧光光路 shutter 打开（"○"为开，"●"为关），需保护样品时关闭 shutter，光路选择拉杆推至最里边。

5.4.3　根据样品的标记情况将荧光滤块转盘转到相应的位置，通过两组减光滤片调节激发光强度，从低倍镜开始观察，调焦，找到预观察视野，依次换到高倍镜头，观察样品。

5.4.4　拍照时光路选择拉杆完全拉出。

5.5·普通明场观察

5.5.1　打开明场电源开关（"｜"为开，"○"为关），将样品置于载物台上，用样品夹夹好。

5.5.2　起偏器、检偏器、DIC 棱镜在光路外，荧光滤块转盘拨到"1"位置，DIC 棱镜拨到明场（BF）位置，先选用低倍物镜（"4×"），调节透射光的强度，调节焦距，找到视野，依次换到高倍镜头，观察样品。

5.5.3　光路选择拉杆拉到中间位置既可观察，也可拍照。

5.6·关机

5.6.1　关闭汞灯电源（注意：汞灯需使用半小时以上方可关闭，关闭半小时以后方可再次开启），将透射光调到最小，关闭明场电源开关。

5.6.2　将镜头转到低倍镜，取出样品，若使用过油镜用干净的擦镜纸擦拭镜头，确认数据已经保存,关闭软件。

5.6.3　使用光盘拷贝数据(禁止使用移动储存设备拷贝数据),关闭电脑,登记使用时间、荧光数字等使用情况。

6. 质量控制

不需要质量控制。

7. 维护保养

7.1·每日保养:使用完毕后,用去油剂清洁镜头。

7.2·每月保养:每月对聚光镜进行清洁保养。松开聚光镜安全钮,取出聚光镜,用湿布轻轻擦拭。顽固性污垢可用中性洗涤剂擦拭。

8. 校正

例行校正:至少每年1次。故障维修后,需要校正。

9. 应急处理

9.1·出现不能自行解决的故障时,应及时联系工程师维修处理,并告知微生物实验室负责人。

9.2·出现影响检验质量的故障时,应立即停止使用该显微镜,转由其他显微镜代替。

10. 注意事项

10.1·样品须在低倍镜下放置和取下。

10.2·若使用油镜,注意镜头的擦拭。

参考文献

[1] 中国合格评定国家认可委员会.医学实验室质量和能力认可准则的应用要求:CNAS－CL02－A001:2023[S/OL].(2023－08－01)[2023－09－26].https://www.cnas.org.cn/rkgf/sysrk/rkyyzz/2023/08/912141.shtml.

[2] 国家卫生健康委员会.临床微生物检验基本技术标准:WS/T 805—2022[S/OL].(2022－11－02)[2023－09－26].http://www.nhc.gov.cn/wjw/s9492/202211/d9bbe1d4d4cf49408bbbb65ae401aeb5.shtml.

(周庭银)

普通离心机标准操作规程

×××医院检验科微生物组作业指导书	文件编号：××-JYK-××-××-××	
版次/修改：第　　版/第　　次修改	生效日期：	第　页 共　页
编写人：	审核人：	批准人：

1. 目的

规范普通(BASO)离心机操作规程,保证检验质量。

2. 授权操作人

经培训并通过考核的微生物实验室工作人员。

3. 适用范围

微生物实验室普通离心机。

4. 工作环境

相对湿度 10%～85%；运行温度 15～30℃。

5. 操作规程

5.1·开机准备,插上电源。打开离心机电源开关(在离心机右后方)。按"OPEN"键,按手动安全门扣,打开机盖,装入离心套管。

5.2·程序设定

5.2.1　时间设定：按"TIME"键 1 次,时间"分钟"开始闪烁,按"▼"键和"▲"键设定分钟,按"TIME"键 1 次确定；时间"秒"开始闪烁,按"▲"和"▼"键设定秒,按"TIME"键 1 次确定。

5.2.2　转速设定：按"RCF"键,选择离心力,或按"RPM"键,选择离心速度。按"▲"和"▼"键设定速度,按"RCF"键或按"RPM"键确定。

5.2.3　程序储存：共可储存 0～10 个离心程序。上述时间和转速确定后,按"STORE"键。

5.3·离心

5.3.1　按"OPEN"键,按手动安全门扣,打开机盖。选择所需要的规程,按"RECALL"键,按"PROG"键多次,选择所需的规程号码,按"RECALL"键确定。如显示的规程已是需要的规程,直接进入下一步。

5.3.2　标本平衡后,放入离心机,关上离心机盖,按"START"键开始离心(等达到离心速度时,时间显示开始倒计时)。

5.3.3　离心结束,发出"嘟……"声,按"OPEN"键,按手动安全门扣,打开机盖,取出标本。

6. 质量控制

不需要质量控制。

7. 维护保养

7.1·每日保养：每日观察离心机运转情况并记录。使用完毕后,进行清洁保养。

7.2·每月保养：每月用消毒液清洁离心机。

8. 校正

8.1·例行校正：离心速度的校正至少每年 1 次。因故障进行维修后，需要校正。

8.2·校正后，微生物实验室负责人对各项指标进行核实，达标后方可。

9. 应急处理

9.1·听到离心机有标本破碎的声音时，立即停机，不可立即打开离心机盖子，30 s 后才可打开。工作人员应戴手套、口罩，尽可能在生物安全柜内用镊子将碎玻璃移除，用 2 000 mg/L 有效氯消毒液擦拭，再用清水清洁离心机。

9.2·出现故障时，使用者应及时通知仪器工程师并告知微生物实验室负责人。

10. 注意事项

外接电源和电压必须匹配，并要求有良好的接地线。

参考文献

[1] 中国合格评定国家认可委员会.医学实验室质量和能力认可准则的应用要求：CNAS-CL02-A001：2023[S/OL].(2023-08-01)[2023-09-26].https://www.cnas.org.cn/rkgf/sysrk/rkyyzz/2023/08/912141.shtml.

[2] 国家卫生健康委员会.临床微生物检验基本技术标准：WS/T 805—2022[S/OL].(2022-11-02)[2023-09-26].http://www.nhc.gov.cn/wjw/s9492/202211/d9bbe1d4d4cf49408bbbb65ae401aeb5.shtml.

（周庭银）

Cytospin4 细胞涂片机标准操作规程

×××医院检验科微生物组作业指导书		文件编号：××-JYK-××-××-××		
版次/修改：第　　版/第　　次修改		生效日期：		第　页　共　　页
编写人：		审核人：		批准人：

1. 目的
规范 Cytospin 4 细胞涂片机的操作规程，确保正确使用 Cytospin 4 细胞涂片机。

2. 授权操作人
经培训并通过考核的微生物实验室工作人员。

3. 适用范围
细胞涂片。

4. 工作环境
相对湿度 10%～80%；运行温度 2～40℃；电源电压 100～240 V，50/60 Hz。

5. 操作规程
5.1·将样本放进密封离心头内，再将密封离心头放进 Cytospin 4 内，关闭机盖。

5.2·输入运行所需的时间和速度。选择所需的加速档次。需要时选择自动固定模式。按"START"启动键，仪器即开始运转。

6. 质量控制
不需要质量控制。

7. 维护保养
7.1·维护保养时，请勿使用二甲苯、甲苯和其他类似的溶剂，以及次氯酸、石炭酸等强酸性溶剂。

7.2·大多数实验室常用的消毒剂，如 Clorox® 和商用消毒剂 0.3%重碳酸盐缓冲液（pH 7.0～8.0）均适用于 Cytospin 4，可用布或海绵蘸些温肥皂水清洗擦拭。

7.3·控制面板上的任何污垢，应立即用抹布蘸少许乙醇擦拭干净。

8. 校正
8.1·例行校正：至少每年 1 次。

8.2·故障校正：质控失控、监测指标失控、仪器移位、维修后需校正。

8.3·校正后，微生物实验室负责人对各项指标进行核实，达标后方可。

9. 应急处理
出现不能自行解决的故障时，应及时联系工程师，并告知微生物实验室负责人（表1）。

表 1　故障情况及其产生原因和解决措施

故　障　情　况	原　　　因	解　决　措　施
控制面板不显示	未接电源 电源保险丝熔化	检查电源供应 更换电源保险丝

（续表）

故 障 情 况	原 因	解 决 措 施
	仪器内部保险丝溶化	更换仪器保险丝 （注意：只有技术人员才能更换保险丝）
	仪器处于待机状态,这时红色灯亮	再按一次待机键
不运行规程	停机	按[启动]键[START]
	编程不正确	检查参数设定范围是否在 200～2 000 r/min （速度）,1～99 min(时间)
	盖子没关严	关严盖子

10. 注意事项

10.1·Cytospin 4 因其完全容纳有潜在危险性的样本,操作者应进行严密地生物安全防护。

10.2·结束时仪器会自动停止转动,如果需要提前终止运转,可按"STOP"停止键。

参考文献

[1] 中国合格评定国家认可委员会.医学实验室质量和能力认可准则的应用要求：CNAS－CL02－A001：2023[S/OL].(2023－08－01)[2023－09－26].https://www.cnas.org.cn/rkgf/sysrk/rkyyzz/2023/08/912141.shtml.

[2] 国家卫生健康委员会.临床微生物检验基本技术标准：WS/T 805—2022[S/OL].(2022－11－02)[2023－09－26].http://www.nhc.gov.cn/wjw/s9492/202211/d9bbe1d4d4cf49408bbbb65ae401aeb5.shtml.

（周庭银）

普通移液器标准操作规程

×××医院检验科微生物组作业指导书		文件编号：××-JYK-××-××-××	
版次/修改：第　版/第　次修改		生效日期：	第　页共　页
编写人：	审核人：		批准人：

1. 目的

规范普通移液器的操作规程，确保正确使用普通移液器。

2. 授权操作人

经培训并通过考核的微生物实验室工作人员。

3. 适用范围

微生物实验室移液器。

4. 操作环境

相对湿度 10％～85％；运行温度 15～30℃。

5. 操作规程

5.1·设定容量值：根据量程选择相应的移液器，可调式移液器只能在允许容量范围内调节。

5.2·吸液：选择量程合适的吸头安装在移液器枪头上。稍加扭转压紧吸头，使之与枪头间无空气间隙。把吸液按钮压至第一停点，吸头浸入液样中，缓慢、平稳地松开按钮，吸取液样，等待 1 s，然后将吸头提离液面，用吸水纸抹去吸头外面可能附着的液滴，勿触及吸头口。

5.3·释放液体：吸头贴至容器内壁并保持 10°～40°倾斜。平稳地把按钮压到第一停点，等待 1 s 后把按钮压到第二停点以排出剩余液体。压住按钮，同时提起加样器。松开按钮。按吸头弹射器除去吸头（吸取不同液体时需更换吸头）。

6. 质量控制

不需要质量控制。

7. 维护保养

定期用湿布清洁移液器外部，不可用乙醚、乙醇等有机溶剂擦洗。

8. 校正

8.1·例行校正：每半年 1 次。

8.2·故障校正：容积失准时、维修后需要校正。

8.3·校正后，微生物实验室负责人对各项指标进行核实，达标后方可。

9. 应急处理

9.1·发现漏气或计量不准，其可能原因和解决方法如下：吸头松动时，用手拧紧；吸头破裂时，检查吸头，更换新的吸头；发现吸液时有气泡，先将液体排回原容器，再检查原因。

9.2·出现不能解决的故障时，应及时联系维修人员并通知微生物室负责人。

10. 注意事项

10.1·吸头浸入液体深度要合适，吸液过程中应尽量保持吸头浸入液体的深度不变。

10.2·吸头内有液体时不可将移液器平放或倒转，以防液体污染移液器。

（周庭银）

连续加样移液器标准操作规程

×××医院检验科微生物组作业指导书	文件编号：××-JYK-××-××-××
版次/修改：第　　版/第　　次修改	生效日期：　　　第　页共　页
编写人：	审核人：　　　　批准人：

1. 目的

规范连续加样移液器的操作规程，确保正确使用连续加样移液器。

2. 授权操作人

经培训并通过考核的微生物实验室工作人员。

3. 适用范围

微生物实验室连续加样移液器。

4. 工作环境

相对湿度 10%～85%；运行温度 10～30℃。

5. 操作规程

5.1·移液器针筒的选择和安装：根据移液体积选择移液器针筒，将移液器针筒的活塞(内芯)推到最底端。将移液器前下方的蓝色按钮推至最底端。按住移液器下方左右两侧的蓝色按钮，将移液器针筒插入移液器主体，然后松开两个按钮，移液器上方显示窗显示数值即完成安装。

5.2·每次释放液量的调节：通过旋转来调节移液器顶部调节拨盘，显示框内显示的数字即为每次释放的液量。

5.3·吸液：右手握住移液器，左手拇指将移液器前面的蓝色按钮推至最底端。把针筒吸头插入液体，左手将移液器前下方的蓝色按钮慢慢推至顶端，此时显示框内的数字闪动，表示尚不能准确度量释放的液量。

5.4·释放液体：右手拇指按一次移液器前上方的蓝色按钮，排空气泡，此时显示框内的数字不再闪动，表示已经能够准确度量释放的液量。右手拇指按移液器前上方的蓝色按钮释放液体。每按一次释放的液量即为显示框显示的液量。连续释放直到显示框内显示的数字闪动，表示针筒内的液体已经不够下次释放，如需继续加样，应再次吸液。继续加样时，应将移液器前下方的蓝色按钮推至最底端排尽余液，再吸液。

5.5·移液器针筒的卸载：工作完毕，将移液器前下方的蓝色按钮推至最底端，排尽余液，按住移液器下方左右两侧的蓝色按钮，卸下针筒。松开两个按钮，移液器显示窗内显示的数值消失，即完成卸载。针筒用蒸馏水清洗后 35℃ 烘干。

6. 质量控制

定期校正。

7. 维护保养

定期用湿布清洁移液器外表面。注意：不可用乙醚、乙醇等有机溶剂擦洗。

8. 校正

8.1·例行校正：每半年 1 次。

8.2·故障校正：容积失准或仪器因故障进行维修后需要校正。

8.3·仪器校正后，微生物实验室负责人对各项指标进行核实，指标达到要求方可。

9. 应急处理

9.1·漏气或计量不准：检查套筒，如套筒松动，用手拧紧即可；如套筒刮花或破裂，应更换套筒；检查是否更换过零件，但凡更换零件，均需校正后方可使用。

9.2·吸液时有气泡：检查吸头插入液体深度是否合适，如吸头高出液面，应将液体排回原容器，将吸头插入合适的深度再进行吸样。

9.3·出现不能解决的故障时，应及时联系维修人员并通知微生物实验室负责人。

10. 注意事项

10.1·吸头浸入液体深度要合适，吸液过程中应尽量保持吸头浸入液体的深度不变。

10.2·吸头内有液体时不可将移液器平放或倒转，以防液体污染移液器。

参考文献

[1] 中国合格评定国家认可委员会.医学实验室质量和能力认可准则的应用要求：CNAS - CL02 - A001：2023[S/OL].(2023 - 08 - 01)[2023 - 09 - 26].https://www.cnas.org.cn/rkgf/sysrk/rkyyzz/2023/08/912141.shtml.

[2] 国家卫生健康委员会.临床微生物检验基本技术标准：WS/T 805—2022[S/OL].(2022 - 11 - 02)[2023 - 09 - 26].http://www.nhc.gov.cn/wjw/s9492/202211/d9bbe1d4d4cf49408bbbb65ae401aeb5.shtml.

（周庭银）

电热高温接种灭菌器标准操作规程

×××医院检验科微生物组作业指导书		文件编号：××-JYK-××-××-××	
版次/修改：第　　版/第　　次修改		生效日期：	第　　页　共　　页
编写人：	审核人：		批准人：

1. 目的

规范电热高温接种灭菌器的操作规程,确保正确使用电热高温接种灭菌器。

2. 授权操作人

经培训并通过考核的微生物实验室工作人员。

3. 适用范围

微生物实验室电热高温接种灭菌器。

4. 工作环境

相对湿度 10%～85%；运行温度 10～30℃。

5. 操作规程

接通电源,把电源开关置于"ON"档,等待 10 min,使灼烧器内部变得通红。灼烧接种环时,须保持加热 5～7 s。

6. 质量控制

不需要质量控制。

7. 维护保养

每月保养：每月擦拭电热灼烧器外表面。

8. 校正

不需要校正。

9. 应急处理

出现不能解决的故障时,应及时联系维修人员并通知微生物实验室负责人。

10. 注意事项

10.1·灼烧时,避免液体加热飞溅。

10.2·灼烧器工作时,内部温度很高,操作时应注意安全。

参考文献

[1] 中国合格评定国家认可委员会.医学实验室质量和能力认可准则的应用要求：CNAS-CL02-A001：2023[S/OL].(2023-08-01)[2023-09-26].https://www.cnas.org.cn/rkgf/sysrk/rkyyzz/2023/08/912141.shtml.

[2] 国家卫生健康委员会.临床微生物检验基本技术标准：WS/T 805—2022[S/OL].(2022-11-02)[2023-09-26].http://www.nhc.gov.cn/wjw/s9492/202211/d9bbe1d4d4cf49408bbbb65ae401aeb5.shtml.

（周庭银）

旋涡混合器标准操作规程

×××医院检验科微生物组作业指导书	文件编号：××-JYK-××-××-××
版次/修改：第　　版/第　　次修改	生效日期：　　　　　第　页共　页
编写人：	审核人：　　　　　批准人：

1. 目的

规范旋涡混合器的操作规程，确保正确使用旋涡混合器。

2. 授权操作人

经培训并通过考核的微生物实验室工作人员。

3. 适用范围

微生物实验室旋涡混合器。

4. 工作环境

相对湿度 10%～85%；运行温度 10～30℃。

5. 操作规程

5.1·接通旋涡混合器的电源，打开混合器上方的绿色开关，混合器即开始工作。把装有欲混匀物品的容器放于混合器的海绵上。

5.2·稍微用力按压混匀物，用力越大，混匀强度越大。混匀完毕，关闭开关，切断电源。

6. 质量控制

不需要质量控制。

7. 维护保养

每次使用完毕，切断电源，清洁表面。

8. 校正

不需要校正。

9. 应急处理

出现不能自行解决的故障时，应及时联系维修人员并告知微生物实验室负责人。

10. 注意事项

10.1·容器开始混匀时应逐渐加力，以免一开始就高强度混匀而致液体溅出。

10.2·如液体溅出，应立即停止使用。取出海绵，用消毒液浸泡清洗，待海绵脱水干燥后，方可重新使用。混合器外表面及台面均要用消毒液擦拭干净。

10.3·不要长时间开启旋涡混合器。

参考文献

[1] 中国合格评定国家认可委员会.医学实验室质量和能力认可准则的应用要求：CNAS-CL02-A001：2023[S/OL].(2023-08-01)[2023-09-26].https://www.cnas.org.cn/rkgf/sysrk/rkyyzz/2023/08/912141.shtml.

[2] 国家卫生健康委员会.临床微生物检验基本技术标准：WS/T 805—2022[S/OL].(2022-11-02)[2023-09-26].http://www.nhc.gov.cn/wjw/s9492/202211/d9bbe1d4d4cf49408bbbb65ae401aeb5.shtml.

（周庭银）

恒温水浴箱标准操作规程

×××医院检验科微生物组作业指导书	文件编号：××-JYK-××-××-××
版次/修改：第　版/第　次修改	生效日期：　　　第　页　共　页
编写人：	审核人：　　　　批准人：

1. 目的
规范电热恒温水浴箱的操作规程，确保仪器正常运转。

2. 授权操作人
经培训并通过考核的微生物实验室工作人员。

3. 适用范围
微生物实验室内的水浴箱。

4. 工作环境
相对湿度 10％～85％；运行温度 10～30℃。

5. 操作规程
5.1·在水浴箱内注入清洁温水至总高度 1/3～1/2 处。接通水浴箱电源，打开开关，调节温度控制旋钮至设定温度。

5.2·当水槽内温度达到设定温度时，加热中断。再通电，90 min 内温度可保持稳定。

5.3·水浴箱工作温度波动范围应控制在设定温度 ±1℃以内。水浴箱使用完毕，关闭开关，切断电源。

6. 质量控制
不需要质量控制。

7. 维护保养
7.1·使用水浴箱时，记录温度。

7.2·使用完毕，应用清洁干布擦净水浴箱外壳，忌用腐蚀性溶液擦拭。

8. 校正
例行校正：温度的校正至少每年 1 次。故障维修后，需要校正。

9. 应急处理
出现不能解决的故障时，应及时联系维修人员并通知微生物实验室负责人。

10. 注意事项
水浴箱外壳必须有效接地，未加水之前，切勿打开电源，以防电热管烧毁。

参考文献

[1] 中国合格评定国家认可委员会.医学实验室质量和能力认可准则的应用要求：CNAS－CL02－A001：2023［S/OL］.（2023－08－01）［2023－09－26］.https://www.cnas.org.cn/rkgf/sysrk/rkyyzz/2023/08/912141.shtml.

[2] 国家卫生健康委员会.临床微生物检验基本技术标准：WS/T 805—2022［S/OL］.（2022－11－02）［2023－09－26］.http://www.nhc.gov.cn/wjw/s9492/202211/d9bbe1d4d4cf49408bbbb65ae401aeb5.shtml.

（周庭银）

压力蒸汽灭菌器标准操作规程

×××医院检验科微生物组作业指导书	文件编号：××-JYK-××-××-××
版次/修改：第　　版/第　　次修改	生效日期：　　　　第　页 共　页
编写人：	审核人：　　　　批准人：

1. 目的

压力蒸汽灭菌器操作规程,确保正确使用压力蒸汽灭菌器。

2. 授权操作人

经培训并通过考核的微生物实验室工作人员。

3. 适用范围

压力蒸汽灭菌器。

4. 工作环境

相对湿度 10%～85%；运行温度 15～30℃。

5. 操作规程

5.1 · 打开电源,打开"加水阀"和"夹套排气阀",加水,加水灯亮后加 2～3 L 水,关闭"夹套排气阀"和"进水阀"。

5.2 · 开门,装包,合理摆放且不宜塞得太紧,装包不宜超过容积的 80%,难灭菌的物品置于最上部;关门,开"蜂鸣·加热"。

5.3 · "夹套压力表"达到 0.1～0.13(压力显示 10～13)时,打开"阀开关"。

5.4 · 当"内室压力表"达到 0.05(压力显示 50)后,排第一次冷空气(开内室排气阀),内室压力表归零后,关内室排气阀。

5.5 · 当"内室压力表"达到 0.1(压力显示 100)后,排第二次冷空气(开内室排气阀),内室压力表归零后,关内室排气阀。

5.6 · 当"内室压力表"达到 0.1(压力显示 100)后,排第三次气(开内室排气阀),内室压力表达到 0.05(压力显示 50)后,关内室排气阀。

5.7 · 当"内室压力表"达到 0.147(压力显示 147),时间继电器灯亮,开内室排气阀 1/3,直到高压完成。

5.8 · 高压结束后,蜂鸣器响,将"蜂鸣·加热"和"阀开关"关掉,"电源开关"在开门指示灯亮后关掉,如有玻璃制品,静置 20 min 后再开门,否则,玻璃突然遇冷会产生爆炸。

5.9 · 关闭电源后,将高压器门微微打开,待烘干 5 min 后,取出。

6. 质量控制

不需要质量控制。

7. 维护保养

电磁阀每月保养 1 次。当"内室压力表"指针上升慢,或者"内室压力表"和"夹套压力表"高压中指针显示不符时,清理电磁阀(断电、气压表归零后调)。

8. 校正

"内室压力表"和"夹套压力表"每隔半年,"安全阀"每隔一年,到质量监督局校验 1 次;压力表读数不准确时,及时更换。

9. 应急处理

出现不能解决的故障时,应及时联系维修人员并通知微生物实验室负责人。

10. 注意事项

禁止在"内室压力表"没有归零、开门指示灯未亮前开门。

参考文献

[1] 中国合格评定国家认可委员会.医学实验室质量和能力认可准则的应用要求:CNAS-CL02-A001:2023[S/OL].(2023-08-01)[2023-09-26].https://www.cnas.org.cn/rkgf/sysrk/rkyyzz/2023/08/912141.shtml.

[2] 国家卫生健康委员会.临床微生物检验基本技术标准:WS/T 805—2022[S/OL].(2022-11-02)[2023-09-26].http://www.nhc.gov.cn/wjw/s9492/202211/d9bbe1d4d4cf49408bbbb65ae401aeb5.shtml.

(周庭银)

比浊仪标准操作规程

×××医院检验科微生物组作业指导书		文件编号：××-JYK-××-××-××	
版次/修改：第　　版/第　　次修改		生效日期：	第　页　共　页
编写人：	审核人：		批准人：

1. 目的

规范 VITEK 比浊仪的操作规程，保证检验质量。

2. 授权操作人

经培训并通过考核的微生物实验室工作人员。

3. 适用范围

微生物实验室比浊仪。

4. 工作环境

相对湿度 40%～80%；温度 15～30℃；电源电压 200～240 V，50/60 Hz。

5. 操作规程

5.1·接通电源，打开比浊仪盖子，调"0"：取一支黑笔插入比浊孔中，按"ON"按钮，比浊仪指针应在"0"位置上。如果不在"0"位置，则调节"Left set"旋钮，使指针指在"0"位置。

5.2·调空白：取一支含 1.8 mL 0.45%盐水的空白试管，插入比浊孔中，按"ON"按钮，比浊仪指针应在"100"位置上。如果不在"100"位置上，则调节"Rightset"旋钮，使指针位于"100"位置。

5.3·重复调"0"及调空白，至连续 2 次指针都位于正确位置为止。插入待比浊的试管，按"ON"按钮，比浊仪指针指向的数字即为待测试管的比浊度。

6. 质量控制

不需要。

7. 维护保养

每日保养：每日使用时，须记录仪器使用情况，使用完毕，须清洁仪器。

8. 校正

8.1·例行校正：每次使用前，需要校正浊度 1 次；浊度的校正，半年 1 次。

8.2·故障校正：维修后需校正。

8.3·仪器校正后，微生物室负责人对各项指标进行核实，达标后方可。

9. 应急处理

出现不能自行解决的故障时，及时联系经销商或工程师维修处理，并告知微生物室负责人。出现影响检验质量而又不能及时维修的故障时，应立即停止仪器鉴定及药敏试验，转由其他仪器代替。

10. 注意事项

略。

（周庭银）

游标卡尺标准操作规程

×××医院检验科微生物组作业指导书		文件编号：××-JYK-××-××-××	
版次/修改：第　版/第　次修改		生效日期：	第　页 共　页
编写人：	审核人：		批准人：

1. 目的

规范游标卡尺的操作规程，确保游标卡尺的正确使用。

2. 授权操作人

经培训并通过考核的微生物实验室工作人员。

3. 适用范围

微生物实验室游标卡尺。本规程适用于分度值为 0.02 mm，测量范围上限至 150 mm。

4. 操作规程

4.1 · 使用前检查：① 检查相互作用：拉动尺框，游标尺和微动尺框应能共同沿主尺灵活滑动，无卡死现象，固定螺钉作用正常可靠；② 检查测量面：用干净软布把测量面擦净，对着光线检查量爪测量面，合拢后应没有明显间隙和露光；③ 检查零位：游标零刻线和主尺零刻线，以及游标尾刻线和主尺相应刻线应在"0"位对齐。

4.2 · 先读整数：读游标尺零刻线左边主尺上第一条线的数值；再读小数：看游标尺上第几条刻线与主尺刻线对齐，对齐的刻线序数乘以游标尺分度值即得小数部分。将所读整数与小数相加，得出测量尺寸。读数时的注意事项：眼睛要垂直地看所读刻线，防止偏视造成读数误差；当没有刻线完全对齐时，应找出对的比较齐的刻线来读数。

5. 质量控制

不需要。

6. 维护保养

游标卡尺是比较精密的测量工具，要轻拿轻放，不得碰撞或跌落。使用时不要用来测量粗糙的物体，以免损坏量爪，应测量表面光滑的工件。不用时应置于量具盒或干燥地方以防锈蚀。

7. 校正

正常使用的游标卡尺校准周期为一年。对数显卡应进行零校正操作，对尺寸范围在 300 mm 内的卡尺，受检点分布应不少于均匀取 3 点。

8. 应急处理

出现不能解决的故障时，应及时联系维修人员并通知微生物实验室负责人。

9. 注意事项

记录结果：误差值在误差范围内的为合格。

参考文献

[1] 中国合格评定国家认可委员会.医学实验室质量和能力认可准则的应用要求：CNAS‐CL02‐A001：2023[S/OL].(2023‐08‐01)[2023‐09‐26].https://www.cnas.org.cn/rkgf/sysrk/rkyyzz/2023/08/912141.shtml.

（周庭银）

烘片机标准操作规程

×××医院检验科微生物组作业指导书	文件编号：××-JYK-××-××-××	
版次/修改：第　版/第　次修改	生效日期：	第　页 共　页
编写人：	审核人：	批准人：

1. 目的

规范微生物实验室的烘片机操作规程，确保检验质量。确保微生物实验室的烘片机正常运行。

2. 授权操作人

经培训并通过考核的微生物实验室工作人员。

3. 适用范围

微生物实验室的烘片机。

4. 工作环境

相对湿度 10%～85%；运行温度 32℃以下。

5. 操作规程

5.1·将电源线的连接器插入连接插座，并将电源插头插入电源插座。

5.2·打开仪器

5.2.1 使用仪器后面板左侧的电源开关开启仪器。前面板上带有 POWER（电源）标记的绿色 LED 灯随机亮起。

5.2.2 按下仪器上的 RUN/STOP（运行/停止）按钮，使仪器温度达到最近存储的温度的目标值。所显示的温度与当前显示的实际值相对应。待数分钟后，所设定的目标温度显示在显示屏上。

5.3·设置温度：要调整到所需的温度，按住相应的设置键。对于前 8 个数字步骤，显示屏变化缓慢，此后加快跳动（即改即存），可按 SET 键查看目标温度。

5.4·关闭仪器：按下 RUN/STOP（运行/停止）键关闭仪器。

6. 质量控制

不需要。

7. 维护保养

7.1·清洁前，关闭仪器并拔下电源插头。必须在仪器关闭并冷却后才能进行清洁。

7.2·所有表面材质均耐受实验常用洗涤剂腐蚀。可用医用酒精、自来水浸湿的软抹布擦洗。

8. 校正

不需要。

9. 应急处理

9.1·出现不能自行解决的故障时，应及时联系厂商维修处理，并告知微生物实验室负责人。

9.2·出现影响检验质量的故障时，应立即转移冰箱内容物，放入备用冰箱。

10. 注意事项

10.1·在运行期间,仪器表面会很烫,使用时须注意安全。

10.2·在进行维修和保养工作期间,必须关闭仪器并拔下电源插头。

10.3·仪器周围、底部不能有积水(会引起导电)。

参考文献

[1] 中国合格评定国家认可委员会.医学实验室质量和能力认可准则的应用要求:CNAS - CL02 - A001:2023[S/OL].(2023 - 08 - 01)[2023 - 09 - 26].https://www.cnas.org.cn/rkgf/sysrk/rkyyzz/2023/08/912141.shtml.

[2] 中国合格评定国家认可委员会.医学实验室质量和能力认可准则在临床微生物学检验领域的应用说明:CNAS - CL02 - A005:2018[S/OL].(2018 - 03 - 01)[2023 - 09 - 26].https://www.cnas.org.cn/rkgf/sysrk/rkyyzz/2018/03/889106.shtml.

(周庭银)

BT Blockchain 系列全自动血培养系统标准操作规程

×××医院检验科微生物组作业指导书		文件编号：××-JYK-××-××-××		
版次/修改：第　　版/第　　次修改		生效日期：		第　页　共　页
编写人：		审核人：		批准人：

1. 目的

规范 BT Blockchain 系列全自动血培养系统操作规程，保证检验质量。

2. 授权操作人

经培训并通过考核的微生物实验室工作人员。

3. 原理

全自动血培养系统通过将已接种的血培养瓶放入检测器中，利用热传导原理使血培养瓶在 37℃ 恒温环境下持续培养，使培养瓶中微生物快速生长并产生代谢气体，从而使培养瓶的传感器发生变化，同时利用光学传感器连续监测血培养瓶的传感器的变化，由专家系统判定待检标本的阴、阳性结果，通过声光报警提示阳性结果并显示在液晶屏幕上。

4. 工作环境

环境温度 10～30℃；相对湿度≤80%；使用电源 220 V ± 22 V，50 Hz ± 1 Hz；大气压力 76～106 kPa。

5. 操作规程

5.1·开机：打开仪器背板的电源开关，按下仪器开关，等待系统启动完毕后，进入主界面。

5.2·装载血培养瓶

5.2.1 打开仪器仓门，把血培养瓶条码对准右上方条码识别区扫描二维码，当听到提示音（"滴"）后，将血培养瓶插入空瓶孔位。界面孔位显示。

5.2.2 如果不扫描二维码，而直接将血培养瓶插入可用空瓶孔位，系统会自动默认为匿名瓶进行培养。

5.2.3 注意培养瓶必须装入到有效空瓶孔位，否则可能当废瓶处理，系统不记录数据，也没有任何提示。装载完所有培养瓶后，关闭仪器仓门。

5.3·卸载血培养瓶

5.3.1 当培养结束后，仪器会通过提示音及仓门灯光效果。阳性：仓门对应孔位显示红色灯光，软件界面显示（条码瓶/匿名瓶）。阴性：仓门对应孔位显示绿色灯光，软件界面显示（条码瓶/匿名瓶）。

5.3.2 当仪器提供阳性或阴性结果后，即培养结束，直接取出血培养瓶即可。

5.3.3 如果当前取出的是匿名培养瓶，系统会弹出补登条码对话框，在规定的时间内（默认 20 s），将血培养瓶条形码对准所在仓位的条码识别区即可完成补登。

5.3.4 补登条码需要在每取出一个匿名瓶时操作，不具备批量补充功能。

5.3.5 取出的血培养瓶如果还未有结果，需要继续培养，则需重新扫码后，插入有效空瓶孔位继续培养，生长曲线不会中断。

（警告：在培养过程中，若需途中取出瓶后再次插瓶接着培养，需保证第一次装瓶与再次装瓶时都是扫的同一完整条码，否则会造成数据无法正常连接。）

6. 质量控制

6.1·血培养瓶

6.1.1 外观检查：检查外观是否完整，有无破损，有无污染等。

6.1.2 质控：每新进一批血培养瓶应做一次质控，需用相应质控菌株做质量控制以检测血培养系统的有效性；材料和试剂批号必须记录并保存。

6.2·无菌试验：随机抽一瓶血培养瓶，将血培养瓶放入仪器培养，操作步骤同"5. 操作规程"，5 日后应无细菌生长，结果为阴性。

6.3·温度质控：每次开门时需查看屏幕显示温度应在 35℃±1.5℃。

7. 维护保养

7.1·对溢漏到仪器表面的消毒：立即用 75％医用酒精进行喷洒，再用湿毛巾擦拭，最后用干燥的毛巾擦拭干净。

7.2·对溢漏到仪器内部的消毒：仔细检查溢漏的程度。如果仪器内部被污染，取走发生溢漏的培养瓶。如果支架被污染，卸载受污染支架内培养瓶。再用 75％医用酒精喷洒，再用湿毛巾擦拭，最后用完全干燥的毛巾擦拭干净。

7.3·如果孔仍不能使用，请做好标记，通知工程技术人员。

8. 校准

8.1·软件主界面选择待校准的主机或检测仓。

8.2·选择测试项目：空瓶测试，在确保所要校准的主机或仓内无瓶时，点击"开始校准"按钮，仪器自动进行校准。

8.3·选择测试项目：颜色测试，可选整机校准或单孔校准，在需校准的主机或仓或孔内插入标配的校准瓶，点击"开始校准"按钮，仪器自动进行校准。

9. 应急处理

9.1·温度失控处理：可能是操作箱门开启时间过长，应关闭箱门半小时以上，再行观察。

9.2·操作无应答处理：可能是系统上传下载的信息量过大，应暂停操作半小时以上或重新启动系统，再行观察。

9.3·出现不能解决的故障时，应及时联系工程师处理并告知微生物实验室负责人。

10. 注意事项

10.1·血培养系统要求清洁环境，应尽量防尘，环境温度应在要求范围内（室温≤35℃），切勿将空调风向直接对准仪器。工作电压要求稳定，建议接地≥1 000 V 的稳压电源。

10.2·由于该设备的显示屏为触摸屏，在操作过程中请勿使用尖锐物体点击屏幕，当触摸屏失效时用户可用鼠标进行操作。

10.3·用户使用仪器之前，请仔细阅读说明书。本仪器停止使用后，由专业人员进行处理，防止生物污染。

10.4·遇到下列情况需关闭系统：屏幕触摸无反应、操作键盘或鼠标无应答，先按下仪器开关，待屏幕无显示后，再关闭电源开关。

（于佳远）

BacT/ALERT 3D 血培养仪标准操作规程

×××医院检验科微生物组作业指导书		文件编号：××-JYK-××-××-××	
版次/修改：第　　版/第　　次修改		生效日期：	第　　页 共　　页
编写人：		审核人：	批准人：

1. 目的

规范 BacT/ALERT 3D 血培养仪的操作规程，保证检验质量。

2. 授权操作人

经培训考核通过的微生物实验室工作人员。

3. 原理

血培养瓶中含有各种微生物生长所需的营养物质，标本中如有微生物生长，就会利用其中营养物质进行新陈代谢而产生 CO_2。真空发光检测装置发出光照射到颜色指示器上，其反射光可被光电检测器检测到。随着 CO_2 的增多，瓶子底部的颜色指示器变为更亮的颜色，反射光也会更强。如果 CO_2 持续增加，高于初始浓度和（或）出现不同寻常的高 CO_2 产生率，此标本即为阳性。如果经过一定时间培养后 CO_2 水平没有显著变化，此标本即为阴性。

4. 工作环境

相对湿度 10%～85%；运行温度 10～30℃；电源电压 220～240 V，50/60 Hz。

5. 操作规程

5.1·培养瓶种类：SA 标准成人需氧培养瓶、SN 标准成人厌氧培养瓶、FA 成人需氧中和抗生素培养瓶、FN 成人厌氧中和抗生素培养瓶、PF 小儿需氧培养瓶、MP 非血标本结核培养瓶、MB 血标本结核培养瓶。

5.2·开机：打开 UPS、控制组件、孵育组件和其他连接组件开关。系统开始启动并最终进入初始监视屏幕，待温度达到要求即可开始使用。

5.3·培养瓶的装载

5.3.1　按主屏幕上"装瓶"键，出现装瓶界面。可见每个抽屉底部显示出当前有效单元数量，同时含有效单元的孵育箱指示灯会发出绿光。

5.3.2　依次输入培养瓶 ID、登录号、检验号、医院 ID、患者姓名。

5.3.3　打开孵育箱，有效单元会亮绿灯。将培养瓶瓶底插入亮灯孵育单元。单元指示灯闪烁确认培养瓶已被加载。

5.3.4　重复步骤 5.3.2 和 5.3.3，加载其余培养瓶。加载完毕，关闭孵育抽屉，点击"Check"按钮。如 2 min 内无任何操作，系统将自动终止装载过程。

5.4·更改最长检测时间

5.4.1　输入条码后，装瓶界面左侧的最大测试时间设置钮变蓝，此时可按需求更改时间。

5.4.2　如瓶已经装入孵育箱，则进入瓶的详细细节屏幕，通过屏幕左侧最大测试时间设置钮，更改最大测试时间，点击即可保存更改。

5.5·卸瓶

5.5.1 卸匿名瓶：轻触卸载匿名瓶按钮（包括阴性、阳性）。匿名瓶所在的单元、抽屉指示灯变亮（阴性匿名瓶为绿光，阳性匿名瓶为红光）。卸下匿名瓶，指示灯缓慢闪烁表示瓶已卸下，随后按 5.4 步骤重新装载培养瓶，依次卸下其余匿名瓶，卸载完毕后，关紧所有抽屉，按下"Check"按钮。

5.5.2 卸阳性和（或）阴性瓶：轻触卸载阳性瓶按钮或卸载阴性瓶按钮，阳性瓶和阴性瓶所在的单元、抽屉指示灯变亮（阳性瓶为红光，阴性瓶为绿光），卸下阳性或阴性瓶，指示灯缓慢闪烁表示瓶已卸下，依次卸下其余阳性瓶、阴性瓶。卸载完毕后，关紧所有抽屉，按下"Check"按钮。

5.6·阳性标本处理

5.6.1 颠倒混匀培养瓶数次，用 75% 乙醇消毒瓶口。将无菌注射器针头插入瓶口，抽取培养液接种于血琼脂平板、麦康凯琼脂平板、巧克力琼脂平板上，35℃、CO_2 培养 18～24 h。同时抽取少量培养液涂布于玻片上进行革兰染色并镜检，结果作为危急值报告临床，并记录。

5.6.2 如临床要求立即做药敏试验，则从阳性瓶中抽出一些培养液做直接药敏试验，此结果仅供参考，待培养出细菌后再做药敏试验并出具最终报告。

6. 质量控制

6.1·瓶孔质控：仪器每日自检，进入设置屏幕，按键，按打印键，可打印质控结果。

6.2·温度质控：每次开门时需查看温度计显示的温度与仪器监视器显示的温度（应在 35.5℃ ±2℃），两者误差应<0.5℃。

6.3·血培养瓶的质控

6.3.1 外观检查：检查外观是否完整，是否破损，有无污染等。

6.3.2 无菌试验：每新进一批号或货号应做无菌试验。随机抽一只培养瓶，直接放入仪器培养，结果应是无细菌生长。

7. 维护保养

7.1·每日保养：查看仪器监视器温度与仪器内部温度计温度，清洁仪器及电脑外表面。

7.2·每月保养：清洁瓶孔，清洁检查区块。

7.3·每年保养：由厂家进行一次全面保养。

8. 校正

8.1·例行校正：瓶孔、温度的校正，至少每年 1 次。

8.2·故障校正：质控失控、监测指标失控时及移位、维修后均需校正。

8.3·校正后，微生物实验室负责人对各项指标进行核实，达标后方可。

9. 应急处理

9.1·温度失控的处理：温度降低可能是操作时门开启时间过长，关闭门半小时以上，再观察。出现不能解决的故障时，应及时联系工程师处理并告知微生物实验室负责人。

9.2·遇到下列情况需关闭或重启组合箱或控制箱：电源断开、移位，修理无应答的操作控制箱或键盘。

9.3·操作规程：取出控制箱或组合箱键盘，按"ESC""YES"；待系统退出至黑屏幕出现"C：＞"提示符，关闭控制或组合箱电源开关。

10. 注意事项

关门时应确认关紧,装载、卸载瓶时应尽量快,避免开启时间过长。

参考文献

[1] 中国合格评定国家认可委员会.医学实验室质量和能力认可准则的应用要求：CNAS-CL02-A001：2023[S/OL].(2023-08-01)[2023-09-26].https://www.cnas.org.cn/rkgf/sysrk/rkyyzz/2023/08/912141.shtml.

[2] 国家卫生健康委员会.临床微生物检验基本技术标准：WS/T 805—2022[S/OL].(2022-11-02)[2023-09-26].http://www.nhc.gov.cn/wjw/s9492/202211/d9bbe1d4d4cf49408bbbb65ae401aeb5.shtml.

（于佳远）

DIASE－BCS－TI－150 全自动血培养系统标准操作规程

×××医院检验科微生物组作业指导书		文件编号：××-JYK-××-××-××	
版次/修改：第　　版/第　　次修改		生效日期：	第　页 共　页
编写人：	审核人：		批准人：

1. 目的

规范 DIASE-BCS-TI-150 全自动血培养系统操作规程，保证样本培养准确性。

2. 授权操作人

经培训考核通过的微生物实验室工作人员可操作全自动血培养系统。

3. 原理

采用先进的光密度检测原理，样本注入培养瓶并放入仪器内部培养环境，如果检测样本中存在微生物，当微生物生长过程中就会代谢 CO_2，而这些 CO_2 聚集在培养瓶上部，被培养瓶顶部的 CO_2 传感器实时监测，计算机记录这些实时信息，结合科学的算法系统，报告结果。

4. 工作环境

工作温度 15～25℃；相对湿度 35％～85％；工作电源 AC 220 V±10％/50 Hz。

5. 操作规程

5.1·耗材种类：需氧培养瓶、厌氧培养瓶、培养瓶连接器。

5.2·开机：检查外部电源供电，开启 UPS 电源开关。检查全自动血培养系统电源线，确保处于良好状态。开启仪器电源开关，软件初始化后进入主操作界面。

5.3·操作

5.3.1　装载培养瓶：核对培养瓶信息，酒精消毒胶塞，把培养瓶连接器插入瓶内。扫描瓶身码，屏幕弹出培养瓶信息，核对无误确认后，仪器自动分配瓶位号。把培养瓶放入仪器。关闭舱门，仪器自动运行。

5.3.2　卸载培养瓶：选择要卸载的层数，双击开锁键。双击瓶位号，下压取出培养瓶，关闭舱门。取下连接器。

5.4·关机：确认仪器内部无培养瓶。关闭电脑，关机设备电源。

6. 质量控制

6.1·检查仪器运行情况。

6.2·查看温度计温度与仪器监视器显示的温度（应在 35℃±1.5℃），两者误差应＜0.5℃。查看环境温度与运行温度，并作好记录。

6.3·血培养瓶的质控

6.3.1　外观检查：检查外观是否完整、有无破损、有无污染等。

6.3.2　无菌试验：每新进一批号或货号应做无菌试验。随机抽一个培养瓶，直接放入仪器培养，结果应是无菌生长。

7. 维护保养

7.1·每日保养：查看仪器监视器温度与仪器内部温度计温度。清洁仪器外表面。

7.2·每周保养：检查所有指示灯与报警信号状态。

7.3·每月保养：检查仪器内温度计读数与显示屏显示的温度是否一致（误差＜±0.5℃），须保证仪器门关闭时间＞2 h。清洁瓶孔，清洁检查区块。

7.4·每年保养：由厂家进行一次全面保养。

8. 校正

8.1·例行校正：瓶位、温度的校正，至少每年 1 次。

8.2·故障校正：质控失控、监测指标失控时、移位、维修后需校正。

8.3·校正后，微生物实验室负责人对各项指标进行核实，达标后方可。

9. 应急处理

9.1·温度失控的处理：温度降低可能是操作时门开启时间过长，关闭半小时以上，再观察。

9.2·出现不能解决的故障应及时联系工程师处理并告知微生物实验室负责人。

10. 注意事项

10.1·如遇停电，请将仪器电源开关关闭，等来电后，再重新开启仪器。

10.2·关门时应确认关紧。

10.3·装载、卸载瓶时应尽量快，避免开启时间过长。

10.4·连接器插入瓶内后，培养瓶竖直放置，不倾斜歪倒。

参考文献

[1] 中国合格评定国家认可委员会.医学实验室质量和能力认可准则的应用要求：CNAS-CL02-A001：2023[S/OL].(2023-08-01)[2023-09-26].https://www.cnas.org.cn/rkgf/sysrk/rkyyzz/2023/08/912141.shtml.

[2] 国家卫生健康委员会.临床微生物检验基本技术标准：WS/T 805—2022[S/OL].(2022-11-02)[2023-09-26].http://www.nhc.gov.cn/wjw/s9492/202211/d9bbe1d4d4cf49408bbbb65ae401aeb5.shtml.

（于佳远）

LABSTAR 系列自动血液细菌培养仪标准操作规程

×××医院检验科微生物组作业指导书	文件编号：××-JYK-××-××-××
版次/修改：第　　版/第　　次修改	生效日期：　　　　第　页 共　页
编写人：	审核人：　　　　批准人：

1. 目的

规范 LABSTAR 系列自动血液细菌培养仪的操作规程，保证检验结果的准确性。

2. 授权操作人

经培训考核通过的微生物实验室工作人员可操作仪器。

3. 原理

3.1·LABSTAR 系列自动血液细菌培养仪采用均质光学增强检测技术，金属加热模块控温。血液增菌培养瓶在接种标本后，如存在微生物则充分利用培养基中的各种营养物质，其产生的代谢物质发生变化，导致瓶底部的光学感受器发生变化，光强度的变化随着微生物数量的增加而不断增强。系统每 10 min 检测一次，根据光强度变化判断有无微生物生长。

3.2·判读公式由阈值法、速率法、生长加速度法等多种方法相结合同时辅助仪器变化最大程度的满足阳性报警。

4. 工作环境

相对湿度≤85%；运行温度 10～30℃；电源交流 220 V±22 V，50 Hz±1 Hz。

5. 操作规程

5.1·培养瓶种类：成人抗生素中和增菌培养瓶、儿童抗生素中和增菌培养瓶、厌氧抗生素中和增菌培养瓶、标准增菌培养瓶。

5.2·开机：打开血培养仪器开关。系统启动并进入初始培养监测界面，待温度达到 35℃±1.5℃即可开始使用。

5.3·关机：遇到下列情况需关闭或重启仪器：电源断开、仪器移位、仪器维修。按提示关闭，然后关闭电源开关。

5.4·培养瓶的置入

5.4.1　根据屏幕显示的每个培养箱的空瓶位数量，选择待置瓶的培养箱。拉开培养箱，所有瓶位状态指示灯点亮，其中空瓶位点亮绿灯，且屏幕会自动弹出"仓位信息"窗口。

5.4.2　用读码器扫描或人工输入培养瓶上的条码信息，将血培养瓶置入任意点亮绿灯的空瓶位上，其他瓶位状态指示灯熄灭，可以根据需要依次输入患者姓名及标本的其他信息。置瓶单元指示灯熄灭，且屏幕相应瓶位变为黄色，确认培养瓶已被有效置入。

5.4.3　重复步骤 5.4.2，置入其余培养瓶。置入操作完毕，关闭培养箱即可。

5.5·更改最长检测时间：扫描或输入条码，查询相应标本的信息，根据需要修改"预置时长"，点击"保存"，完成最长检测时间的更改。

5.6·培养瓶的取出

5.6.1　取匿名瓶：为了保存匿名标本的报警信息，要求匿名报警的标本先输入标本号保存后再取出,否则匿名培养数据会丢失。

5.6.2　取阴性瓶:从闪烁的绿灯瓶位中取出培养瓶,所有的阴性瓶位灯绿闪,其他状态的指示灯熄灭,无须扫描,自动将阴性保存。

5.6.3　取阳性瓶:在闪烁红灯的位置取出该阳性瓶,则所有的瓶位状态指示灯全部熄灭,此时系统等待扫描条码(即要求所有的阳性报警标本取出时必须扫描条码)。

5.6.4　移除在检瓶:为了保证检测结果的正确性,不建议取出未报警标本。取出一个检测位状态灯并未点亮的在检瓶,则所有瓶位指示灯点亮为紫色警告,提示用户错误操作,要求关闭箱体,如果该瓶继续上机培养,则重新拉开箱体,扫描条码,该位置黄色闪烁,提示放入原位置即可。如果原位置已经被占用,放入其他位置也可以。

5.7·阳性标本的处理

5.7.1　用75‰乙醇消毒瓶口,颠倒混匀培养瓶数次。将无菌注射器针头插入瓶口,抽取培养液接种于相应固体培养基上,放于35℃、CO_2培养箱,培养18~24 h。

5.7.2　同时抽取少量培养液涂布于玻片上做革兰染色并镜检,结果作为危急值报告临床,并记录。

5.7.3　如临床要求立即做药敏试验,则从阳性瓶中抽出一些培养液做直接药敏试验,此结果仅供参考,待培养出细菌后再做药敏试验,并出具最终报告。

6. 质量控制

6.1·瓶检测位质控:仪器每日自检,按"打印"键可打印质控结果。

6.2·温度质控:每次开门时需查看温度计温度与仪器屏幕显示温度(应为35℃±1.5℃),两者误差应<0.5℃。

6.3·血培养瓶的质控

6.3.1　外观检查:检查外观是否完整、有无破损、有无污染等。

6.3.2　无菌试验:每新进一批号或货号应做无菌试验,随机抽取一个培养瓶,直接放入仪器培养,结果应是无细菌生长。

7. 维护保养

7.1·每日保养:查看仪器监视器温度与仪器内部温度计温度,清洁仪器及电脑外表面。

7.2·每月保养:清洁瓶孔,清洁检查区块。

7.3·每年保养:由厂家进行一次全面保养。

8. 校正

8.1·例行校正:瓶孔、温度的校正至少每年1次。

8.2·故障校正:质控失控、监测指标失控时、仪器移位或仪器维修后,均需校正。

8.3·校正后,微生物实验室负责人对各项指标进行核实,达标后方可使用。

9. 应急处理

9.1·温度失控处理:温度降低可能是操作时门开启时间过长,关闭半小时以上再观察。

9.2·出现不能解决的故障时,应及时联系工程师处理,并告知微生物实验室负责人。

10. 注意事项

关门时应确认是否关紧。装载、卸载瓶时应尽量快,避免开启时间过长。

(于佳远)

DL-96A 细菌鉴定及药敏分析系统标准操作规程

×××医院检验科微生物组作业指导书	文件编号：××-JYK-××-××-××	
版次/修改：第　　版/第　　次修改	生效日期：	第　　页 共　　页
编写人：	审核人：	批准人：

1. 目的

规范 DL-96A 细菌鉴定及药敏分析系统的操作规程，保证检验质量。

2. 授权操作人

经培训并通过考核的微生物实验室工作人员。

3. 原理

细菌鉴定及药敏分析系统由检测装置、嵌入式控制装置，温育系统等组成，系统采用比色、比浊法判定，对微量反应孔阴、阳性结果进行检测和分析，并自动生成细菌种类和抗菌药物 MIC 半定量分析结果。

4. 工作环境

环境温度 5~40℃；相对湿度≤80%；大气压力 76~106 kPa；电源电压：AC 220 V±22 V，50 Hz±1 Hz。光照度：应避免阳光直射。

5. 操作规程

5.1·打开细菌鉴定及药敏分析系统检测软件，选择用户名和密码，点击"确认"并登录。

5.2·打开温育箱门，点击没有装载板卡检测单元，将待检测的试剂板放入空置检测仓（条码朝外），直至待测的试剂板卡全部放置入仓。

5.3·录入标本编号及患者信息资料，在对标本进行处理、分离、培养后，选择"无菌/有菌及菌落种类"，待仪器温育完毕后，对有菌的标本，按"判别"，系统显示鉴定结果。

5.4·点击"结束"后，药敏结果会根据实际情况显示，如果药敏结果出现了异常等情况，专家系统会自动分析异常表型和药敏结果中的不合理现象。按"确认"，系统进入打印报告模块，此时出现"选择打印药物"窗口，按"确认"即可生成报告。

5.5·报告的查询与统计：按"查询"键进入查询界面：输入查询条件，按"查询"键，观察结果。按"统计"键进入统计界面：输入统计条件，按"统计"键，在微生物专家系统中统计，观察结果。

6. 质量控制

6.1·每新进一批试剂板做一次质控：每一新生产批号试剂板需用相应质控菌株做质控以检测生化鉴定和抗菌药物 MIC 测定的可靠性。材料和试剂批号必须记录并保存。

6.2·质控菌株

试 剂 板 种 类	质 控 菌 株
DL-96E/120 E	ATCC25922 大肠埃希菌
DL-96NE/120 NE	ATCC27853 铜绿假单胞菌
DL-96STAPH/120 STAPH	ATCC29213 金黄色葡萄球菌

(续表)

试 剂 板 种 类	质 控 菌 株
DL－96STREP/120 STREP	ATCC29212 粪肠球菌
DL－96FUGNUS/96 Fungus	ATCC6258 克柔念珠菌
DL－120Coryne	ATCC10700 假喉棒状杆菌、ATCC49619 肺炎链球菌
DL－120 NH	ATCC49247 流感嗜血杆菌

注：ATCC10700 假喉棒状杆菌为 DL－120Coryne 鉴定质控菌株、ATCC49619 肺炎链球菌为 DL－120Coryne 药敏质控菌株

7. 维护保养

7.1·长时间不使用本系统，应用软布或仪器套覆盖仪器，防止灰尘进入并定期保养。

7.2·细菌鉴定及药敏分析系统为复杂精密仪器，在使用过程中出现严重误差需要校准的，其校准工作需由厂家专业工程师进行校准。

8. 校正

8.1·年度校正：细菌鉴定及药敏分析系统为复杂精密仪器，其校准工作每年一次，需由厂家专业工程师进行校正。

8.2·严重误差、故障、搬迁校正：当出现严重误差、故障或搬迁时应由厂家专业工程师进行校正。

8.3·校正后验证：校正后的细菌鉴定及药敏分析系统，微生物室负责人对其进行质量控制的验证，达标后方可投入临床使用，并做好相关登记。

9. 应急处理

9.1·细菌鉴定及药敏分析系统出现开机异常的情况时，关闭系统并切断电源半小时后，再观察。

9.2·细菌鉴定及药敏分析系统出现故障无法解决时，应及时报告负责人，并联系厂家技术人员处理。

9.3·出现影响检验质量而又不能及时维修的故障时，应立即停止仪器鉴定及药敏试验，采用其他仪器设备或方法替代试验。

10. 注意事项

10.1·仪器需放置在坚固台面上，室内通风良好，避免强光直射。

10.2·使用试剂板时应防止试剂液体及其他液体溅到仪器上，避免污染和腐蚀。

10.3·检测托盘未有放置随机试剂板，请勿检测使用。

10.4·使用完毕需将仪器擦拭干净，仪器表面严禁用腐蚀性清洁剂清洗。

10.5·用户使用测定仪器之前，请仔细阅读使用说明书。

参考文献

[1] 中国合格评定国家认可委员会.医学实验室质量和能力认可准则的应用要求：CNAS－CL02－A001：2023[S/OL].(2023－08－01)[2023－09－26].https://www.cnas.org.cn/rkgf/sysrk/rkyyzz/2023/08/912141.shtml.

[2] 国家卫生健康委员会.临床微生物检验基本技术标准：WS/T 805—2022[S/OL].(2022－11－02)[2023－09－26].http://www.nhc.gov.cn/wjw/s9492/202211/d9bbe1d4d4cf49408bbbb65ae401aeb5.shtml.

（孟灵）

VITEK 2 全自动微生物鉴定及药敏分析系统标准操作规程

×××医院检验科微生物组作业指导书	文件编号：××-JYK-××-××-××
版次/修改：第　　版/第　　次修改	生效日期：　　　　第　页 共　页
编写人：	审核人：　　　　批准人：

1. 目的

规范 VITEK 2 全自动微生物鉴定及药敏分析系统的操作规程,保证检验质量。

2. 授权操作人

经培训并通过考核的微生物实验室工作人员。

3. 原理

为光电技术、电脑技术和细菌八进位制数码鉴定技术相结合的鉴定方法。每个鉴定卡内含有 64 项生化反应,每 3 项为一组,组内各项反应阳性时分别赋值为 1、2、4,然后计算每组数值。如 3 项反应全部阳性,其组值为 7;如第一、二项阳性,组值为 3;依此类推。根据 64 项生化反应结果即可获得生物数码。在电脑控制下,读数器每隔 15 min 对每一试卡读数一次,对各反应孔底物进行光扫描,动态观察反应变化,一旦试卡内终点指示孔到达临界值,表示此卡检测完成,系统将最后一次判读结果所得的生物数码与菌种资料库标准菌生物模型相比较,经矩阵分析得到鉴定值和鉴定结果。

4. 工作环境

相对湿度 40%～80%;温度 15～30℃;电源电压 200～240 V,50/60 Hz。

5. 操作规程

5.1 · 开机

5.1.1 依次打开稳压电源、UPS、打印机、电脑显示屏及电脑主机,最后打开 VITEK2,待屏幕出现用户名窗口,在光标闪烁处键入用户名,击"OK"或按"Enter"。

5.1.2 出现密码窗口,在光标闪烁处键入密码,击"OK"或按"Enter"。出现 bioLIAISON 主菜单,退出软件版本菜单。

5.1.3 等待 VITEK2 仪器屏幕上出现"Status OK",即可进行正常操作。

5.2 · 卡片的选择

5.2.1 鉴定卡:GN,革兰阴性菌鉴定卡;GP,革兰阳性菌鉴定卡;YST,酵母菌鉴定卡;NH,苛养菌鉴定卡;ANC,厌氧菌及棒状杆菌鉴定卡。

5.2.2 药敏卡:ASTGNxx/Nxxx,革兰阴性菌药敏卡;ASTGPxx/Pxxx,革兰阳性菌药敏卡;ASTYSxx,真菌药敏卡。

5.3 · 上机前细菌培养要求

菌　种	培　养　要　求
革兰阴性菌	血平板,35℃,18～24 h
革兰阳性菌	血平板,35℃,12～48 h
	链球菌,5% CO_2;微球菌,无 CO_2

（续表）

菌　　种	培　养　要　求
酵母菌	血平板,35℃*,18～72 h,无 CO_2
奈瑟菌、嗜血菌、弯曲菌、其他苛养菌	弯曲菌:胰酶大豆琼脂,5％羊血平板,35℃微需氧培养 18～24 h 其他苛养菌:巧克力,5％ CO_2,35℃需氧培养 18～24 h
厌氧菌	厌氧平板,35℃厌氧培养 18～72 h
棒状杆菌	血平板,35℃, CO_2 或非 CO_2,培养 18～24 h

注:*25～30℃针对在 35～37℃不能生长的菌种

5.4·菌悬液配制及药敏卡稀释:悬浮液 0.45％ NaCl 液,pH 5.5～7.2。

5.4.1　菌悬液浓度

GN	GP	YST	AST - GNxx/Nxxx	AST - GPxx/Pxx
0.5～0.63 McF	0.5～0.63 McF	1.8～2.2 McF	3.0 mL 盐水 + 145 μL 0.5～0.63 McF 菌悬液	3.0 mL 盐水 + 280 μL 0.5～0.63 McF 菌悬液

5.4.2　药敏卡稀释方法:仪器自动化完成药敏测试菌液稀释;按上述浓度手工稀释药敏管。

5.5·操作流程

5.5.1　根据细菌种类选卡。将卡片和盐水从冰箱取出,室温放置 15～20 min。在载卡架上放置试管,每管中加入 0.45％ NaCl 溶液 3 mL。校正比浊仪。

5.5.2　挑取培养 18～24 h 纯菌落,配制菌悬液,用比浊仪测定菌悬液浓度。

5.5.3　按顺序将卡片放置于载卡架上,输样管插入菌液中。药敏卡放置在配对鉴定卡后面。在 SCS 操作台上输入初步资料,将载卡架放入仪器的装载仓,关闭外门。

5.5.4　仪器自动完成核对、稀释、填充、切割、封闭及上卡、卸卡。

5.5.5　仪器自动监测,并将检测结果传入工作站,将最终结果传至中文电脑完成检验报告。

5.6·结果处理

5.6.1　鉴定结果

5.6.1.1　为 1 种细菌时,可信度高的结果仪器将自动传输至数据库(LSN),并长期储存。

5.6.1.2　≥2 种细菌时,按仪器注释做补充试验,确定正确结果,并将结果传输到 LSN 中。

5.6.1.3　不能鉴定的细菌,应查找分离平板,确认细菌纯度,必要时重新分纯,重新鉴定。

5.6.2　药敏结果

5.6.2.1　同时进行鉴定和药敏试验时,鉴定结果会自动加到药敏卡上,否则需手工添加。

5.6.2.2　如出现专家评语,应对药敏结果做适当修改并确认最终结果。

5.6.2.3　如出现浏览信息,应按规程处理并确认最终结果。

5.6.2.4　上述处理完毕,结果会自动传输到 LSN 数据库中。

6. 质量控制

6.1·鉴定卡:每新进一批鉴定卡需用相应质控菌株做质控以检测生化反应的可靠性。材料和试剂批号必须记录并保存。

6.2·药敏卡：分为日质控、周质控和新进药敏卡质控。建议先进行日质控直至结果满意可转为周质控。

6.2.1 日质控：按质控菌株表要求，每种药敏卡连续检测 20 日并记录结果。将某一种质控菌及其对应的抗生素作为一个组合，连续检测 20 日得出 20 个结果。只要每个组合的 20 个结果中，失控不超过 2 个，则可转为周质控。

6.2.2 周质控：每周用相应质控菌株进行质控并记录结果。如抗生素种类改变，必须重新做日质控直至结果满意再转为周质控。

6.2.3 新进药敏卡质控：每一新生产批号药敏卡需用相应质控菌株做质控以检测 MIC 结果的可靠性。材料和试剂批号必须记录并保存。

6.3·质控菌株

反应卡种类	质 控 菌 株	
GN	阴沟肠杆菌 ATCC700323	产酸克雷伯菌 ATCC700324
GP	金黄色葡萄球菌 ATCC29213	铅黄肠球菌 ATCC700327
YST	葡萄牙念珠菌 ATCC34449	头状地霉 ATCC28576
AST－GNxx	大肠埃希菌 ATCC25922	铜绿假单胞菌 ATCC27853
AST－Nxxx	大肠埃希菌 ATCC25922	铜绿假单胞菌 ATCC27853
AST－GPxx	肺炎链球菌 ATCC49619	
AST－Pxxx	粪肠球菌 ATCC29212	金黄色葡萄球菌 ATCC29213

6.4·质控操作步骤

6.4.1 在"质量控制"菜单，点击图标，输入批号、接收的数量、日期等，按一般上卡规程上卡，扫描试卡后，在对试卡维护时选择质控卡。

6.4.2 质控结束后查看结果是否在控，如失控，应立即进行查误。如误差无法解决，应联系厂家或代理商的技术代表。

7. 维护保养

日常维护包括错误信息浏览、更换盐水包和分配管、一般清洁等。

7.1·错误信息浏览：bioLIAISON 主菜单→System→Message View，如必要可打印出来，以备工程师检查判断系统错误原因。

7.2·更换盐水包和分配管：留意孵育器 LCD 信息，当盐水包或分配管过期或＜40 个测试时，仪器会提示更换。

7.3·一般清洁

7.3.1 清洁仪器内试卡架：试卡架分四个部分，清洗前，应确认卡架内没有试卡，处于关机状态。清洗规程如下。

7.3.1.1 依次点击"Main Menu""Utilities""Maintenance""Cleaning""Carousel Cleaning"。点击"Continue"，按提示卸出四个试卡架，并盖回孵育架。用 10％漂白液清洗并浸泡 5 min，干燥孵育架，勿高温，应＜85℃。

7.3.1.2 重新放回读数孵育箱内，再次启动第一步骤，当仪器显示"Preparing for section replacement"，按提示装回卡架，盖好孵育架。

7.3.2　清洁载卡架：将仓翻转，轻压塑料凸起，取出存储模块，妥善保存。用乙醇擦拭记忆模块背面的金属触点。剩余部分用10％漂白液清洗并浸泡5 min，干燥后将记忆模块装回，操作完成。

7.3.3　清洁仓

7.3.3.1　进入仓清洗规程：Main Menu→Utilities→Maintenance→Cleaning→Boat Cleaning。

7.3.3.2　按提示取出仓。

7.3.3.3　按"Previous Screen"键；用10％漂白液清洗仓并浸泡5 min，干燥。

7.3.3.4　启动第一步骤，按提示装入仓，按"Previous Screen"键，仪器显示"Current number of boats：4 of 4"，操作完毕。

8. 校正

8.1·例行校正：至少每年1次。

8.2·校正后，微生物实验室负责人对各项指标进行核实，达标后方可。

9. 应急处理

9.1·出现不能自行解决的故障时，应及时联系工程师维修处理，并告知微生物实验室负责人。

9.2·出现影响检验质量的故障时，应立即停止仪器鉴定及药敏试验，转由其他仪器代替。

10. 注意事项

10.1·将孵育器内测试卡清除完毕后才能关机。

10.2·注意装入仓时的方向，仓面标有箭头，箭尾向外，箭头向内。

10.3·悬浮液(0.5％ NaCl)开封后有效期为1个月，夜间须置于2～8℃冰箱保存，并每个月高压消毒1次。

参考文献

[1] 中国合格评定国家认可委员会.医学实验室质量和能力认可准则的应用要求：CNAS－CL02－A001：2023[S/OL].(2023－08－01)[2023－09－26].https://www.cnas.org.cn/rkgf/sysrk/rkyyzz/2023/08/912141.shtml.

[2] 国家卫生健康委员会.临床微生物检验基本技术标准：WS/T 805—2022[S/OL].(2022－11－02)[2023－09－26].http://www.nhc.gov.cn/wjw/s9492/202211/d9bbe1d4d4cf49408bbbb65ae401aeb5.shtml.

（孟灵）

BD Phoeni X 全自动微生物鉴定仪标准操作规程

×××医院检验科微生物组作业指导书		文件编号：××-JYK-××-××-××		
版次/修改：第　　版/第　　次修改		生效日期：		第　　页 共　　页
编写人：		审核人：		批准人：

1. 目的

规范 BD Phoeni X 全自动鉴定仪的操作规程，保证检验质量。

2. 授权操作人

经培训并通过考核的微生物实验室工作人员。

3. 原理

BD Phoeni X 100 鉴定部分由 51 孔组成，采用传统生化、酶底物生化呈色反应和 BD 专利的荧光增强法相结合的原理。仪器实时检测细菌代谢产物与各类指示剂（酸碱指示剂、酶联指示剂、荧光指示剂）的反应结果。药敏部分由 85 孔组成，其中 84 孔包被抗生素，1 孔为生长对照。试验采用微量肉汤二倍稀释法、传统比浊法及 BD 专利呈色反应（指示剂随细菌生长过程中的氧化还原反应而变色）结合的双重检测。

4. 工作环境

相对湿度 20%～80%；温度 15～30℃；电源电压：200～240 V，50/60 Hz。

5. 操作规程

5.1·板条的种类：包括单独鉴定板、单独药敏板、鉴定/药敏复合板。

5.2·Phoenix Spec 比浊仪的定标：按"电源"键开机，按"定标"键。根据提示分别放入 0.25 McF、1.0 McF、4.0 McF 标准浊度管，并按"测试"键，按"定标"键回到测试状态，定标完成。

5.3·菌悬液的配制：挑取纯菌落至 ID broth，充分研磨混匀。待 10 s 后气泡消失，用 Phoenix Spec 比浊仪调菌液浓度（以 0.5～0.6 McF 为佳）。

5.4·药敏悬液的配制：在 AST broth 中垂直悬滴 1 滴 AST indicator solution。从 ID broth 中转 25 μL 菌悬液至 AST broth，颠倒混匀，勿振荡。

5.5·Phoenix 的加样：将鉴定/药敏板放置在重力加样盘上，在板上标注实验室编号。将 ID broth 和 AST broth 分别倾倒入鉴定/药敏板，用密封盖封好。确认每一个反应孔充满菌液后放入仪器。

5.6·鉴定/药敏板信息输入

5.6.1　按"板条录入"键添加鉴定/药敏板信息。扫描条形码，使仪器能识别板的类别。条形码可扫描也可手工键入。

5.6.2　输入 Isolate 数目，仪器默认值为"1"。若使用单独 AST 板，必须输入细菌名称，否则仪器只报告 MIC 值。

5.6.3　输入细菌后，仪器专家系统将解释 MIC 结果。点击上下键寻找细菌名，按"确定"键或"Enter"选中，按"保存"键保存。

5.7·鉴定/药敏板的上机和取出

5.7.1　按仪器屏幕左侧的"放板"键,等待屏幕出现开锁图标。

5.7.2　打开仪器门,仪器停止转动,此时可将鉴定/药敏板放入仪器的空位置。检测完毕,按"取板"键,等待开锁图标出现。打开仪器门,取出检测完毕的鉴定/药敏板。

5.8·报告的查询

5.8.1　按"查询"键进入查询界面:输入 Accession 或 Sequence 号。按望远镜图标,观察结果。

5.8.2　若使用鉴定/药敏复合板,按"切换"键可进行 ID 结果和 AST 结果切换查询(表1)。

表1　Phoenix 屏幕信息注释列表

板条类型	信　息	注　释
ID&AST	Isolate♯	范围:1～20
	Status	显示鉴定/药敏板状态(Ongoing 或 Complete)
	Final ID	鉴定结果(可修改):选中 Final ID,选择细菌名,保存
	Test start	显示检测开始时间
	Test end	显示检测结束时间
	Location	显示鉴定/药敏板的位置
	Finalized	按此键 Finalization 鉴定/药敏结果
ID	Instrument	鉴定结果,Confidence value 在质量控制结果中不显示
	Organism ID	Supplemental tests 仪器建议的附加实验
	Biochemical Results	显示所有生化试验结果:Actual 仪器测定的结果;Expected 预期的结果
	Antimicrobic Results	Drug　抗生素简称
		MIC　仪器检测的 MIC 值
		"?"　指示资料不足,无法解释 SIR 结果
		"E"　指示在计算 MIC 时发生错误,SIR 结果为"E"
		"X"　指示系统无法解释结果
		E　BD EXpert 专家系统得出的解释结果
		F　最终的 SIR 解释结果

6. 质量控制

6.1·鉴定卡的质控:每新进一批鉴定卡做一次质控。每一新生产批号鉴定卡需用相应质控菌株做质控以检测生化反应的可靠性,必须记录并保存。

6.2·药敏卡的质控:分为日质控、周质控和新进药敏卡质控,新用户在熟悉操作前,建议先进行日质控直至结果满意可转为周质控。

6.2.1　日质控:按质控菌株表要求,每种药敏卡每日用相应质控菌株进行质控,连续检测 20 日并记录结果。将某一种质控菌及其对应的抗生素作为一个组合,连续检测 20 日得出 20 个结果。只要每个组合的 20 个结果中,失控不超过 2 个,则可转为周质控。

6.2.2　周质控:每周用相应质控菌株进行质控并记录结果。如抗生素种类改变,必须重新做日质控直至结果满意再转为周质控。

6.2.3　每新进一批药敏卡做一次质控:每一新生产批号药敏卡需用相应质控菌株做质控以检测 MIC 结果的可靠性。材料和试剂批号必须记录并保存。

6.3·质控菌株

卡种类	质 控 菌 株	
GN	阴沟肠杆菌 ATCC700323	产酸克雷伯菌 ATCC700324
GP	金黄色葡萄球菌 ATCC29213	铅黄肠球菌 ATCC700327
YST	葡萄牙念珠菌 ATCC34449	头状地霉 ATCC28576

6.4·质控操作步骤

6.4.1　按"QC"键进入质量控制输入界面,分别输入 Sequence 号、Accession 号。

6.4.2　输入 Isolate 号,仪器默认值为"1";按"TAB"键,选择 ID 和(或)AST;选择细菌名称,分别输入 Tech ID、Panel Lot♯、Panel Exp、ID Broth Lot♯、ID Broth Exp、AST Broth Lot♯、AST Broth Exp、AST Indicator Lot、AST Indicator Exp,按"保存"键存盘。将质量控制板放入仪器检测。

6.4.3　质控结束后查看结果是否在控,如失控,应立即按"6.4.4"步骤进行查误,如误差无法解决,应联系厂家或代理商的技术代表。

6.4.4　失控结果分析和处理:如遇失控,应进行查误校正。明显错误可能为:错误使用质控菌株,ID broth、AST broth 污染等。

7. 维护保养

7.1·每日保养:检查屏幕显示的温度与温度计指示温度是否符合;检查指示灯和报警声是否正常。

7.2·每周保养:按"设置"键进入子菜单,按"维护"键,检查指示灯及报警声是否正常。

7.3·半年保养:检查仪器过滤网并及时清洗。

8. 校正

8.1·例行校正:至少每年 1 次。

8.2·故障校正:质控失控、监测指标失控、仪器移位、维修后需校正。

8.3·微生物实验室负责人对各项指标进行核实,达标后方可。

9. 应急处理

9.1·出现不能自行解决的故障时,应及时联系经销商或工程师维修处理,并告知微生物实验室负责人。

9.2·出现影响检验质量而又不能及时维修的故障时,应立即停止仪器鉴定及药敏试验,转由其他仪器代替。

10. 注意事项

10.1·配制好的菌液须在 60 min 内加样完成,勿使用金属接种环。AST indicator solution 需室温使用。

10.2·加过指示溶液的 AST broth 需在 2 h 内使用,在避光室温环境中可保持 8 h。

10.3·鉴定/药敏卡启封后应在 2 h 内使用。

10.4·使用无荧光材料标记试卡时,勿影响 ID/AST 检测孔,加样时角度非常重要,卡必须放置在加样盘上,加样完成后卡必须在 30 min 内放入仪器中。

10.5·转移板时应使用转移容器确保卡保持直立状态,避免落地导致反应孔交叉污染。

10.6·输入板条信息后,须在 30 min 内将卡放入仪器;使用"清除"键可使用户重新输入信息。

10.7·仪器门锁由软件控制,在开锁图标未出现时,请勿强行开门。请勿人工转动孵育架。若开门后,孵育架没有停止转动,立即与工程师联系。

参考文献

[1] 中国合格评定国家认可委员会.医学实验室质量和能力认可准则的应用要求: CNAS－CL02－A001: 2023[S/OL].(2023－08－01)[2023－09－26].https://www.cnas.org.cn/rkgf/sysrk/rkyyzz/2023/08/912141.shtml.

[2] 国家卫生健康委员会.临床微生物检验基本技术标准: WS/T 805—2022[S/OL].(2022－11－02)[2023－09－26].http://www.nhc.gov.cn/wjw/s9492/202211/d9bbe1d4d4cf49408bbbb65ae401aeb5.shtml.

(孟灵)

XK/XK-Ⅱ细菌鉴定药敏分析系统标准操作规程

×××医院检验科微生物组作业指导书		文件编号：××-JYK-××-××-××	
版次/修改：第　版/第　次修改		生效日期：	第　页　共　页
编写人：	审核人：		批准人：

1. 目的

规范 XK/XK-Ⅱ细菌鉴定药敏分析系统标准操作规程，保证检验结果的准确性。

2. 授权操作人

经培训并通过考核的微生物实验室工作人员。

3. 原理

XK/XK-Ⅱ细菌鉴定药敏分析仪由检测装置、嵌入式控制装置组成，采用比色、比浊法，对随机体外诊断试剂盒微量反应孔的阴、阳性结果进行检测和分析，自动生成细菌种类和抗菌药物 MIC 半定量分析结果。

4. 工作环境

相对湿度≤70%；温度 5～40℃；电源电压 220 V，50 Hz。

5. 操作规程

5.1·鉴定/药敏试剂盒的接种培养

5.1.1　选取试剂盒：根据革兰氏染色、镜检，以及氧化酶、触酶试验结果选择相应的试剂盒种类进行接种；生化鉴定试剂盒种类包括肠杆菌科鉴定生化试剂盒、非发酵菌鉴定生化试剂盒、葡萄球菌属鉴定生化试剂盒、链球菌鉴定生化试剂盒、弧菌鉴定生化试剂盒和真菌鉴定生化试剂盒等；药敏试剂盒种类包括肠杆菌科药敏试剂盒、非发酵菌药敏试剂盒、葡萄球菌属药敏试剂盒、链球菌属药敏试剂盒和酵母样真菌药敏试剂盒等；将试剂盒和样本稀释液、药敏接种培养液从冰箱取出，室温放置 15～20 min。

5.1.2　制备菌悬液：用无菌接种针挑取培养 18～24 h 的纯菌落，加入到 10 mL 的无菌样本稀释液（普通型）中并充分混匀，制成约 0.5 McF 菌悬液。

5.1.3　鉴定试剂盒接种

5.1.3.1　细菌鉴定接种：用微量移液器吸取已制备好的菌悬液 100 μL 加入到鉴定试剂盒各孔内，并在指定的生化孔中滴入液体石蜡，完成接种。

5.1.3.2　真菌鉴定接种：用微量用微量移液器吸取已制备好的菌悬液 500 μL 加入到样本稀释液（缓冲型）中并充分混匀，然后再用微量移液器按每孔 100 μL 加到各鉴定孔中，完成接种。

5.1.4　药敏试剂盒接种

5.1.4.1　细菌药敏试剂盒接种：用微量移液器吸取 50 μL 配制好的 0.5 McF 菌悬液，加入到 12 mL 药敏接种培养液（普通型），链球菌加入到药敏接种培养液（营养型）内进行稀释并混匀，再用微量移液器按每孔 100 μL 加到各药敏孔内，完成接种。

5.1.4.2　酵母样真菌药敏试剂盒接种：用微量移液器吸取 100 μL 无菌的酵母样真菌药

敏培养液,加入到试剂盒 A1、B1、C1、D1、E1、F1、G1 各孔内作为阴性对照,再用微量移液器吸取 100 μL 配制好的 0.5 McF 菌悬液加到剩余酵母样真菌药敏接种培养液内并充分混匀,最后再用微量移液器按每孔 100 μL 加到剩余药敏各孔内,完成接种。

5.1.5　培养:将接种好的鉴定/药敏试剂盒放入 35～37℃培养箱,培养 18～24 h。

5.2·开机:依次打开稳压电源、UPS、打印机、计算机显示屏及计算机主机(XK 型),最后打开检测设备。打开鉴定程序,选定用户名并录入密码,完成系统登录。

5.3·试剂盒判读及结果处理

5.3.1　检验申请:依次录入并保存检验申请信息。

5.3.2　鉴定/药敏试剂盒判读分析:选定待鉴定的检验申请信息,先将鉴定试剂盒按照要求滴加辅助试剂,然后将鉴定试剂盒装入判读仓,选定试剂盒类别,进行鉴定盒的自动检测,保存鉴定结果;再将恒温培养 18～24 h 的药敏试剂盒装入判读仓,进行药敏盒的自动检测和结果保存。

6. 质量控制

6.1·每新进一批试剂盒做一次质控:每一新生产批号试剂盒需用相应的质控菌株做质控以检测鉴定生化项和抗菌药物 MIC 的可靠性。材料和试剂批号必须记录并保存。

6.2·质控菌株

试 剂 盒 种 类	质 控 菌 株
肠杆菌科鉴定生化试剂盒	ATCC25922 大肠埃希菌
肠杆菌科药敏试剂盒	ATCC25922 大肠埃希菌
非发酵菌鉴定生化试剂盒	ATCC27853 铜绿假单胞菌
非发酵菌药敏试剂盒	ATCC27853 铜绿假单胞菌
葡萄球菌属鉴定生化试剂盒	ATCC25923 金黄色葡萄球菌
葡萄球菌属药敏试剂盒	ATCC29213 金黄色葡萄球菌
链球菌属鉴定生化试剂盒	ATCC29212 粪肠球菌
链球菌属药敏试剂盒	ATCC29212 粪肠球菌
真菌鉴定生化试剂盒	ATCC10231 白念珠菌
酵母样真菌药敏试剂盒	ATCC6258 克柔念珠菌/ATCC22019 近平滑念珠菌

6.3·室内质控操作:把获得的结果和预期结果(在厂家提供的产品资料内)进行比较,查看结果是否在控,如失控应立即进行查误。如误差无法解决,应联系厂家技术代表。

7. 维护保养

在仪器维护前必须断开所有内部电源。不要使用稀释剂、三氯乙烯或酮类物质擦洗所有塑料组件。每周清洁鉴定仪表面和试剂盒托架,用洁净潮湿但不滴水的抹布轻轻擦拭。

8. 校正

例行校正至少每年 1 次。校正后验收,微生物实验室负责人对各项指标进行核实,达标后方可使用。

9. 应急处理

出现不能自行解决的故障时,及时联系工程师维修处理。出现影响检验质量的故障时,应立即停止仪器鉴定及药敏试验,并联系厂家处理。

10. 注意事项

注意试剂盒包装是否有破损现象。注意配套稀释液、培养液是否有污染现象。严禁带电插拔仪器联机线,以免损坏仪器接口。

参考文献

[1] 中国合格评定国家认可委员会.医学实验室质量和能力认可准则的应用要求:CNAS - CL02 - A001:2023[S/OL].(2023 - 08 - 01)[2023 - 09 - 26].https://www.cnas.org.cn/rkgf/sysrk/rkyyzz/2023/08/912141.shtml.

[2] 国家卫生健康委员会.临床微生物检验基本技术标准:WS/T 805—2022[S/OL].(2022 - 11 - 02)[2023 - 09 - 26].http://www.nhc.gov.cn/wjw/s9492/202211/d9bbe1d4d4cf49408bbbb65ae401aeb5.shtml.

(孟灵)

Formula 全自动快速药敏分析系统标准操作规程

×××医院检验科微生物组作业指导书	文件编号：××-JYK-××-××-××
版次/修改：第　　版/第　　次修改	生效日期：　　　　　第　页 共　页
编写人：	审核人：　　　　　批准人：

1. 目的

规范 Formula 全自动快速药敏分析系统操作规程，保证检验质量。

2. 授权操作人

经培训并通过考核的微生物实验室工作人员。

3. 原理

全自动快速药敏分析系统采用微量肉汤稀释法原理，通过将已接种的药敏板放入孵育位中，利用热传导原理使药敏板在适合的恒温环境下持续培养一段时间后，使用独特的检测器对药敏板孔中的细菌进行计数。检测器计数依据电阻抗法原理进行设计，稀释细菌悬液从小孔管内测通过仪器小孔感应区时，电阻增高，引起瞬间电压变化形成脉冲信号，脉冲幅度越高，细菌体积越大，脉冲数量越多，细菌数量越多，由此得到样本中细菌数量，然后依据算法得出样本的药敏特性。

4. 工作环境

环境温度 20～35℃；相对湿度≤80%；电源 AC 220 V，50 Hz；海拔高度≤2 000 m。

5. 操作规程

5.1·药敏板接种准备：将药敏板从 2～8 ℃下取出放置室温条件下恢复 20～30 min。取样本稀释液（普通型）一支，用无菌接种环或无菌棉签从固体培养基上挑取待检菌落，加入样本稀释液中，制成约 0.5 McF 菌悬液备用。

5.2·药敏板接种：用微量移液器吸取 260 μL 已制备好的 0.5 McF 菌悬液加入到 26 mL 药敏接种培养液（普通型）内进行稀释并混匀，配制成药敏增菌液。拆开药敏板包装袋，取出药敏板。用微量移液器或自动加样器，每孔加入 500 μL 药敏增菌液，同时加入阴性对照和阳性对照，粘好封口膜，接种完成。

5.3·药敏板培养：将接种完毕的药敏板装入设备的恒温孵育模块中，选择菌种类别，录入标本信息，点击软件开始按钮，孵育模块开始自动计时与加热培养。

5.4·药敏板判读及报告：孵育位放入药敏板位置后，软件计时开始，计时结束后，设备对培养完毕的药敏板自动进行检测分析，报告各抗生素的 MIC 值及其敏感度结果，并可进行检验报告的预览及打印。

6. 质量控制

6.1·外观：药敏板包装袋上的标识应清晰无误，包装袋应无破损无漏气。

6.2·准确性：用质控菌株对药敏板进行检测，每个抗生素的测试结果应符合相应的质控标准。

6.3·批内重复性：用质控菌株对单个批次药敏板进行 3 次重复检测，每个抗生素的测试结果均应符合相应的质控标准。

6.4·批间重复性：用质控菌株对三个批次药敏板分别进行 3 次重复检测，每个抗生素的测试结果均应符合相应的质控标准。

6.5·稳定性：用质控菌株对接近效期的药敏板进行 3 次重复检测，每个抗生素的测试结果均应符合相应的质控标准。

7. 维护保养

7.1·每半年检查一次仪器外部螺丝是否松动。

7.2·每周清洁分析仪表面和试剂板孵育位表面：用洁净潮湿但不滴水的抹布轻轻擦拭。用 75% 的酒精进行清洗消毒，避免生物感染。检查一次电源线接插头是否松动，如发现松动现象应及时处理。检查一下门吸磁铁是否正常使用，以保证运行过程中门能正常吸合。检查一下加热部分是否正常，避免高温带来危险。

7.3·每次运行前通过 PC 软件先点击测量准备按钮，判断检测运动系统是否能正常运动，避免运行过程中发生危险；并检查一下网电源供电电压，保证设备供电正常。

8. 校准

例行校正：至少每年 1 次。质控失控、仪器移位、维修后需校正。校正后，微生物实验室负责人对各项指标进行核实，达标后方可。

9. 应急处理

9.1·出现不能自行解决的故障时，应及时联系售后工程师维修处理，并告知微生物实验室负责人。

9.2·出现影响检验质量而又不能及时维修的故障时，应立即停止使用转由其他仪器替代。

10. 注意事项

10.1·仪器工作台应平坦且有足够的空间。仪器避免靠近热源，正常工作环境温度为室温 20～35℃，避免工作环境过度潮湿与灰尘过多。仪器避免与电冰箱之类大功率或者有干扰的电器用同一电源，以保持电源稳定。

10.2·药敏板需要按标示的条件进行储存，在有效期内使用，使用前需先进行室内质控，符合质控要求。

10.3·药敏板使用前请检查包装袋是否完好无损，包装袋破损后不能再使用。

参考文献

[1] 中国合格评定国家认可委员会.医学实验室质量和能力认可准则的应用要求：CNAS－CL02－A001：2023[S/OL].(2023－08－01)[2023－09－26].https://www.cnas.org.cn/rkgf/sysrk/rkyyzz/2023/08/912141.shtml.

[2] 国家卫生健康委员会.临床微生物检验基本技术标准：WS/T 805—2022[S/OL].(2022－11－02)[2023－09－26].http://www.nhc.gov.cn/wjw/s9492/202211/d9bbe1d4d4cf49408bbbb65ae401aeb5.shtml.

（孟灵）

MALDI‐TOF‐MS 鉴定细菌及酵母菌标准操作规程

×××医院检验科微生物组作业指导书	文件编号：××‐JYK‐××‐××‐××	
版次/修改：第　　版/第　　次修改	生效日期：	第　　页 共　　页
编写人：	审核人：	批准人：

1. 目的

规范 MALDI‐TOF‐MS 标准操作规程，保证实验结果的准确性。

2. 原理

2.1·基质辅助激光解吸电离（MALDI）：用激光照射样本与基质形成的共结晶薄膜，基质从激光中吸收能量传递给生物分子，而电离过程中将质子转移到生物分子或从生物分子中得到质子，从而使生物分子电离。

2.2·飞行时间（TOF）质量分析器：离子在电场作用下加速飞过飞行管道，根据到达检测器的飞行时间不同而被检测，即离子的质荷比大小依次被检测，制成质谱图。

2.3·检测结果与数据库中的参考质谱图比对得到最接近的菌种。

3. 试剂与仪器

3.1·乙醇、乙腈、甲酸、三氟乙酸、无菌蒸馏水等化学试剂，HCCA（α‐氰基‐4‐羟基肉桂酸）或其他合适的基质，蛋白标准品等。

3.2·质谱仪：布鲁克 MTQ 质谱仪。

4. 质量控制

4.1·应定期使用蛋白标准品对仪器进行质荷比靶值的校准。

4.2·实验室亦应对参加室间质评的菌株、ATCC 株等进行比对。

4.3·对反复鉴定分值在 1.7 以下的菌株，可选用其他如 16S rDNA 等方法进行比对核实。

5. 操作步骤

5.1·直接点靶法：取少量菌落直接点在靶板上，加 1 μL 基质液充分混匀，干燥后上机。

5.2·靶板裂解法：取少量菌落直接点在靶板上，加 1 μL 70%甲酸溶液进行蛋白裂解，干燥后加 1 μL 基质液充分混匀，干燥后上机。

5.3·蛋白提取法：将少量菌落溶解于蛋白提取液（10%三氟乙酸＋70%乙腈等量混匀）10 μL 中，充分研磨裂解，1 μL 裂解液点靶，干燥后加 1 μL 基质液充分混匀，干燥后上机。

6. 结果判断

检测结果与数据库中的参考质谱图比对得到最接近的菌种。根据同源性距离得到鉴定分值，分值在 1.99～2.30 为满足种鉴定；1.70～1.98 满足属鉴定，种可接受；分值在 1.7 以下不可信，需要重新鉴定，查找原因或选用其他方法。

7. 注意事项

7.1·各类试剂最好为新鲜配制。实验操作中避免微生物及细菌污染。

7.2·菌落在不同培养基上可能鉴定的分值不同，推荐血琼脂平板及哥伦比亚琼脂平板，选择性培养基可能造成鉴定分值降低。

7.3·丝状真菌的鉴定可能需要液相培养环节,分枝杆菌的鉴定可能需要进行研磨环节。

7.4·数据库目前仍无法满足部分菌种的区分,如大肠埃希菌与志贺菌之间的鉴别、肺炎链球菌与其他草绿色链球菌之间的鉴别,需要用其他方法进行确认。

7.5·应考虑到质谱图谱进行比对时,选择的数据库是否涵盖目标菌种。如布鲁菌不在常规鉴定库中,而在高致病性菌种库中,未选择合适的菌种数据库,可能造成鉴定结果错误或鉴定不出。

7.6·用户应对数据库进行持续地更新及评估,以不断完善自身数据库。

8. 临床意义

MALDI‐TOF目前具备操作鉴定迅速、低运行成本及自动更新数据库等特点,除了对常见细菌、厌氧菌、真菌、分枝杆菌进行鉴定外,甚至对标本中病原体的直接鉴定、细菌耐药性的检测和耐药机制的研究也有很好的应用。

参考文献

[1] 中国合格评定国家认可委员会.医学实验室质量和能力认可准则的应用要求:CNAS‐CL02‐A001:2023[S/OL].(2023‐08‐01)[2023‐09‐26].https://www.cnas.org.cn/rkgf/sysrk/rkyyzz/2023/08/912141.shtml.

[2] 中国合格评定国家认可委员会.医学实验室质量和能力认可准则在临床微生物学检验领域的应用说明:CNAS‐CL02‐A005:2018[S/OL].(2018‐03‐01)[2023‐09‐26].https://www.cnas.org.cn/rkgf/sysrk/rkyyzz/2018/03/889106.shtml.

[3] Jorgensen JH, Pfaller MA, Carroll KC, et al. Manual of Clinical Microbiology[M]. 11th ed. Washington DC: American Society for Microbiology, 2015.

[4] 鲁辛辛,冯伟明,顾秀丽.MALDI TOF MS技术在临床微生物检验中的应用进展[J].中华医学杂志,2014,94(34).

(周庭银)

KLG-001 全自动微生物样本处理系统标准操作规程

×××医院检验科微生物组作业指导书	文件编号：××-JYK-××-××-××
版次/修改：第　　版/第　　次修改	生效日期：　　　　第　页 共　页
编写人：	审核人：　　　　批准人：

1. 目的

规范 KLG-001(科玛嘉)全自动平板接种仪标准化操作规程,保证检验质量。

2. 授权操作人

经过培训考核通过的微生物室工作人员。

3. 原理

全自动平板接种仪由内部划线机构和传动机构组成。在培养皿规定位置进行一区接种后,将培养皿放入样本篮中,仪器启动后,在内部程序的控制下进入样本篮旋转,自动对准培养皿,双轴模组按照设定取盖,三轴模组按照设定步骤进行抓取一次性接种环,按照设定的划线方式自动进行划线接种,划线完成后,将一次性接种环丢弃,由传动机构将培养皿送至分离培养样本篮。

4. 工作环境

相对湿度≤75%;环境温度 18~35℃;电源电压 AC 220 V,50 Hz。

5. 操作规程

5.1·开机前准备工作：带有磨砂定位标识的各种培养皿,一次性接种环。

5.2·开机：检查外部电源供电,按下设备总开关,亮红灯后,按下设备右侧电源键,经过软件初始化之后,进入自动模式操作界面。

5.3·按照仪器设定的划线模式,培养皿自动接种划线,划线完成后,由传动机构将培养皿送至分离培养样本篮。

5.4·设备可在任何时间放入新的培养皿(包括正在运行或设备无动作。)放在空的样本篮中即可;点按操作界面"取料"按钮(0.1 s左右),出料笼旋转,取出即可。

5.5·关机：确认设备内无培养皿,且设备处于无动作状态后,按下设备右侧电源键即可。

6. 质量控制

略。

7. 维护保养

7.1·每日维护：设备外壳。

7.2·每周维护：清洁设备内部。

7.3·每月维护：厂家要对仪器进行检查、保养、清洁。要按月填写仪器保养表。厂家要有专人负责,并将姓名铭牌挂在仪器上。

7.4·每年维护：联系科玛嘉工程师对设备进行维护。

8. 校正

校准与质控由厂家完成,并填写"仪器校准记录表"和"仪器质控记录表"。

9. 应急处理

设备报警后,可根据报警信息进行响应调整,若设备出现异响或异常动作,请按设备右侧急停按钮。

10. 注意事项

如遇到不能自行解决故障时,应及时联系经销商或维修工程师,并告知微生物室负责人。

参考文献

[1] 中国合格评定国家认可委员会.医学实验室质量和能力认可准则的应用要求:CNAS-CL02-A001:2023[S/OL].(2023-08-01)[2023-09-26].https://www.cnas.org.cn/rkgf/sysrk/rkyyzz/2023/08/912141.shtml.

[2] 国家卫生健康委员会.临床微生物检验基本技术标准:WS/T 805—2022[S/OL].(2022-11-02)[2023-09-26].http://www.nhc.gov.cn/wjw/s9492/202211/d9bbe1d4d4cf49408bbbb65ae401aeb5.shtml.

(周庭银)

PROBACT-40 自动化接种培养系统标准操作规程

×××医院检验科微生物组作业指导书	文件编号：××-JYK-××-××-××	
版次/修改：第　版/第　次修改	生效日期：	第　页 共　页
编写人：	审核人：	批准人：

1. 目的

规范 PROBACT-40 自动化接种培养系统的操作程序,保证细菌分离培养质量。

2. 授权操作人

经培训考核通过的微生物实验室工作人员可操作 PROBACT-40 自动化接种培养系统。

3. 原理

3.1·自动化接种培养系统由样本预处理模块(选配)、恒温培养模块及微生物分离培养基组成。

3.2·将带有样本的微生物分离培养基放入培养仪样本盘中运行仪器,仪器条形码阅读器自动识别培养装置类别,机械手抓住接种环按照设定的方式进行自动的划线接种,同时仪器通过事先设定的程序自动提供相应的温度及气体环境,培养周期末取出装置中的培养板观察微生物的生长情况,挑取菌落以作进一步的细菌检测。

4. 工作环境

相对湿度≤85%;环境温度 15~30℃;电源电压 AC 220 V±22 V,50 Hz±1 Hz。

5. 操作规程

5.1·耗材种类:微生物分离培养基、消化液、增菌液、营养肉汤、无菌吸管。

5.2·开机:检查外部电源供电,开启 UPS 电源开关。检查 PROBACT 仪器电源、数据线、电脑连接线,确保处于良好状态。开启 PROBACT 模块的电源开关,通过控制单元运行 PROBACT 程序,经过软件初始化之后进入主操作界面。打开气源开关(普通模块除外),气源输入气压调整为 0.1~0.2 MPa。

5.3·操作.

5.3.1　样本的前处理:提前配制好消化液,消化液由无菌水(或者 0.9%的生理盐水)与公司专门定制的胰酶组成比例为 50 mL 的无菌水与一瓶胰酶(0.5 g)。患者标本信息与培养基必须一一对应作相应标记。

5.3.1.1　痰液样本:将消化液注入装有痰液的痰杯,注入量与痰液大概 1:1(较浓的痰液大约 2:1),然后将痰杯卡入振荡器上进行振荡 10 min,待痰液均质化后,用无菌吸管吸取 1 mL 痰液倒入痰液培养基中,使接种环刚好接触痰液,停止仪器。将培养基放入仪器中,点开始运行。

5.3.1.2　尿液样本:用无菌吸管吸取 1 mL 尿液加入尿液培养基中,停止仪器。将培养基放入仪器中,点击开始运行。

5.3.1.3　体液样本:在装有体液的无菌容器中加入增菌液,然后振荡均质化,用无菌吸管吸取 1 mL 体液倒入体液培养基中,停止仪器。将培养基放入仪器中,点开始运行,仪器会在增菌 5 h 后自动划线培养。

5.3.1.4 粪便样本：在装有粪便样本的无菌容器中加入专门的 GN 肉汤，然后振荡均质化，用无菌吸管吸取 1 mL 粪便液体倒入粪便培养基中，停止仪器。将培养基放入仪器中，点开始运行，仪器会在增菌 1 h 后自动划线培养。

5.3.1.5 拭子样本：在装有拭子的无菌容器中加入增菌液，然后振荡均质化，用无菌吸管吸取 1 mL 拭子液体倒入拭子培养基中，停止仪器。将培养基放入仪器中，点开始运行，仪器会在增菌 2 h 后自动划线培养

5.3.2 培养装置的放置：将带有样本的培养装置放置到自动化细菌分离培养仪中，点击开始，仪器自动运行。

5.3.3 添加/取出培养装置：若仪器正处于"运行"的状态下，则务必先停止运行仪器。按左下角"停止"键，仪器显示"已经停止"。打开 PROBACT 模块舱门，放入或取出培养装置。

5.3.4 关上 PROBACT 模块舱门，然后按左下角"开始"键后模块开始运行。

5.4·分离培养结果的观察和处理：分离培养末期，点击电脑左下角"停止"键，仪器运行指示灯熄灭，打开 PROBACT 模块的仓门，取出培养装置，打开培养板盖，观察培养板上细菌的生长情况，挑取细菌菌落，进行细菌鉴定与药敏试验，发送报告。

6. 维护保养

6.1·每日保养：清洁保养仪器的外表。

6.2·每周保养：每周仪器内部进行紫外消毒 2 h。

6.3·每月保养：清洁样本盘。

6.4·每年保养：由厂家进行一次全面保养与维护。

7. 报警信息

7.1·无通讯：检查仪器电源和通讯线。

7.2·新放入的标本找不到柄：检查培养装置是否放置到位，样本盘内是否有异物。

7.3·条码读取失败：检查条形码是否有污损。

7.4·划线错误：检查培养装置接种柄位置是否正确。

7.5·其他问题：请及时联系授权技术中心。

8. 注意事项

8.1·请按正确的操作方法放置培养装置，如有放置不当，可能导致仪器故障。培养装置的正确放置方法条码面朝外。

8.2·仪器运行过程中不要开仓门。

8.3·整个操作过程应遵循无菌操作规范。

参考文献

[1] 中国合格评定国家认可委员会.医学实验室质量和能力认可准则的应用要求：CNAS－CL02－A001：2023[S/OL].(2023－08－01)[2023－09－26].https://www.cnas.org.cn/rkgf/sysrk/rkyyzz/2023/08/912141.shtml.

[2] 国家卫生健康委员会.临床微生物检验基本技术标准：WS/T 805—2022[S/OL].(2022－11－02)[2023－09－26].http://www.nhc.gov.cn/wjw/s9492/202211/d9bbe1d4d4cf49408bbbb65ae401aeb5.shtml.

（周庭银）

PROBACT – Y 厌氧型自动化细菌分离培养系统标准操作规程

×××医院检验科微生物组作业指导书		文件编号：××-JYK-××-××-××	
版次/修改：第　　版/第　　次修改		生效日期：	第　页 共　页
编写人：		审核人：	批准人：

1. 目的
规范 PROBACT – Y 厌氧型自动化细菌分离培养系统的操作规程，保证培养质量。

2. 授权操作人
经培训考核通过的微生物实验室工作人员可操作自动化细菌分离培养系统。

3. 原理
3.1·自动化细菌分离培养仪(厌氧型)由仪器主机、气体罐、专用厌氧分离培养基装置组成。用专用样本采集杯采集样本进行前处理后，转移至专用厌氧分离培养基装置。

3.2·将带有样本的分离培养装置转移至分离培养仪。仪器机械手会按照设定的划线方案通过接种器顶端的驱动手柄，使接种环按照设定的划线方式自动进行划线接种，同时仪器通过事先设定好的程序自动提供相应的温度环境及气体浓度，培养周期末取出培养装置中的培养板观察微生物的生长情况，挑取菌落以行进一步的细菌检测。

4. 工作环境
相对湿度 35％～85％；环境温度 15～30℃；电源电压 220 V±22 V，50 Hz±1 Hz。

5. 操作规程
5.1·培养装置种类：分离培养装置，可包含厌氧血琼脂培养基、苯乙醇琼脂培养基、BBE琼脂培养基，根据需要选择相应培养基组合。

5.2·开机

5.2.1　检查外部电源供电，开启 UPS 电源开关。检查仪器电源、数据线、气管，确保处于良好状态。

5.2.2　开启仪器的电源开关(面板指示灯模块左侧绿灯会变亮)，运行系统规程，经过软件初始化之后进入主操作界面。打开氮气气源开关及混合气体气源开关，气源输入气压调整为 0.1 MPa 即可。

5.3·关机：确认各模块运行状态处于"已经停止"状态。关闭仪器背后的仪器开关即可。

5.4·添加或取出分离培养装置

5.4.1　若仪器正处在"运行"的状态下，则务必先停止运行样本，按左下角"停止"键，待仪器黄色指示灯熄灭，仪器处于待机状态时，打开仪器仓门，放入或取出培养装置。

5.4.2　关上仪器仓门，按左下角"开始"键，模块开始运行。

5.5·样本的处理方法

5.5.1　标本前处理：将采集标本后的采集杯或阳性厌氧血培养瓶和培养装置进行一对一的编号，用吸管把样本转移到培养装置内。

5.5.2　标本的接种及培养：将持有样本的培养装置放置到自动化细菌分离培养仪中，点击"运行"即可。

5.6·分离培养结果的观察与处理：分离培养期末，点击电脑左下角"停止"键，仪器黄色指示灯熄灭，打开仪器仓门，取出培养装置，将样本池取下丢弃，打开培养装置两侧的盖子，观察培养板上细菌生长情况，挑取细菌菌落，进行细菌鉴定与药物敏感试验，发送报告。

6. 质量控制

略。

7. 维护保养

7.1·每日保养：清洁保养仪器外壳。

7.2·每月保养：清洁样本盘。

7.3·每年保养：由厂家进行一次全面保养与维护。

8. 校正

略。

9. 应急处理

9.1·样本找不到接种器驱动手柄：检查培养装置是否放置到位，样本盘内是否有异物。

9.2·无样本信息：检查条形码是否清晰。

9.3·划线错误：检查培养装置接种杆位置是否正确。

9.4·出现不能自行解决的故障时，应及时联系经销商或工程师维修处理，并告知微生物实验室负责人，样本培养改用其他方法。

10. 注意事项

10.1·放置培养装置时条形码面朝外。

10.2·确保培养装置放置到位。

参考文献

[1] 中国合格评定国家认可委员会.医学实验室质量和能力认可准则的应用要求：CNAS－CL02－A001：2023[S/OL].(2023－08－01)[2023－09－26].https://www.cnas.org.cn/rkgf/sysrk/rkyyzz/2023/08/912141.shtml.

[2] 国家卫生健康委员会.临床微生物检验基本技术标准：WS/T 805—2022[S/OL].(2022－11－02)[2023－09－26].http://www.nhc.gov.cn/wjw/s9492/202211/d9bbe1d4d4cf49408bbbb65ae401aeb5.shtml.

（周庭银）

Mycob.T Scanner Alpha 显微扫描仪自动染片机标准操作规程

×××医院检验科微生物组作业指导书		文件编号：××-JYK-××-××-××	
版次/修改：第　　版/第　　次修改		生效日期：　　　第　　页 共　　页	
编写人：	审核人：		批准人：

1. 目的
明确显微扫描仪使用的操作流程与方法，确保扫描结果的正确性与准确性。

2. 授权操作人
经培训并通过考核的微生物实验室工作人员。

3. 原理
采用自动化技术快速对抗酸染色涂片进行显微扫描，快速准确地对扫描的图片进行判读，扫描过程中系统实时标出每一视野中疑似结核杆菌的数量。

4. 工作环境
相对湿度 10%～85%；运行温度 5～50℃；电源电压 110～220 V/50～60 Hz。

5. 操作规程
5.1·开机：打开仪器开关。打开后面板的电源开关，可以观察到仪器的光源亮起。双击软件图标，打开软件。

5.2·装载载玻片：染色完毕的载玻片，点好镜油以后，按以下步骤放置到移动平台上。打开弹簧夹上的扳指，把标本放进样本夹，并推至最右下角的位置，轻轻放开扳指（图1）。

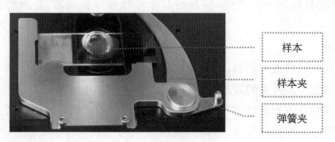

样本

样本夹

弹簧夹

图 1　装载载玻片

5.3·开始扫描循环

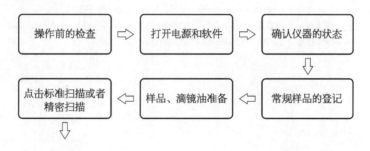

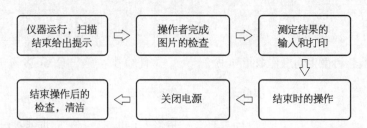

5.4·取下载玻片：将检查完的载玻片按规定保存或者丢入生物危险品专用容器中。

6. 质量控制

6.1·质控菌株：结核分枝杆菌(ATCC27294)痰标本,通过消化、离心、甩片制备的涂片染色扫描结果为结核分枝杆菌呈红色,扫描过程中自动识别,其他为蓝色背景。

6.2·每周一次,用质控菌株痰样本进行扫描。

7. 维护保养

7.1·每日保养：每天使用结束后,移除样本,擦干镜油。

7.2·每周保养：用毛巾蘸取70％乙醇擦拭扫描平台与油镜。

8. 校正

8.1·例行校正：每年至少一次。

8.2·故障校正：质控失控、仪器维修后需要校正。

8.3·校正后,微生物实验室负责人对各项指标核实,达标后方可。

9. 应急处理

9.1·扫描图片为空白图片,可能是由于涂片过薄导致,使用合格的涂片。

9.2·扫描图片内容连续性不好,可能是玻片放置倾斜导致,将玻片放平衡。

9.3·出现不能自行解决的故障,应及时联系工程师维修处理,并报告微生物实验室负责人。

10. 注意事项

10.1·扫描仪安装位置要平稳,不要与离心机等震动较强的仪器使用同一桌面。

10.2·玻片放置到玻片夹时要平衡。

10.3·扫描仪移动平台上请勿放置异物,扫描过程中请勿触碰仪器或者平台。

10.4·扫描结束后要移除样本,并擦干镜油。

参考文献

[1] 中国合格评定国家认可委员会.医学实验室质量和能力认可准则的应用要求：CNAS - CL02 - A001：2023[S/OL].(2023 - 08 - 01)[2023 - 09 - 26].https://www.cnas.org.cn/rkgf/sysrk/rkyyzz/2023/08/912141.shtml.

[2] 国家卫生健康委员会.临床微生物检验基本技术标准：WS/T 805—2022[S/OL].(2022 - 11 - 02)[2023 - 09 - 26].http://www.nhc.gov.cn/wjw/s9492/202211/d9bbe1d4d4cf49408bbbb65ae401aeb5.shtml.

（周庭银）

ZOPOMED 全自动结核分枝杆菌显微扫描仪标准操作规程

×××医院检验科微生物组作业指导书		文件编号：××-JYK-××-××-××		
版次/修改：第　　版/第　　次修改		生效日期：		第　　页 共　　页
编写人：		审核人：		批准人：

1. 目的

规范 ZOPOMED 全自动结核分枝杆菌显微扫描仪的操作规程，确保扫描诊断质量。

2. 授权操作人

经培训并通过考核的微生物实验室或结核实验室工作人员。

3. 原理

采用精密的三轴运动平台、显微光学成像技术及人工智能深度学习电脑软件模型技术，通过将结核涂片进行抗酸染色后（含荧光染色），将染好的玻片置于 5 片玻片架上，将玻片架插入扫描平台入口，启动扫描程序，扫描时先对预扫玻片进行全体拍照存档，对玻片涂片区域进行识别，根据颜色深浅识别涂片厚薄并自动选择最合适的扫描方式进行扫描。仪器对扫描区域视野进行对焦，并从对焦图像中利用对焦算法提取最清楚的一张图片，仪器对每次对焦的图片进行分析，利用人工智能深度学习模块对识别图片进行结核分枝杆菌识别，并提供相应的符合率标注，从而确认识别视野图片中的结核分枝杆菌数量及符合率情况，并按照结核分枝杆菌视野最多、符合率最高的顺序排列，有利于诊断医生对扫描结果进行审核。

4. 工作环境

相对湿度 10%～85%；运行温度 15～30℃；电源电压 110～220 V/50～60 Hz。

5. 操作程序

5.1·开机：打开仪器侧面的启动开关，系统启动并进行自检，自检结束后进入操作主界面，双击桌面"扫描仪（抗酸）"图标，进入软件登录界面。

5.2·扫描出仓上片：点击右侧菜单栏"扫描"，进入显微扫描界面，点击"出仓上片"，在弹出的对话框"是否出仓上片"中选择"是"，扫描仪会将玻片架自动推出，然后用手取下玻片架。

5.3·样本选择

5.3.1　点击"样本选择"，弹出下图对话框，点击"重置"。

5.3.2　选择玻片架，点击"全选"即可选中，勾选手涂扫描模式（如果选择机涂扫描模式，把手涂勾选掉即可），选择多点模式如手动定位，然后点击"确定"，开始扫描。

5.4·确认扫描：点击确定，"是否开始扫描"对话框中选择"是"，设备开始扫描。

5.5·扫描进度：设备正在扫描状态意义如下，右下角小窗口表示系统连续拍摄的图像，中间大图表示系统智能识别抓取的最优图片，红色框里的进度条代表扫描进度。

5.6·扫描结束：本次扫描结束后，系统蜂鸣响 10 声并弹出对话框，选择按钮确认，完成扫描操作。

6. 质量控制

6.1·质控菌株：结核分枝杆菌 ATCC27294，染色结果为红色，扫描结果为阳性；大肠埃希菌 ATCC25922,染色结果为蓝色,扫描结果为阴性。

6.2·每周一次,用质控菌株涂片染色扫描。

7. 维护保养

7.1·每日保养：扫描完成后,取出玻片架,须先关闭软件程序,软件程序关闭后再关闭电源。每日对设备外观用喷壶装入 75％乙醇进行喷拭,再用干净毛巾擦拭干净。填写维护记录。

7.2·每月保养：在月前或月底做一次保养,扫描完成后,取出玻片架,须先关闭软件程序,软件程序关闭后再关闭电源。用 100％乙醇滴在擦镜纸上,对油镜进行擦拭。填写维护记录。

8. 校正

8.1·例行校正：每年至少一次。

8.2·故障校正：质控失控、仪器维修后需要校正。

8.3·校正后,微生物实验室负责人对各项指标核实,达标后方可。

9. 应急处理

9.1·屏幕信息出现警告,提示镜油不足,只需在相应的位置加入足量镜油。

9.2·屏幕显示奇怪或错误信息,按"运行",仪器不开始工作：此时需要关闭仪器,等待 10～20 s,重新开机。若问题不能解决应及时联系工程师处理。

9.3·凡不能自行解决故障的,应及时联系工程师维修处理,并报告微生物实验室负责人。

10. 注意事项

10.1·每次装玻片时,须正面朝上,以免影响扫描质量;另外,插入玻片架时,须插到位,否则感应器感应不到,不执行扫描。

10.2·不按要求使用指定的耗材(镜油)可能会导致染色结果误差或损坏设备,应选用本公司配套的耗材。

10.3·废水排水口需保持畅通,以免腔体内出现积液而损坏仪器,影响染色质量。

参考文献

[1] 中国合格评定国家认可委员会.医学实验室质量和能力认可准则的应用要求：CNAS－CL02－A001：2023[S/OL].(2023－08－01)[2023－09－26].https://www.cnas.org.cn/rkgf/sysrk/rkyyzz/2023/08/912141.shtml.
[2] 国家卫生健康委员会.临床微生物检验基本技术标准：WS/T 805—2022[S/OL].(2022－11－02)[2023－09－26].http://www.nhc.gov.cn/wjw/s9492/202211/d9bbe1d4d4cf49408bbbb65ae401aeb5.shtml.

(周庭银)

Mycob.T Stainer Alpha 自动染片机标准操作规程

×××医院检验科微生物组作业指导书	文件编号：××-JYK-××-××-××	
版次/修改：第　版/第　次修改	生效日期：	第　页 共　页
编写人：	审核人：	批准人：

1. 目的

规范 Mycob.T Stainer Alpha 自动染片机的操作规程，确保涂片全自动抗酸染色质量。

2. 授权操作人

经培训并通过考核的微生物实验室工作人员。

3. 原理

3.1·采用垂直喷射技术，通过精确磁力泵和电磁阀及自主研发的喷头控制定量染色液喷射在预先微生物涂片的载玻片上，喷头在特定染色区域形成雾化实心椎，调整喷头的距离和喷射的压力，使得液体染色机均匀地涂布在载玻片上。980 r/min 离心，去掉残留水分，最终获得涂片可直接进行显微镜下观察。

3.2·所有试剂预先经过微孔膜过滤，使用过程中，喷头上的预过滤不锈钢网需再次进行过滤，过滤孔径小于 1 μm，保证微孔喷射的有效性和流畅性。

4. 工作环境

相对湿度 10%～85%；运行温度 15～30℃；电源电压 110～220 V/50～60 Hz。

5. 操作规程

5.1·开机：打开仪器背面的启动开关，系统启动并进行自检，自检结束后进入操作主界面。

5.2·流路清洗与填充：打开仪器上盖，将一个空转盘放入正确的位置，关闭上盖。按"CLEAN"，显示"正在清洗流路"，清洗流路结束后按"CLEAN"填充，填充结束后按"STOP"退出。

5.3·图案测试：按"MAINT"，屏幕显示"1. 模式检测""2. 流量检测""3. B-流路检测"；按主控制面板数字 1，选择模式检测。根据屏幕提示，选择侧面 A、B、C、D、E 键进行测试。例如在 A 喷嘴前放一张白纸，按侧面 A 键，进行测试，检查图案的质量，如果喷射图案是均匀的圆形，则表示喷头工作状态良好；如果出现不均匀的圆形，则认为不合格。依次进行其他喷嘴的图案测试。测试结束后按"STOP"返回至主界面。

5.4·染色开始

5.4.1　从腔体中取出转盘，按下中央按钮打开转盘盖，将载涂好的玻片插入转盘中，玻片需对称放置，如若是奇数则放空白玻片保持对称。将转盘盖子放好，按下按钮并对齐标识点，放松按钮并向下推盖子手柄，听到咔嗒的声音表示盖子已盖好，将转盘放入腔体内合起上盖。

5.4.2　按控制界面上的数字，设置玻片数目，按"RUN"开始染色，屏幕显示染色进度百分比，抗酸染色时间为 8～10 min。

5.4.3　染色结束后，仪器会自动发出蜂鸣声提示染色过程结束。整个过程集加热、抗酸染色、干燥于一体，打开上盖，取出玻片，可直接置于显微镜下观察。

5.5·程序设置：按"PROG"，屏幕显示"1. 染色厚度选择""2. 固定启动终止""3. 调整染色",选择相应的数字进行设置。染色厚度可选数字 1～9,按数字键选择,按"STOP"返回上一界面;通常情况下,涂好玻片后就进行固定,固定程序可选择 0 关闭,按"STOP"返回上一界面;调整染色主要是调节亚甲蓝与盐酸乙醇,按相应的数字进行选择。设置完成后多次按"STOP"返回至主界面。

6. 质量控制

6.1·质控菌株:结核分枝杆菌 ATCC27294,染色结果为红色;大肠埃希菌 ATCC25922,染色结果为蓝色。

6.2·每周一次,用质控菌株涂片染色。

7. 维护保养

7.1·在进行维护操作之前,需要将转盘取出。

7.2·每日保养:开始新的染色前进行清洁循环-再填充,按"CLEAN"键进行;进行图案测试。用70%乙醇冲洗腔体和内部喷嘴。填写维护记录。

7.3·每周保养:用毛巾蘸取 70%乙醇擦拭转盘和盖子,冲洗废液管,进行体积测试,清空废液瓶,填写维护记录。

7.4·每月保养:拆开并清洁所有的喷嘴,执行"B-流路清洗"程序,进行图案测试,进行体积测试,填写维护记录。

8. 校正

8.1·例行校正:每年至少一次。

8.2·故障校正:质控失控、仪器维修后需要校正。

8.3·校正后,微生物实验室负责人对各项指标核实,达标后方可。

9. 应急处理

9.1·屏幕信息出现警告,提示染色液不足,只需在相应的位置加入足量染色液。

9.2·屏幕显示奇怪或错误信息,按"RUN",仪器不开始工作:此时需要关闭仪器,等待10～20 s,重新开机。若问题不能解决应及时联系工程师处理。

9.3·出现不能自行解决的故障,应及时联系工程师维修处理,并报告微生物实验室负责人。

10. 注意事项

10.1·每次染色的玻片数目必须为偶数,且对称放置,如果样品为奇数,则放置空白玻片保持对称。

10.2·不按要求使用指定的耗材(染色液)可能会导致染色结果误差或损坏设备,应选用本公司认可的耗材。

10.3·废水排水口需保持畅通,以免腔体内出现积液而损坏仪器,影响染色质量。

参考文献

[1] 中国合格评定国家认可委员会.医学实验室质量和能力认可准则的应用要求:CNAS-CL02-A001:2023[S/OL].(2023-08-01)[2023-09-26].https://www.cnas.org.cn/rkgf/sysrk/rkyyzz/2023/08/912141.shtml.

[2] 国家卫生健康委员会.临床微生物检验基本技术标准:WS/T 805—2022[S/OL].(2022-11-02)[2023-09-26].http://www.nhc.gov.cn/wjw/s9492/202211/d9bbe1d4d4cf49408bbbb65ae401aeb5.shtml.

(周庭银)

ZOPOMED 自动结核聚菌涂片染色一体机标准操作规程

×××医院检验科微生物组作业指导书		文件编号：××-JYK-××-××-××	
版次/修改：第　版/第　次修改		生效日期：	第　页 共　页
编写人：	审核人：		批准人：

1. 目的

规范 ZOPOMED 自动结核聚菌涂片染色一体机操作规程，确保涂片染色质量。

2. 授权操作人

经培训并通过考核的微生物实验室或结核实验室工作人员。

3. 原理

3.1·聚菌涂片采用液基夹层杯浓缩聚菌涂片技术，先将全部待检样本进行液化灭活，解决样本中杂质及黏液的液化与生物安全问题，再将液化灭活的样本倒入涂片仓中，旋紧仓盖，置于制片机盘中进行高速分离，样本中的结核分枝杆菌在离心力作用下下沉到玻片面上，被玻片表面黏附涂层黏附牢固，从而将结核分枝杆菌从样本中分离出来，制片完成后，取出玻片，进行染色操作。

3.2·本设备染色模块是一种独立固定式玻片正立半浸恒温滴染染色技术，区别于市场上离心喷射喷雾式染色机。染色原理如下：染色仓采用一种独立、固定、恒温、特氟龙材料，染色时，只需将玻片插入独立的染色仓中，无须考虑玻片的正反面，通过防腐隔膜泵、防腐管及夹管阀的配合，将不同染色液通过仓体底部的独立进样孔"涌泉"式注入仓体中并与玻片样本发生染色反应，染色完成后，染色液再通过独立的专用废液泵主动将染色液抽排入废液桶或下水道中，从而完成不同的染色反应，整个染色过程中玻片固定不动，只有不同染色液注入、反应并排出，这种染色方式大大提高了染色效率，整个染色过程保持恒温染色，特别适合抗酸染色需要，适用的环境更加广泛，而且整个管道采用≥2 mm 孔径设计以防堵孔事故发生。

4. 工作环境

相对湿度 10%～85%；运行温度 15～30℃；电源电压 110～220 V/50～60 Hz。

5. 涂片操作程序

5.1·开机：打开仪器侧面的启动开关，系统启动并进行自检，进入主界面，点击"制片操作"进入制片操作界面，点击"染色操作"，进入染色界面。

5.2·样本操作前处理：将样本稀释液倒入痰杯摇晃混匀后，在倒回样本稀释液瓶内静置 5 min，这一步主要是对样本进行液化灭活操作［样本与稀释液按 1：（2～3）比例混合，如 15 mL样本稀释液最多稀释 5 mL痰液］，液化后的样本应该清澈透明，如混浊表示液化灭活不彻底，再加入样本稀释液，直到清澈透明为止。

5.3·涂片仓套件制作：将结核专用黏附玻片正面朝上插入涂片仓中，注意写字一面朝外。手指卡着涂片夹底部和玻片上部，将涂片仓放在中间圆孔上按顺时针方向旋转 60°卡紧（旋不动即可，注意不要旋过）。

5.4·加入样本操作：将液化灭活的样本 6～10 mL 加入到涂片仓内（加注样本量大约位于制片仓螺纹下方），将涂片仓盖子旋紧盖好，将装好样本的涂片装置写字面朝内挂在涂片机的离心盘上（注意配平）；制片数量为单数需配平处理（取一个空的制片装置挂在对应的离心盘中以示对称）。

5.5·涂片上机操作：盖好涂片机上盖，点击"制片"进入制片模式，点击"启动"即可。

5.6·完成涂片，取出玻片。涂片完成后，机器蜂鸣器会响，表示涂片完成，点击屏幕取消蜂鸣器鸣响，取出涂片仓，倒置过来，用左手卡住涂片仓底座，右手逆时针旋转涂片仓，连同样本一起丢弃到废液桶中，取出玻片，完成涂片操作。

6. 染色操作

6.1·插入玻片：先根据预染玻片数量，计算一下需要数量的组别组合个数，如第一组 1 片通量，第二组 3 片通量，第三组 4 片通量，第四组 8 片通量，第五组是 8 片通量，第六组是 8 片通量……第十四组是 8 片通量。如果有 7 张预染玻片，则可激活第二组与第三组，因为第二组是 3 片通量，第三组是 4 片通量，共计 7 片通量，而预染玻片是 7 片，刚好满足预染数量，依此类推。将预染玻片插入不同组别对应的仓体中，并激活相应的染色组别，对于未插入预染玻片的组别，则点击成灰色，表示未激活染色，不启动染色。

6.2·启动染色：点击主屏幕界面"启动"键，仪器开始执行染色程序并在屏幕上显示进度倒计时；染色时间因不同染液与不同通量而不同，如采用配套的抗酸染色液，40℃恒温下且是 8 片通量的染色机，抗酸染色时间为 9 min 完成一批 8 片染色。

6.3·染色完成：仪器会自动发出蜂鸣声提示染色过程结束，点击屏幕任何位置，蜂鸣停止，屏幕恢复到常规界面。整个染色过程集加热、抗酸染色、干燥于一体，染色完成后，打开上盖，取出玻片，如玻片未干，则可置于摊片机上烤干后，再直接置于显微镜下观察。

7. 质量控制

7.1·质控菌株：结核分枝杆菌 ATCC27294，染色结果为红色；大肠埃希菌 ATCC25922，染色结果为蓝色。

7.2·每周一次，用质控菌株涂片染色。

8. 维护保养

8.1·每日保养：涂片、染色完成后，激活所有的组分，点击"一键清洗"，系统将对整个组分管理及仓体进行清洗保养。填写维护记录。

8.2·每周保养：将瓶一中水换成 95％乙醇，激活所有的组分，点击主界面的"一键清洗"，系统将对整个组分管理及仓体进行清洗保养。点击二次"一键清洗"，清空废液瓶。填写维护记录。

8.3·每月保养：将瓶一、瓶二、瓶三等进液管插入 95％乙醇中，激活所有的组分，点击主界面的"一键清洗"，系统将对整个组分管理及仓体进行清洗保养。点击二次"一键清洗"，清空废液瓶。填写月维护记录。

9. 校正

9.1·例行校正：每年至少一次。

9.2·故障校正：质控失控、仪器维修后需要校正。

9.3·校正后，微生物实验室负责人对各项指标核实，达标后方可。

10. 应急处理

10.1·屏幕信息出现警告,提示染色液不足,只需在相应的位置加入足量染色液。

10.2·屏幕显示奇怪或错误信息,需要关闭仪器,等待 10～20 s,重新开机。若问题不能解决应及时联系工程师处理。

10.3·出现不能自行解决的故障,应及时联系工程师维修处理,并报告微生物实验室负责人。

11. 注意事项

11.1·根据每次染色的玻片数选择对应不同组合的组分,以节省染色液。

11.2·不按要求使用指定的耗材(染色液)可能会导致染色结果误差或损坏设备,应选用本公司配套的耗材。

11.3·废水排水口需保持畅通,以免腔体内出现积液而损坏仪器,影响染色质量。

参考文献

[1] 中国合格评定国家认可委员会.医学实验室质量和能力认可准则的应用要求:CNAS - CL02 - A001:2023[S/OL].(2023 - 08 - 01)[2023 - 09 - 26].https://www.cnas.org.cn/rkgf/sysrk/rkyyzz/2023/08/912141.shtml.

[2] 国家卫生健康委员会.临床微生物检验基本技术标准:WS/T 805—2022[S/OL].(2022 - 11 - 02)[2023 - 09 - 26].http://www.nhc.gov.cn/wjw/s9492/202211/d9bbe1d4d4cf49408bbbb65ae401aeb5.shtml.

(周庭银)

ZOPOMED 全自动细菌染色机标准操作规程

×××医院检验科微生物组作业指导书		文件编号：××-JYK-××-××-××	
版次/修改：第　版/第　次修改		生效日期：	第　页 共　页
编写人：	审核人：		批准人：

1. 目的

规范 ZOPOMED 全自动细菌染色机的操作规程，确保抗酸染色/革兰染色质量。

2. 授权操作人

经培训并通过考核的微生物实验室工作人员。

3. 原理

本设备是一种独立固定式玻片正立半浸恒温滴染染色技术，区别于市场上离心喷射喷雾式染色机。本设备的染色原理：染色仓采用一种独立、固定、恒温、特氟龙材料，染色时，只需将玻片插入独立的染色仓中，无须考虑玻片的正反面，通过防腐隔膜泵、防腐管及夹管阀的配合，将不同染色液通过仓体底部的独立进样孔"涌泉"式注入仓体中并与玻片样本发生染色反应，染色完成后，染色液再通过独立的专用废液泵主动将染色液抽排入废液桶或下水道中，从而完成不同的染色反应，整个染色过程保持恒温染色，特别适合抗酸染色需要，适用的环境更加广泛，而且整个管道采用≥2 mm 孔径设计以防堵孔事故发生。

4. 工作环境

相对湿度 10%～85%；运行温度 5～37℃；电源电压 110～220 V/50～60 Hz。

5. 操作程序

5.1·开机：打开仪器侧面的启动开关，系统启动并进行自检，自检结束后进入操作主界面。

5.2·染液的填充：在操作主界面上，点击右下角的"系统设置"，进入系统设置界面，点击"染液管理"，进入染液管理界面，点击不同的瓶号，逐步进行不同通道染色瓶液体的填充，如点击"瓶一"，则瓶一染色液填充入管道。

5.3·染色机的一键清洗：在操作主界面上，点击主界面上第一组、第二组等不同组别键，使得不同组别键显示为彩色表示本组已激活，如是灰色，则表示本组未激活，再点击右下角的"一键清洗"，系统将对激活后的组别进行内部管道全方位清洗动作，直到完成清洗。注意："一键清洗"只针对激活的组别进行清洗，对于未激活的灰色组别则不进行清洗动作。

5.4·染色开始

5.4.1 插入玻片：先根据预染玻片数量，计算一下需要数量的组别组合个数，如第一组 1 片通量，第二组 3 片通量，第三组 4 片通量，第四组 8 片通量，第五组是 8 片通量……第十四组是 8 片通量。如果有 7 张预染玻片，则可激活第二组与第三组，因为第二组是 3 片通量，第三组是 4 片通量，共计 7 片通量，而预染玻片是 7 片，则刚好满足预染数量，依此类推。将预染玻片插入不同组别对应的仓体中，并激活相应的染色组别，对于未插入预染玻片的组别，则点击成灰色，表示未激活染色，不启动染色。

5.4.2 启动染色：点击主屏幕界面"启动"键，仪器开始执行染色程序并在屏幕上显示进度倒计时;染色时间因不同染液与不同通量而不同,如采用配套的抗酸染色液,40℃恒温下且是 8 片通量的染色机,抗酸染色时间为 9 min 完成一批 8 片染色。

5.4.3　染色完成:仪器会自动发出蜂鸣声提示染色过程结束,点击屏幕任何位置,蜂鸣停止,屏幕恢复到常规界面。整个染色过程集加热、抗酸染色、干燥于一体,染色完成后,打开上盖,取出玻片,如玻片未干,则可置于摊片机上烤干后,再直接置于显微镜下观察。

6. 质量控制

6.1·质控菌株:结核分枝杆菌 ATCC27294,染色结果为红色;大肠埃希菌 ATCC25922,染色结果为蓝色。

6.2·每周一次,用质控菌株涂片染色。

7. 维护保养

7.1·每日保养:染色完成后,激活所有的组分,点击"一键清洗",系统将对整个组分管理及仓体进行清洗保养。填写维护记录。

7.2·每周保养:将瓶一中水换成 95% 乙醇,激活所有的组分,点击主界面的"一键清洗",系统将对整个组分管理及仓体进行清洗保养。点击二次"一键清洗",清空废液瓶。填写维护记录。

7.3·每月保养:将瓶一、瓶二、瓶三等进液管插入 95% 乙醇中,激活所有的组分,点击主界面的"一键清洗",系统将对整个组分管理及仓体进行清洗保养。点击二次"一键清洗",清空废液瓶。填写月维护记录。

8. 校正

8.1·例行校正:每年至少一次。

8.2·故障校正:质控失控、仪器维修后需要校正。

8.3·校正后,微生物实验室负责人对各项指标核实,达标后方可。

9. 应急处理

9.1·屏幕信息出现警告,提示染色液不足,只需在相应的位置加入足量染色液。

9.2·屏幕显示奇怪或错误信息,需要关闭仪器,等待 10~20 s,重新开机。若问题不能解决应及时联系工程师处理。

9.3·出现不能自行解决的故障,应及时联系工程师维修处理,并报告微生物实验室负责人。

10. 注意事项

10.1·根据每次染色的玻片数选择对应不同组合的组分,以节省染色液。

10.2·不按要求使用指定的耗材(染色液)可能会导致染色结果误差或损坏设备,应选用本公司认可的耗材。

10.3·废水排水口需保持畅通,以免腔体内出现积液而损坏仪器,影响染色质量。

参考文献

[1] 中国合格评定国家认可委员会.医学实验室质量和能力认可准则的应用要求:CNAS-CL02-A001:2023[S/OL].(2023-08-01)[2023-09-26].https://www.cnas.org.cn/rkgf/sysrk/rkyyzz/2023/08/912141.shtml.

[2] 国家卫生健康委员会.临床微生物检验基本技术标准:WS/T 805—2022[S/OL].(2022-11-02)[2023-09-26].http://www.nhc.gov.cn/wjw/s9492/202211/d9bbe1d4d4cf49408bbbb65ae401aeb5.shtml.

(周庭银)

全自动化学发光酶免分析仪 FACIS 标准操作规程

×××医院检验科微生物组作业指导书	文件编号：××-JYK-××-××-××
版次/修改：第　版/第　次修改	生效日期：　　　第　页 共　页
编写人：	审核人：　　批准人：

1. 目的

规范全自动化学发光酶免分析仪标准操作规程，保证检验质量。

2. 授权操作人

经培训并通过考核的微生物实验室工作人员或实验专员。

3. 原理

利用化学发光技术和免疫分析夹心法原理，将 HRP 标记的抗曲霉菌半乳甘露聚糖的抗体、标本（质控品）与包被抗曲霉菌半乳甘露聚糖抗体的磁珠包被物加至反应杯中并混匀，经过孵育形成 HRP 标记的抗曲霉菌半乳甘露聚糖抗体-抗原-磁珠包被物的免疫复合物，反应完成后，通过磁场的作用，反复清洗沉淀复合物，加入底物发光液，发生化学发光反应后读取发光强度值。光信号强弱与半乳甘露聚糖含量成正相关，根据标准曲线计算出待检样本中半乳甘露聚糖的浓度，实现对曲霉菌半乳甘露聚糖的定性检测。

4. 工作环境

4.1·相对湿度 20％～80％；温度控制 10～30℃；电源电压 220 V±10％/50 Hz±2％；建议安装稳压器。

4.2·实验室的采光或人工照明满足工作需要，无强光和反射光；仪器采集时，仪器周围光线不可有强烈变化。

4.3·在实验整个过程中，实验环境的温度、湿度、风速等不可以有大幅度变化。

5. 操作规程

5.1·双击软件图标，点击"登录"。点击"实验操作"→"采集操作"→"开始"→"设备初始化"，待初始化完成后点击下一步；组装试剂架条与耗材吸头；按照提示，从左至右依次摆放组装好的试剂条，点击下一步；仪器自动扫描识别试剂数量及批号，确认无误后点击下一步。

5.2·按照顺序添加样本并选择正确的样本类型，确认无误后点击下一步。按照提示安装过滤装置，确认无误后点击下一步。点击"是"，关闭仪器仓门，仪器将自动进行试验。

6. 质量控制

标本进行测定时应同时进行质控品的测定，质控品的检测值应在一定的范围内，以保证样本检测结果的准确性和可靠性。

7. 维护保养

7.1·仪器保养：注意防尘、防水、防污染、防止异物进入设备内；定期做好系统的表面清洁。

7.2·软件维护：本系统的计算机应只供本系统使用，对外来的一切软件、数据文件在使用前一定要先查杀病毒，避免造成日常记录文件的损坏或丢失。

8. 校正

8.1·例行校正：由厂家每年进行一次。

8.2·故障校正：质控失控或监测指标失控时，或仪器移位和维修后需校正。

8.3·校正后，微生物室负责人对各项指标核实，达标后方可。

9. 应急处理

若出现不能自行解决的故障，应及时联系经销商或工程师，并告知微生物实验室负责人。

10. 注意事项

10.1·试剂条必须从左到右依次插入，不能有间隔。

10.2·插入试剂架条时应确认所有仓位均按压平整。

10.3·添加样本时应反复吹吸 6 次以上确保混合均匀，同时应尽量避免产生气泡。

10.4·质控架条滤杆手动按压至液面上方。

10.5·如遇设备故障，保留现场并及时联系技术服务人员。

10.6·设备为期 3 个月进行维护和保养。

参考文献

[1] 中国合格评定国家认可委员会.医学实验室质量和能力认可准则的应用要求：CNAS-CL02-A001：2023[S/OL].(2023-08-01)[2023-09-26].https://www.cnas.org.cn/rkgf/sysrk/rkyyzz/2023/08/912141.shtml.

[2] 国家卫生健康委员会.临床微生物检验基本技术标准：WS/T 805—2022[S/OL].(2022-11-02)[2023-09-26].http://www.nhc.gov.cn/wjw/s9492/202211/d9bbe1d4d4cf49408bbbb65ae401aeb5.shtml.

（周庭银）

全自动真菌/细菌动态检测仪 IGL－200 标准操作规程

×××医院检验科微生物组作业指导书		文件编号：××-JYK-××-××-××	
版次/修改：第　　版/第　　次修改		生效日期：　　　　　　第　页 共　　页	
编写人：	审核人：		批准人：

1. 目的

规范全自动真菌/细菌动态检测仪标准操作规程，保证检验质量。

2. 授权操作人

经培训并通过考核的微生物实验室工作人员或实验专员。

3. 原理

本仪器利用鲎试剂与供试样品中的待测物反应时，其透光度随时间增加而减少的现象，通过检测反应物对特定波长光线吸收度的变化，即利用鲎试验生化反应动力学原理来测定和计算供试样品中的待测物含量。检测供试样品中的待测物含量时，可以同时对待测物标准品作出标准曲线，也可以使用已经存贮在计算机中的标准曲线来计算供试样品中的待测物含量。

4. 工作环境

相对湿度不大于 80％；温度 10～30℃；电源电压 220 V±10％/50 Hz±2％。

5. 操作规程

5.1·接通计算机及仪器供电电源；启动计算机系统；打开全自动真菌/细菌动态检测仪电源开关，预热 15 min；双击软件图标，点击"登录"。

5.2·登录系统，点击"采集"。

5.2.1　进入主界面后，待温度栏显示温度达到 36.5℃以上后，点击"初始化"。初始化完成后，将 5/6/7 号载架取出，点击"调光"，自检完成后，软件 30 孔道均为绿色说明孔道正常。自检结束并确定标曲无误后，点击"信息录入"。

5.2.2　按照示意图将取下胶帽的待检样本和质控放入载架，确保其条形码均要垂直朝外。速插入样本载架，确保头码为第一顺位扫入，并核实样本信息无误后点击"信息录入完成"；按照软件提示核实吸头数量，点击"确认"。

5.2.3　按照示意图摆放试剂和比色杯，确保试剂条码垂直朝外，点击"确认"。匀速插入试剂载架，确保头码为第一顺位扫入，核实试剂无误后，点击"开始试验"。选择吸头位置，关闭仪器仓门，仪器自动进行试验。

5.3·关闭软件界面，打开全自动真菌/细菌动态检测仪仓门，清理废弃枪头、废弃试剂瓶、废弃比色皿，下降仓门，关闭仪器电源开关。

6. 质量控制

标本进行测定时应同时进行质控品的测定，质控品的检测值应在一定的范围内，以保证样本检测结果的准确性和可靠性。

7. 维护保养

7.1·仪器保养：注意防尘、防水、防污染、防止异物进入试管孔内；定期做好系统的表面清洁。

7.2·软件维护：本系统的计算机应只供本系统使用,对外来的一切软件、数据文件在使用前一定要先查杀病毒,避免造成日常记录文件的损坏或丢失。

7.3·三个月使用检测软件中的［系统自检］功能,确保仪器工作。

8. 校正

8.1·例行校正：由厂家每年进行一次。

8.2·故障校正：质控失控或监测指标失控时,或仪器移位和维修后需校正。

8.3·校正后,微生物室负责人对各项指标核实,达标后方可。

9. 应急处理

若出现不能自行解决的故障,应及时联系经销商或工程师,并告知微生物实验室负责人。

10. 注意事项

10.1·实验前确保平底试管按照软件提示摆放;确保样本与试剂瓶胶塞处于打开状态;吸头盒缺口应朝向右上角摆放,并确保吸头盒放在载架凹槽内。

10.2·实验过程中禁止 LED 灯和 UV 紫外灯打开,保持电动门关闭状态,指示灯为红色的载架禁止拉出。

10.3·使用剩余耗材需要密封保存;实验所使用的耗材必须保证无菌、无热原。

10.4·如遇设备故障,保留现场并及时联系技术服务人员;设备为期 3 个月进行维护和保养。

参考文献

[1] 中国合格评定国家认可委员会.医学实验室质量和能力认可准则的应用要求：CNAS‐CL02‐A001：2023［S/OL］.（2023‐08‐01）［2023‐09‐26］.https://www.cnas.org.cn/rkgf/sysrk/rkyyzz/2023/08/912141.shtml.

[2] 国家卫生健康委员会.临床微生物检验基本技术标准：WS/T 805—2022［S/OL］.（2022‐11‐02）［2023‐09‐26］.http://www.nhc.gov.cn/wjw/s9492/202211/d9bbe1d4d4cf49408bbbb65ae401aeb5.shtml.

（周庭银）

全自动真菌/细菌动态检测仪 IGL－800 标准操作规程

×××医院检验科微生物组作业指导书		文件编号：××-JYK-××-××-××	
版次/修改：第　版/第　次修改		生效日期：	第　页 共　页
编写人：	审核人：		批准人：

1. 目的

规范全自动真菌/细菌动态检测仪标准操作规程,保证检验质量。

2. 授权操作人

经培训并通过考核的微生物实验室工作人员或实验专员。

3. 原理

本仪器利用鲎试剂与供试样品中的待测物反应时,其透光度随时间增加而减少的现象,通过检测反应物对特定波长光线吸收度的变化,即利用鲎试验生化反应动力学原理来测定和计算供试样品中的待测物含量。检测供试样品中的待测物含量时,可以同时对待测物标准品作出标准曲线,也可以使用已经存贮在计算机中的标准曲线来计算供试样品中的待测物含量。

4. 工作环境

相对湿度不大于 80％;温度 10~30℃;电源电压 220 V ± 10％/50 Hz ± 2％。

5. 操作规程

5.1·接通计算机及仪器供电电源。启动计算机系统。打开全自动真菌/细菌动态检测仪电源开关,预热 15 min。双击软件图标,点击"登录"。登录系统,点击"采集"。

5.2·进入主界面后,待温度栏显示温度达到 36.5℃以上后,点击"连接"。设备连接成功并确认标曲无误后,点击"样本录入"。

5.2.1　将取下胶帽的采血管插入样本架条,确保条形码垂直朝外,点击"继续";将摆放好的样本载架匀速推入操作台上,确保载架头码为第一顺位扫入,核实样本信息无误后点击"添加完成"。

5.2.2　按照提示摆放吸头及平底试管,确保无误后点击"添加完成"按键。按照软件提示图摆放试剂,点击"开始实验";进入吸头自选位置界面,选中当前吸头位置设备开始进行实验操作。

5.3·实验过程中,等待主剂添加结束,可查看动力学曲线。实验结束后,软件界面显示本轮实验的实验结果,全自动真菌/细菌动态检测仪可实验双向 LIS 数据传输。

5.4·关闭软件界面,打开全自动真菌/细菌动态检测仪仓门,拔出反应试管,清理废弃枪头、废弃试剂瓶,下降仓门,关闭仪器电源开关。

6. 质量控制

标本进行测定时应同时进行质控品的测定,质控品的检测值应在一定的范围内,以保证样本检测结果的准确性和可靠性。

7. 维护保养

7.1·仪器保养:注意防尘、防水、防污染、防止异物进入试管孔内;定期做好系统的表面清洁。

7.2・软件维护：本系统的计算机应只供本系统使用，对外来的一切软件、数据文件在使用前一定要先查杀病毒，避免造成日常记录文件的损坏或丢失。

7.3・每三个月使用检测软件中的［系统自检］功能，确保仪器工作。

8. 校正

8.1・例行校正：由厂家每年进行一次。

8.2・故障校正：质控失控或监测指标失控时，或仪器移位和维修后需校正。

8.3・校正后，微生物室负责人对各项指标核实，达标后方可。

9. 应急处理

若出现不能自行解决的故障，应及时联系经销商或工程师，并告知微生物实验室负责人。

10. 注意事项

10.1・实验前确保平底试管按照软件提示摆放；确保样本与试剂瓶胶塞处于打开状态；吸头盒缺口应朝向右上角摆放，并确保吸头盒放在载架凹槽内。

10.2・实验过程中禁止 LED 灯和 UV 紫外灯打开，保持电动门关闭状态，指示灯为红色的载架禁止拉出。

10.3・使用剩余耗材需要密封保存；实验所使用的耗材必须保证无菌、无热原。

10.4・如遇设备故障，保留现场并及时联系技术服务人员；设备为期 3 个月进行维护和保养。

参考文献

[1] 中国合格评定国家认可委员会.医学实验室质量和能力认可准则的应用要求：CNAS－CL02－A001：2023［S/OL］.（2023－08－01）［2023－09－26］.https://www.cnas.org.cn/rkgf/sysrk/rkyyzz/2023/08/912141.shtml.

[2] 国家卫生健康委员会.临床微生物检验基本技术标准：WS/T 805—2022［S/OL］.（2022－11－02）［2023－09－26］.http://www.nhc.gov.cn/wjw/s9492/202211/d9bbe1d4d4cf49408bbbb65ae401aeb5.shtml.

（周庭银）

胶体金试纸定量分析仪 BIOGIC – H1 标准操作规程

×××医院检验科微生物组作业指导书	文件编号：××-JYK-××-××-××		
版次/修改：第　　版/第　　次修改	生效日期：	第　页　共　页	
编写人：	审核人：	批准人：	

1. 目的

规范胶体金试纸定量分析仪的操作规程,保证检测质量。

2. 授权操作人

经培训并通过考核的微生物实验室工作人员或实验专员。

3. 原理

仪器的检测采用反光率的原理。试剂条插入仪器后,仪器在 525 nm 波长下发出绿色的激发光打到试剂条的 T 线处,T 线显色的胶体金为品红的颜色。利用互补色原理,绿光会被品红色吸收,没有被吸收的部分会再反射出来。仪器接收未被吸收的绿色光,通过软件中合格的标曲计算 T 线处抗原的含量。

4. 工作环境

相对湿度不大于 80％;温度 10～30℃;电源电压 AC 100～240 V,50/60 Hz。

5. 操作规程

按下仪器正面按键的电源开关,启动仪器,系统设置,项目选择,插入试纸,标准测试。

6. 质量控制

当第一次开机或每次开始时,可通过测试配套试剂中的质控品来进行质量控制。

7. 维护保养

7.1·保养

7.1.1　管理人员必须对仪器和部件进行定期检查。

7.1.2　通过目视检查电源线是否变形、断裂、断线,如果有上述情况,可能会因漏电而引起火灾等情况,请立即联系服务工程师更换新的电源线。

7.2·维护

7.2.1　本产品日常仅需外部清洁除尘,无特殊维护项目。

7.2.2　本产品清洁除尘之前,必须关闭电源开关并断开 USB 充电线。

7.2.3　清洁本产品时,需用湿布和 70％乙醇清洗仪器外表面,不要用强的漂白剂(≥0.5％溶液),因为氧化剂和溶剂可能损害检测仪外壳和触摸屏。注意不要清洗任何内部部件或内表面。

8. 校正

8.1·例行校正:由厂家每年进行一次。

8.2·故障校正:质控失控或监测指标失控时,或仪器移位或维修后需校正。

8.3·校正后,微生物室负责人对各项指标核实,达标后方可。

9. 应急处理

9.1·仪器质检成功,则仪器可进行测试,若不满足质控条件或质控失败,应禁止使用,并及时联系售后服务工程师,进行返厂校准或维修。

9.2·仪器清洁前应关闭电源开关,保证 USB 充电线插头处于断开状态,避免发生短路及触电危险。

9.3·每个项目编号和批次号都有唯一对应的检测信息数据。重新设定则覆盖原有设置。

9.4·恢复出厂设置会导致仪器内历史记录丢失,请在操作前确保数据已经导出备份。

9.5·出现不能自行解决的故障时,应及时联系经销商或工程师维修和处理,并告知微生物实验室负责人,样本培养改用其他方法。

10. 注意事项

本系统用于与胶体金免疫层析原理的试纸条配套,供人体样本的胶体金检测用。如需超越此应用范围使用本系统,请咨询厂家。根据分析结果进行临床判定时,请同时考虑临床症状和其他试验结果。

参考文献

[1] 中国合格评定国家认可委员会.医学实验室质量和能力认可准则的应用要求:CNAS-CL02-A001:2023[S/OL].(2023-08-01)[2023-09-26].https://www.cnas.org.cn/rkgf/sysrk/rkyyzz/2023/08/912141.shtml.

[2] 国家卫生健康委员会.临床微生物检验基本技术标准:WS/T 805—2022[S/OL].(2022-11-02)[2023-09-26].http://www.nhc.gov.cn/wjw/s9492/202211/d9bbe1d4d4cf49408bbbb65ae401aeb5.shtml.

(周庭银)

SAS－A培养瓶样本自动转移系统标准操作规程

×××医院检验科微生物组作业指导书		文件编号：××-JYK-××-××-××	
版次/修改：第　　版/第　　次修改		生效日期：	第　页　共　页
编写人：	审核人：		批准人：

1. 目的

规范培养瓶样本自动转移系统操作规程，保证样本正确转移至培养装置。

2. 授权操作人

经培训考核通过的微生物实验室工作人员可操作培养瓶样本自动转移系统。

3. 原理

培养瓶样本自动转移系统由机械手模块、样本传输模块、样本盘模块、一次性取样器转盘模块、内置消毒模块等组成。用于培养瓶培养后样本的转移分注、进行分析前后的处理及加工。不包含临床检验分析仪器分析前试剂或样本精密加注功能。该系统在阳性血培养瓶报阳后，机械手通过内置取样器将阳性瓶内的样本自动转移至培养装置内，同时匹配样本信息。

4. 工作环境

温度15～25℃；相对湿度35％～85％；电源AC 220 V±10％/50 Hz。

5. 操作规程

5.1·耗材种类：培养装置、注射器。

5.2·开机：检查外部电源供电，开启UPS电源开关。检查培养瓶样本自动转移系统电源线，确保处于良好状态。开启仪器电源开关，软件初始化后进入主操作界面。

5.3·操作：样本放置，使仪器处于停止状态。培养装置放置仪器内，点击"样本录入"。将血培养瓶放入样本盘模组。将一次性取样器放入一次性取样器转盘模组。点击启动按钮，自动读取血培养瓶上的信息，自动运行。培养期末取出培养装置，查看结果。

5.4·关机：确认仪器内部无培养瓶、无培养装置。关闭电脑，关机设备电源。

6. 维护保养

6.1·每日保养：清洁仪器外表。

6.2·每月保养：传感器清洁，运动部件加润滑油。

6.3·每年保养：样本盘定位校准，位置传感器校准。

7. 报警信息

7.1·无法开启设备：检查电源及保险管。

7.2·条码读取失败：检查连接线，清理表面灰尘。

7.3·显示系统无法启动：检查连接线及供电电源。

7.4·复位异常：检查复位传感器，清洁表面灰尘。

8. 注意事项

设备运行时请勿开启仓门。

9. 记录控制

填写《日常使用及保养记录表》，每月月底由实验室负责人审核记录表。

参考文献

[1] 中国合格评定国家认可委员会.医学实验室质量和能力认可准则的应用要求：CNAS - CL02 - A001：2023［S/OL］.（2023 - 08 - 01）［2023 - 09 - 26］.https://www.cnas.org.cn/rkgf/sysrk/rkyyzz/2023/08/912141.shtml.

[2] 国家卫生健康委员会.临床微生物检验基本技术标准：WS/T 805—2022［S/OL］.（2022 - 11 - 02）［2023 - 09 - 26］.http://www.nhc.gov.cn/wjw/s9492/202211/d9bbe1d4d4cf49408bbbb65ae401aeb5.shtml.

（周庭银）

Micro-CHEK Plus 微生物比浊仪标准操作规程

×××医院检验科微生物组作业指导书		文件编号：××-JYK-××-××-××	
版次/修改：第　　版/第　　次修改		生效日期：	第　页 共　页
编写人：	审核人：		批准人：

1. 目的

规范 Micro-CHEK Plus 微生物比浊仪的操作规程，确保可以配制符合要求浊度的菌悬液。

2. 授权操作人

经培训并通过考核的微生物实验室工作人员。

3. 原理

3.1·比浊法是一种用于测定液体中菌量的有效方法，它经常被用于检测各种致病菌和乳酸菌的浓度。比浊法的基本原理是利用菌产生的浊度来检测菌的数量，从而计算出菌的浓度。

3.2·比浊法的基本原理是，当添加细菌到液体中时，细菌将产生浊度，即颗粒性物质的浓度增加。这将导致液体变得混浊，并且浊度与菌的数量成正比。因此，可以通过测量液体的浊度，来推算出菌的数量。

3.3·Micro-CHEK Plus 仪器适用于测量微生物悬浮液的光密度。该仪器提供以 McF 为单位的值，与微生物浓度成比例。Micro-CHEK Plus 是兼容聚异戊二烯和玻璃管一起使用，读数范围为 0.0～5.0 McF。这个 Micro-CHEK Plus 可作为体外诊断医疗设备应用。

4. 工作环境

相对湿度 10%～85%；运行温度 15～30℃；电源电压 5 V/100 MA。

5. 操作规程

5.1·仪器的开机与关机

5.1.1　仪器的放置：比浊仪通常放置在试验台面上，根据不同需要可以移到其他地方。将仪器放置在水平的台面上，台面上要洁净，室温和相对湿度要符合要求，在读数时，避免强光照射比浊仪。

5.1.2　仪器的充电：仪器在出厂之前已经做过充电和校验服务，如果在到达客户处仪器需要充电，由 USB-TypeB 口进行充电，充电输入为 5 V/1 A，从低电量至充满需约 2 h。充电时充电指示灯为黄色，充满后为绿色。

5.1.3　仪器的开关机：后侧船形开关为总开关。关闭的情况下，设备将完全断电，不响应任何操作。前面板开关按键为软开关，长按 3 s 切换开关机状态。

5.1.4　开机：电源接通后，屏幕将保持背光全开，字符全部点亮状态 0.5 s 作为屏幕自检。设备显示固件版本号，保持 2 s。设备自动进入测量功能(图 1)。

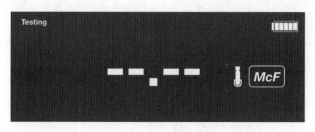

图 1　设备显示图

电量标识共 5 格,当点亮 1～5 格时,分别表示电量不少于
10%、20%、40%、60%、80%。当电量标识外框闪动,则电量已
小于 10%。当插入充电时,充电图标显示充电动画

5.1.5　关机:长按 POWER 按键 3 s,仪器进入休眠状态,再次长按仪器 3 s,仪器重新启动,进入仪器启动界面,按下仪器后部的船形开关,仪器关机,需要重新按下启动按键,重新启动仪器,此时长按 POWER 按键不会启动机器。

5.2·仪器的使用:当仪器启动后,系统进入代检状态。用以测量样本并显示结果。Testing 图标点亮。若没有放入检测管,则画面显示"－－－－",检测管标识以 1 s 为间隔闪烁以提示。若放入检测管并缓慢旋转 360°(也可以放入比浊管不旋转进行测试,厂商强烈建议旋转 360°以获得更加准确的测试结果),则检测管标识常亮。比浊仪将进行读数并显示在显示屏上。读数结果为固定两位小数,读数将以每 0.7 s 一次的速度自动更新。

5.3·测试结果的清零:日常测试浊度时,如果选用了和厂家提供的比浊管不同材质测试管的时候,建议使用生理盐水配制零比浊管进行清零操作放入检测位,可以双击 ZERO,仪器会自动清零,清零结束后可以进行常规操作。

6. 质量控制

定期进行标准管对照测试。

7. 维护保养

7.1·必要时,可以采用一些比较柔软的绵纸清洁仪器。如果有菌悬液撒在比浊仪上(包括光学区域),必须按照以下步骤去除污染:切断仪器电源,用消毒剂清洁比浊仪表面(酒精,3.6%氯溶液,或清洁剂),置于空气中晾干或用压缩空气吹干(RCⅡ型或相关型号)。

7.2·进行仪器的校准:根据之前介绍的校准程序,采用标准比浊管进行校正,以确保光学区域没有受到溅出物的影响,若校准失败,请立即联系当地厂家代表。

8. 校正

8.1·例行校正:每年至少一次。

8.2·故障校正:质控失控、仪器维修后需要校正。

8.3·校正后,微生物实验室负责人对各项指标核实,达标后方可。

9. 应急处理

Micro - CHEK Plus 的设计防止了用户直接接触光学读数区,所以当怀疑光学读数区受到污染时,请在比浊仪表面贴上"除污染"标签(标注好日期),将仪器运回厂家。由专门工程师进行维护。

10. 注意事项

10.1·所有的菌悬液都存在潜在传染危害,合格的实验室操作者应该对存在生物危害的材料进行适当的处理。

10.2·不要使用腐蚀性物质清洁 Micro - CHEK Plus 表面。

参考文献

[1] 中国合格评定国家认可委员会.医学实验室质量和能力认可准则的应用要求:CNAS - CL02 - A001:2023[S/OL].(2023 - 08 - 01)[2023 - 09 - 26].https://www.cnas.org.cn/rkgf/sysrk/rkyyzz/2023/08/912141.shtml.

[2] 国家卫生健康委员会.临床微生物检验基本技术标准:WS/T 805—2022[S/OL].(2022 - 11 - 02)[2023 - 09 - 26].http://www.nhc.gov.cn/wjw/s9492/202211/d9bbe1d4d4cf49408bbbb65ae401aeb5.shtml.

(周庭银)

第二十章
菌种保存标准操作规程

需氧菌种保存标准操作规程

×××医院检验科微生物组作业指导书	文件编号：××-JYK-××-××-××	
版次/修改：第　版/第　次修改	生效日期：	第　页 共　页
编写人：	审核人：	批准人：

1. 目的

需氧菌种保存标准操作规程，保证菌种质量的稳定性和持久性。

2. 范围

微生物实验室保存的标准菌株和来自临床的标本菌株。

3. 职责

微生物实验室检验人员正确执行本标准操作规程。

4. 操作步骤

4.1·方法一：甘油血清肉汤法。甘油肉汤按照 1∶1 混匀后，121.3℃ 15 min，冷却后无菌加入 10% 血清混匀，取 0.5 mL 分装于试管中，加入数个流感嗜血杆菌菌落研磨于此培养基中，4℃冰箱稳定 1 h，置−20℃保存。

4.2·方法二：脱脂牛乳法。买来新鲜牛乳煮沸 5 次，脱脂后取 0.5 mL 分装于 1 mL 试管中，加入数个流感嗜血杆菌菌落研磨于此培养基中，4℃冰箱稳定 1 h，置−20℃保存。

4.3·方法三：① 真空冷冻干燥法。流感嗜血杆菌纯培养物接种于 37 g/L 牛心浸液 ＋0.03% 氯化血红素＋0.01 辅酶Ⅰ中培养 36 h 后，用无菌毛细管吸取菌液放到试管中，于 −20℃冰箱稳定 1 h，然后放置到冷冻干燥机内冻干，抽真空后 4℃冰箱保存 1 年。② 冷冻干燥法。将待保存菌培养 18～24 h 后，挑取菌落加入一定量的牛肉汤或心脑浸出液，加入 20% 蔗糖，混匀，分装于安瓿中，置−70℃低温冰箱中迅速冻结，再放入冷冻干燥机内，抽真空 16～24 h，然后将安瓿封口置低温冰箱保存。大多数菌株可保存 10 年以上，甚至更长。

4.4·超冰冻法：保存菌株初代培养 18～24 h 的菌落、菌苔，加入 0.5～1.0 mL 无菌脱纤维羊血安瓿中，封口，置液氮或−40℃冰箱中保存。一般保存法见表1。

表1　常见菌种培养基保存期限

菌　种	培养时间(h)	培　养　基	保存温度(℃)	保存时间
流感嗜血杆菌	18～24	脱纤维羊血或脱脂牛奶	−20	6个月
葡萄球菌、链球菌	18～24	血琼脂斜面(高层加液体石蜡)	4～8	1～3个月
肠杆菌科	18～24	Soxbean 酪蛋白琼脂(高层加液体石蜡)	4～8	1年
肠杆菌科、非发酵菌、葡萄球菌等	18～24	牛肉汤(6 份肉汤＋4 份甘油或 10% 胰大豆肉汤或 10%～15% 甘油)	−20	6个月
苛养菌	18～24	5% 小牛血清肉汤	−20	6个月
分枝杆菌	18～24	罗氏培养基(加液体石蜡)	4～8	3个月
幽门螺杆菌	18～24	心脑浸出液或布氏肉汤加入甘油	−70	6年

（周庭银）

厌氧菌种保存标准操作规程

×××医院检验科微生物组作业指导书		文件编号：××-JYK-××-××-××	
版次/修改：第　版/第　　次修改		生效日期：	第　页 共　页
编写人：	审核人：		批准人：

1. 目的

规范厌氧菌种保存标准操作规程。保证菌种质量的稳定性和持久性。

2. 范围

微生物实验室保存的标准菌株和来自临床的标本菌株。

3. 职责

微生物实验室检验人员正确执行本标准操作规程。

4. 操作步骤

4.1·短期保存方法

4.1.1 庖肉培养基保存法：用牛肉渣和牛肉浸出液制成庖肉培养管，接种待保存菌株，然后覆盖 1～2 cm 石蜡，再将培养管垂直放置片刻，待石蜡凝固置 35℃培养（无芽孢厌氧菌培养 72 h，普通梭菌培养 24 h，产气荚膜梭菌和多枝梭菌培养 2 周左右），最后置室温或 -20℃保存。发酵糖类的厌氧菌每个月转种 1 次，不发酵糖类的厌氧菌 3～6 个月转种 1 次。

4.1.2 半固体培养基保存法：在上述液体培养基中加入 0.2%～0.5%琼脂，制成半固体培养基，接种时用毛细管将待保存的厌氧菌的菌液加入半固体培养管底，表面加入 1～2 cm 厚度的液体石蜡，密封管口，培养 48 h，置室温或 -20℃保存。

4.1.3 甘油乳剂培养基保存法：在厌氧液体培养基（含胰蛋白胨、牛肉膏、酵母浸粉、L-半胱氨酸和维生素 K 等）中加入少量牛肉渣，分装于长试管中，接种待保存菌株，置 35℃培养 48～72 h，取出后加入无菌甘油（按 1∶1 比例），盖紧盖子后用石蜡封口，置 4℃或 -20℃保存。此法适用于保存脆弱拟杆菌、产黑色素普雷沃菌和具核梭杆菌。

4.2·长期保存法

4.2.1 低温冷冻保存法（厌氧菌在低温条件下新陈代谢处于抑制状态，不繁殖也不死亡）：培养基包括脱纤维羊血、兔血或马血，20%脱脂牛乳，7.5%葡萄糖的马血清。将待保存菌株（培养 24～48 h）加入上述培养基中，封好瓶口，置 -70℃液氮或 -70℃低温冰箱中保存。菌种不同造成保存时间差异，最长可保存 10 年，最短可保存 2 年以上。

4.3·冷冻真空干燥法：冷冻真空干燥法的培养基（保存剂）有 2 种，一种是用 10%～20%脱脂牛乳加入 0.1%的谷氨酸钠和 0.03%的 L-半胱氨酸，煮沸 15 min 消毒，冷却备用。另一种是用 10%蔗糖与马血清的混合液，过滤灭菌，并置厌氧环境中预还原，分装备用。将培养 48 h 左右（处于生长静止期）的厌氧菌落或菌苔刮下，加入一定量的上述培养基，混匀分装于安瓿中，置 -20℃低温冰箱中迅速冻结，再放入冷冻干燥机内，抽真空 16～24 h，然后将安瓿封口，置 4℃环境下长期保存。

（周庭银）

结核分枝杆菌保存标准操作规程

×××医院检验科微生物组作业指导书	文件编号：××-JYK-××-××-××
版次/修改：第　版/第　次修改	生效日期：　　　第　页 共　页
编写人：	审核人：　　　批准人：

1. 目的

规范结核分枝杆菌保存标准操作规程。保证菌种质量的稳定性和持久性。

2. 范围

微生物实验室保存的来自临床的标本菌株。

3. 职责

微生物实验室检验人员正确执行本标准操作规程。

4. 操作步骤

4.1·短期保存方法（悬浮液低温保存法）：结核分枝杆菌充分悬浮于经高压灭菌的 20% 丙三醇生理盐水中，保藏在 -20℃。使用该方法，大部分分枝杆菌能保存 1 年以上。

4.2·长期保存方法（悬浮液超低温保存法）：10 mg 结核分枝杆菌充分悬浮于冻存溶液（6 g 胰蛋白胨溶于 100 mL 20% 丙三醇水溶液）中，保藏温度为 -70℃。使用该方法，大部分分枝杆菌能保存 5 年以上。

参考文献

[1] 中国合格评定国家认可委员会.医学实验室质量和能力认可准则的应用要求：CNAS-CL02-A001：2023［S/OL］.（2023-08-01）［2023-09-26］.https://www.cnas.org.cn/rkgf/sysrk/rkyyzz/2023/08/912141.shtml.

[2] 国家卫生健康委员会.临床微生物检验基本技术标准：WS/T 805—2022［S/OL］.（2022-11-02）［2023-09-26］.http://www.nhc.gov.cn/wjw/s9492/202211/d9bbe1d4d4cf49408bbbb65ae401aeb5.shtml.

[3] 中国合格评定国家认可委员会.医学实验室质量和能力认可准则在临床微生物学检验领域的应用说明：CNAS-CL02-A005：2018［S/OL］.（2018-03-01）［2023-09-26］.https://www.cnas.org.cn/rkgf/sysrk/rkyyzz/2018/03/889106.shtml.

（周庭银）

真菌菌种保存标准操作规程

×××医院检验科微生物组作业指导书		文件编号：××-JYK-××-××-××	
版次/修改：第　　版/第　　次修改		生效日期：	第　页　共　页
编写人：	审核人：		批准人：

1. 目的

规范菌种保存标准操作规程。保证菌种质量的稳定性和持久性。

2. 范围

微生物实验室保存的标准菌株和来自临床的标本菌株。

3. 职责

微生物实验室检验人员正确执行本程序。

4. 操作步骤

4.1·冰冻保存法：冰冻保存有助于抑制真菌，尤其是抑制皮肤癣菌发生多形性变化，即变异（当其培养物变成白色蓬松绒毛状时，真菌就失去所有特征性的颜色及形态学特征，甚至会停止产生各种孢子，由此会导致菌种鉴定困难）。真菌接种在沙氏培养基上培养 8～10 日或直至见到菌落将近要全面覆盖培养基时，将试管置于 -20℃冰箱中保存。

4.2·石蜡油保存法：真菌接种于沙氏琼脂上，25℃培养，酵母菌 2～4 日，产孢子的丝状真菌需形成成熟的孢子，不产孢子的真菌生长成健壮的菌丝为止。覆盖 2 cm 的无菌石蜡（矿物）油（石蜡油的灭菌一般在 1 h 以上，然后将自然冷却的石蜡油加入含真菌的试管中，使液面高于斜面顶部 1 cm 左右）。使用此方法，许多真菌可在室温下存活数年。在恢复培养时，先从石蜡油下面挑取一小块（2～3 mm³）菌落，沿试管壁边挑取挤压过多的石蜡油（因石蜡油过多会抑制真菌生长），然后接种于沙氏琼脂斜面上，培养数日并观察生长情况。

4.3·水保存法：将真菌接种于培养基的斜面上，待培养成熟后，将无菌蒸馏水直接注入试管中，冲洗下孢子和菌丝，再转入无菌小试管中，密封瓶口，贴好标签，存放在室温或 4℃即可。利用此管保存菌株，简便易行，经济，效果好。在恢复培养时，取混悬液接种于 SDA 培养基中即可。大多数真菌均可用这种方法保存数年（最长 12 年）。

4.4·新型隐球菌质控菌株可接种至脑心浸液，分装后，4℃保存。

参考文献

[1] 中国合格评定国家认可委员会.医学实验室质量和能力认可准则的应用要求：CNAS-CL02-A001：2023[S/OL].(2023-08-01)[2023-09-26].https://www.cnas.org.cn/rkgf/sysrk/rkyyzz/2023/08/912141.shtml.

[2] 国家卫生健康委员会.临床微生物检验基本技术标准：WS/T 805—2022[S/OL].(2022-11-02)[2023-09-26].http://www.nhc.gov.cn/wjw/s9492/202211/d9bbe1d4d4cf49408bbbb65ae401aeb5.shtml.

[3] 中国合格评定国家认可委员会.医学实验室质量和能力认可准则在临床微生物学检验领域的应用说明：CNAS-CL02-A005：2018[S/OL].(2018-03-01)[2023-09-26].https://www.cnas.org.cn/rkgf/sysrk/rkyyzz/2018/03/889106.shtml.

（周庭银）

附　　录

一、微生物室记录表格示例

（一）组织管理

1. 微生物组培训记录表

培训时间			培训地点	
培训老师			培训方式	
培训主题				
培训内容摘要				
参加培训人员签到共　人				
改进措施				
培训后的能力评价		负责人：　　　　日期：		

2. 临床沟通记录表

20　　年　微生物组

日期	沟通形式	沟通内容	处理意见	科室	医师	检验师	联系方式

3. 与临床医护、信息科人员咨询服务记录表

时间：		地点：
科室：		形式：

服务内容：
实验诊断科现有检验项目：
1. 检验向申请开单及标本采集、运输等方面

2. 检验项目的设置、结果准确性等方面

3. 检验报告时间、报告单质量等方面

4. 检验项目危急值的范围、报告流程等方面

5. 实验诊断科服务质量、沟通等方面

实验诊断科新项目、新技术：
1. 临床科室对实验诊断科新项目的需求、计划等

2. 临床科室对实验诊断科开展的以下新项目知晓度、临床应用及相关问题

其他：

联系人签名：

参加人员签名：

咨询组对讨论内容分析记录：

记录人： 日期：

科室主任验证、评价：

科主任签名： 日期：

4. 实验室安全与防护操作考核表

考核内容 姓名/时间	1. 手卫生管理		2. 个人防护操作		3. 样本溢洒紧急处理操作		4. 操作认真与熟练程度	总评分
	操作顺序	规范程度	操作顺序	规范程度	操作顺序	规范程度		

操作规范

1. 手卫生管理

洗手步骤：取适量肥皂或者皂液，均匀涂抹至整个手，认真揉搓双手至少 15 s。

a. 掌心相对揉搓；

b. 手心对手背沿指缝相互揉搓；

c. 双手交叉指缝相互揉搓；

d. 关节在另一手掌心旋转揉搓；

e. 手心握住大拇指旋转揉搓；

f. 指尖并拢在另一手掌心揉搓；

g. 彻底冲净双手，擦干，护肤。

2. 个人防护操作

穿防护用品步骤：戴口罩→戴护目镜或面具→戴帽子→穿防护服→穿长筒靴或可消毒的保护性脚套→戴手套。

脱防护用品步骤：摘手套→洗手或手消毒→脱防护服及鞋套→洗手或手消毒→摘帽子→摘护目镜→洗手或手消毒→摘口罩→洗手或手消毒。

3. 样本溢洒紧急处理操作

标本溢出→打开急救箱→取出消毒液、纱布等→纱布盖在溢出标本上→喷洒消毒液从外至内→75％酒精再次消毒。

4. 评分标准

总分 100 分，每错一操作步骤扣 2 分，规范程度满分 10 分，认真与熟练程度满分 14 分。

5. 新来人员培训与考核评价表

微生物组　　□实习生　□进修生　□员工　姓名：　　　　工作日期(年/月/日)：　　　至

培训类型	培训内容	培训时间/带教老师	考核评价
岗前培训	□ 介绍微生物组工作制度、值班制度、生物安全制度。 □ 须仔细阅读《微生物室工作须知》并签字。 □ 讲解《实验室生物安全》与《实验室清洁消毒 & 下班前检查》(PPT方式)。 □ 操作演练：手卫生、个人防护、标本洒溢处理、**冲眼器使用**、下班前检查。		
岗位1 标本接种	□ 检验流程与岗位职责(PPT方式)。 □ 临床标本的接收方法、拒收原则及方式。标本采集、运送、保存要求。 □ 各类微生物标本的分离培养技术。 □ 痰标本质量检查方法和结果输入。**显微镜的使用**和清洁保养。 □ 各类标本结核菌培养、泌尿生殖道支原体培养的操作。 □ **生物安全柜、红外灭菌器、培养箱**使用和清洁保养。**CO_2气瓶**的使用。 □ **血培养仪(FX200/VersaTREK)**的使用、保养和常见故障处理。 □ 培养基的质量验证。 □ 填写本岗位相关实验记录。		
岗位2 标本涂片	□ 检验流程与岗位职责(PPT方式)。 □ 各类微生物标本的涂片技术，痰抗酸涂片前处理。**(离心机使用和清洁保养)** □ 革兰染色、抗酸染色、瑞氏染色的操作。 □ 显微镜检查方法、结果判断、报告方式。结核菌培养结果判读。 □ 血培养一级报告(危急值报告)和二级报告(直接药敏试验)。 □ 血培养怀疑布鲁菌的处理流程和安全防护措施。 □ 革兰染液、抗酸染液的室内质控与质量验证。 □ 填写本岗位相关实验记录。		
岗位3 杂项岗位	□ 检验流程与岗位职责(PPT方式)。 □ **MB-80微生物快速动态检测系统的**使用和保养。 □ 内毒素、葡聚糖检测原理、结果报告。 □ 冷凝集、肥达反应、结核抗体、阴道加德纳菌、衣原体的检测和报告。 □ T.SPOT的采集要求、结果报告与解读。 □ 一般培养基、氧化酶等试剂的制备与室内质控。**(电子天平的使用和清洁)**		

（续表）

培训类型	培　训　内　容	培训时间／带教老师	考核评价
岗位3 杂项岗位	☐ 医院环境卫生监测、报告。压力灭菌效果监测。多重耐药菌的上报。 ☐ **压力蒸汽灭菌锅**的使用、清洁保养。 ☐ 相关检验的室内质控和试剂质量验证。 ☐ 填写本岗位相关实验记录。		
岗位4 细菌鉴定 药敏试验	☐ 检验流程与岗位职责（PPT方式）。 ☐ 生化试验、药敏试验的室内质控。标准菌株的使用和保存销毁。 ☐ 培养结果判读（菌落形态、镜下特征、手工生化结果）和处理记录。 ☐ 菌落涂片染色、分纯、手工生化试验。 ☐ 卫星试验，OP试验，CAMP试验的操作、判读。 ☐ 常见细菌的鉴定流程。（上机，手工生化） ☐ 常见细菌纸片扩散法和仪器法药敏试验的操作。（抗菌药物纸片贴放要求） ☐ **培养箱、红外、低温冰箱、比浊仪、游标卡尺的使用和清洁保养。** ☐ **微生物分析仪（VITEK 2 Compact\Walkaway96）**的使用和常见故障处理。 ☐ 抑菌圈直径的测量，抗菌药物敏感性判断。（CLSI M100S） ☐ β-内酰胺酶、D试验、E试验的操作和判读。 ☐ 结果报告和审核。 ☐ 多重耐药菌的判读。特殊耐药菌如VRE的复核。细菌耐药机理和天然耐药。 ☐ 鉴定卡、药敏卡、抗菌药物纸片、血培养瓶的质量验证。 ☐ 填写本岗位相关实验记录。		

6. 仪器设备使用授权表

序号	设备自编号	仪器设备名称	授权人	被　授　权　人

7. 培训汇总与能力评估表

姓　名		学历		工作年限	
专业组		职称		日　期	

年度培训汇总：

能力评估：

科主任签字：　　　　　　　日期：

（二）环境与安全管理

8. 安全检查处理表

检查日期		检查科室		检查人	
检查内容					
检查结果					
发现违规情况的处理					

负责人：　　　　　　　日期：

9. 标准菌株传代和保存记录表

20   年 微生物组

传代日期	标准菌株名称	菌株来源	菌株批号	传代次数	保管员	销毁日期	销毁人

10. 高危医疗废弃物交接处置记录表

专业组：微生物组

日期	标本号	高危废弃物名称	数量	移交人	移交地点	销毁时间	销毁人

11. 环境温湿度失控处理记录表

微生物组   年

日期	温湿度失控情况	处 理 措 施	恢复时间	监控者

12. 实验室紫外线消毒记录表

20　　年　　月　微生物组

	无菌室		接种室		鉴定室		仪器室		半污染区		抗酸染房		记录者
	照射1 h	累计照射	照射1 h	累计照射	照射1 h	累计照射	照射1 h	累计照射	照射1 h	累计照射	照射1 h	累计照射	
1													
2													
3													
4													
5													
6													
……													
31													

注：本实验室每天 13:00—14:00 开启紫外灯。紫外灯累计使用时间为 857 h，到期及时更换

13. 外来人员进入实验室登记表

20　　年　微生物室

日期	姓名	单　位	进入时间	事由	离开时间	接待者	备注

*表格：安全管理（实验室安全管理程序）——CZH‐SOP‐WSW‐161/01‐0

14. 微生物室温度与湿度记录表

20　　年　　月

日期	监测时间	接种室		仪器室		无菌室		鉴定室		记录者
		温度 15～28℃	湿度 30%～80%	温度 18～25℃	湿度 30%～80%	温度 15～28℃	湿度 20%～80%	温度 15～30℃	湿度 20%～70%	
1										
2										
3										
4										
5										
6										
……										
31										

15. 压力蒸汽灭菌化学监测记录表

包 外 指 示 条	包 内 指 示 卡

16. 医务人员职业性疾病、伤害和不利事件报告

科室：　　　　　　　　　日期：　　　　　　　　　表格编号：

时　间		地点	
相关人员			

<table>
<tr><td colspan="4" align="center">事故详细情况</td></tr>
<tr><td colspan="4" height="600">　</td></tr>
<tr><td colspan="4" align="center">预防建议和措施</td></tr>
<tr><td colspan="4" height="400" align="right">负责人：　　　　　　日期：　　　　　</td></tr>
</table>

17. 有效氯监测记录表

20　年　　月　微生物组

日期	有效氯 2 000 mg/L			有效氯 500 mg/L		测氯指示条	监测者
	浸泡桶 1	浸泡桶 2	浸泡桶 3	擦桌盆	拖地桶		
1							
2							
3							
4							
5							
6							
……							
31							

注：将测氯指示条丢入已配制消毒液，变色标准参考说明书

（三）质量管理

18. 报告单补发记录

科室：　　　　　　　　　　日期：　　　　　　　　　　表格编号：

补发时间	补发报告单原始信息	补发原因	接收人签字	补发人签字

19. 报告结果修正记录表

20　年　微生物组

日期	修正者	标本号	标本类型	错误结果	修正结果	审核者

20. 不合格标本处理记录表

20　　年　微生物组

日期	条形码	姓名	ID号	病区床号	拒收原因及处理方法	通知者	接收者	接收时间

* 表格：检验前操作程序（标本拒收规程序）——CZH－SOP－WSW－206/01－0

21. 差错记录表

20　　年　微生物组

日期	差错者	差错内容	原因分析	解决措施	发现者

22. 检验报告修改申请记录表

科室：　　　　　　　　　　　　　日期：　　　　　　　　表格编号：

患者姓名	科室	床号	住院号/门诊号	原报告日期	修改日期	项目	修改原因及改动内容	申请人	组长签字	科主任签字

23. 纠正措施处理单

不符合事实	发现人员： 日　期：
原因分析	责任人： 日　期：
纠正措施	专业组负责人： 日　期：　　　　　　　　　　批准人： 　　　　　　　　　　　　　　　　日　期：
效果验证	确认人： 日　期：

24. 失控分析报告记录表

20　年　微生物组

失控项目	
失控日期	
质控品名称	
质控品批号	
质控范围	
仪器名称型号或试剂	
试剂品牌和批号	
失控情况	
失控原因分析	
纠正日期	
纠正措施	
纠正结果	
临床影响评估	
预防措施	
操作人员签字	
组长/质量负责人签字	

＊表格：质量管理（室内质控管理程序）——CZH - SOP - WSW - 133/12 - 0

25. 血培养污染统计表

日期	标本号	姓　名	科室-床号	报告结果	备　注

26.延迟报告登记表

通知时间	延迟报告标本编号	延迟报告项目	延迟原因	拟报告时间	报告者	接收者	备注

27.质量监督记录表

20　　年　　月　微生物组　质量监督者：

序号	检 查 项 目	检 查 结 果	检 查 说 明
1	工作量		
2	室内质控		
3	室间质评		
4	试剂验证		
5	试剂出入库		
6	设备故障		
7	设备维护与校准		
8	人员培训与考核评估		
9	采样到接收		
10	TAT 符合率		
11	报告单差错		
12	检验差错		
13	安全管理		
14	临床沟通		
15	服务改进		
16	医患投诉		
17	尿培污染率		
18	血培污染率		

28. 转检标本核收登记表

科室：　　　　　　　　　日期：　　　　　　　　　表格编号：

日期	时间	姓名	科室	标本类型	检验项目	标本总数	送检者	接收者

（四）质量验收和室内质量控制

29. 结核分枝杆菌抗体(IgG/IgM)质控记录表

20　　年　月

日期	试 剂 批 号	阳性对照		阴性对照		操作者
		IgG	IgM	IgG	IgM	
1						
2						
3						
4						
5						
……						
31						

30. 染色液质控记录表

年

月　份	质控日期	质控片批号	革兰染色质控结果	检验者签名	抗酸染色质控结果	检验者签名

* 表格：质量管理（室内质控管理程序）——CZH-SOP-WSW-133/08-0

31. 生化反应试验质控记录表

20　　年　　月

日期	凝固酶		过氧化氢酶		氧化酶		吲 哚		检验者	审核者
	金葡菌 ATCC 25923	表皮葡萄球菌 （质控菌株）	金葡菌 ATCC 25923	粪肠球菌 ATCC29212	铜绿假单胞菌 ATCC27853	大肠埃希菌 ATCC25922	大肠埃希菌 ATCC25922	肺炎克雷伯菌 （质控菌株）		
1										
2										
3										
4										
5										
……										
31										

32.20××年微生物分析仪鉴定卡质量控制记录表

日期	仪器	鉴定卡	批 号	质控菌株	鉴定值	检验者	审核者

33.20××年微生物分析仪药敏卡质量控制记录表

20　　年　药敏结果在控，用"√"表示

日期	GP67 批号	GN13 批号	ATCC 25922	ATCC 27853	ATCC 35218	ATCC 29212	ATCC 29213	操作者	复核者

34. 批号及每货次染色液质量验证记录表

日期	染液名称	批 号	革兰染色液		抗酸染色液		检验者
			金葡菌 ATCC25923	大肠埃希菌 ATCC25922	快速生长分枝杆菌（质控菌株）	大肠埃希菌 ATCC25922	

35. 新批号及每货次药敏试验纸片质量验证记录表

20　　年

日期	药物纸片	批号	ATCC 25922	ATCC 27853	ATCC 35218	ATCC 25923	ATCC 29213	ATCC 29212	检验者

结果为抑菌圈直径（mm），抗菌药物纸片与标准菌株对应的判断折点见 CLSI M100 - S26

36. 20×× 年新批号及每货次培养基质量验证记录表

培养基	日期	批号	外观	pH	无菌试验	生长试验/生长抑制试验/生化反应														检验者
						化脓链球菌	肺炎链球菌	金黄色葡萄球菌	大肠埃希菌	粪肠球菌	流感嗜血杆菌	脑膜炎奈瑟菌	白念珠菌	光滑念珠菌	伤寒沙门菌	福氏志贺菌	普通变形杆菌	鼠伤寒沙门菌	肺炎克雷伯菌	

注：① 菌株来源：金黄色葡萄球菌 ATCC25923、大肠埃希菌 ATCC25922、粪肠球菌 ATCC29212 来源于上海市临检中心，其他菌株均来自质控菌株或来自已知菌株或来自厂家的合格证明，随机抽取；② 保存厂家的合格证明；③ 表格摘自《质量管理——室内质量控制管理程序》，编号 CZH-SOP-WSW-133

琼脂平板培养基 3%～5% 进行无菌试验及生长试验，购买各种培养基质控要求见附表。

附表：

购买各种培养基质控要求

培养基	外观检查	无菌试验	孵育时间及环境	生长/生长抑制试验/生化反应
哥伦比亚血平板	外观：培养基表面湿润平整，均匀分布；颜色：红色；厚度：≥3 mm	置 35℃±1℃恒温箱，孵育 24 h，无菌生长	35℃，24 h	乙型溶血链球菌：生长，周围产生 β 溶血；肺炎链球菌：生长，周围产生 α 溶血；金黄色葡萄球菌：生长，周围有透明溶血环；大肠埃希菌：生长，乳白色菌落
麦康凯琼脂平板	外观：培养基表面湿润平整，均匀分布；颜色：浅紫红色半透明；厚度：≥3 mm	置 35℃±1℃恒温箱，孵育 24 h，无菌生长	35℃，24 h	大肠埃希菌：生长，粉红色菌落；粪肠球菌：被抑制；奇异变形杆菌：生长，无色菌落；鼠伤寒沙门菌：生长，无色菌落

（续表）

培养基	外观检查	无菌试验	孵育时间及环境	生长/生长抑制试验/生化反应
巧克力琼脂培养基	外观：培养基表面湿润平整，均匀分布 颜色：呈巧克力色 厚度：≥3 mm	置35℃±1℃恒温箱，孵育24 h，无菌生长	35℃，5%~10% CO₂，24 h	流感嗜血杆菌：生长，灰白色菌落 脑膜炎奈瑟菌：生长，灰白色菌落
M-H琼脂培养基	外观：培养基表面湿润平整，均匀分布 pH：7.0±0.2 颜色：浅紫红色半透明 厚度：≥4 mm	置35℃±1℃恒温箱，孵育24 h，无菌生长	35℃，24 h	大肠埃希菌：生长，乳白色色菌落 金黄色葡萄球菌：生长，浓黄色菌落 铜绿假单胞菌：生长，无色菌落
念珠菌显色培养基	外观：培养基表面湿润平整，均匀分布 颜色：浓乳白色半透明 厚度：≥3 mm	置35℃±1℃恒温箱，孵育24 h，无菌生长	35℃，24 h	白念珠菌：生长，绿色菌落 光滑念珠菌：生长，紫色菌落
尿培养筛选显色平板	外观：培养基表面湿润平整，均匀分布 颜色：乳白色半透明 厚度：≥3 mm	置35℃±1℃恒温箱，孵育24 h，无菌生长	35℃，24 h	大肠埃希菌：生长，红色菌落 变形杆菌：生长，棕色菌落 粪肠球菌：生长，蓝色菌落 金黄色葡萄球菌：生长，金黄色菌落 克雷伯菌：生长，铁蓝色菌落 肠杆菌：生长，铁蓝色菌落 其他菌：生长，无色菌落
克氏双糖铁培养基	外观：培养基表面湿润平整，均匀分布 颜色：浅棕红色半透明 厚度：直立段1 cm，斜面2 cm	置35℃±1℃恒温箱，孵育24 h，无菌生长	35℃，24 h	普通变形杆菌、福氏志贺菌、鼠伤寒沙门菌：上层红色，下层黄色 大肠埃希菌：上下层全黄色 普通变形杆菌、鼠伤寒沙门菌：产生硫化氢 大肠埃希菌、福氏志贺菌：不产生硫化氢

（续表）

培　养　基	外　观　检　查	无　菌　试　验	孵育时间及环境	生长/生长抑制试验/生化反应
沙门菌增菌液	外观：暗绿色半透明液体 容量：(8±0.5)mL/支，(500±1)mL/瓶 pH: 7.2±0.2	置35℃±1℃恒温箱，孵育24 h，无菌生长	35℃, 24 h	沙门菌：生长，液体浑浊
XLD	外观：培养基表面湿润平整，均匀分布 颜色：桃红色半透明 厚度：≥3 mm	置35℃±1℃恒温箱，孵育24 h，无菌生长	35℃, 24 h	伤寒沙门菌：生长，红色菌落有黑心 福氏志贺菌：生长，红色菌落 粪肠球菌：部分至完全抑制 大肠埃希菌：部分至完全抑制
多功能双相显色液体培养瓶	外观：培养基外观清洁，瓶内液体培养基浅棕色，透明，无絮状沉淀物，固体培养基表面平整，均匀分布，无气泡 装量：液体培养基 (7±1) mL，固相 (2.5±0.5) mL	置35℃±1℃恒温箱，孵育24 h，无菌生长	35℃, 24 h	金黄色葡萄球菌：液相呈浑浊生长，固相呈紫红色菌落 大肠埃希菌：液相呈浑浊生长，固相呈紫红色菌落 白念珠菌：液相呈浑浊生长，固相呈灰白色菌落
淋病奈瑟菌	外观：培养基表面湿润平整，均匀分布 颜色：红色 厚度：≥3 mm	置35℃±1℃恒温箱，孵育24 h，无菌生长	35℃, 5%~10% CO_2, 24 h	淋病奈瑟菌：生长，灰白色菌落
巧克力琼脂培养基（不加抗生素）	外观：培养基表面湿润平整，均匀分布 颜色：呈巧克力色 厚度：≥3 mm	置35℃±1℃恒温箱，孵育24 h，无菌生长	35℃, 24 h	流感嗜血杆菌：生长良好 脑膜炎奈瑟菌：生长良好
沙氏琼脂培养基	外观：培养基表面湿润平整，均匀分布 颜色：浅黄色半透明 厚度：≥3 mm	置35℃±1℃恒温箱，孵育24 h，无菌生长	需35℃, 24 h	白念珠菌：生长，乳白色菌落

37. 血培养瓶质量验证记录表

20___ 年

日期	血培养仪	血瓶批号	ATCC25922 报阳时间	ATCC25923 报阳时间	验证结果	检验者

*表格：质量管理（室内质控管理程序）——CZH-SOP-WSW-133/06-0

38. 每周药敏质控（K-B法）——大肠埃希菌 ATCC25922

抗生素 / 日期	1 AK 19-26	2 CN 19-26	5 AMP 15-22	6 SAM 19-24	9 KZ 21-27	11 CXM 20-26	12 CTX 29-35	13 CAZ 25-32	17 IPM 26-32	20 CIP 30-40	29 SXT 23-29	34 SCF 28-34	35 TZP 24-30	36 FEP 31-37	33 FOX 23-29	40 MEM 28-35	43 FOT 22-30	49 MH 19-25	TCC 20-27	PB 13-19	操作者 复核者

39. 每周药敏质控(仪器法)记录表

20 年

日期	药敏卡	批号	ATCC 25922	ATCC 27853	ATCC 35218	ATCC 29212	ATCC 29213	操作者	审核者

40. 诊断血清质控记录表

20 年

日期	抗血清	批号	阳性对照			阴性对照	检验者
			福氏志贺菌(质控菌)	伤寒沙门菌(质控菌)	致病性大肠埃希菌(质控菌)	大肠埃希菌 ATCC25922	

* 表格：质量管理(室内质控管理程序)——CZH-SOP-WSW-133/09-0

41. 自配试剂、培养基质量验证记录表

20 年

日期	名称	配制量	pH	无菌试验	ATCC 25923	ATCC 29212	ATCC 27853	ATCC 25922	肺炎克雷伯菌质控菌株	配制者

（五）设备管理

42. BD BACTEC FX200 全自动血培养仪使用、保养及维修记录表

20　　年　　月　　（点击按钮使相应指示灯点亮，用"√"表示）

日期	质控温度（℃）	红色按钮	绿色按钮	警报按钮	状态按钮	每月清洗过滤器	故障及维修	操作者
1								
2								
3								
4								
5								
……								
31								

43. MB‑80A 微生物快速动态检测系统使用、保养及维修记录表

20　　年　　月

日期	反应区 37℃±0.5℃	加热区 70℃±5℃	冷却区	每周保养	故障及维修	操作者
1						
2						
3						
4						
5						
……						
31						

＊表格：微生物检验仪器标准操作规程（MB‑80 微生物快速动态检测系统标准操作规程）——CZH‑SOP‑WSW‑314/01‑0

44. VITEK 2 Compact 全自动微生物鉴定仪使用、保养及维修记录

20　　年　　月

日期	仪器状态	清洁废卡槽（每日）	清洁填充仓（每日）	清洁光学读头（每周）	清洁试卡架（每月）	清洁载卡架（每月）	故障及维修	操作者
1								
2								
3								
4								
5								
……								
31								

45. VITEK 2 Compact 比浊仪监测记录表

20　　年　　月

日期	使用状态	0.5 McF 允许范围（0.44～0.56）		2.0 McF 允许范围（1.85～2.15）		3.0 McF 允许范围（2.79～3.21）		操作者
		实测值	结果评价	实测值	结果评价	实测值	结果评价	
1								
2								
3								
4								
5								
……								
31								

表格：VITEK 比浊仪标准操作规程——CZH‐SOP‐WSW‐312/01‐0

46. 冲眼器维护记录表

20　　年

日期	每周清洁	出水情况	故障及维修	操作者

注：每周清洁冲眼器的水槽，并观察出水情况。若速度很慢或几乎滴不出时，必须维修，做好记录

47. 低温冰箱温度、使用保养记录表

20　　年　　月

日期	温度(℃)	箱体清洗	内壁除霜	存放物品	故障及维修	记录者
1						
2						
3						
4						
5						
……						
31						

48. 高压灭菌锅使用及维修记录表

20　　年　　　型号：　　　　　　存放地点：微生物室

日期	灭菌物品	开机时间	使用情况		关机时间	清洗内胆	故障维修	操作者
			温度/时间 121℃ /20 min	压力 (0.15 MPa)				

＊表格生物检验仪器标准操作规程(LMQ.C压力蒸汽灭菌器标准操作规程)——CZH－SOP－WSW－313/01－0

49. 培养箱温度、保养、维修记录表

20　　年　　月

日期	2号培养箱			4号培养箱	5号培养箱			6号培养箱	7号培养箱			8号培养箱			记录人
	CO_2 5%~10%	压力 MPa	35℃ ±1℃	35℃ ±1℃	CO_2 5%~10%	压力 MPa	35℃ ±1℃	28℃± 1℃	CO_2 5%~10%	压力 MPa	35℃ ±1℃	CO_2 5%~10%	压力 MPa	35℃ ±1℃	
1															
2															
3															
4															
5															
......															
31															

50. 设备检定、校准年度计划表

专业组：　　　　　年度：

设备编号	设备名称	型号	检定/校准机构名称	检定/校准时间	检定/校准有效期	备注

51. 生物安全柜日常使用及维修记录表

20　　年　　月

日期	使用时间	75%酒精擦拭台面	紫外消毒1 h	使用者	故障及维修
1					
2					
3					
4					
5					
......					
31					

52. 显微镜使用、保养及维修记录表

20　　年　　月

日期	1号(摄像)		2号(普通)		3号(普通)		4号(荧光)		故障维修	操作者
	使用时间	洁镜	使用时间	洁镜	使用时间	洁镜	使用时间	洁镜		
1										
2										
3										
4										
5										
6										
……										
31										

53. _____年微生物室设备预防性维护年度计划表

序号	设备名称	设备维护内容	保养周期	保养时间	实施情况
1					
2					
3					
4					
5					

54. 仪器设备档案表

仪器名称		型号		仪器编号	
生产厂家		产地		出厂编号	
当前位置		到货日期		仪器接收时状态	
仪器用途		厂家联系人		厂家联系电话	

仪器维护保养：已按实施（详见）

主要性能参数：校准和/验证报告/证明的复印件

验收日期		验收部门		验收人	

验收结论：

启用日期	使用部门	放置地点	负责人	备　注	

仪器调动记录					
移交日期	移交部门	移交人	接受部门	接收人	仪器移交时状态

仪器报废记录			
报废日期：	已使用年限：	折旧价值：	批准人：

报废原因：

仪器附属设备及配件				
名称	规格型号	单位	数量	用　途

备注：

55.仪器设备总表

序号	设备唯一标识	名称	型　号	位置	状态	制造厂家	出厂编号	使用日期	设备负责人	维修电话	备注

（六）危急值和耐药菌管理

56.传染病报告登记表

20　　年　微生物组

日期	标本号	姓名	病人号	病区/床号	标本类型	报告结果	报告时间	报告者	接收者	防保科

57.临床耐药菌复核记录表

20　　年　微生物组

日期	标本号	姓名	住院号	科室/床号	采样日期	标本类型	细菌	初检结果	初检者	复检结果	复检者

注：① 需复核耐药菌：VRE、PRSP、CRE,万古、利奈、替加环素 I 或 R 的革兰阳性球菌,青霉素耐药的链球菌。② 复核信息包括菌株复核结果、药敏复核结果(KB 直径、MIC 值)

58. 危急值报告记录表(_____标本)

科室：　　　　　　　　　　日期：　　　　　　　　　　表格编号：

日期	标本号	姓名	病人号	病区/床号	报告结果	报告时间	报告者	接收者

注：① 血培养一级报告内容：阳性瓶培养物涂片、革兰染色镜检结果。② 危急值报告范围：包括血、脑脊液查见脑膜炎双球菌。
＊表格：检验后操作程序(危急值报告程序)——CZH－SOP－WSW－802/01－0

(周庭银)

二、典型不符合案例分析与整改

序号	条 款 号	不 符 合 描 述
1	CNAS－CL02：2023 6.2.2 a)	实验室不能提供微生物室结果审核岗的人员资质要求。
2	CNAS－CL02：2023 6.2.2 c)	实验室不能提供不同岗位人员的能力评估标准。
3	CNAS－CL02－A0001 6.2.2 1)	实验室无法提供××(工号×××)辨色相关检查记录。
4	CNAS－CL02：2023 6.2.2 d) CNAS－CL02：2023 6.2.5 c)	实验室不能提供夜班人员××(工号××)微生物标本接种的培训、评估记录。
5	CNAS－CL02－A0001 6.2.2 3)	实验室不能提供×年×月新入职员工吴××(工号×××)最初6个月内2次能力评估记录。
6	CNAS－CL02：2023 6.2.5 c)	实验室不能提供新员工(工号×××)对其进行细菌质谱仪培训的记录。
7	CNAS－CL02－A001：6.3.2 1)	实验室从事新型冠状病毒肺炎相关标本的检测、转运及外送服务等，但实验室不能提供相应的标本采集转运和生物安全操作的作业指导书。
8	CNAS－CL02－A001：6.3.1 1)	实验室不能提供2022年度微生物实验室安全风险评估记录。
9	CNAS－CL02－A001：6.3.1 1)	微生物实验室培养基储存冰箱未设置目标温度。
10	CNAS－CL02－A001 6.3.2 1)	实验室规定的温湿度范围超过分析设备的要求。
11	CNAS－CL02－A001 6.3.2 3)	血培养仪未配置不间断电源(UPS)。
12	CNAS－CL02：2023 6.3.2 a)	现场查到二氧化碳气瓶未采取固定措施。
13	CNAS－CL02：2023 6.3.2 b)	现场查看，微生物实验室菌种鉴定和涂片镜检实验台上方天花板多处滴漏水，可能污染待检样本，影响检验结果的准确性。
14	CNAS－CL02：2023 6.4.2 a)	脑脊液浓缩集菌抗酸染色未配备离心机。

（续表）

序号	条款号	不符合描述
15	CNAS - CL02：2023 6.4.5 a)	实验室不能提供 DL - DYE 全自动染色机（设备编号××）的维护保养程序和相应记录。
16	CNAS - CL02：2023 6.4.5 a)	实验室制定的 Autof ms1000 预防性维护程序（文件编号×××）未遵循制造商说明书的要求。
17	CNAS - CL02：2023 6.4.5 c)	自动微生物鉴定仪无维修时的仪器状态标识，易造成误用。
18	CNAS - CL02：2023 6.4.6	实验室体系文件中未见设备不良事件的规定。
19	CNAS - CL02：2023 6.4.7 j)	实验室无法提供 BD BACTECTM FX 全自动血培养仪（仪器编号××）每日温度监控记录。
20	CNAS - CL02 - A001 6.5.2	实验室不能提供二氧化碳培养箱（编号××）的二氧化碳浓度检测校准记录。
21	CNAS - CL02：2023 6.5.3	查到×年×月×日编号为×××的数显游标卡尺校准证书，受检点≥41.2 mm，未覆盖常规药敏实验抑菌环检测的量程范围。
22	CNAS - CL02 - A001 6.6.1 2)	实验室未能提供自制抗酸染色质控片的 SOP 文件，包括稳定性和均一性的评价方案。
23	CNAS - CL02：2023 6.6.3	实验室不能提供 TCBS 平板（批号××）的验收记录。
24	CNAS - CL02：2023 6.6.3	实验室不能提供批号为××的头孢哌酮-舒巴坦和批号为××的左氧氟沙星药敏纸片的验收记录。
25	CNAS - CL02：2023 6.6.7	现场检查×年×月×日自制 M - H 培养基，未见培养基名称、配制日期的标识。
26	CNAS - CL02：2023 6.6.7 c)	实验室同时有两管头孢曲松药敏纸片在用，但均未标注启用时间。
27	CNAS - CL02 - A001 7.2.4.4 2a)	实验室现行有效的《样本采集运输手册》（文件编号×××，版本号1.0）中对血培养采集描述为"从不同部位（一侧一瓶）采两瓶需氧瓶"。
28	CNAS - CL02 - A001 7.2.4.4 2a)	检验科《检验样品采集手册》（文件编号×××）中未规定血培养样品采集的消毒技术。
29	CNAS - CL02 - A001 7.2.4.4 2b)	检验科《检验样品采集手册》（文件编号×××）中未规定痰样品直接显微镜检查找抗酸杆菌的样品送检份数要求。
30	CNAS - CL02：2023 7.2.5 a2)	编号为××的血培养申请单采样时间为 2020 - 12 - 15 09:36，收样时间为 2020 - 12 - 15 14:58，样本送检时间超过《检验科标本采集手册》（文件编号×××）中规定的 2 h。

（续表）

序号	条款号	不符合描述
31	CNAS - CL02 - A001 7.2.5 1)	现场查看分泌物培养（条码号××）未采取预防拭子干燥的措施。
32	CNAS - CL02：2023 7.2.6.1 e)	查到×年×月×日发出的痰细菌涂片检查报告单，结果为白细胞＜10 个/LP，上皮细胞＞25 个/LP，为不合格痰标本，实验室不能提供向临床反馈并执行拒收程序的证据。
33	CNAS - CL02：2023 7.2.6.1 e)	现场查看微生物实验室接收血培养标本时，未对标本采血量进行评估。
34	CNAS - CL02：2023 7.3.1 b)	《纸片扩散法药物敏感试验标准操作规程》（文件编号×××）未规定何种情况下选择何种药敏纸片进行补充或复核试验。
35	CNAS - CL01 - A001 7.3.1	查看微生物鉴定药敏仪 VITEK 2 专家系统（设备编号×××），药敏结果判读配置文件为《CLSI - M100 - S28》（2018 年），现行版本为《CLSI - M100 - S30》（2020 年）。
36	CNAS - CL01 - A001 7.3.1	报告单号为××的大肠埃希菌药敏试验报告中头孢吡肟的 MIC 值为 4 mg/L，报告结果仍为"中介"，而不是"SDD（剂量依赖性敏感）"。
37	CNAS - CL02 - A001 7.3.1	标本编号为××的尿培养金黄色葡萄球菌的药敏报告中有不通过肾脏代谢的克林霉素和红霉素的敏感结果。
38	CNAS - CL02 - A001 7.3.1	《K - B法药物敏感试验操作规程》（文件编号×××）和《VITEK 2 Compact 全自动细菌鉴定仪操作规程》（文件编号×××）均未对不同样本来源细菌的药敏试验报告药物组合进行规定。
39	CNAS - CL02：2023 7.3.2	实验室不能提供 K - B法药敏实验的性能验证报告。
40	CNAS - CL02：2023 7.3.2	实验室文件（编号×××）中对于血培养仪器的性能验证频率规定为每年，但实验室不能提供 2021 年的性能验证报告。
41	CNAS - CL02：2023 7.3.2	实验室不能提供布鲁克 Microflex 质谱仪（设备编号×××）2021 年 1 月搬迁后的性能验证报告。
42	CNAS - CL02：2023 7.3.2	实验室不能提供 ET800 + 微生物样本前处理系统（设备编号××）的性能验证报告。
43	CNAS - CL02：2023 7.3.2 f)	革兰阴性杆菌药敏卡 GN - 16、GN - N335 说明书规定对鲍曼不动杆菌的阿米卡星药敏试验应采用替代方法进行验证，实验室不能提供相关验证记录。
44	CNAS - CL02 - A001 7.3.2 1)	查到文件编号为×××《VITEK 2 Compact 全自动微生物鉴定及药敏分析系统性能验证报告》，菌种鉴定的菌株选择仅包括 5 种标准菌株，无质控菌株及临床菌株，不能涵盖菌种鉴定要求，且无鉴定结果的描述和原始报告。

（续表）

序号	条款号	不符合描述
45	CNAS - CL02：2023 7.3.3 a2)	梅里埃 BacT/Alert3D 360 血培养仪（仪器编号×××），所使用需氧和厌氧血培养瓶生产商为珠海迪尔生物工程有限公司，未能提供性能确认材料。
46	CNAS - CL02：2023 7.3.6 a)	实验室不能提供"浓缩集菌涂片抗酸染色镜检（需浓缩的标本）"的标准操作规程。
47	CNAS - CL02：2023 7.3.6 a)	实验室不能提供 MIC 法药敏实验的 SOP 文件。
48	CNAS - CL02：2023 7.3.6 a)	实验室不能提供脑膜炎奈瑟菌培养鉴定的 SOP 文件。
49	CNAS - CL02：2023 7.3.6 a)	抗生素敏感性试验操作规程（文件编号×××）未对药敏鉴定卡说明书限制性使用内容如何复核进行规定。
50	CNAS - CL02：2023 7.3.6 a)	实验室对肺链链球菌的鉴定实际采用梅里埃 VITEK2 鉴定仪及革兰阳性球菌 GP 鉴定卡，而《肺炎链球菌培养鉴定标准操作规程》则描述为使用手工胆汁溶菌试验和奥普托欣试验。
51	CNAS - CL02：2023 7.3.6 a)	实验室的 SOP 文件未对初始培养接种所用培养基的直径进行规定。
52	CNAS - CL02：2023 7.3.6 a)	微生物组《志贺菌属检验作业指导书》《埃希菌属检验作业指导书》《VITEK - MS 质谱鉴定仪作业指导书》和《VITEK2 全自动细菌鉴定仪作业指导书》四个文件均不能提供将大肠埃希菌和志贺菌准确鉴别所使用的仪器的规定。
53	CNAS - CL02：2023 7.3.7.2 a)	实验室不能提供应用 MALDI - TOF 质谱仪进行菌种鉴定的质量控制 SOP 文件。
54	CNAS - CL02：2023 7.3.7.2 a)	查看《BRUKER 全自动快速生物质谱鉴定仪标准操作程序》（文件编号×××）没有对室内质量控制作出规定。
55	CNAS - CL02：2023 7.3.7.2 a)	实验室不能提供定性药敏实验的质量控制程序。
56	CNAS - CL02：2023 7.3.7.2 g)	实验室不能提供针对×年×月×日革兰阴性杆菌药敏卡 AST - GN13 失控的原因分析和纠正措施记录。
57	CNAS - CL02 - A001 7.3.7.2 7)	微生物组未能提供×年×月×日进行 β-内酰胺酶实验当日的室内质控结果记录。
58	CNAS - CL02 - A001 7.3.7.2 7)	实验室不能提供涂片荧光染色镜检查抗酸杆菌的室内质控记录。
59	CNAS - CL02 - A001 7.3.7.2 7)	实验室未能提供药敏用标准菌株的准确来源记录。

(续表)

序号	条款号	不 符 合 描 述
60	CNAS - CL02 - A001 7.3.7.2 7)	实验室无标准菌株 ATCC700323、ATCC17666 及 ATCC700327,不能满足 VITEK 2 Compact 鉴定的质控要求。
61	CNAS - CL02 - A001 7.3.7.2 7)	查阅×年×月至×月编号为"×××"的《革兰染色液质控记录》,未见革兰阳性和革兰阴性质控品的名称标识。
62	CNAS - CL02:2023 7.3.7.3 h)	查实验室 2020 年国家卫健委临床检验中心第二次微生物室间质评结果,202010 号菌株的头孢曲松和哌拉西林-他唑巴坦敏感性结果错误,实验室不能提供失控原因分析和纠正措施记录。
63	CNAS - CL02 - A001 7.3.7.3 1c)	流感嗜血杆菌等申请认可项目 2020 年度仅有一次室间质评或室间比对记录。
64	CNAS - CL02 - A001 7.3.7.3 3)	实验室不能提供实验室间比对程序文件,以规定实验室间比对的职责、频次、样本选择及评价标准等内容。
65	CNAS - CL02:2023 7.3.7.4	微生物组标本接种采用全自动细菌培养仪与人工接种两种方法,未提供两种方法的比对记录。
66	CNAS - CL02:2023 7.3.7.4 b)	实验室不能提供沙门菌血清学分型的实验室内人员手工比对记录。
67	CNAS - CL02:2023 7.3.7.4 b)	实验室不能提供 2021 年度抑菌圈测量项目的人员比对记录。
68	CNAS - CL02:2023 7.4.1.1 a)	查到×年×月×日深静脉导管培养报告单,结果为"一般细菌培养 2 天无细菌生长",与其 SOP 文件及其参考文献《全国临床检验操作规程》(第四版)所规定的阴性结果应报告"经 4 天培养未见细菌生长"的要求不符。
69	CNAS - CL02:2023 7.4.1.1 a)	查到×年×月×日编号为×××的报告单,检验目的为"一般细菌涂片",结果报告为"培养结果:G 染色查见 G 阴性杆菌"。
70	CNAS - CL02:2023 7.4.1.1 a)	查到×年×月×日的细菌鉴定药敏报告单,样本号为×××,标本类型为肺泡灌洗液,未对菌量进行计数报告。
71	CNAS - CL02 - A001 7.4.1.4	实验室不能提供脑脊液显微镜检查阳性结果、国家规定立即上报的法定细菌性传染病显微镜检查和培养阳性结果作为危急值报告的相关文件。
72	CNAS - CL02 - A001 7.4.1.4	实验室血培养标本(样本号×××)涂片报告革兰阳性球菌,培养鉴定报告金黄色葡萄球菌,未见二级报告记录。
73	CNAS - CL02:2023 7.4.1.6 a)	查到×年×月×日的 3 份检验报告单(样本编号分别为×××、×××、×××)均未标注样本采样时间。
74	CNAS - CL02:2023 7.4.1.6 e)	查到×年×月×日条码号为×××,病历号为×××的患者报告单,无检验项目名称,只显示"结果:未发现真菌"。

（续表）

序号	条　款　号	不　符　合　描　述
75	CNAS - CL02：2023 7.4.1.6 m)	查到×年×月×日编号为××的报告单无页码标识。
76	CNAS - CL02：2023 7.4.1.7 d1)	2019 年 1 月 12 日样本编号为××痰培养标本质量欠佳，但报告单中无相关提示信息。
77	CNAS - CL02：2023 7.4.1.8 a)	样本编号为×××的血培养报告，阳性报警后涂片结果为"未见细菌"，培养结果则为"培养出革兰阴性杆菌"，但实验室未能提供更改报告结果的记录。
78	CNAS - CL02：2023 7.4.2	实验室未规定临床培养样品的保留时限。
79	CNAS - CL02：2023 7.4.2	实验室未对培养阳性平板的保留期限进行规定。
80	CNAS - CL02：2023 8.3.2 d)	实验室留存的肺炎链球菌抗原检测试剂盒的说明书为过期版本。
81	CNAS - CL02：2023 8.3.2 a)	微生物实验室张贴的 K - B 法药敏试验简易操作卡没有受控文件编号。
82	CNAS - CL02：2023 8.7.1 a)	查看 2018 年第一次卫生部临床检验中心微生物领域室间质评成绩回报表，样品编号 1802 鉴定结果失控，实验室对该事实仅有原因分析，但未采取纠正措施。

（李艳君　公衍文　吴文娟　葛平　张微）

三、微生物室申请 ISO 15189 医学实验室 质量与能力认可相关问题解答

1. 实验室体系运行多久可以申请认可?

CNAS 要求实验室在遵守国家法律和法规的前提下申请认可,根据 CNAS－RL01《实验室认可规则》,受理实验室认可申请的条件之一是"建立了符合认可要求的管理体系,且正式、有效运行 6 个月以上",即管理体系覆盖了全部申请范围,满足认可准则及其在特殊领域应用说明的要求,并具有可操作性的文件。组织机构设置合理,岗位职责明确,各层文件之间接口清晰。

2. 微生物室开展的哪些项目可以申请认可?

根据 CNAS－EL－14:2021《医学实验室认可受理要求的说明》要求,医学实验室申请认可的检验/检查项目应涵盖其常规开展的专业领域,具体要求如下:

(1) 每年开展检验/检查项目的频次超过 50 次,可视为常规开展的领域。

(2) 每年开展检验/检查项目的频次超过 100 次,宜申请认可。

(3) 近 1 年内检验/检查经历少于 10 次的项目,不受理;但传染性病原菌检测项目(包括培养、鉴定和相关的血清学分型试验)可申请,可通过参加室间质评、使用标准菌株或质控菌株检测等证明相应能力。

(4) 除传染性病原菌检测项目外,对其他微生物检验项目,申请认可的标本类型应在 2 年内有阳性检出病例。

3. 微生物室申请认可的技术能力是否满足 CNAS－RL02《能力验证规则》的要求?

根据 CNAS－RL02《能力验证规则》附录 B 要求,实验室申请认可和获准认可的每个项目每年至少参加 2 次能力验证活动,其中,应优先选择参加获认可的能力验证提供者的能力验证计划;当无获认可提供者提供的能力验证计划时,优先参加卫生系统权威机构(省部级)提供的实验室间比对(室间质评);当没有可供利用的能力验证和 EQA 项目时,实验室应采取其他方式评价该检验项目,由 CNAS 组织技术评估后可予承认。

4. 如果同一个检验项目由多套设备检测,所有设备是否均应申请认可?

CNAS－RL01 条款 6.7c 要求:医学实验室仪器配置应满足申请认可检验/检查的方法/标准要求,同一检验/检查项目配置多套检测系统/设备且都为临床出具检验/检查报告时,所有系统/设备(包括快速检测)均应申请认可。

5. 申请认可时对实验室能力验证和室间质评有何要求?

CNAS－RL01 条款 6.6 要求:申请的技术能力满足 CNAS－RL02《能力验证规则》的要求。实验室应能提供参加与认可项目相关的能力验证/室间质量评价活动的满意/合格报告。

(1) 申请认可之前一年内两次能力验证结果不可为"不满意/不合格"。

(2) 最近一次能力验证结果为"不满意/不合格",且未能提供有效整改材料的检验/检查项目,CNAS 将不予受理。

（3）申请认可之前一年内能力验证频次应满足要求，且实验室应提供参加测量审核且结果满意的证明材料。

（4）申请认可项目不能获得能力验证/室间质评时，应与已获认可的具有相同检验项目和方法的医学实验室进行结果比对，并提供结果比对一致性的证明材料。

（5）无法开展室间结果比对的项目，应通过其他技术评价方式证明结果的可靠性，并提供相关证明材料。

6. 微生物室如何扩大认可范围？

CNAS-RL01《实验室认可规则》的要求：获准认可实验室在认可有效期内可以向 CNAS 秘书处提出扩大认可范围的申请，当获准认可实验室需要在监督评审或复评审的同时扩大认可范围时，应至少在现场评审前 2 个月提出扩大认可范围的申请，扩大认可范围的认可程序与初次认可相同，必须经过申请、评审、评定和批准，可在 CNAS 官网进行申请。

7. 检测方法发生变更何时提交申请？

根据 CNAS-RL01《实验室认可规则》的要求，方法变更应在 20 个工作日内以书面形式通知 CNAS，评审确认的时间可与 CNAS 协商确定。

8. 微生物室授权签字人如何发生变更？

获准认可实验室如发生授权签字人变化，实验室应在 20 个工作日内通知 CNAS 秘书处，CNAS 视变更性质可以采取相应措施。

9. 申请认可的授权签字人必须具备的资格条件有哪些？

评审过程中，评审员应对申请的授权签字人进行考核，CNAS 要求授权签字人必须具备以下资格条件：

（1）CNAS-CL02-A001：2023《医学实验室质量和能力认可准则的应用要求》规定认可的授权签字人应具备中级及以上专业技术职务资格，从事申请认可授权签字领域专业检验（检查）工作至少 3 年。

（2）有必要的专业知识和相应的工作经历，熟悉授权签字范围内有关检测/校准/鉴定标准、方法及程序，能对检测/校准/鉴定结果作出正确的评价，了解测量结果的不确定度，了解设备维护保养和校准的规定并掌握校准状态。

（3）熟悉认可规则和政策要求、认可条件，特别是获准认可实验室义务，以及带认可标识/联合标识检测/校准/鉴定报告或证书的使用规定。

（4）在对检测/校准/鉴定结果的正确性负责的岗位上任职，并有相应的管理职权。

10. 申请认可时，提供给评审员的体系运行文件、记录表格可否都是电子版？

可以使用电子版，但控制要求与对纸质版文件的要求一样，进行有效控制。例如记录的填写、更改、审批等都要能有效控制，防止随意更改或可不追溯。此外，电子存储的记录还要格外关注安全与保密要求。

11. 申请认可时，微生物室应该做好哪些资料准备？

微生物室在填写申报时，首先，梳理哪些项目可以申报；第二，填写 CNAS-AL02-03 附表 2《申请检验（检查）能力范围表（中英文）》；第三，填写 CNAS-AL02-04 附表 4《能力验证计划实验室间比对汇总表》；第四，确定授权签字人，CNAS-AL02-02 附表 1-2《授权签字人申请表》；第五，填写 CNAS-AL02-07 附表 3《医学实验室质量和能力认可准则和应用要求》

自查表;第六,准备微生物室设备一览表、检验(检查)申请单和报告单、检测系统/方法分析性能验证报告(非标方法确认报告)、风险评估报告等。

12. 如何获取微生物室申请认可项目的领域分类?

在网上填报项目时,需要录入领域代码,可在 CNAS 官网(https://www.cnas.org.cn/sysrk/index.shtml)搜索 CNAS-AL09《医学实验室认可领域分类》,查找相应项目的编码,其中临床微生物学领域编码为 AE。

13. 申请认可时,微生物实验室应如何填写附表 2《申请检验(检查)能力范围表(中英文)》?

(1)填写 CNAS-AL02-03 附表 2《申请检验(检查)能力范围表(中英文)》时,应严格参照 CNAS-AL09《医学实验室认可领域分类》,项目编码、项目名称和英文名称(缩写)应与 CNAS-AL09 完全一致。

(2)在设备栏和试剂栏填写厂家、设备或试剂名称、设备唯一编号、注册证等信息,设备和试剂的注册证号应确保在有效期内。

(3)说明列填写检验项目的能力范围,如一般细菌鉴定/真菌鉴定限哪些菌种,定量/定性药敏试验限哪些菌种等。

14. 申请认可时,微生物实验室填写附表 4《能力验证计划实验室间比对汇总表》时应注意哪些问题?

(1)涉及多场所的实验室,应按不同场所分别填写。

(2)应按照附表 2 的项目名称及顺序逐项填写,"领域""序号"和"检验(检查)项目"应与附表 2 相应内容完全一致。

(3)能力验证类型包括 CNAS 承认的外部能力验证或比对、测量审核。

(4)当结果为"不满意"或"可疑"时,应在"不满意结果的纠正措施是否完成"栏填写实验室采取的措施及完成情况。

(5)无可获得的能力验证/室间质评时,应在"备注"栏说明,并提供相应证明材料。

(6)一般情况下应填写至少前一年的能力验证/实验室间比对结果。

15. 申请认可时,微生物实验室填写附表 3《医学实验室质量和能力认可准则和应用要求》自查表时应注意哪些问题?

(1)"自查结果"列应逐个条款进行,完全符合某条款时,以"Y"表示,不符合时以"N"表示,当某条款实验室不适用时用"N/A"表示。

(2)"自查说明"中应详细描述所涉及的质量手册条款、程序文件、作业指导书(或 SOP)等文件编号、名称及其他自查情况,不可简单描述为"符合条款要求""查到证明材料""有文件记录"等。

16. 申请认可时,微生物实验室填写附表 1-2《授权签字人申请表》时应注意哪些问题?

(1)申请认可的授权签字人应具备中级及以上专业技术职务资格,从事申请认可授权签字领域专业检验(检查)工作至少 3 年工作经历。

(2)教育和培训经历一栏的填写应满足 a)条的要求,并附相关资质证明材料复印件,如职称证书等。

(3)从事实验室技术工作的经历一栏的填写应满足 a)条的要求,并附相关资质证明材料复印件,如 PCR 上岗证。

（4）若授权领域代码有变更，应在"相关说明"一栏予以说明。

17. 申请认可时，现场试验应做哪些准备？

（1）现场试验要求要覆盖申请认可项目所有涉及的方法、设备、人员等，实验室应在评审员进入现场前充分与其沟通，确定现场试验要求。

（2）一般情况下微生物领域现场试验涉及人员比对、设备比对、留样再测等。因微生物项目检测时间较长，实验室应提前准备并复苏留样再测的菌株，确保菌株存活。

（3）实验室应准备充足的试剂、耗材，对于检测频率较低的项目，如脑膜炎奈瑟菌培养鉴定等，应确保试剂耗材效期、数量能够满足现场试验要求。

（4）协助评审员准备《现场试验/演示记录表》，表格中的"序号""样品类型""检验（检查）方法"等应与申附表2的相应内容一致；"试验设备"应填写设备名称及设备编号；"试验要求"应填写"留样再测""设备比对""人员比对""现场演示""现场考核"等内容。

（张微　李艳君）